感染症クリスタルエビデンス

治療編

こういうときはこうする！

埼玉医科大学 総合医療センター
総合診療内科感染症科
岡 秀昭 [編著]

金芳堂

執筆者一覧 (五十音順)

荒川　悠	神戸大学医学部　感染症内科
岡　秀昭	埼玉医科大学　総合医療センター　総合診療内科感染症科
小野大輔	東邦大学　医学部　微生物・感染症学講座
加藤英明	横浜市立大学医学部　血液・免疫・感染症内科／附属病院感染制御部
鎌田啓佑	北海道大学病院　内科Ⅰ
軽米寿之	亀田総合病院　集中治療科
駒井翔太	亀田総合病院　集中治療科
渋江　寧	横浜市立みなと赤十字病院　感染症内科　感染制御室
滝本浩平	亀田総合病院　集中治療科
藤内まゆ子	亀田総合病院　集中治療科
中久保祥	北海道大学病院　内科Ⅰ
根本隆章	石心会川崎幸病院　感染制御科
林　良典	順天堂大学　順天堂医院総合診療科
原　弘士	横浜市立脳卒中・神経脊椎センター　薬剤部
松尾裕央	兵庫県立尼崎総合医療センター　感染症内科
三村一行	東邦大学　医学部　微生物・感染症学講座
森島雅世	国立国際医療研究センター病院　総合診療科

序文

　クリスタルとは時に水晶と同義だそうです．推奨する治療の根拠にクリスタルのような輝きと硬さを持ち，その水晶玉の中に映し出される解決が見つかるようにとこのようなタイトルを考えました．

　時に，こういう時はこうするとよいという思い切りのよいエキスパートオピニオンは，経験の乏しい診療医にとって大変に有難いものです．しかしながら，そのエキスパートオピニオンは現時点で判明しているエビデンスを踏まえての発信であるべきです．本書は感染症治療における悩ましい問題点を抽出し，可能な限りの現時点でのエビデンスや教科書的な事実を確認し，それらを踏まえたうえで，現状のエビデンスでは未解決のその先の悩みについて明快な指針になるようにエキスパートオピニオンを提案したものです．

　そのため，エビデンスを踏まえた良質な経験を常日頃から重ねて，担当分野の診療や研究に現在も中心的に携わっているメンバーにより本書は執筆されました．
　例えば抗菌療法については，私のもっとも頼りにしている薬剤師である原先生に．心血管感染症については現在，本邦でもっとも大血管手術の症例が豊富な病院で感染症診療をしている根本先生に．敗血症では滝本医師を中心とした亀田総合病院集中治療科の先生方に．免疫不全の感染症については血液内科と感染症の両専門医である荒川先生に．微生物耐性菌については，感染症臨床研修の後に東邦大学微生物教室で研究されている三村，小野先生に．熱帯輸入感染症については私とともに数々の輸入感染症を診療して現在は新規の感染症科を立ち上げられている渋江先生により執筆されています．その他の項目の担当者も私の信頼する熱意と実力のある執筆陣です．編者としては各著者の原稿を興奮しながら拝読しつつ，各著者のエキスパートオピニオンについて私の経験を多少補足させて頂きました．

　このような本書ですが，日常の感染症治療の悩ましい問題についての，皆様の最良の決定への一助となるならば執筆者一同の喜びです．

2018年4月

岡　秀昭

目 次

第1章 抗菌療法（原　弘士） …………………………………………… 1

1. PK/PD 理論に従うべきか？ …………………………………………… 2
2. 肥満患者では抗菌薬を増量すべきか？ ……………………………… 7
3. 食事に気を付ける抗菌薬はどのようなものがあるか？
　またどう対応したらよいか？ ………………………………………… 10
4. 敗血症など重症患者における薬物動態の変化は
　どう考慮すればよいか？ ……………………………………………… 12
5. 注射用抗菌薬で配合に注意するものは何か？ ……………………… 14
6. 殺菌的抗菌薬と静菌的抗菌薬で臨床的な効果に差はあるのか？ … 17
7. バイオアベイラビリティの低い薬剤は使用してはいけないのか？ … 20
8. 抗菌薬の Extend infusion（持続投与）はより有効か？
　また，選択すべき場面は？ …………………………………………… 23
9. TDM（therapeutic drug monitoring）を行うと治療に有益か？
　また初期投与設定は？ ………………………………………………… 26
10. ペニシリンアレルギーの既往がある場合，本当にペニシリン系抗菌薬は
　使用できないか？　またその他のβラクタム系薬は？ …………… 30
11. アミノグリコシド系抗菌薬やニューキノロン系抗菌薬は1日1回投与が
　よいのか？ ……………………………………………………………… 34
12. 分布容積の大小は何を示すか？　水溶性・脂溶性とは？ ………… 36
13. 抗菌薬の組織移行性を考慮する疾患は
　どのようなものがあるか？ …………………………………………… 38
14. 抗菌薬を併用する目的は何か？　治療効果への影響は？ ………… 41
15. 抗菌薬の局所投与はどのような場合に有効か？ …………………… 45
16. 薬物動態における抗菌薬の相互作用には何があるか？ …………… 48
17. 透析患者や腎機能低下患者での抗菌薬設定は
　どうすればよいか？ …………………………………………………… 51

第2章 一般的な微生物治療（三村一行） …………………………… 57

1. 肺炎球菌の治療は，ペニシリンで大丈夫か？
　ペニシリンが使えない場合は？ ……………………………………… 58
2. 連鎖球菌には，クリンダマイシンや GM を併用するべきか？ …… 61
3. MSSA の脳膿瘍には何を用いるべきか？ …………………………… 64
4. 嫌気性菌に有効な抗菌薬は？ ………………………………………… 67
5. インフルエンザ桿菌に対する治療は，常に BLNAR を
　カバーするべきか？ …………………………………………………… 70
6. 緑膿菌には2剤併用療法が望ましいのか？ ………………………… 73
7. 大腸菌に対する治療は，常に ESBLs をカバーするべきか？ …… 76
8. カンジダにはキャンディン系，フルコナゾールどちらを用いる？ … 79

❾ 肺 MAC 症の治療には，3 剤治療と 2 剤治療どちらがよいか？
　CAM 耐性ではどうするべきか？ ……………………………………… 82
❿ 結核に対する標準的な治療は？ ……………………………………… 86

第 3 章　薬剤耐性菌治療（小野大輔） …………… 91

❶ MRSA 感染症治療の第 1 選択肢は何か？ …………………………… 92
❷ MRSA の VCM MIC ＝ 2 の株には，
　VCM 以外に変更するべきか？ ………………………………………… 95
❸ 黄色ブドウ球菌（MRSA 含む）に対して，
　抗菌薬併用療法を行うべきか？ ………………………………………… 98
❹ VRE 感染症において，最良の抗菌薬治療は何か？ ………………… 101
❺ 腸球菌治療における抗菌薬併用によるシナジー効果を
　考えた場合，もっともよい組合わせはどれか？ ……………………… 104
❻ MDRP 治療におけるシナジー効果を考えた場合，
　もっともよい組合わせはどれか？ ……………………………………… 108
❼ ESBL 産生菌治療では，カルバペネム系薬で
　治療しなければだめなのか？ …………………………………………… 111
❽ AmpC 産生菌治療では，カルバペネム系薬で
　治療しなければだめなのか？ …………………………………………… 114
❾ CRE 感染症において，最良の抗菌薬治療は何か？ ………………… 117
❿ ステノトロフォモナス・マルトフィリア感染症において最良の
　抗菌薬治療は何か？　ST 合剤耐性株ではどう治療するか？ ……… 121
⓫ アシネトバクターの治療に，アンピシリン／スルバクタムを
　使用してよいのか？ ……………………………………………………… 124

第 4 章　敗血症（滝本浩平・駒井翔太・藤内まゆ子・軽米寿之） …… 127

❶ 敗血症の管理に EGDT は有用か？（駒井翔太，滝本浩平） ……… 128
❷ 敗血症の初期治療の輸液に膠質液（アルブミン・HES）は
　有効か？（駒井翔太，滝本浩平） ……………………………………… 133
❸ 敗血症性ショックにおける昇圧薬は何を選択すべきか？
　（藤内まゆ子，滝本浩平） ……………………………………………… 137
❹ 敗血症の治療ではどのような時にステロイドを
　投与するべきか？（藤内まゆ子，滝本浩平） ………………………… 142
❺ 敗血症診療における輸血（赤血球）製剤投与の適応は？
　（軽米寿之，滝本浩平） ………………………………………………… 147
❻ 敗血症補助療法として免疫グロブリンの投与を行うべきか？
　（軽米寿之，滝本浩平） ………………………………………………… 150
❼ 敗血症診療にエンドトキシン吸着療法を行うべきか？
　（軽米寿之，滝本浩平） ………………………………………………… 154

❽ DIC を合併した場合にアンチトロンビン，
　　トロンボモジュリンの投与は行うべきか？（滝本浩平） ……………… 157
❾ 敗血症診療における血糖値のターゲットは？（滝本浩平） ……………… 161
❿ 敗血症診療におけるプロカルシトニンの役割は？（滝本浩平） ………… 166

第5章　中枢神経感染症（岡　秀昭） …………………………………… 171

❶ 細菌性髄膜炎の治療はカルバペネム系が第1選択薬なのか？ ………………… 172
❷ 細菌性髄膜炎の抗菌薬 de-escalation はどうやるのか？ ……………………… 175
❸ 細菌性髄膜炎にステロイドを併用するべきか？
　　開始したならいつ中止すべきか？ …………………………………………… 178
❹ βラクタム系抗菌薬アレルギー時の細菌性髄膜炎経験的治療，
　　標的治療はどうする？ ………………………………………………………… 180
❺ 細菌性髄膜炎への治療効果判断のために髄液検査を
　　ルーチンにフォローするべきか？ …………………………………………… 183
❻ ウイルス性脳炎や無菌性髄膜炎にアシクロビルは投与すべきか？
　　いつ中止すべきか？ …………………………………………………………… 184
❼ 結核性髄膜炎をいつ疑い，いつ治療するか？ ………………………………… 186
❽ 細菌性脳膿瘍に使用すべき抗菌薬は何か？ …………………………………… 188
❾ 脳室シャント感染，髄膜炎ではシャントの入れ替えは必須か？
　　再留置のタイミングは？ ……………………………………………………… 191
❿ 細菌性髄膜炎治療における抗菌薬髄注の適応や選択薬は？ ………………… 193
⓫ クリプトコッカス髄膜炎の治療において，フルシトシンを
　　併用するべきか？ ……………………………………………………………… 195

第6章　上気道感染症（鎌田啓佑） ……………………………………… 197

❶「風邪」に抗菌薬は有効か？ ……………………………………………………… 198
❷ 細菌性結膜炎に点眼抗菌薬は有効か？ ………………………………………… 201
❸ マイコプラズマによる咽頭炎や気管支炎は治療すべきか？ ………………… 204
❹ 百日咳と診断された患者の家族に予防的抗菌薬投与を行うべきか？ ……… 207
❺ インフルエンザの治療においてペラミビル（ラピアクタ®）は
　　いつ使うべきか？ ……………………………………………………………… 209
❻ A群β溶連菌以外の細菌による咽頭炎は治療すべきか？ …………………… 212
❼ 急性気管支炎に抗菌薬投与は必要か？ ………………………………………… 216
❽ COPD 急性増悪に抗菌薬投与はルーチンに必要か？ ………………………… 218
❾ 外耳道炎に点耳抗菌薬は有効か？ ……………………………………………… 221

第7章 肺炎・下気道感染症 （中久保 祥） ……… 223

1. 市中肺炎の経験的治療で非定型病原体を
カバーすべきか？ …………………………………………… 224
2. 重症市中肺炎の治療でβラクタム系にマクロライドを
併用すべきか？ …………………………………………… 227
3. 市中肺炎の治療でステロイドを併用すべきか？ ……………… 230
4. 軽症市中肺炎の治療で内服抗菌薬は何を使うか？ …………… 233
5. 成人マイコプラズマ肺炎の治療の第1選択は？ ……………… 236
6. レジオネラ肺炎にはどの抗菌薬が最適か？ …………………… 239
7. 院内肺炎，医療介護関連肺炎の治療で耐性菌の
カバーをするべきか？ …………………………………… 242
8. 院内肺炎，人工呼吸器関連肺炎の最適治療期間は？ ………… 245
9. 膿胸，複雑性肺炎随伴性胸水におけるドレナージ，
線維素溶解療法，外科手術の適応は？ ………………… 248
10. 難治化した肺膿瘍をどう治療するか？ ……………………… 251
11. 下気道感染を繰り返す気管支拡張症にどう立ち向かうか？ … 254

第8章 尿路感染症・STI （林 良典） ……… 259

1. 単純性膀胱炎の治療薬は？ ………………………………… 260
2. 腎盂腎炎は内服治療が可能か？ …………………………… 262
3. 再発する女性の尿路感染症にどう立ち向かうのか？ ………… 265
4. 腎盂腎炎が治らないと思ったら？
膿瘍が見つかった際の対応は？ …………………………… 267
5. 尿培養から黄色ブドウ球菌（MRSA）・カンジダが
検出された際に治療は必要か？ …………………………… 269
6. 前立腺炎の治療における移行性の考え方は？ ………………… 271
7. 慢性細菌性前立腺炎はいつまで治療するのか？
再発したらどうするか？ …………………………………… 273
8. 尿道炎は淋菌・クラミジアを両方カバーするべき？ ………… 276
9. 持続・再発する尿道炎にどう立ち向かうのか？ ……………… 278
10. 骨盤内炎症性疾患（Pelvic Inflammatory Disease：PID）の
抗菌薬投与はどこまでカバーする？ 入院は必要？ ……… 280
11. 性器ヘルペスの抗ウイルス剤の選択は？
塗布？ 内服？ 点滴？ ………………………………… 283
12. 日本における梅毒の標準治療は？ …………………………… 285

第9章 消化器感染症 （松尾裕央） ……… 289

1. 重症膵炎に抗菌薬を予防的に投与すべきか？ ………………… 290

❷ Enterohemorrhagic *Escherichia coli*（EHEC：腸管出血性大腸菌）
感染症の治療に抗菌薬は必要か？ ……………………………………… 294
❸ 感染性腸炎の経験的治療は？ …………………………………………… 297
❹ 二次性腹膜炎の治療期間は？ …………………………………………… 300
❺ 二次性腹膜炎の経験的治療に真菌と腸球菌のカバーは必要か？ …… 303
❻ 細菌性肝膿瘍の経口薬への切り替えのタイミングと治療期間は？ … 306
❼ CDIの治療はメトロニダゾールかバンコマイシンどちらが最良か？ … 310
❽ 胆管炎，胆嚢炎に用いる抗菌薬に胆汁移行性は重要か？
その治療期間は？ ………………………………………………………… 314
❾ いかなる憩室炎であっても抗菌薬は必須なのか？ …………………… 317
❿ 急性虫垂炎は保存的治療を優先すべきか？ …………………………… 320
⓫ 胆管炎，胆嚢炎の経験的治療では，腸球菌，偏性嫌気性菌を
ルーチンにカバーするべきか？ ………………………………………… 325
⓬ SBP（spontaneous bacterial peritonitis：特発性細菌性腹膜炎）の
治療はいつでも第3世代セフェム系でよいか？ ……………………… 329

第10章　心内膜炎・心血管感染症 （根本隆章） …………… 335

❶ 血培で黄色ブドウ球菌が検出された場合，
どこまで感染性心内膜炎（IE）を検索すべきか？
抗菌薬はGMを併用すべきか？ ………………………………………… 336
❷ 真菌性心内膜炎の治療は，アムビゾームでなければだめか？
抗真菌薬を併用すべきか？ ……………………………………………… 339
❸ 感染性心内膜炎の手術適応とタイミングは？ ………………………… 342
❹ 感染性心内膜炎で人工弁置換を行った場合，
抗菌薬をどのくらい点滴投与すべきか？
リファンピシン併用は必須か？ ………………………………………… 345
❺ 感染性心内膜炎の治療開始後，血培採取のタイミングと頻度は？ … 348
❻ 血液培養陰性感染性心内膜炎の抗菌薬選択と非感染症の鑑別は？ … 351
❼ 感染性大動脈瘤（体幹部）の治療方針と抗菌薬投与期間は？ ……… 355
❽ 血液培養陰性感染性大動脈瘤の抗菌薬選択と鑑別診断は？ ………… 358
❾ ペースメーカーリード感染の治療方針と抗菌薬投与期間は？ ……… 361
❿ *S. viridans*やEnterococcusの感染性心内膜炎にGMや
CTRXを併用選択する適応と根拠は？ ………………………………… 365

第11章　皮膚骨関節感染症 （加藤英明） ……………………… 369

❶ 化膿性関節炎（特に人工関節）の診断に関節穿刺は推奨されるか？
治療目的の関節腔への抗菌薬投与は推奨されるか？ ………………… 370
❷ 人工関節／インプラント感染にリファンピシンの併用は必要か？ … 373
❸ 人工関節感染の治療において，抗菌薬含有セメントは有効か？ …… 376
❹ 人工関節感染で人工関節の抜去後，再置換はいつ頃行うべきか？ … 379

- ❺ 人工関節感染に対する内服抑制療法はいつまで続けるか？ ………………… 382
- ❻ 骨感染症に抗菌薬の骨移行性，組織移行性は強く要求されるか？ ………… 385
- ❼ 血液培養陰性の化膿性椎体炎はどうマネージメントするか？ ……………… 388
- ❽ 外傷での破傷風トキソイドの適応は？ ………………………………………… 391
- ❾ 繰り返す蜂窩織炎に予防内服は有効か？ ……………………………………… 394
- ❿ 壊死性筋膜炎でクリンダマイシン併用やγグロブリン，
高圧酸素療法は必要か？ ………………………………………………………… 397

第12章　免疫不全感染症（荒川　悠） …………… **401**

- ❶ 発熱性好中球減少症の初期治療には何を用いるか？ ………………………… 402
- ❷ 好中球減少期には抗菌薬予防内服をするべきか？ …………………………… 405
- ❸ 全身状態の良い発熱性好中球減少症では好中球数の
回復なしに抗菌薬の中止は可能か？ …………………………………………… 408
- ❹ 発熱性好中球減少症で熱が下がらないことは
治療失敗を意味するか？ ………………………………………………………… 411
- ❺ 好中球減少症に合併した呼吸器感染症はどう考え，
どう対応するか？ ………………………………………………………………… 414
- ❻ 好中球減少時に G-CSF はルーチンに用いるべきか？ ……………………… 419
- ❼ ニューモシスチス肺炎の予防は HIV 感染以外には
どんな患者に行うべきか？ ……………………………………………………… 423
- ❽ 化学療法を行う悪性腫瘍患者ではルーチンで IGRA を
測定すべきか？　そして，陽性であった場合には治療対象となるか？ …… 426
- ❾ CMV 感染症の治療法について ………………………………………………… 429

第13章　輸入感染症・人畜共通感染症（渋江　寧） …………… **433**

- ❶ 海外渡航帰りの敗血症に対する経験的治療は？ ……………………………… 434
- ❷ 腸チフスに対する治療は？　セフトリアキソン？
ニューキノロン系？　アジスロマイシン？ …………………………………… 438
- ❸ 赤痢アメーバに対してパロモマイシンは使用すべき？
膿瘍をドレナージすべき？ ……………………………………………………… 441
- ❹ 本邦でのマラリア治療はどうする？ …………………………………………… 444
- ❺ 本邦でのマラリア予防はどうする？ …………………………………………… 448
- ❻ デング熱の血小板減少に対する血小板輸血の適応は？ ……………………… 452
- ❼ 日本紅斑熱ではテトラサイクリン系にニューキノロン系を
併用する方がよいか？ …………………………………………………………… 455
- ❽ ネコひっかき病に抗菌薬を使用するか？ ……………………………………… 458
- ❾ 本邦でのトキソプラズマ脳炎の治療はどうする？ …………………………… 461
- ❿ 旅行者下痢症には抗菌薬は必要か？　使うなら何がよいか？ ……………… 465

第14章　不明熱（森島雅世）　469

① 不明熱で抗菌薬・抗ウイルス薬が必要なときは？ ……………… 470
② 不明熱で抗結核薬を投与するときは？ …………………………… 474
③ 不明熱でステロイド投与が必要なときは？ ……………………… 476
④ 不明熱にコルヒチン投与を考えるときは？ ……………………… 479
⑤ 腫瘍熱の鑑別にナプロキセン（ナイキサン）テストは有用か？ … 482
⑥ 不明熱で薬剤熱を疑うときは？ …………………………………… 485
⑦ HIV 不明熱で多いニューモシスチス肺炎の治療について ……… 487

付記：利益相反表明 ……………………………………………………… 490
日本語索引 ………………………………………………………………… 492
外国語・その他索引 ……………………………………………………… 505

第1章

抗菌療法

1. PK/PD 理論に従うべきか? ……………………………………………………… 2
2. 肥満患者では抗菌薬を増量すべきか? …………………………………………… 7
3. 食事に気を付ける抗菌薬はどのようなものがあるか?
   またどう対応したらよいか? ……………………………………………………… 10
4. 敗血症など重症患者における薬物動態の変化は
   どう考慮すればよいか? …………………………………………………………… 12
5. 注射用抗菌薬で配合に注意するものは何か? …………………………………… 14
6. 殺菌的抗菌薬と静菌的抗菌薬で臨床的な効果に差はあるのか? ……………… 17
7. バイオアベイラビリティの低い薬剤は使用してはいけないのか? …………… 20
8. 抗菌薬の Extend infusion(持続投与)はより有効か?
   また,選択すべき場面は? ………………………………………………………… 23
9. TDM(therapeutic drug monitoring)を行うと治療に有益か?
   また初期投与設定は? ……………………………………………………………… 26
10. ペニシリンアレルギーの既往がある場合,本当にペニシリン系抗菌薬は
    使用できないか? またその他のβラクタム系薬は? ………………………… 30
11. アミノグリコシド系抗菌薬やニューキノロン系抗菌薬は1日1回投与が
    よいのか? ………………………………………………………………………… 34
12. 分布容積の大小は何を示すか? 水溶性・脂溶性とは? ……………………… 36
13. 抗菌薬の組織移行性を考慮する疾患は
    どのようなものがあるか? ………………………………………………………… 38
14. 抗菌薬を併用する目的は何か? 治療効果への影響は? ……………………… 41
15. 抗菌薬の局所投与はどのような場合に有効か? ………………………………… 45
16. 薬物動態における抗菌薬の相互作用には何があるか? ………………………… 48
17. 透析患者や腎機能低下患者での抗菌薬設定は
    どうすればよいか? ………………………………………………………………… 51

第1章 | 抗菌療法

PK/PD 理論に従うべきか？

現状のエビデンスと問題点

　PK/PD 理論とは，薬物動態（Pharmacokinetics）と薬力学（Pharmacodynamics）を組み合わせて用法用量と薬物の作用を解析する手法である。

　抗菌薬には濃度が上がれば上がるほど抗菌作用を持つ「濃度依存性抗菌薬」と，ある一定の濃度で頭打ちになる「時間依存性抗菌薬」がある。

　濃度依存性抗菌薬としては，ニューキノロン系，アミノグリコシド系，マクロライド系，アジスロマイシン，ケトライド，メトロニダゾール，ダプトマイシン，oritavancin などがある。

　一方，時間依存性抗菌薬はペニシリン系，セファロスポリン系，アズトレオナム，バンコマイシン（AUC/MIC も考慮），カルバペネム系，マクロライド，リネゾリド，チゲサイクリン，ドキシサイクリン，クリンダマイシンとなる[1]。

　時間依存性抗菌薬は濃度を上げることは治療効果に影響しないため，ピーク濃度を上げるより，一定の時間血中濃度を維持することが求められる。

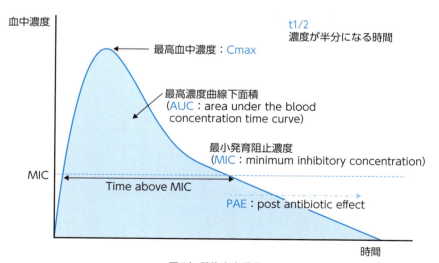

図1）薬物血中濃度

PK/PD 理論における，重要なパラメーターとして Post antibiotic effect (PAE) がある。PAE とは薬剤の濃度が MIC 未満になってもしばらくの時間細菌の増殖が抑えられる作用である。

PAE の長さは菌種と抗菌薬により違っており，実験室レベルの研究ではアミノグリコシド系抗菌薬とニューキノロン系抗菌薬はグラム陰性桿菌に 2～6 時間の作用を持つが，イミペネム以外の β ラクタム系抗菌薬は 0 またはわずかな時間しか作用を持たない。しかし，グラム陽性菌に対しては 2 時間程度の PAE を持つ。PAE の長さは濃度依存性である。

また，PAE の長さには pH も影響しており，患部によっては影響するかもしれない。

長い PAE を持つ薬剤は血中濃度を維持する必要がないため，副作用軽減のためにトラフ値を低値（あるいは 0）にすることが可能である。アミノグリコシド系抗菌薬による腎障害は長時間の抗菌薬暴露により生じるため，トラフ値を十分下げることは理想的である。このため一度に投与する量を多くし，投与間隔をあけることが PK/PD 的には理想とされる。

コリスチンは単独ではアシネトバクター・バウマニに対して短期間の PAE しかないが，バンコマイシンやカルバペネム系抗菌薬と併用することにより PAE の延長がみられることが実験レベルで示されている。これにより，相乗効果と投与間隔をあけることによる腎毒性などの副作用の軽減が期待できる可能性が示唆されている[2]。

表1）投与目標パラメーター

Time above MIC (TAM)	時間依存的効果と短い PAE	β ラクタム系抗菌薬（ペニシリン系，セファロスポリン系，カルバペネム系，モノバクタム），リネゾリド
Cmax/MIC	濃度依存的効果と長い PAE	アミノグリコシド系，ニューキノロン系
AUC/MIC	中間から長い PAE	時間依存性 バンコマイシン，アジスロマイシン，クリンダマイシン，テトラサイクリン系，リネゾリド 濃度依存性 ニューキノロン系，マクロライド系，メトロニダゾール，ダプトマイシン

＊報告により異なることもある

表2）PK/PD ターゲット値

		パラメーター	文献
βラクタム系抗菌薬		静菌的，最大殺菌	
ペニシリン系抗菌薬	TAM	≧30%，≧50%	3)
セファロスポリン系抗菌薬	TAM	≧40%，≧60〜70%	
カルバペネム系抗菌薬	TAM	≧20〜30%，≧40〜50%	
	TAM	>100%　敗血症性ショック	4)
塩酸バンコマイシン	AUC/MIC	MRSA 肺炎　≧400	5)
	AUC/MIC	MRSA 敗血症治療失敗のリスク <430（E-test） <389（液体希釈法）	6)
リネゾリド	TAM	>85%	1)
	AUC/MIC	80〜120	
アミノグリコシド	Cmax/MIC	8〜10	1)
ニューキノロン	AUC/MIC	≧30〜40 肺炎球菌（市中肺炎） ≧100〜125 グラム陰性桿菌	7) 8)
	Cmax/MIC	>10 グラム陰性桿菌	8)
シプロフロキサシン	AUC/MIC	≧250　腸内細菌敗血症	9)
モキシフロキサシン	AUC/MIC	≧75　インフルエンザ菌肺炎 ≧75　レジオネラ肺炎 ≧34　肺炎球菌肺炎	10)

　PK と PD を組み合わせた投与目標パラメーターとして T>MIC，Cmax/MIC，AUC/MIC が使用される（表1）。

　TAM を上げるには分割投与が有効であり，Cmax/MIC では1回投与量を増やすことが有効となる。AUC/MIC を上げるには用法の変更でなく総投与量を増やす。

　現在（2017年），目標とされている PK/PD ターゲット値については表2にまとめる。

　一方，耐性菌を選択しないような投与設計についても PK/PD 理論は取り入れら

れており，Cmax/MIC が耐性菌発現抑制に影響する可能性がアミノグリコシド系抗菌薬，ニューキノロン系抗菌薬で研究されている。

アミノグリコシド系抗菌薬[11]では Cmax/MIC＞8，レボフロキサシン[12]では Cmax/MIC≧5，が耐性菌リスクを下げると報告されている。

しかし，現時点では in vitro での報告が主でしかなく，生体防御機構の存在する人体で同じような耐性菌選択をするかは定かではない。

Surviving Sepsis Campaign Guideline 2016 では薬剤の投与量・用法を決める PK/PD に基づいた投与設計が推奨されている[4]。IDSA の VAP/HAP ガイドラインでも PK/PD に基づいた治療を行うことが推奨されている。

現状の問題点は，PK/PD 理論を用いた臨床報告がまだ少なく，また，血中濃度を基準としているため，感染部位によりターゲット PK/PD パラメーターは変動するはずであるが，そのように解析している報告はまだ少ない。

また，古い抗菌薬では適応の用法用量が PK/PD 理論に基づいていないものがある。アミノグリコシド系抗菌薬やβラクタム系抗菌薬では注意が必要である。

結論　抗菌薬を有効に使用するためには PK/PD 理論を考慮した投与設計をすべきである。
患者体内での薬剤の分布，患者間の薬物動態のばらつき，治療対象となる微生物の MIC のばらつきを考慮して最適な投与量を設定，PK/PD パラメーターを考慮した投与設計をすることにより，治療効果の向上と副作用の軽減，耐性菌出現の抑制が得られる。

《エキスパートオピニオン》
こういうときはこうする！

抗菌薬の投与設計は，薬物動態的に PK/PD 理論に基づいた用法用量を心掛ける。中には添付文書通りでは不適切な投与方法となってしまう抗菌薬もある。例を挙げると，アンピシリン／スルバクタムは添付文章上 3g12時間毎となっているが，1日量が同量であれば 1.5g6時間毎とする。また，アミノグリコシド系抗菌薬は腎機能正常患者では単回投与にする。

βラクタム系抗菌薬では，体格十分な高齢者で腎機能が低下している場

合，分布容積は変化しないため1回量は減らさず，投与間隔をあける。また，腎機能正常で低体重では投与回数を減らすのでなく，1回量を減らし投与間隔は維持する。

　重症感染症ではTAMを100％にするため，βラクタム系抗菌薬の持続投与を検討する（詳細は持続投与の項目）。

　時間依存性抗菌薬をオーダー時には投与時間，点滴時間をしっかりと指示することで，より効果的な治療が得られる。例えば点滴は朝・昼・夕でなく○時間毎で投与すべきであり，点滴時間も1時間以上かけることが望ましい。

　また，耐性菌を作らないような投与設計を行う。中途半端な減量は避ける。臨床現場ではde-escalationとともに投与量や回数を減薬する場面がみられる。この場合十分なTAM（βラクタム系抗菌薬の場合）が得られなくなることもあるため，治療終了までしっかりとした投与量で継続する。

　日頃参考にしている書籍がPK/PDを取り入れた用法用量で記載されているか認識する必要があり，添付文書通り記載されている場合，むしろ不適切である可能性を考える必要がある。

▶ 参考文献

1) Mandell, Douglas, and Bennett's Principles and Practice of Infectious Diseases. 8th edition
2) Bedenić B et al. J Chemother 2016 Oct;28(5):375-382
3) 大曲貴夫　監修：抗菌薬コンサルトブック，p.16，南江堂，2015
4) Rhodes A et al. Intensive Care Med 2017 Mar;43(3):304-377
5) Moise-Broder PA et al. Clin Pharmacokinet 2004;43(13):925-942
6) Jung Y et al. Int J Antimicrob Agents 2014 Feb;43(2):179-183
7) Ambrose PG et al. Antimicrob Agents Chemother 2001 Oct;45(10):2793-2797
8) Wright DH et al. J Antimicrob Chemother 2000 Nov;46(5):669-683
9) Zelenitsky SA, Ariano RE. J Antimicrob Chemother 2010 Aug;65(8):1725-1732
10) Öbrink-Hansen K et al. Antimicrob Agents Chemother 2015 Apr;59(4):2398-2404
11) Blaser J et al. Antimicrob Agents Chemother 1987 Jul;31(7):1054-1060
12) Madaras-Kelly KJ1, Demasters TA. Diagn Microbiol Infect Dis 2000;37:253-260
13) Kalil AC et al. Clin Infect Dis 2016 Sep 1;63(5):575-582

第1章 抗菌療法

 肥満患者では抗菌薬を増量すべきか？

現状のエビデンスと問題点

　肥満患者に対する15の抗菌薬について調査されたレビュー[1]では，病的肥満により抗菌薬の薬物動態は変化することが示されている。分布容積の増大，肝代謝・腎排泄の変動，タンパク結合の変化がみられ，多くの肥満患者では体重ベースでの投与量にて血中濃度の増大が観察される。

　サンフォードマニュアル[2]では投与設計に以下（表1）の体重を使用するよう記載されている。

　肥満患者ではCockcroft-Gault式で推定クレアチニンクリアランスを算出する際に過大評価する可能性があるため，投与量とともに投与間隔にも気を付ける。

　βラクタム系抗菌薬では分布容積の増大がみられるが，半減期はあまり変化しない。

表1）肥満患者での投与量[2]

肥満患者の定義	理想体重を20%以上上回ること，またはBMI（body mass index）＞30
理想体重（IBW）（kg）の計算	男性：50 kg＋[身長60インチ（150 cm）以上なら，それを1インチ（2.5 cm）超すごとに2.3 kg加算] 女性：45 kg＋[身長60インチ（150 cm）以上なら，それを1インチ（2.5 cm）超すごとに2.3 kg加算]
実体重を使用する薬剤	バンコマイシン，ダプトマイシン
補正体重（標準体重）を使用する薬剤	アミノグリコシド系，アシクロビル
標準より増量	ピペラシリン／タゾバクタム（6.75 gを4時間かけて静注8時間毎），セフェピム2 g 8時間毎
用量調整不要	レボフロキサシン（ただし海外適応750 mgでの報告），リネゾリド（150 kgまでは適正と考えられている）[3]，メロペネム，ボリコナゾール，モキシフロキサシン

肥満患者では塩酸バンコマイシンは実体重を用いる。100 kg 患者であれば初回は 2 g（20 mg/kg）を 2 時間以上かけて投与する。その後，30 mg/kg（3 g）を 8〜12 時間毎に分割して投与する。

【周術期の抗菌薬投与】

肥満患者では術前 1 g のセファゾリン投与では組織濃度が十分でなく，SSI の率が高いと報告がある[4]。この場合 2 g では有意な SSI の発生の低下がみられたため，セファゾリンは 2 g へ増量することが妥当とされている。海外ガイドラインではコスト面も考慮して通常量が 2 g であり 120 kg を超えると 3 g に増量することが推奨されているが[5]，国内では肥満率が低いためガイドライン[6]では 80 kg 以上で 2 g（120 kg で 3 g）に増量することが推奨されている。ただし術中の追加投与も増量すべきかは現時点では不明であり通常増量する必要がないとされている。また，他の予防的抗菌薬の投与量については十分なデータがない。

結論　病的肥満患者における適正な投与量が定められている抗菌薬は少ない。

抗菌薬には実体重を使用するもの，補正体重を使用するものに分けられる。

周術期の投与では 80 kg 以上ではセファゾリンを 2 g に増量投与する。

《エキスパートオピニオン》
こういうときはこうする！

入院患者の体重は栄養状態の把握にも必要であり，推定腎機能を算出する際にも使用するため必ず確認を行う。BMI が 30 を超える，または理想体重を 20% 超える場合は抗菌薬の投与量を検討する。塩酸バンコマイシンは実体重を使用し，アミノグリコシドは理想体重で投与量を算出する。

通常 β ラクタム系抗菌薬は過度な肥満でない限り増量の必要がないが，周術期の予防投与では増量する。ただし，最大量で投与することが前提である。

筆者の施設では病棟薬剤師との連携により，手術患者の抗菌薬投与量を体重に合わせて増量提案をしている．現時点ではエビデンス不十分であることや，長時間の手術において，血中濃度高値になることが予想されるため，術中の3時間毎のセファゾリン追加投与は1gとしている．また，高度腎不全の場合は追加の投与時間を遅らせる必要があるが，術中投与を行う麻酔科医や看護師との連携が重要と考える．

　実際，本邦で問題となるのは肥満患者より低体重の患者が多いと考えられる．40kg未満の患者には半量にする必要があるかもしれないが，βラクタム系抗菌薬のような高用量での忍容性が高い抗菌薬の場合，重症例では減量せず，副作用のモニタリングを行いながら治療を継続する．

　また，腎機能正常の低体重患者ではCockcroft-Gault式を使用した推定CCrで腎機能を過小評価してしまう可能性がある．1回投与量は体重換算，必要に応じて投与間隔はeGFR（mL/min）の値も考慮した投与間隔や通常間隔で行う．塩酸バンコマイシンなら1日30mg/kgを1〜2回の分割になるだろう．

参考文献

1) Polso AK et al. J Clin Pharm Ther 2014 Dec;39(6):584-608
2) David N, MD Gilbert et al. 47th Edition. pp.231-232, Antimicrobial Therapy, 2017
3) Bhalodi AA et al. Antimicrob Agents Chemother 2013 Mar;57(3):1144-1149
4) Forse RA et al. Surgery 1989 Oct;106(4):750-756; discussion 756-757
5) Bratzler DW et al. Am J Health Syst Pharm 2013 Feb 1;70(3):195-283
6) 術後感染予防抗菌薬適正使用に関するガイドライン作成委員会：術後感染予防抗菌薬適正使用のための実践ガイドライン（Summary），公益社団法人日本化学療法学会／一般社団法人日本外科感染症学会，2016

第1章 | 抗菌療法

食事に気を付ける抗菌薬はどのようなものがあるか？　またどう対応したらよいか？

現状のエビデンスと問題点

　薬剤が経口から投与された場合，薬物動態的に吸収過程が存在する。吸収過程は薬剤の相互作用だけでなく食事の影響を受ける。

　食事摂取により胃内容排泄速度（GER）が低下すると吸収は緩やかになりCmaxが低下Tmaxは延長するが，AUCは変わらないことがセファレキシンで示されている[1]。しかし，胃酸により分解される薬剤ではAUCの低下がみられる可能性がある。

　ニューキノロン系抗菌薬やテトラサイクリン系抗菌薬，セフジニルは，マグネシウムや鉄などカチオンを含む製剤との同時服用によりキレートを形成し吸収が落ちる。

　シプロフロキサシンではカルシウムによる影響が大きく[2]，牛乳やヨーグルト，経腸栄養剤と同時に服用することは吸収が下がる可能性があるため避ける。

　エステル化された経口セフェム薬は食事により吸収が上がるため食後に服用するべきである。

　また，食事由来の成分により副作用の発現頻度が高まる薬剤もある。

　メトロニダゾールやセフメタゾールはアルコールの分解を抑制することにより，血中アルデヒド濃度が上昇するアンタビュース作用がある。服用中，終了後1週間は禁酒を指導する。

　カフェインはCYP450　1A2で代謝される。CYP450　1A2の阻害剤であるシプロフロキサシンはカフェインの代謝を阻害し中枢毒性を高める可能性がある。通常は大きな症状はないが，カフェインは多くの食品・医薬品に含まれているため注意が必要である。

　また小児用ドライシロップは本来の苦みを打ち消すためにコーティングされていることがあり，酸性の強いジュースで服用するとコーティングが除去され苦みが生じる可能性がある。

　リネゾリドは非選択的・可逆的MAO阻害作用を持ち，チラミンを含有する食品を大量にとると，血圧上昇，動悸などが生じることがある。1食にチラミン

3 食事に気を付ける抗菌薬はどのようなものがあるか？ またどう対応したらよいか？

100 mg以上の摂取を避けることとなっている。

イソニアジドはチラミン・ヒスタミンの代謝を阻害するため，マグロのようなヒスチジンを多く含有する魚に注意が必要である。

このような薬剤と食事の併用により生じた症状が，副作用と判断されることもあるためできる限り回避すべきである。

PK/PD理論を考慮した場合，βラクタム系抗菌薬は食事毎より一定時間毎に服用した方が有効性が高まると考える。この場合，食事の影響が少なくなるが，患者のアドヒアランス低下により治療効果が減少することも考えられる。

食事と問題となる状況は外来が多い。該当する抗菌薬処方時にはしっかりとした指導を行う必要がある。

結論　食事と抗菌薬の相互作用は多岐にわたる。患者指導時には薬剤の相互作用だけでなく，食事の注意点も指導する必要がある。
　　また，食事と投与時間を考慮することで回避できる相互作用もある。

《エキスパートオピニオン》
こういうときはこうする！

ニューキノロン系抗菌薬やテトラサイクリン系抗菌薬は牛乳や経腸栄養剤との同時投与を避ける。抗菌薬を先に投与して2時間後に経腸栄養を開始する。

酩酊状態で救急入院をした患者では，初期治療としてのセフメタゾールやメトロニダゾールの使用を代替抗菌薬がない時以外は避ける。また，退院時には服用終了後少なくとも1週間の禁酒を指導する。また，リトナビルなどの薬剤はアルコールを含有するため併用にも注意する。

しかし，極端な食事制限は必要ないと考える。食習慣の確認や管理栄養士との連携を取りながら指導を行うべきである。

▶ 参考文献
1）北村正樹：食事と薬剤との関係．耳鼻咽喉科展望，Vol.45（2002）No.4, pp.292-295
2）Neuhofel AL et al. J Clin Pharmacol 2002 Apr;42(4):461-466

第 1 章 抗菌療法

敗血症など重症患者における薬物動態の変化はどう考慮すればよいか？

現状のエビデンスと問題点

　体内に入った薬剤は血液により組織へ運ばれる。血流の多い組織は通常時でも高い組織濃度が得られるが，血流の少ない組織ではなかなか薬剤が到達できない。よって，疾患により血流の変化があった場合違った薬物動態になることがある。また腎・肝血流量の変化により代謝に影響することがある。

　敗血症のような重症患者においては，薬物クリアランスが増大することにより，通常の投与量では過小になってしまう可能性が示唆されている。これを過大腎クリアランス（augmented renal clearance（ARC））と呼ぶ。定義としては CLCr＞130 mL/min を示すものとされている。

　重症患者ではクリアランスの増大とともに，血管透過性の亢進などの原因により分布容積の拡大がみられる。水溶性の薬剤では影響を受けやすい（分布容積の項目を参照）。

　また，急性臓器障害による肝機能・腎機能低下もあり，薬物動態への影響を与える。

　このような患者では塩酸バンコマイシンはクリアランスの増大が報告されており，予想以上の低値を示すことがある[1,2]。

　重症患者において早期に有効血中濃度に達するためには負荷投与を行う必要がある[3]。

　国内の救命救急センターでの報告でも薬剤師が初期投与設定に介入した 25～30 mg/kg の負荷投与により早期に目標血中濃度を達成できる率が上がると報告されている[4]。

　重症患者では血清クレアチニン値を使用した推定 CCr や eGFR では過小評価をしてしまう可能性があり，蓄尿によるクレアチニンクリアランスの測定が推奨される。

　しかし，βラクタム系抗菌薬の投与では ARC の変化は予後に影響しないというコホート研究が出されている[5]。

　また経験的治療は ARC によって腸内細菌における敗血症の死亡率に影響しない[6]。

　βラクタム系抗菌薬は高用量による副作用は少ないため重症患者においても減量

しないことが重要となる。

結論

重症患者では見かけ以上に薬物クリアランスが増大することがあるが，敗血症であってもβラクタム系抗菌薬へのARCの影響は少ない。過量投与によっても安全域が高いβラクタム系抗菌薬はむやみに減量しないことが重要。

塩酸バンコマイシンの血中濃度は下がるため，負荷投与を考慮し，早期のTDMを行う必要がある。

《エキスパートオピニオン》
こういうときはこうする！

重症患者では薬物動態の変化を伴うが，臨床的には経験的治療選択での死亡率への影響は少ない。重症敗血症では急性腎不全を呈することがあるが，もともと腎機能正常であった患者ではβラクタム系抗菌薬は安全性も高いため初期投与量は増量することはあっても減量しない。発症前の腎機能に合わせた投与量または持続投与にて投与を開始して，数日治療を行ってからの有効性，循環動態を考慮して投与量を調節する。塩酸バンコマイシンは初期投与量は減量せず25〜30 mg/kgの負荷投与を考慮し，早期のTDMにより調整する。しかし，1回量は2gまでとして投与時間を1gあたり1時間以上かけること。推定されるクリアランスにより投与間隔を調整するが，可能であれば実測クレアチニンクリアランスを測定する。

▶ 参考文献
1) Baptista JP et al. Int J Antimicrob Agents 2012 May;39(5):420-423
2) Bakke V et al. Acta Anaesthesiol Scand 2017 Jul;61(6):627-635
3) Roberts JA et al. Antimicrob Agents Chemother 2011 Jun;55(6):2704-2709
4) 大谷 美奈子 他：治療薬物モニタリングへの薬剤師の積極的介入とその効果—バンコマイシン投与量決定プロトコル導入前後の比較—日本臨床救急医学会雑誌 Vol. 17 (2014) No.4, pp.497-503
5) Udy AA et al. Int J Antimicrob Agents 2017 May;49(5):624-630
6) Burnham JP et al. PLoS One 2017 Jul 5;12(7)

第1章 | 抗菌療法

注射用抗菌薬で配合に注意するものは何か？

　多くの抗菌薬は投与時に適切な輸液での溶解が必要となっている。なかには適正ではない溶媒の選択もみられる。

　カルバペネム系抗菌薬はアミノ酸製剤と配合すると，短時間で力価が低下することが知られている。この力価低下は側管投与でも生じることが報告されている[1]。原因として，アミノ酸製剤に含まれる L-システインによるものと考えられている[2]。アミノ酸製剤を使用している患者ではカルバペネム系抗菌薬を使用する場合，別ルートにする，アミノ酸輸液を一時的に停止するなどの対応が必要となる。

　カルバペネム系抗菌薬はブドウ糖液でも短時間での力価低下がみられる。持続投与を選択する際には溶媒の選択も考慮する。

　セフトリアキソンはカルシウムイオンを含む輸液との配合で，不溶性の沈殿物を生じる。これらの配合はルート内でも避けるべきである[3]。

　ダプトマイシンは生理食塩水，乳酸リンゲルのみ配合可能であり，ブドウ糖液とは配合不適である[4]。

　アムホテリシン B（リポソーム製剤），アジスロマイシン，エリスロマイシンは直接輸液で溶解せず，注射用水で溶解してから適切な輸液で希釈する必要がある[5-7]。

　注射用ホスホマイシンはナトリウム含有量が多いため，生理食塩水以外の溶媒を選択すべきである（ホスホマイシン 1 g あたり 14.5 mEq：生理食塩水 100 mL あたりでは 15.4 mEq）。

　また，アシクロビルは点滴濃度が高いと結晶化による可逆的腎機能低下の可能性がある[8]。十分な輸液で溶解するか，十分な流量の側管から投与すべきである。アシクロビルは体温の 37 度付近で 2.5 mg/mL 以上で結晶化するため[8]，溶解液，投与時間の側管からの他輸液の総量が 250 mg あたり 100 mL 以上になるようにする[9]。

　末梢静脈内投与では浸透圧を考慮した輸液の選択をすべきである。一般的に浸透圧比 1 以下，3 以上になる調整は避けるべきである。浸透圧比 3 以上になると静脈炎のリスクが高くなる。

　高ナトリウム血症，高血糖の症例において蒸留水を溶媒に選択される場面がある。多くの抗菌薬では浸透圧が 1 未満となるため，溶血の危険性が高まるため避けるべきである。

抗菌薬ロック療法では抗菌薬の併用が必要となる場面がある。長時間の配合となるため抗菌薬同士の配合可否を考慮して薬剤を選択する。

現時点では，全ての配合のデータがそろっているわけでないため，薬剤の化学的特性，溶解後のpHなどにより推測する必要がある。

また，企業からの配合変化データは自社製品の含量低下のみ判断・記載されていることがあるため配合双方のデータから判断すべきである。

抗菌薬の調剤時には抗菌薬の選択の適正さだけでなく，溶媒選択や濃度，浸透圧，ルートでの配合可否もチェックすべきである。

《エキスパートオピニオン》
こういうときはこうする！

溶解時の配合変化・禁忌に関しては十分に考慮されているが，側管での配合など看護師任せになっていることが多い。これは実際の投与状況を確認することと，看護師への情報提供が必須である。各メーカーから提供されている溶解方法の説明書なども有用である。

筆者の施設では，これら抗菌薬を払い出す際に配合に注意する旨の説明書を毎回添付している。カルバペネム系薬のメロペネムは特定抗菌薬でもあるため，払い出し時に帳票に記載するとともにアミノ酸輸液の使用をカルテ上でチェックしており，病棟薬剤師と連携して病棟へ情報提供している。

また，輸液類に関しては先発品とジェネリック品で配合変化情報が異なることがあり，適正な情報を利用して配合変化の可否を検討する必要がある。

▶ 参考文献
1) 吉岡睦展 他：アミノ酸含有輸液製剤のdoripenemの側管からの投与に及ぼす影響. 日化療会誌 56(1):1-6, 2008
2) 板垣文雄 他：L-システインが引き起こす注射用メロペネムとアミノ酸輸液製剤の配合変化. 医療薬学, Vol.39 (2013) No.9, pp.521-527
3) ロセフィン®添付文書：中外製薬株式会社　2015年10月改訂（第20版）

4）キュビシン®静注用　添付文書：MSD 株式会社　2016年10月改訂（第 5 版）
5）アムビゾーム®点滴静注用　添付文書：大日本住友製薬株式会社，2015年 1 月改訂（第 9 版）
6）ジスロマック®点滴静注用　添付文書：ファイザー株式会社，2017年 8 月改訂（第 8 版）
7）エリスロシン®点滴静注用　添付文書：マイラン EPD 合同会社，2017年 2 月改訂（第 7 版）
8）Mandell, Douglas, and Bennett's Principles and Practice of Infectious Diseases. 8th edition
9）ゾビラックス®点滴静注用　添付文書：グラクソ・スミスクライン株式会社　2014年11月改訂（第15版）

第1章 抗菌療法

6 殺菌的抗菌薬と静菌的抗菌薬で臨床的な効果に差はあるのか?

現状のエビデンスと問題点

　病原微生物に対する抗菌薬の効果の指標には，最小発育濃度（MIC）と最小殺菌濃度（MBC）がある。MICは，試験管内（in vitro）で18～24時間微生物を培養した場合，その増殖を阻止できる最小の薬物濃度と定義され，MBCは，in vitroで18～24時間微生物を培養した場合，99.9%を死滅させることのできる最小の薬物濃度と定義される。

　抗菌薬にはその作用特性から「殺菌的：bactericidal」「静菌的：bacteriostatic」に分類される。MICとMBCの差が近接しているものを殺菌的抗菌薬，大きいものを静菌的抗菌薬（表1）に分けている[1]。

　　殺菌的抗菌薬：細菌を死滅させる

　　静菌的抗菌薬：細菌の増殖を抑える

　βラクタム系抗菌薬などの細胞壁に作用する抗菌薬の多くは殺菌的であり，タンパク合成阻害薬は静菌的が多い。

　アミノグリコシド系抗菌薬はタンパク合成阻害薬であるが，細胞膜の障害など複数の作用機序を持つため殺菌的に働くことが知られている[1]。

　この特性は抗菌薬の種類だけでなく，患部での血中濃度や対象の微生物，併用薬剤により変化することに注意が必要となる。例えば，βラクタム系抗菌薬は通常殺菌的に働くが，腸球菌に対してはMBCが上昇し静菌的効果になることが知られている。そのため，腸球菌による感染性心内膜炎ではアミノグリコシド系抗菌薬の併用によるシナジー効果を期待する。

表1）殺菌的抗菌薬と静菌的抗菌薬

殺菌的抗菌薬	βラクタム系（ペニシリン系，セファロスポリン系，カルバペネム系），グリコペプチド系，アミノグリコシド系，ニューキノロン系，ホスホマイシン，リファンピシン，ダプトマイシン
静菌的抗菌薬	テトラサイクリン系，リンコマイシン系，マクロライド系，リネゾリド，クロラムフェニコール

また，アジスロマイシンは通常静菌的であるが肺炎球菌に対しては殺菌的に働く。

しかしながら，この抗菌活性の違いは試験管レベルでの証明であり臨床的な効果に差があるのかを判断する必要がある。一般的には細菌の増殖を抑えることができれば治療は成立すると考える。

ハリソン内科学では，好中球減少などの免疫系に異常がある場合，心内膜炎や髄膜炎など，隔絶されている部位に感染源がある場合，黄色ブドウ球菌による複雑性菌血症などの感染症においてはアレルギーなど特殊な事情を除き，殺菌的抗菌薬を選択すべきとされている[2]。

システマティックレビューでは殺菌的・静菌的抗菌薬による効果には差がないとされている。しかし，主な感染症は肺炎，皮膚軟部組織感染症，腹腔内感染症に限られており，殺菌的抗菌薬を選択すべき疾患である髄膜炎，感染性心内膜炎，発熱性好中球減少症などに関しては評価されていない[3]。

静菌的抗菌薬であるクリンダマイシンでのMSSA心内膜炎治療失敗の報告があり[4]，AHA感染性心内膜炎ガイドラインではMSSA，MRSAによる心内膜炎にはクリンダマイシンは推奨されていない。

また，リネゾリドはブドウ球菌や腸球菌に対して静菌的であるため，心内膜炎の第1選択薬にすべきでないとされている。グリコペプチドやダプトマイシンが無効であった場合のみ使用が検討される[5]。

したがって，臨床的には通常抗菌薬を選択する際には殺菌的，静菌的にこだわる必要はないと考える。PK/PDに基づいた投与設計をすべきである。しかしながら，特殊な感染症では殺菌的抗菌薬を選択する必要がある。

また，静菌的な抗菌薬は，細胞分裂時に効果が発現する薬剤と拮抗する可能性がin vitroで示されているため，避けるべきかもしれない。動物実験レベルであるが，細菌性髄膜炎の治療においてクロラムフェニコールとゲンタマイシンのような静菌的抗菌薬と殺菌的抗菌薬の併用は拮抗することが示されている[6]。

 結論 殺菌的・静菌的の特性は抗菌薬の選択への影響は少ない。
発熱性好中球減少症，細菌性髄膜炎，感染性心内膜炎では殺菌的抗菌薬を高用量で投与する必要がある。

6 殺菌的抗菌薬と静菌的抗菌薬で臨床的な効果に差はあるのか？

《エキスパートオピニオン》 こういうときはこうする！

　基本的に殺菌的，静菌的の特性は抗菌薬の選択には影響しない。しかし，殺菌的抗菌薬が望ましい細菌性髄膜炎や感染性心内膜炎では，重度アレルギーなどで使用できないことを除き，βラクタム系抗菌薬やグリコペプチド系抗菌薬などの殺菌的抗菌薬を選択する。

　複雑性MRSA感染症においては静菌的であるリネゾリドは治療成績が劣る可能性があるため，バンコマイシンやダプトマイシンを第1選択としてリネゾリドを積極的に用いることはしない。

　アミノグリコシド系抗菌薬は殺菌的であるが，単独での治療薬となる場面は限られている。

▶ 参考文献
1) 清野裕 他 監訳：病態生理に基づく臨床薬理学─ハーバード大学テキスト，p.660，メディカルサイエンスインターナショナル，2006
2) 黒川清，福井次矢 監修：ハリソン内科学．第4版（18th Edition 訳），p.997，メディカルサイエンスインターナショナル，2013
3) Nemeth J et al. J Antimicrob Chemother 2015 Feb;70(2):382-395
4) Watanakunakorn C. Am J Med 1976 Mar;60(3):419-425
5) Falagas ME et al. J Antimicrob Chemother 2006 Aug;58(2):273-280
6) Mandell, Douglas, and Bennett's Principles and Practice of Infectious Diseases. 8th edition

第1章 | 抗菌療法

バイオアベイラビリティの低い薬剤は使用してはいけないのか？

現状のエビデンスと問題点

内服薬は吸収過程が存在し，吸収率，腸管での代謝・排泄，初回通過効果などにより循環血漿中に入る薬剤が，静脈内投与のものと比べ低下してしまう。これらを考慮した実際に循環血漿中に入る薬剤の割合を，バイオアベイラビリティ（生物学的利用能）という。

バイオアベイラビリティ（F）とは

Fa：消化管吸収率　Fq：小腸での初回通過効果　Eh：肝臓での初回通過効果

$F = Fa \times (1-Fq) \times (1-Eh)$ で算出される。

実際には絶対的バイオアベイラビリティとして，点滴と経口でのAUCの比によって算出されることが多い。

絶対的バイオアベイラビリティ（％）＝経口投与AUC／静脈投与AUC×100

バイオアベイラビリティ＝吸収率でないことがあることには注意が必要である。

内服薬のバイオアベイラビリティは10％程度のものからリネゾリド，ニューキノロン（シプロフロキサシンを除く）のような100％に近いものまで幅がみられる。

ハリソン内科学では，感染巣で病原体を抑制あるいは殺滅するのに十分な濃度が保たれていさえすれば，生物学的利用率の違いに臨床的重要性はないとされると記載されている[1]。例えばアジスロマイシンのバイオアベイラビリティは30％しかないが，33 L/kgといった大きな分布容積を持ち十分な組織濃度を保つことができるため，内服での治療に有効である。バイオアベイラビリティ90％のセファレキシン500 mgを内服するとCmaxは18 μg/mLとなり，十分な血中濃度を達成できる[2]。

一方，第3世代セファロスポリン系抗菌薬はバイオアベイラビリティが10～50％程度しかなく水溶性のため分布容積も小さく，半減期・PAEも短い。有効な組織濃度を得るためにはサンフォードガイドに記載されているような，800 mg/dayの用量が必要であり，内服間隔も考慮する必要がある。

塩酸バンコマイシン散はバイオアベイラビリティがほぼ0％であるが，腸管の

Clostridium difficile 感染症に使用できる。全身への暴露を最小限に，感染部位である腸管への高濃度作用が期待できる。

また，リトナビルのような P–糖タンパク阻害薬は，腸管での P–糖タンパク質により排泄される薬剤の排泄を阻害することにより，バイオアベイラビリティを高めることができるため，他の抗レトロウイルス薬と併用されることがある。

バイオアベイラビリティが 100% である薬剤は静脈投与から同量での切り替えが可能であり，レボフロキサシンのようなニューキノロン系抗菌薬は市中肺炎などの疾患によっては初期投与から静脈内投与での治療と同等であることが報告されている[3]ものの，酸化マグネシウムなどの併用によりバイオアベイラビリティが下がることも注意する。また多くの場合ニューキノロン系抗菌薬以外の抗菌薬で事足りることが多い。

ホスホマイシンは海外で使用されているものとは製剤が違っており，バイオアベイラビリティも大きく違う（国内：ホスホマイシンカルシウム，12%，FDA：ホスホマイシントロメタミン，40%[4]）。

近年 ESBL 産生大腸菌への効果などが期待されているが，海外の文献を参考にする際には用量を増やすなど注意が必要である。

バイオアベイラビリティの大小は AUC に影響を与える。静脈内投与から切り替える際，AUC/MIC を指標とする抗菌薬は用量を考える必要がある。一方，時間依存性の薬剤では有効血中濃度を維持できるような用法に気をかける必要がある。

 結論

バイオアベイラビリティの値は，内服薬での抗菌療法では重要であるが，その大小だけで抗菌薬を選択することは間違いである。
バイオアベイラビリティが高い薬剤は，静脈内投与と同じ用量で内服に切り替えることができる。

《エキスパートオピニオン》
こういうときはこうする！

内服薬は投与が簡便であり，患者さんへの負担が少ない。コスト減や静脈炎のリスクがなくなるなど利点は多いため十分な効果が期待できる疾患であ

れば選択を考慮する。合併症のない尿路感染症，皮膚軟部組織感染症，肺炎などでは積極的に点滴薬からスイッチしている。点滴から内服薬に切り替える際にバイオアベイラビリティを考慮した投与量を設定することもある。例えばイトラコナゾール点滴 200 mg からバイオアベイラビリティが 55％ 程度のカプセル剤に変更する際は投与量を 400 mg にする必要がある。

また，十分な効果を得るためにはバイオアベイラビリティを下げるような併用薬がないか薬歴をチェックする必要がある（⇒ p.50，⑯参照）。

▶ 参考文献
1）黒川清，福井次矢　監修：ハリソン内科学 第 4 版（18th Edition 訳），p.995，メディカルサイエンスインターナショナル，2013
2）David N, MD Gilbert et al. The Sanford Guide to Antimicrobial Therapy. 47th Edition. p.89, Antimicrobial Therapy, 2017
3）Belforti RK et al. Clin Infect Dis 2016 Jul 1;63(1):1-9

第 1 章 抗菌療法

8 抗菌薬の Extend infusion（持続投与）はより有効か？ また，選択すべき場面は？

 現状のエビデンスと問題点

　βラクタム系抗菌薬はセフトリアキソンを除き，半減期が 1 時間程度となっている。一方，βラクタム系抗菌薬の PK/PD パラメーターは Time above MIC となっており，標準的な間欠投与より持続投与を行った方がより有効であると予測できることは以前から考えられていた。

　ペニシリン G® は半減期が 30 分であり，間欠投与で有効性を保つためには 4 時間毎の投与が必要となる。この場合，頻回な点滴が医療現場では課題となる。そのため持続投与を行うという試みがなされた[1]。2015 年の AHA 感染性心内膜炎ガイドラインでも持続投与は推奨されている[2]。

　溶解後の安定性の問題から 8 時間毎に調整すること，カリウムを多く含有（100万単位当たり 1.53 mEq）するため投与速度と調整濃度に注意することが必要となる。初回に 400 万単位/ 1 時間での飽和をすることにより早期治療域に到達できる。

　腎機能正常患者では 2,000～2,400 万単位の持続投与で 16～20 μg/mL の血中濃度が維持できるとされている[3]。薬物動態からは肺炎球菌性髄膜炎にも有効であると考えられるが，間欠投与と比較した報告はない。

　PK/PD を考慮したβラクタム系抗菌薬の間欠投与と持続投与を比較した研究は広く行われており，徐々に有効性が示唆される報告が出されてきている。

　25 の多施設 ICU で無作為に行われた重症敗血症に対するβラクタム系抗菌薬持続投与と間欠投与の比較では持続投与に優位な効果はなかった[4]。

　2 施設 ICU での重症敗血症患者の RCT においてカルバペネム系抗菌薬やピペラシリン/タゾバクタムによる持続投与では 50％ および 100％ の Time above MIC への到達率が高く，治癒率が高かった（BLISS[5]）。しかし，死亡率に変化はなかった。

　重症敗血症 3 つの RCT からのメタ解析では院内死亡率の低下に影響する可能性が示唆されている[6]。

　有効性が示唆される報告は重症症例が主である。問題点として血中濃度のモニタリングが難しいこと，MIC に合わせた投与量調節が困難であることなどが挙げら

れる。

　バンコマイシンの持続投与に関しては，システマティックレビューであるが腎毒性の軽減があるとの報告がある[7]。

　イミペネムと患者パラメーターからモンテカルロシミュレーションを行った研究では，持続投与では長時間の TAM を得られるが，MIC の高い細菌では MIC に達しない可能性も示唆されている[8]。

　初回に負荷投与を行うことにより即時に至適濃度に到達できるため，持続投与では負荷投与を考慮すべきである。

　溶解後の安定性によっては 24 時間の持続投与には適さない抗菌薬もある。メロペネムは 3 時間以内の投与にとどめるべきである。

　本邦ではまだ行われている医療機関は少ないが，持続投与ポンプを使用した外来点滴治療もある[9]。

　外来点滴療法について IDSA ではガイドラインも策定されている[10]。

　多くの病院でβラクタム系抗菌薬の血中速度を測定することは困難であり，薬物動態をモニタリングすることが難しいため選択された投与方法が対象微生物の MIC に対して，目標の血中濃度に到達しているか判断ができない。特に，重症患者では分布容積が拡大しているため血中濃度が健常人よりも低下する可能性があり今後のレジメンの作成が急がれる。

結論　持続投与は間欠投与に比べ，重症敗血症患者で同等またはある程度の治癒率の向上が期待できるが，生命予後改善は証明されていない。持続投与を選択する際には，抗菌薬の安定性も考慮する必要がある。

　ペニシリン G® は持続投与がより有効であると考えられる。

《エキスパートオピニオン》
こういうときはこうする！

　重症感染症や耐性傾向の強い細菌でない限り，ルーチンの持続投与は必要ないと考える。しかし，効果が劣るという報告はないため，敗血症性ショックや，MIC が高く，間欠投与では難治性で他剤への変更が難しい薬剤耐性

8 抗菌薬の Extend infusion（持続投与）はより有効か？　また，選択すべき場面は？

菌の場合では持続投与を選択してよい。

半減期の極端に短いペニシリンG®は，持続投与を行うことで有効性を担保しながら点滴交換が減らせる利点もあり積極的に導入する。

基本的なことであるが，アミノグリコシド系抗菌薬のような濃度依存性の抗菌薬を持続投与することは無意味である。また，カルバペネム系抗菌薬のように溶解後に不安定な抗菌薬は短時間での持続投与にとどめる。

また，今後の研究により有効性を保ちながら，副作用の軽減に貢献できる可能性はある。

持続投与を行う場合は，抗菌薬自体の溶解後の安定性を考慮しながら，1回の点滴時間を検討する必要がある。海外で報告されている安定性が本邦での製剤と同等であるとは限らないため注意が必要である。採用医薬品のインタビューフォームなどから製剤の溶解後の安定性を確認すること。

▶ 参考文献

1) Bryan CS et al. Chest 1997 Dec;112(6):1657-1664
2) Baddour LM et al. Circulation 2015 Oct 13;132(15):1435-1486
3) Bryan CS. Am J Med 1999 Jul 26;107(1A):63S-68S
4) Dulhunty JM et al. Am J Respir Crit Care Med 2015 Dec 1;192(11):1298-1305
5) Abdul-Aziz MH et al. Intensive Care Med 2016 Oct;42(10):1535-1545
6) Roberts JA et al. Am J Respir Crit Care Med 2016 Sep 15;194(6):681-691
7) Cataldo MA et al. J Antimicrob Chemother 2012 Jan;67(1):17-24
8) Suchánková H et al. Int J Antimicrob Agents 2017 Mar;49(3):348-354
9) 馳亮太　他：本邦初の持続静注投与法を用いた外来静注抗菌薬療法（OPAT：Outpatient Parenteral Antimicrobial Therapy）に関する報告，感染症学雑誌，Vol.88（2014）No.3, pp.269-274
10) Tice AD et al. Clinical Infectious Diseases 2004;38:1651-1672

第1章｜抗菌療法

TDM（therapeutic drug monitoring）を行うと治療に有益か？また初期投与設定は？

現状のエビデンスと問題点

　IDSAのAMRガイドライン[1]ではTDMを行うことを，抗菌薬の最適化，費用や副反応を減らしうるとされ，アミノグリコシドでは強い推奨，バンコマイシンは弱い推奨が与えられている。

　バンコマイシン系抗菌薬の効果の指標はAUC/MICであり，腎毒性などの副作用は20μg/mL以上のトラフ値によりリスクが高まるとされている。塩酸バンコマイシンでは4日以上治療を継続する際にはTDMが必要とする[2]。

　バンコマイシンのMRSA肺炎におけるターゲットAUC/MICは400以上とされており[3] Time above MICとの関連性は見出されていない。AUCを算出するためには2点以上の採血が必要なため，現状はトラフ値にて代替としている。

　また，トラフ値10未満はhVISAの分離と関連しているとされるため，通常の感染症では10〜15μg/mLをターゲットとする。敗血症などの重症感染症では15〜20μg/mLを目標とする。ただし，TDMガイドライン[2]の投与設計では15〜20μg/mLには達しないため別途投与設計をする必要がある。また腎機能正常患者では保険適用上の2g/dayでは15〜20μg/mLを達成するのは困難である。また最高用量は4g/dayまでにとどめる。

　重症患者等でローディングドーズを行うときには25〜30 mg/kgを投与する。

　ターゲットトラフ値はあくまでAUC算出の指標であるため，1日量を変更せず，分割投与によってトラフ値を上昇させる投与設計には意味がない。MRSA敗血症において15〜20μg/mLのトラフ値は治療効果には相関せず，AUC/MICの値が相関することを示す観察研究がある[4]。

　バンコマイシンの効果指標はAUC/MICの値であるため，不十分であれば投与量を増やすべきである。

　テイコプラニンは半減期が100時間と長く，負荷投与を行わないと維持用量までに長時間かかってしまう。目標トラフ値は15〜30μg/mLであり重症例では20μg/mL以上を目標とする[2]。低濃度のテイコプラニンは治療効果の減弱だけでなく耐性化の懸念もあるため早期の有効血中濃度到達が必要となる。通常1日目400 mg 2

9 TDM(therapeutic drug monitoring)を行うと治療に有益か？ また初期投与設定は？

回，2日目400 mg 1回の初期投与が行われるが，目標血中濃度を達成できる率は高くない。400 mg 2回2日間やそれ以上の負荷投与を推奨する専門家もいる。さらに，1日目1,600 mg（800 mg 12時間毎），2日目800 mgのローディングドーズにおいて有効性と安全性が認められている[3]。

アミノグリコシド系抗菌薬は半減期が短いため2回目の投与前に血中濃度を測定してもかまわない。ただし，すべての症例に行う必要はなく，腎機能低下例や長期投与症例などで推奨される[2]。測定する際はピーク値（有効性の指標）とトラフ値（有害事象の指標）の2点で行う。

もともとアミノグリコシド系抗菌薬は安価であることがメリットであるが，TDMを行うことで470点（初回は750点）の医療費がかかってしまう。DPCであった場合は検査費用がかかり，外注ではさらに高価になってしまうことがある。必要がないTDMは行わないことが医療経済的にも有効であろう。

ボリコナゾールは高用量により肝機能障害や一過性の視覚異常などを呈するため，TDMが推奨されている。ボリコナゾールはCYP450 2C19により代謝され，遺伝子多型による代謝減や相互作用による代謝変動が起こる。

現在はトラフ値1.5～4.5μg/mLが有効性，毒性低下のためのターゲットとして推奨されている。

2回目以降のTDMのタイミングとしては，①用量を変更したとき，②当該薬剤の薬物動態に影響のある併用薬が開始されたとき，中止されたとき，③体内動態が大きく変化したとき，④治療が不十分，有害事象の発現などが挙げられる。

TDMのための血中濃度の測定は院内で行うことが理想であるが，現状本邦では多くの施設で外部委託となっている。このような施設では即時対応が難しいため積極的なTDM導入の足かせになっていることがある。

 結論
TDMは感染症治療において薬剤師の重要な業務のひとつである。TDMを行い投与設計することにより有効性を保ちながら，副作用の軽減，耐性菌出現の抑制が期待できる。
　塩酸バンコマイシンでは4日以上治療を継続する際にはTDMが必要であり，トラフ値10～15μg/mLを目標とし，重症例では15～20μg/mLとする。

《エキスパートオピニオン》
こういうときはこうする!

　バンコマイシンのローディングドーズは全ての症例に行う必要はない。重症病態において早期に適正な血中濃度に達する必要があるときに行う。25〜30 mg/kg を負荷用量としては 1 回量を増やすことが一般的であるが，投与間隔を狭めることも有効であると考える。また敗血症性ショックなどの重症患者では持続投与も候補に挙がる。

　テイコプラニンでは必ずローディングドーズを行う。早期血中濃度を達成するためには 400 mg 12 時間毎またはそれ以上の投与を行う。

　有効性をとる場面と，安全性をとる場面では塩酸バンコマイシンの初回のターゲット血中濃度は変化する。MRSA の関与が強く疑われる重症感染症では最初からトラフ値 15〜20 μg/mL を目標とする。ただし腎機能や尿量をしっかりと把握する。一般的な MRSA 感染症では 10〜15 μg/mL でよいが 10 μg/mL 以下で継続してはいけない。MRSA による細菌性髄膜炎ではトラフ値を 20 μg/mL 前後にする必要がある。

　腎機能が不安定であっても，1 回投与量は変えずに Cockcroft-Gault 式で推定した CCr から半減期を考慮した投与間隔で調節する。定常状態に達するまで時間がかかるため，負荷投与を行う。通常，血中濃度の測定は 3〜5 回目の投与前が理想であるが，重症で高度腎不全患者では，1 回投与 24 時間程度で血中濃度を確認することが必要な場面もある。院内での測定が可能であれば，目標トラフ値に達した時点で 1 回量を投与する。2 点を測定すると消失半減期が算出可能となる。

　目標となる濃度に達しない場合は，推定される薬物動態パラメーターを参考に投与設計する。Cmax が不足していれば 1 回投与量を増やすべきであり，トラフ値が高値であれば投与間隔をあける。AUC が不足していれば 1 日投与量を増量する。

　予想とかけ離れた値が報告された場合は，体内動態の変化だけではなく，投与時間や採血時間が予定通り行われたかも確認する。

　トラフの血中濃度が予想以上に高値になってしまった際に，投与量だけ変更する場面がしばしばみられる。それでは目標値に下がるまで長時間がか

9 TDM（therapeutic drug monitoring）を行うと治療に有益か？　また初期投与設定は？

かってしまう．まずは目標トラフ値に下がるまで休薬し，その後，新たな投与設計を行う必要がある．

ひとつ気を付けることはTDMを行うとき，データを返すだけではなくしっかりと患者さんの病態や治療効果を確認すること，その薬剤が本当に必要な薬剤であるかも判断する必要があると考える．機械的に結果を返すだけでは有効なTDMとはいえない．多くの現場で必要のない抗MRSA薬のTDMが行われている．

筆者の施設でも血中濃度は外部委託であるが，検体提出日を考慮することにより最短中1日で結果を得られることを確認している．自施設で契約している検査会社での測定タイミングを確認することや，必要時にFAXなどによる結果の確認ができるようにすることでTDMを円滑に取り組めるようになる．

▶ 参考文献
1) Barlam TF et al. Clin Infect Dis 2016 May 15;62(10):e51-77
2) 抗菌薬TDMガイドライン作成委員会編：抗菌薬TDMガイドライン2016(Executive summary), 公益社団法人日本化学療法学会／一般社団法人日本TDM学会, 2016
3) Moise-Broder PA et al. Clin Pharmacokinet 2004;43(13):925-942
4) Prybylski JP. Pharmacotherapy 2015 Oct;35(10):889-898
5) 上田康晴　他：Teicopianin高用量投与の有用性と血中濃度. 日本化学療法学会雑誌, Vol.55（2007）No.1, pp.8-16

第1章 抗菌療法

ペニシリンアレルギーの既往がある場合，本当にペニシリン系抗菌薬は使用できないか？ またその他のβラクタム系薬は？

現状のエビデンスと問題点

　患者が申請する副作用・アレルギー歴は，報告によると薬効別では抗菌薬，症状では皮疹が一番多いとされている。

　しかしながら，最近の報告ではペニシリンアレルギー歴の申告のある患者の90％は適切な検査ののちペニシリンを安全に使用できるとされている。

　また，めまいや下痢などの症状や原疾患による皮疹等までアレルギーと認識している患者も多い。

　ペニシリンアレルギーのため，より広域な他の抗菌薬を使用されることにより，医療コストの増大[1]や副反応の出現，耐性菌の出現リスクの増大が懸念されている[2]。

　また，周術期のセファゾリンの代替薬である塩酸バンコマイシンのように，主なターゲットとなるMSSAに対する抗菌力が低い薬剤が使用される量が増えるという報告もある[3]。

　また，当該患者においてβラクタム系抗菌薬がすべて使えないという事態は，将来的に不利益となりうる。

　薬剤アレルギーと同様の症状であるが，再投与可能とされるものとしては次のものがある。

- アモキシシリンとアロプリノール併用による皮疹
- 伝染性単核球症におけるアモキシシリンによる皮疹
- 塩酸バンコマイシンによるred neck（red man）症候群（顔，頸，躯幹の紅斑性充血，そう痒等），血圧低下（投与速度によるヒスタミン遊離によるもの）

　しかし，これらは発生源でのしっかりとした観察がないと副作用歴として患者の記憶に残ってしまう可能性がある。また，原疾患による皮疹や，腎機能障害などの臓器障害が副作用として判断されてしまうこともある。これらの発生した時期と併用薬剤投与歴などに注意を要する。

　ペニシリンアレルギーの患者の20％がセファロスポリン系抗菌薬で交差反応性を示したという報告があるが，これは免疫学的研究であり臨床報告ではこのような

反応はずっと低い頻度（約1％）であると示されている[4]。

ペニシリンと他のβラクタム系抗菌薬との交差反応を調べたレビューでもセファロスポリンは5％未満，カルバペネムは1％未満と報告されている[5]。

しかし，ペニシリンによる重篤な副反応を示した患者では慎重に投与する必要がある。

交差反応はR-側鎖によりアレルギー反応特異性があるとされており，βラクタム系抗菌薬と交差アレルギーが少なく[5,6]，βラクタム系抗菌薬アレルギーに選択されることの多いアズトレオナムは，セフタジジムと同じ側鎖を持つためセフタジジムによるアレルギーには選択しない。また，アンピシリンは一部の内服第1世代セファロスポリンと側鎖が同じため交差反応を起こしうる。

カルバペネム系抗菌薬は交差反応性が低いとされているが，イミペネムは他のβラクタム系抗菌薬に対しアレルギーを示す患者では過敏症を起こすかもしれない[4]。

以前は皮内反応テストがされていたが，陰性でもショックを起こした報告があることから2004年に厚生労働省より抗菌薬に対するアレルギースクリーニング目的の皮内反応中止の通知が出されている。ペニシリンアレルギーの申告がある患者において皮内反応が陽性の場合，Ⅰ型アレルギーが示唆され，再投与禁止の判断になりうる。

アナフィラキシーの既往がある場合は，少量での皮内反応テストでも発症する可能性があることを念頭に置くべきである。皮内反応テストを行う際にはアレルギーの専門医とともに緊急処置ができるような体制で行われるべきである。

ただし，皮内反応の有効性が示されているのはペニシリンのみである。

また，Ⅳ型アレルギーによる遅発性副作用の判断は難しい。重篤な皮疹でなかったか問診上確認する必要がある。

リスクの低いペニシリンアレルギーでは，経口負荷試験によりベッドサイドで評価をする方法が報告されている[7,8]。

過敏症であるがその薬剤を投与することが必要な場合，脱感作という方法もある。重篤な反応を避けるために少量から投与する方法で，集中治療の可能な施設で監視下に行うべきである。詳細な方法は参考文献9）を参照のこと。

IgEを介したⅠ型アレルギーは時間とともに消失するため，通常10年以上経過したものでは再投与可能なことが多い。発生時期の確認が重要である。

心内膜炎や髄膜炎のように重症感染症では，軽微なアレルギーでは抗ヒスタミン

薬やステロイドを併用することによって主要薬剤の継続で治療が可能かもしれない。

薬剤副作用に関する情報は厚生労働省による，重篤副作用疾患別対応マニュアル[10]に詳しい。一読することをお勧めする。

結論 ペニシリンアレルギーと申告された患者のうち，本当にペニシリン（βラクタム系抗菌薬）を使用できない患者はわずかである。一番有用なのはアレルギーの既往とその内容を詳細に確認することである。

《エキスパートオピニオン》
こういうときはこうする！

患者からペニシリンアレルギーの申告があった場合，症状，併用薬，発生時期などの詳細を聞くことにより，アナフィラキシーショックやスティーブンス・ジョンソン症候群，中毒性表皮壊死症などの重篤な副作用を発見する必要がある。また，重症なアレルギーの既往がある場合は，すべてのβラクタム系抗菌薬は使用しない。

ペニシリン系抗菌薬を避ける必要がある場合は，使用すべき抗菌薬とスペクトラムが近い薬剤のうち，対象疾患に有効なスペクトラムを持つ薬剤を選択すべき。セファロスポリン系やカルバペネム系など同系統の抗菌薬が必要な場合は側鎖の違う抗菌薬を選択する。

また，薬歴上安全に使用できた抗菌薬は使用可能と考える。

代替抗菌薬は臓器と起因菌を想定して選択する。以下に例を挙げる。

誤嚥性肺炎：クリンダマイシン，セファロスポリン or ニューキノロン系 or ST合剤＋メトロニダゾール

尿路感染症：ST合剤，ニューキノロン系，アミノグリコシド系

皮膚軟部組織感染症：ST合剤，クリンダマイシン，バンコマイシン，テトラサイクリン

黄色ブドウ球菌：バンコマイシン，クリンダマイシン

グラム陰性桿菌：アズトレオナム，アミノグリコシド系，ニューキノロン系

臨床現場で薬剤アレルギーと考えられる症状が現れた場合，発生状況をしっかりと確認すること．軽微な下痢などの予測される副作用は事前に説明すること．

また，再投与を回避すべき重篤な副作用と考えられるものに関しては患者本人への説明，診療録やお薬手帳への記載を行うことが医療従事者として必要と考える．

▶ 参考文献
1) MacLaughlin EJ et al. Arch Fam Med 2000 Aug;9(8):722-726
2) Macy E, Contreras R. J Allergy Clin Immunol 2014 Mar;133(3):790-796
3) Bull AL et al. Ann Surg 2012 Dec;256(6):1089-1092
4) 高折修二 他 監訳：グッドマン・ギルマン薬理書 第12版, p.1932, 廣川書店, 2013
5) Terico AT, Gallagher JC. J Pharm Pract 2014 Dec;27(6):530-544
6) Patriarca G et al. Int J Immunopathol Pharmacol 2008 Apr-Jun;21(2):375-379
7) Confino-Cohen R et al. J Allergy Clin Immunol Pract 2017 May-Jun;5(3):669-675
8) Tucker MH et al. J Allergy Clin Immunol Pract 2017 May-Jun;5(3):813-815
9) 岡秀昭：感染症プラチナマニュアル 2017, メディカルサイエンスインターナショナル 第3版, 2017
10) http://www.mhlw.go.jp/stf/seisakunitsuite/bunya/kenkou_iryou/iyakuhin/topics/tp061122-1.html（2017年9月17日閲覧）

第 1 章 │ 抗菌療法

アミノグリコシド系抗菌薬やニューキノロン系抗菌薬は 1 日 1 回投与がよいのか？

現状のエビデンスと問題点

　薬物動態的に半減期の 5 倍で血中濃度はほぼ 0 になるとされており，理論上は半減期が 5 時間を超える場合は，24 時間毎の反復投与により蓄積していく。一方，半減期が短い薬剤では血中濃度を保つためには 1 日に数回の投与が必要となる。

　薬剤を 1 日 1 回投与にすることは分割投与に比べ，一般的には Cmax が上昇，トラフ値は低下する。投与量が同じであれば AUC は変化しないが，Time above MIC は短くなる。

　Cmax，AUC が効果の指標である薬剤，トラフ値が有害事象の指標である薬剤，長い PAE を持つ薬剤では 1 日 1 回投与の有用性が示唆されている。

　腎機能正常患者でのアミノグリコシド系抗菌薬の 1 日 1 回投与の有用性は古くから研究されており，その有用性はほぼ確立していると考えられる[1]。しかし，重篤な腎不全患者においては分割投与が選ばれることも多い。

　細菌性心内膜炎の治療では β ラクタム系抗菌薬やバンコマイシンとの併用のため 3 mg/kg/day の 8 時間毎投与が従来行われているが，最近では viridans streptococcal の心内膜炎の治療として 12〜24 時間毎の投与も選ばれており，1 日あたり 1 回投与，2 回投与，3 回投与において効果は同等であるとされている。しかし，腸球菌による心内膜炎の場合は有効性安全性を証明した報告はなく，分割投与が推奨されている。

　レボフロキサシンは，承認当初は分割投与での用法用量になっていた。ニューキノロン系抗菌薬は AUC/MIC が有効性の指標であり，耐性化において Cmax/MIC が関連する報告がある。よって 1 日 1 回にすることは有効性・安全性において有益であると考える。ただし，シプロフロキサシンは半減期が 3〜4 時間であるため，12 時間毎の投与が行われる。

　セフトリアキソン，アジスロマイシンのように効果が時間依存性の薬剤でも，半減期が長いものに関しては 1 回投与を選択することも可能となる。メトロニダゾールは半減期が 9〜11 時間と長く，代謝物も抗菌活性を持つ。また濃度依存的殺菌効果を持つため単回投与の有効性が論じられている。腹腔内感染症において 1.5 g の 1 日 1 回投与は 500 mg 8 時間毎の標準治療と同等であることが報告されている[2]。

11 アミノグリコシド系抗菌薬やニューキノロン系抗菌薬は1日1回投与がよいのか？

一方，セフトリアキソンを除くβラクタム系抗菌薬は半減期が約1～2時間程度でしかなく，抗菌作用が時間依存性であるため頻回投与が必要な薬剤で単回投与には向かない。

しかし，高度腎機能低下患者ではその限りでなく，メロペネムにおいても1日1回投与で十分な血中濃度が維持できることもある。

外来では複数回投与に比べ単純化された1回投与の場合，アドヒアランス向上になるとされている[3]。抗結核薬や抗レトロウイルス薬など長期間投与になる治療には有効であると考える。しかし，短期間の感染症治療において投与回数のみで抗菌薬を選択することは抗菌薬適正使用の面からも不適である。

腎機能正常患者におけるアミノグリコシド系抗菌薬は1日1回投与が推奨（腸球菌IEを除く）される。シプロフロキサシンを除くニューキノロン系も1日1回投与がよい。

《エキスパートオピニオン》
こういうときはこうする！

腎機能正常患者ではアミノグリコシド，レボフロキサシンは1日量を1回にまとめる。

1日1回投与は患者への負担が減り，特に外来での内服薬においてはアドヒアランス向上が期待できる。また，外来点滴療法の選択も考慮できる。しかし，だからといってニューキノロン系抗菌薬を常に選択することはしない。

PK/PDを考慮しない投与回数は治療不全をきたす可能性があるため，1日1回投与は，それが有効である抗菌薬のみ選択する。中途半端に投与回数を減らすことは治療失敗の可能性だけでなく，耐性菌選択のリスクも向上する。

例えば，外来でのカルバペネムやセファゾリン1日1回投与などは，無意味であり選択すべきでない。

▶ 参考文献
1) Gilbert DN. Clin Infect Dis 1997 May;24(5):816-819
2) Wang S et al. J Chemother 2007 Aug;19(4):410-416
3) Claxton AJ et al. Clin Ther 2001 Aug;23(8):1296-1310

第 1 章｜抗菌療法

分布容積の大小は何を示すか？水溶性・脂溶性とは？

　分布容積（Vd）とは薬物動態学において全ての臓器に同じ濃度で分布したと仮定した際に示される容積である。

　　Vd＝D（体内薬物量）／C　→　C＝D（体内薬物量）／Vd　　　　　　　　（式1）

　薬物の分布容積は血漿中でなくて，薬物の血管外組織への分布の程度を反映している。

　典型的な70kgのヒトの血漿容積は3L，血液容積は約5.5L，血漿以外の細胞外液の容積は約12L，体内の全水分容積は約42Lである[1]。

　分布容積は仮定された容積であり，実容積でないことに注意を要する。

　組織に移行せず，血漿中に留まる薬剤の分布容積は小さく（約0.05L/kg），臓器に高濃度で移行，蓄積する薬剤は分布容積が大きくなる。

　分布容積の大小は薬剤の水溶性・脂溶性，タンパク結合率，能動輸送系との親和性などに影響する。

　一般的に分布容積は脂溶性薬剤＞水溶性薬剤となる。平均的な水分の分布容積は0.7L/kgであるため，分布容積が0.7L/kgより大きければ脂溶性，小さければ水溶性と考える。

　分布容積の拡大は組織移行性の増大につながるが，特定の組織（特に脂肪組織）に高濃度に蓄積する薬剤もあるため一概にすべての臓器への移行性が良好とはいえない（表1）。

　分布容積がわかると，目標血中濃度に必要な投与量が推定できる。

　（式1）に定常状態の分布容積と投与量（内服薬では【×バイオアベイラビリティ】）を当てはめると，定常状態での最高血中濃度が予測できる。

　ローディングドーズにて目標ピーク濃度が設定されている場合，上記式にて負荷

表1）水溶性抗菌薬と脂溶性抗菌薬[2]

水溶性抗菌薬	βラクタム系抗菌薬，アミノグリコシド系抗菌薬，グリコペプチド系抗菌薬，コリスチン
脂溶性抗菌薬	ニューキノロン系抗菌薬，マクロライド系抗菌薬，チゲサイクリン，リンコサマイド（クリンダマイシン）

用量を推定することができる。

敗血症患者では分布容積が大きくなることが示されており，水溶性薬剤では薬物動態に大きな影響を与えることが報告されている[1]。

具体的には最高血中濃度の値が低下する。CmaxをPK/PDパラメーターとするアミノグリコシド系抗菌薬では影響が大きい。

分布容積が変動してもクリアランスが変化しなければAUCは等しいが，多くの場合クリアランスも変化していることが多い。

一方，半減期は以下の式で示されるため分布容積が大きい薬剤の場合は半減期が長い。反復投与による蓄積に注意する必要がある。また，病態変化や加齢による分布容積の変化が半減期に影響を与えることがある。

$$t1/2 \cong 0.693 \cdot Vdss/CL^{[1]}$$

分布容積を理解することは，薬剤の体内動態を推定するために重要である。また投与設計に必要なパラメーターである。

重症患者や特殊病態では変化することがあるため，薬物動態の変動を考慮した投与設計を行う必要がある。

《エキスパートオピニオン》
こういうときはこうする！

抗菌薬を選択する際には分布容積の大小は影響しない。しかし，分布容積の大きな薬剤は透析での除去が望めないため過量投与に注意を要する。一方，分布容積の小さい薬剤は重症患者では分布容積・クリアランスの変化による体内動態の変動が大きいため変動を考慮して投与設計を行う。

また，参考資料によっては体重あたりの容積（L/kg），全容積（L），バイオアベイラビリティを考慮した容積（L/kg/F）などが混在しているため判断に注意すること。

▶ 参考文献
1) 高折修二 他 監訳：グッドマン・ギルマン薬理書 第12版，pp.40-41．廣川書店，2013
2) Roberts JA, Lipman J. Crit Care Med 2009 Mar;37(3):840-851

第1章｜抗菌療法

抗菌薬の組織移行性を考慮する疾患はどのようなものがあるか？

現状のエビデンスと問題点

　薬剤の分布は，タンパク結合率や脂溶性，トランスポーターへの親和性などが影響する．一般的に非結合薬剤で脂溶性なものほど生体膜を容易に通過して，広く分布することとなる．しかし，トランスポーターによる能動輸送が影響する場合はこの限りではない．

　抗菌薬が効率よく効果を発揮するためには，薬物が病原体の存在する感染部位に到達する必要がある[1]．すなわち感染した臓器に，有効な濃度が到達できる抗菌薬を選択することが重要である．

　急性の炎症では組織の血流，血管透過性が亢進していることが多く抗菌薬の浸透は問題が少ないが，慢性の炎症では問題となる[2]．

　移行性に注意すべき臓器が関連する感染症として，前立腺炎，眼内炎，髄膜炎などが挙げられる．

　前立腺は毛細血管におけるバリアのため，多くの抗菌薬が患部に届きにくくなっている．多くの抗菌薬は弱酸性でイオン化されており前立腺への移行が妨げられる．非イオン化率，小さい分子量，脂溶性などが前立腺への良好な移行に関連する．

　よって脂溶性，塩基性であるニューキノロン系抗菌薬はもっとも適した薬剤であり[3]，ST合剤[4]も選択される．ただし，大腸菌は耐性化が深刻であり感受性に注意を要する．ドキシサイクリン・ミノサイクリンやマクロライドも前立腺移行がよいと考えられる[3]．

　点滴用セファロスポリンは水溶性でタンパク結合が高いにも関わらず，前立腺への移行は治療域に達する．しかし，セファゾリン（前立腺液：<10μg/mL）や内服セファロスポリンでは組織濃度は低値であり治療に適さない（前立腺組織：セファレキシン 0.5〜10μg/g，セフポドキシム 0.5μg/g）[3]．ただし，急性前立腺炎では通常は前立腺に移行しにくいβラクタム系抗菌薬でも十分に治療可能である[3]．

　急性感染性眼内炎においては全身投与だけでは不十分であり，速やかな硝子体内投与が有効であるとされている[5]．

13 抗菌薬の組織移行性を考慮する疾患はどのようなものがあるか？

　塩酸バンコマイシン1 mg＋セフタジジム2.25 mgをそれぞれ0.1 mLの滅菌水か生理食塩水に溶解したものを硝子体内投与する経験的治療がしばしば使用される。セフタジジムの代替としてアミカシン0.4 mgを使用することもできるが黄斑変性症のリスクが高まるという報告もある。

　カンジダによる眼内炎は全身投与のみで完治することもあるが、硝子体内投与をする場合はアムホテリシン5〜10 μgを0.1 mLの蒸留水に溶解したものか、ボリコナゾール100 μgを0.1 mLの蒸留水に溶解したものを使用する。

　エキノキャンディン系の全身投与は眼内への移行が不良のため、眼内炎では避けるべきである。

　細菌性髄膜炎も移行性を考慮する必要がある感染症である。中枢神経系では脳血管関門により極性を有する抗菌薬の移行率が低い。よって治療域に達することができる抗菌薬を経静脈的に高用量で投与を行う必要がある。

　炎症時には脳微小血管の密着結合が緩み、極性を有する薬物も透過することができるようになる[1]。ペニシリン系抗菌薬の脳脊髄液濃度は正常時には1％未満であるが、炎症時には5％に増加する可能性がある[6]。しかし、第1世代、第2世代セファロスポリンは炎症があっても治療に十分な濃度に達しないため選択してはいけない。

　このバリアは炎症が収まるにつれて回復するため、患者が完全に回復するまでは抗菌薬の投与量を減らしてはいけない。

　細菌性髄膜炎では炎症により生じた乳酸により、脳脊髄液内のpHが低下する。よってアミノグリコシド系抗菌薬は移行不良なだけでなく、抗菌作用も低下する。

　心内膜疣贅や人工物に由来するバイオフィルムも抗菌薬の到達しにくい部位である。人工物関連感染症ではバイオフィルムに浸透しやすいリファンピシンを併用することがある。ただし起因菌がリファンピシンに感受性のあることを前提とし、リファンピシン単独投与は推奨されない。また、相互作用をチェックすること。

　また、脂溶性抗菌薬のように細胞膜を通過しやすいが、P-糖タンパクのような細胞外排泄機構により移行が減弱することがある。脂溶性だからといって必ずしも移行性がよいとは限らない。

　特定の組織において失活する抗菌薬もあり、ダプトマイシンは肺サーファクタントで失活するため肺炎の治療には不適である。

結論　細菌性髄膜炎，眼内炎，前立腺炎では移行性を考慮して抗菌薬の選択を考える。その他の感染症では通常移行性は抗菌薬の選択に影響しない。

感染した臓器に必要な用量で到達できる抗菌薬を選択する必要がある。

《エキスパートオピニオン》
こういうときはこうする!

　ニューキノロン耐性大腸菌による急性前立腺にはST合剤を選択するが，炎症の強い場合は第3世代セファロスポリン点滴やアンピシリンでも治療可能である。

　眼内炎には硝子体局所投与を併用する。エキノキャンディン系の全身投与は眼内炎を合併したカンジダ敗血症には使用しない。

　ダプトマイシンは肺膿瘍を合併した右心系心内膜炎には使用しない。

　移行性の低い臓器での感染症の治療では，治療期間中は体内動態の大きな変化（腎機能の低下や併用薬など）がない限り減量しない。

　単なる移行性の大小でなく，感染部位への移行の有無で抗菌薬を選択すべきであり十分な投与量を確保することも重要となる。感染部位に移行しない薬剤は選択すべきでない。

▶ 参考文献

1） 高折修二　他　監訳：グッドマン・ギルマン薬理書　第12版, pp.1752-1753, 廣川書店, 2013
2） 青木眞：レジデントのための感染症診療マニュアル　第3版, p.50, 医学書院, 2015
3） Lipsky BA et al. Clin Infect Dis 2010 Jun 15;50(12):1641-1652
4） Hanus PM, Danziger LH. Clin Pharm 1984 Jan-Feb;3(1):49-55
5） Tranos P et al. Adv Ther 2016 May;33(5):727-746
6） 高折修二　他　監訳：グッドマン・ギルマン薬理書　第12版, p.1908, 廣川書店, 2013

14 抗菌薬を併用する目的は何か？治療効果への影響は？

現状のエビデンスと問題点

抗菌薬を併用する目的は以下のような理由が考えられる。

① 重症感染症などでスペクトラムを広くカバーする。
② 耐性菌の出現を予防する。
③ シナジー効果を期待する。相互作用を利用し，抗菌薬の有効性を高める。
④ 複数薬剤を併用することにより毒性を減少させる。

抗菌薬を併用することは副作用の発現・相互作用の頻度，薬剤コストが高くなることを考慮して，有益性が高まるときのみ選択すべきと考える。

敗血症全体での併用に関して有効性はほとんどないとされているが，敗血症ショックでは早期の併用の方が死亡率を下げるという報告がある[1]。

Surviving Sepsis Campaign Guideline 2016（SSCG 2016）[2] では抗菌薬の併用について定義がされており，スペクトラムを拡大するための併用（バンコマイシン＋βラクタム系抗菌薬等）を【Multidrug therapy】，相乗作用を期待するもの（βラクタム系抗菌薬とアミノグリコシドやニューキノロン：毒素産生抑制のためのクリンダマイシン等）を【Combination therapy】と分けられている。

敗血症性ショックでは相乗効果を目的とした抗菌薬の併用を勧めるが，低リスクの敗血症では単剤治療が推奨されている。しかし，スペクトラムの拡大のための併用は全ての症例において必要により，考慮される。

日本版敗血症診療ガイドライン2016[3] でもSSCG 2016と同様にグラム陰性桿菌感染症でのルーチンでの相乗効果を期待した併用をしないことが推奨されている。一方，スペクトラム拡大のための抗MRSA薬とグラム陰性桿菌感染症治療薬の併用については制限しないとされている（表1）。

腸球菌による感染性心内膜炎では，アミノグリコシド系抗菌薬の併用が推奨される。しかし，現在では人工弁を除く黄色ブドウ球菌心内膜炎へのアミノグリコシド系抗菌薬の併用は推奨されていない。

表1) スペクトラムを拡大の併用例

塩酸バンコマイシン＋βラクタム系	バンコマイシンのカバーできないグラム陰性桿菌，効果の劣る MSSA をカバーする。
セファロスポリン＋クリンダマイシン	セファロスポリンが無効な嫌気性菌をクリンダマイシンでカバーする。

ICU での重症 CDI 治療において，経口バンコマイシンとメトロニダゾールの静脈内投与の併用により死亡率が減少するという報告もある[4]。

結核や HIV の治療では単剤で治療すると速やかに耐性を獲得するため必ず併用を行う。感受性を持つ細菌による人工物関連感染ではリファンピシンを併用するが，リファンピシンはどんな治療でも単剤治療は推奨されない。

併用療法にはメリットだけではなくデメリットも存在する。

抗菌薬の不適切な併用としては Mandell に以下が挙げられている[5]。

【拮抗する併用】	例えばクリンダマイシンはエリスロマイシンの薬効を低下させる可能性がある（作用点が同じため）。
【不必要な併用により医療コストの増大】	もともと嫌気性菌にスペクトラムがある抗菌薬（セファマイシンやカルバペネム等）にクリンダマイシンを併用する（毒素産生を抑制する場合を除く）。
【副作用の発現】	ルーチンのアミノグリコシド系抗菌薬の併用は予後を改善せず，腎不全などの副作用発現率を高めるだけである。

黄色ブドウ球菌による敗血症や自然弁心内膜炎においてバンコマイシンまたは抗ブドウ球菌ペニシリンとの併用として 1 mg/kg 8 時間毎の低用量ゲンタマイシンを併用した場合，わずか 4 日でも腎毒性が増強されることが報告されている[6]。

コホート観察研究では，重症敗血症，ショックの患者にてβラクタム系抗菌薬とゲンタマイシンの経験的，短期間の併用はショックからの離脱日数も死亡率も減らさず，腎機能悪化のリスクは高くなると報告されている[7]。

ピペラシリン／タゾバクタムと塩酸バンコマイシンの併用において腎機能障害の率が上がることは数多く報告されており，実際 2017 年 6 月に併用注意となった[8]。

14 抗菌薬を併用する目的は何か？ 治療効果への影響は？

単剤の抗菌薬が持つスペクトラムで十分に推定される起因菌をカバーできない場合は，抗菌薬の併用は理にかなっている。
一般的な感染症においては相乗効果を目的とした抗菌薬併用によるメリットは少なく，副作用やコスト面でのデメリットが目立つ。
アミノグリコシド系抗菌薬の併用は低用量・短期間でも腎不全のリスクとなる。

《エキスパートオピニオン》
こういうときはこうする！

塩酸バンコマイシン＋βラクタム系抗菌薬のようなスペクトラムを拡大する併用は経験的治療では，必要であれば積極的に行う。また，ローカルファクターで推定される起因菌において，十分な感受性を維持している薬剤がない場合や，抗菌薬使用歴などの医療暴露がある重症緑膿菌感染症では経験的治療として感受性判明までの間に限り，抗緑膿菌薬の併用を行う。

黄色ブドウ球菌が関与されると推定される感染症では経験的治療として塩酸バンコマイシンとセファゾリンを併用してもよい。

敗血症であっても相乗効果を期待したルーチンでのβラクタム系抗菌薬へのアミノグリコシド系抗菌薬やニューキノロン系抗菌薬の併用は行わないが，ショックを伴う重症敗血症では考慮してもよい。

しかし，抗菌薬の併用はコスト面や副作用の頻度が上昇することを忘れてはならず，単独投与が適すると判断した時点で速やかに単剤へ de-escalation する。

一方，リファンピシンやコリスチン，抗 HIV 治療，結核治療など単剤治療が望ましくない治療では，必ず併用を行う。点滴と併用されたリファンピシンが治療終了後も定期処方や外来で継続処方されている現場はよく見かける。点滴終了とともにリファンピシンの終了を忘れないことも重要である。内服薬を自動継続するような電子カルテシステムを導入している病院は注意が必要であり，その際には相互作用解除による他剤への影響もモニタリングすべきである。

▶ 参考文献

1）Kumar A et al. Crit Care Med 2010 Sep;38(9):1773-1785
2）Rhodes A et al. Intensive Care Med 2017 Mar;43(3):304-377（SSCG2016）
3）西田修　他：The Japanese Clinical Practice Guidelines for Management of Sepsis and Septic Shock 2016（J-SSCG2016）
4）Rokas KE et al. Clin Infect Dis 2015 Sep 15;61(6):934-941
5）Mandell, Douglas, and Bennett's Principles and Practice of Infectious Diseases. 8th edition
6）Cosgrove SE et al. Clin Infect Dis 2009 Mar 15;48(6):713-721
7）Ong DSY et al. Clin Infect Dis 2017 Jun 15;64(12):1731-1736
8）ゾシン®静注用　添付文書：大正富山医薬品株式会社 2017年5月改訂（第10版）

第 1 章 抗菌療法

15 抗菌薬の局所投与はどのような場合に有効か?

現状のエビデンスと問題点

　薬剤の投与は，静脈内投与や腸管から吸収させ，血行性に各臓器にいきわたらせる全身投与と，限定された患部のみに作用させる局所投与がある。

　局所投与の例としては，上皮に塗布する皮膚上投与，肺・気道などに噴霧する吸入投与，腸管への注腸投与・結膜へ作用させる点眼剤，外耳への点耳薬，経鼻投与，膣内投与がある。この項では BBB を通過できない薬剤の脳室内投与のような隔絶された部位への投与も含める。

　抗菌薬の局所投与のメリットとしては Mandell[1] では以下のように記載されている。

　①投与の簡便化，②（全身性の）副作用の軽減，③コンプライアンスの上昇，④感染部位への高濃度の暴露，⑤耐性化，⑥交叉耐性の軽減，⑦コスト（使用薬剤による）の低下，が挙げられている。

　MRSA 保菌者へのムピロシン塗布による院内感染予防は限定的であることが示されている。多くは短期間の除菌にとどまり，再度保菌する可能性が示唆されている。

　現時点で有効であるのは，鼻腔内に MRSA を保菌しており，それによる全身感染症のリスクが高い患者のみである。また，眼部への塗布は避けるべきである。

　IDSA の VAP/HAP ガイドラインではアミノグリコシド系薬または，ポリミキシンのみ感受性のあるグラム陰性桿菌の肺炎に対して，吸入＋全身投与の併用に弱い推奨が与えられている[2,3]。しかし，適応な濃度や投与量などはまだ定まっていない。

　シャント・カテーテル由来髄膜炎や脳神経外科術後グラム陰性桿菌による難治性髄膜炎・脳室炎では抗菌薬の脳側室内投与の併用が検討される。ドレーン留置中の投与では，排液量に応じた投与間隔を設定する必要がある[4]。詳細の投与量は細菌性髄膜炎の項を参照（→ p.175, 第 5 章 ❷）。

　βラクタム系抗菌薬は痙攣誘発の危険性があるため脳室内に投与してはいけない。

カテーテルを抜去できないカテーテル関連血流感染症において，抗菌薬ロック療法が選択される。IDSAのカテーテル関連血流感染ガイドライン[5]ではカテーテル温存時に全身投与に加え抗菌薬ロック療法を行うが，困難な場合は感染源のカテーテルから抗菌薬を投与する。

抗菌薬ロック療法が想定されるのは，非複雑性の長期留置型カテーテル関連血流感染症で黄色ブドウ球菌，緑膿菌，バシラス属，ミクロコッカス属，プロピオニバクテリア，真菌，抗酸菌以外のものが原因の場合のみとされている。

カテーテルからの逆血培養でコアグラーゼ陰性ブドウ球菌やグラム陰性菌などが複数回検出されるものの，末梢血液培養が陰性の場合，抗菌薬全身投与は行わず，抗菌薬ロック療法10〜14日間のみでもよい。ロックに用いるバンコマイシンはMICの1,000倍の濃度とする。

結論　VAPまたはHAPに対する全身投与との吸入併用についてはまだ議論の余地があるが，高度耐性菌の関与や難治性症例では使用も考慮される。

カテーテル関連血流感染症にて，カテーテル温存時には全身投与と併用して抗菌薬ロック療法を行うこともある。

《エキスパートオピニオン》
こういうときはこうする！

カテーテル関連血流感染症でカテーテルを温存する場面では，抗菌薬ロック療法を行う。ヘパリン混合下にて25℃，37℃で数日間安定なものが適正であり，バンコマイシンであれば5 mg/mL（ヘパリン5,000単位/mL），グラム陰性桿菌であればセフタジジム0.5 mg/mL（ヘパリン100単位/mL）やゲンタマイシン1.0 mg/mL ヘパリン2,500単位/mL）を使用する。シプロフロキサシンもガイドラインでは挙がっているが，高濃度では沈殿するため他剤が使用できないときに限る。いずれの場合も必ず全身投与と併用する必要がある。HITの既往などでヘパリンが使用できないときは生理食塩水を使用してもよい。また，ロックに用いる抗菌薬は48時間以内に再充填する。

一方で，黄色ブドウ球菌感染症ではカテーテル抜去の方が安全である。

転院のための鼻腔内MRSA除菌目的にムピロシンは決して使用しても，要求してもいけない。ルーチンでの抗菌薬ネブライザーも使用するべきでない。

培養が陰性化しない耐性菌による重症肺炎，髄膜炎・脳室炎などでは局所投与の併用を考慮することがある。しかし，その前に現在投与されている抗菌薬が適正選択，投与量で投与されているかを確認すること。また，基本的治療は抗菌薬の全身投与であるため，局所投与選択時にも全身投与を継続する必要がある。

セファゾリンは痙攣発現の危険性があるため決して脳室内投与を行ってはいけない。

▶ 参考文献

1) Mandell Douglas, and Bennett's Principles and Practice of Infectious Diseases. 8th edition
2) Kalil AC et al. Clin Infect Dis 2016 Sep 1;63(5):575-582
3) Tumbarello M et al. Chest 2013 Dec;144(6):1768-1775
4) Wang JH et al. J Microbiol Immunol Infect 2014 Jun;47(3):204-210
5) Mermel LA et al. Clin Infect Dis 2009 Jul 1;49(1):1-45

第1章 抗菌療法

薬物動態における抗菌薬の相互作用には何があるか？

現状のエビデンスと問題点

❶吸収過程

　ニューキノロン系抗菌やテトラサイクリン系抗菌薬，セフジニルは，マグネシウムや鉄などカチオンを含む製剤との同時服用によりキレートを形成し吸収率が落ちる。

　レボフロキサシンは，アルミニウムとの同時服用によりバイオアベイラビリティが約44%の低下，マグネシウムでは約22%の低下，鉄では約19%の低下があると報告されているが，カルシウムの影響は小さい[1]。一方，シプロフロキサシンはカルシウムの影響も大きい。

　抗菌薬を2時間以前に服用するか，カチオン製剤の4時間以降に服用することにより相互作用を回避することができる。

　ニューキノロン系抗菌薬は，内服時に腸内細菌科細菌に関して静脈内注射と同等の有効性があることが示されている[2]が，内服時の相互作用をしっかり回避しないと十分な治療効果が得られない可能性がある。処方時には併用薬の確認が重要となる。このような相互作用によりAUCは低下する。

　吸収速度への影響はAUCへの大きな影響は与えない。しかし，Cmaxは低下する。

　イトラコナゾールカプセルは胃酸分泌が落ちると吸収が低下するため，プロトンポンプインヒビターの併用などにより吸収が低下するが，内用液は胃酸の影響を受けない。

❷分布過程

　酸性抗菌薬の多くは血漿中でアルブミンなどのタンパクと結合して存在する。多くの場合に，薬物動態への影響は少ないが，極度にタンパク結合率が高い薬剤や，低アルブミン血症では問題となることもある。

❸代謝過程【肝臓】

　肝臓のCYP450で代謝される薬剤はCYP450阻害剤や誘導剤による影響を受け代謝が遅延することがある。この場合は半減期やAUCが変動する。

　シプロフロキサシン（1A2）やクラリスロマイシン，イトラコナゾール，ケトコナゾール（3A4），フルコナゾール（2C9）はCYP450を非可逆的，強力に阻害する。対象の薬剤のAUCを5倍以上にすることもある。この阻害作用は徐々に発現し，最大に達するまで1週間程度かかる。また中止後も1週間程度は阻害作用が残る。これら抗菌薬は添付文書に併用禁忌薬が表記されている。

　CYP450に関連する薬剤情報はインディアナ大学のHPに詳しい[3]。

❹代謝過程【排泄】

　プロベネシドは尿細管分泌における有機アニオントランスポーター（OAT）での相互作用によりペニシリン系抗菌薬の尿細管への排泄を阻害，血中濃度を維持する。ベンジルペニシリンが使用できない本邦ではこのような併用が選択される。プロベネシドは半減期が6～12時間であるため，適応にある1日4回の投与は必要なく1～2回でも十分有効であると考える。

　同系統の抗菌薬が同じような相互作用を起因するとは限らない。マクロライド系抗菌薬のクラリスロマイシンやエリスロマイシンはCYP450での相互作用を引き起こすが，アジスロマイシンではCYP450での相互作用の影響は小さい。添付文書では類似薬として記載されているが，根拠の乏しい注意書きである。

　リファンピシンは多くのCYP450，P-糖タンパク質を誘導する。これらの作用の発現までには通常1週間程度かかり，併用初期には阻害作用を示す。また，誘導作用はリファンピシン中止後も1～2週間残るため，中止後もしばらくは併用薬の薬物動態に注意する必要がある。

　抗菌薬に関連する相互作用は多岐にわたる。投与時間で回避できるものとできないもの，長期間相互作用が生じるものと短期間のものがある。どのような相互作用が生じ，対応すればよいか薬剤師に相談することが有用である。

《エキスパートオピニオン》
こういうときはこうする！

　相互作用を考える場合，どの臓器にて起こるかを，またそれにより影響を受ける薬剤がどのような薬物動態の変化を示すかを考える。

　相互作用は種類によって強さだけでなく，作用発現時間，効果時間などが異なる。

　半減期が伸びる場合は投与間隔を変更する。暴露量やACUが変化する際には投与量を増量する。TDMが可能な場合は，相互作用が発現するときに血中濃度を測定する。

　マクロライド系抗菌薬でCYP450での相互作用が問題となるなら，アジスロマイシンを選択する。

　吸収過程での相互作用は，服用時間の調整で十分に回避可能である。通常抗菌薬をカチオン製剤の2時間前に服用する。しかし，経口抗菌薬は外来で処方されることも多く，患者指導が重要であり食事との相互作用も考慮する。またプロトンポンプインヒビターのような作用が長時間にわたる薬剤では投与間隔を変更しても相互作用を受けるため，影響のない薬剤に変更する。

　抗菌薬を提案する際には，どのような薬剤を服用しているかを確認して相互作用の有無を考慮する。特に抗凝固薬，抗けいれん薬，免疫抑制剤を服用している患者では注意する。

　ワルファリンを内服している患者ではすべての抗菌薬において影響を受ける可能性があるため，併用開始3日後にPT-INRを測定する。マクロライド系やリファンピシンの併用時には初期2週間程度は頻回にPT-INRを確認しながらワルファリンの投与量を変更する。またマクロライド系，リファンピシン終了後も一定期間後にPT-INRを測定する必要がある。

▶ 参考文献
1）Shiba K et al. Antimicrob Agents Chemother 1992 Oct;36(10):2270-2274
2）Belforti RK et al. Clin Infect Dis 2016 Jul 1;63(1):1-9
3）http://medicine.iupui.edu/clinpharm/ddis/

第1章 抗菌療法

17 透析患者や腎機能低下患者での抗菌薬設定はどうすればよいか？

現状のエビデンスと問題点

❶ 腎機能低下患者

　抗菌薬の多くは腎排泄型である。

　腎機能低下患者では腎排泄の抗菌薬は腎機能に合わせて投与計画を行う必要がある。

　実測クレアチニンクリアランスを使用することで正しく腎機能を評価することができるが，日常の現場では血清クレアチン値による推定式が使用される。

　腎機能の評価としては広く使用されるものは，Cockcroft-Gault 式で推定されるCCr（mL/min）とeGFR（mL/min/1.73 m^2）がある。

　どちらの評価方法もメリット・デメリットがあるためしっかりと理解して使用する必要がある。

Cockcroft-Gault 式（mL/min）[1]
男性：CCr＝［(140－年齢)×体重(kg)］÷(72×血清クレアチニン)
女性：CCr＝［(140－年齢)×体重(kg)］÷(72×血清クレアチニン)×0.85

推定 eGFR（mL/min/1.73 m^2）[2]
男性：eGFR＝194×血清クレアチニン[mg/dL]$^{-1.094}$×年齢$^{-0.287}$
女性：eGFR＝男性のeGFR×0.739

　Cockcroft-Gault 式は体重を変数として含むため，低体重，高体重では過小・過大評価してしまう可能性がある。BMIが30を超える場合は理想体重で計算する。

　また eGFR を使用する場合，薬剤投与設計には体表面積で補正しない値（mL/min）を使用する。

　　体表面積補正なし eGFR＝推定 eGFR×(体表面積／1.73)

高齢者では極端に血清クレアチンの値が低いこともある，その場合推定式では過大評価になってしまう．血清クレアチン値 0.6 以下を 0.6 に補正して計算すると真の値に近づくことがある．ただし，全ての症例で補正すべきかは議論すべきところである．

　サンフォードガイド[3]など現在医療現場で使用される腎機能別投与方法は Cockcroft-Gault 式を使用した CCr で表記されていることが多く，通常はこちらを用いる．前記のように低体重・過体重では算出した数値をしっかりと判断する必要がある．

　腎機能が低下していても分布容積は変化しない，初回投与量は体格を考慮した通常量で行う必要がある．

　腎機能が安定せず，尿量が確保できない場面などでは腎臓以外の代謝経路を持つ抗菌薬に変更することも検討する．

　腎機能によって調整の不要な抗菌薬をまとめる（表 1）．サンフォードガイド参照[3]．

表 1）腎機能低下時には用量調整が不要な抗菌薬

抗菌薬	アジスロマイシン，セフトリアキソン，クロラムフェニコール，クリンダマイシン，ドキシサイクリン，ミノサイクリン，リネゾリド，モキシフロキサシン，チゲサイクリン，ポリミキシン B（コリスチンは×）
抗真菌薬	アムホテリシン B，ミカファンギン，ボリコナゾール（経口のみ）

　ここに表記された抗菌薬も腎排泄が 0％ なわけではない．例えばセフトリアキソンは尿中に 55％ 排泄される[4]．高度腎不全で長期投与される場合は蓄積する可能性を考える．また，アゾール系抗真菌薬やマクロライド系抗菌薬等による肝臓での相互作用により代謝が阻害された場合，血中濃度が上昇する可能性がある．

　ボリコナゾールの注射薬はシクロデキストリンを含むため，腎機能低下患者では減量が必要であるが，内服薬はその必要がない．腸管吸収に問題がなければ内服薬で投与する方が簡便で低コストになる．経管投与であってもジェネリックを含め簡易懸濁法での投与が可能である[5]．

　腎機能で調整必要のない薬剤でも，リネゾリドのように高度腎不全・透析患者の方で血小板減少症のリスクが高くなることが報告されている[6]．

　近年発行された国内 TDM ガイドライン[7]では推定 eGFR を指標としての投与

17 透析患者や腎機能低下患者での抗菌薬設定はどうすればよいか？

設計が推奨されている。このガイドラインを使用する場合は腎機能評価を推定eGFRで算出する必要がある。ただし，腎機能低下患者において固定用量を使用する場合はCCrや体表面積で補正しないeGFRを使用することが記載されている。

FDAで2017年に新規承認されたdelafloxacinはeGFR（mL/min/1.73 m^2）で用法用量を決定するようになっており，今後海外において腎機能評価が変化する可能性はある[8]。

この場合MDRD式であり日本人の推定式とはやや違うことに留意する必要があるかもしれない。通常人種により係数が変更となる。

❷透析

血液透析（HD）で除去される薬剤のファクターとしては分子量，分布容積，タンパク結合率，透析膜の種類などがある。

分子量の小さい薬剤は除去されやすい。抗菌薬の多くは分子量が小さいためHD時には投与設計を行う必要がある。HD施行時には通常，HD後に抗菌薬を投与するような投与設計を行う。

リネゾリドは血液透析で除去されるため透析終了後に投与すべきであるが，持続的静脈血液透析中の症例報告では通常投与量で治療濃度を維持できることも示されている[9]。

バンコマイシンは透析膜や条件によって除去率が大きく変化するため，頻回なTDMを行う必要がある。

透析前後に血中濃度を測定することで除去率を算出できるが，透析後はリバウンドの影響を避けるため終了2時間後に血中濃度を測定する。

腎機能低下患者では抗レトロウイルス薬のような複数薬剤が合剤として存在する場合，薬剤によって除去率が変化して調節が難しいこともある。必要に応じて単剤治療を組み合わせることもある。

ピロリ菌除菌薬である，ランサップ®のような個別な投与量調節ができない薬剤は透析患者を含めた高度腎不全患者では禁忌である。

分布容積が大きい，タンパク結合率が高い薬剤は透析で除去されにくい。このような薬剤は過量投与に注意する必要がある。

国内と海外ではHD，持続的血液濾過透析法（CHDF）の保険適用の流量・流速が異なっているためサンフォードマニュアルに載っているような海外の投与量では

過量になってしまう可能性がある[7]。

結論 多くの抗菌薬は腎機能に合わせて，追加投与量，間隔を調整する必要がある。通常は Cockcroft-Gault 式で推定される CCr（mL/min）を使用する。

《エキスパートオピニオン》
こういうときはこうする！

　腎機能低下患者では腎機能を考慮した投与設計を行うが，初回投与量は通常腎機能と同量にする。
　血清クレアチンから推定した CCr を使用して用法用量を調節するが低体重では過小評価に注意する。低体重で腎機能が正常である患者において，CCr を推定式で算出したために，腎機能を実際よりも低く評価してしまい，依存性の抗菌薬の投与間隔をあけてはいけない。必要であれば，1 回投与量のみは体重を考慮した投与量とする。
　高度腎機能低下患者や腎機能が不安定である場合は，セフトリアキソンやリネゾリドのような腎排泄率の低い抗菌薬を選択することも考慮するが，長期的な副作用リスクを念頭に置く。ただし，このような薬剤は静菌的なものも多いため，感染性心内膜炎や細菌性髄膜炎のような重症感染症では殺菌的抗菌薬を腎機能に合わせた投与にするべきである。
　敗血症性ショックのような急性腎不全では薬物クリアランスが亢進していることがある。βラクタム系抗菌薬など過量投与時でも有害事象が少ない薬剤ではもともとの腎機能に合わせた投与量で開始して 3 日程度腎機能の経過，尿量，病態を観察して投与間隔を再調整する。塩酸バンコマイシンのような過量時に有害事象が出やすい薬剤は TDM を行うなど精密な投与設計を行うが，初回投与量は実体重換算として減量しない。透析患者であっても同様である。

▶ 参考文献
1）Cockcroft DW, Gault MH. Nephron 1976;16(1):31-41

17 透析患者や腎機能低下患者での抗菌薬設定はどうすればよいか？

2) Matsuo et al. Am J Kidney Dis 2009;53:982-992
3) David N, MD Gilbert et al. The Sanford Guide to Antimicrobial Therapy. 47th Edition, p.231, Antimicrobial Therapy 2017
4) ロセフィン®静注用インタビューフォーム：中外製薬株式会社，2017年3月改訂（第21版）
5) 藤島一郎　監修，倉田なおみ　編集：内服薬 経管投与ハンドブック 第3版, p.908, じほう，2015
6) Wu VC et al. Clin Infect Dis 2006 Jan 1;42(1):66-72
7) 抗菌薬TDMガイドライン作成委員会編：抗菌薬TDMガイドライン2016(Executive summary), 公益社団法人日本化学療法学会／一般社団法人日本TDM学会，2016
8) Delafloxacin tablets US label. FDA. June 2017
9) Kraft MD et al. Pharmacotherapy 2003 Aug;23(8):1071-1075

第2章

一般的な微生物治療

1. 肺炎球菌の治療は，ペニシリンで大丈夫か？
   ペニシリンが使えない場合は？ ……………………………………… 58
2. 連鎖球菌には，クリンダマイシンや GM を併用するべきか？ ……… 61
3. MSSA の脳膿瘍には何を用いるべきか？ …………………………… 64
4. 嫌気性菌に有効な抗菌薬は？ ………………………………………… 67
5. インフルエンザ桿菌に対する治療は，常に BLNAR を
   カバーするべきか？ …………………………………………………… 70
6. 緑膿菌には2剤併用療法が望ましいのか？ ………………………… 73
7. 大腸菌に対する治療は，常に ESBLs をカバーするべきか？ ……… 76
8. カンジダにはキャンディン系，フルコナゾールどちらを用いる？ … 79
9. 肺 MAC 症の治療には，3剤治療と2剤治療どちらがよいか？
   CAM 耐性ではどうするべきか？ ……………………………………… 82
10. 結核に対する標準的な治療は？ ……………………………………… 86

第 2 章 一般的な微生物治療

肺炎球菌の治療は，ペニシリンで大丈夫か？ ペニシリンが使えない場合は？

現状のエビデンスと問題点

　肺炎球菌（Streptococcus pneumoniae）は莢膜をもつグラム陽性球菌であり，本菌は血液寒天培地上でα溶血性のコロニーを形成し，ヒトの鼻咽頭に常在している。

　肺炎球菌は，市中肺炎，中耳炎や副鼻腔炎，乳様突起炎などの重要な起因菌であり，時に侵襲性感染症を起こし，細菌性髄膜炎や感染性心内膜炎，化膿性関節炎，特発性細菌性腹膜炎の起因菌にもなる。また脾臓摘出後などの液性免疫不全患者では，本菌による侵襲性感染症のリスクが高くなる。肺炎球菌の治療に関して重要なことは，2008 年に CLSI（Clinical Laboratory and Standards Institute）による肺炎球菌のペニシリンに対する感受性判定基準が改定されたことである（表1）。改定のきっかけは，従来の基準に基づく臨床研究の多くが，「肺炎球菌性肺炎の臨床アウトカムと肺炎球菌のペニシリン感受性には相関がない」と結論づけられていたことである。この新たな基準では，髄膜炎を除いた肺炎球菌感染症において PSSP（ペニシリン感受性肺炎球菌）の範囲が拡大された。これにより，非髄膜炎症例であれば，肺炎を含めて古典的な狭域ペニシリン（ペニシリン G®，ビクシリン®）で治療できるようになった。

　一方，呼吸器感染症にしばしば用いられるマクロライド系薬は，本邦では肺炎球菌のマクロライド耐性率が 60% 以上であり，またカルバペネム系薬にも感受性が悪い株が散見されている[1] ことにも注意が必要である。

表1）肺炎球菌ペニシリン G® 感受性判定基準

年代	対象疾患	感受性 S (μg/mL)	中等度耐性 I (μg/mL)	耐性 R (μg/mL)
2008 年まで	髄膜炎と非髄膜炎の区別なし	≤ 0.06	0.12 − 1	≥ 2
2008 年以降	非髄膜炎	≤ 0.06	なし	≥ 1
	髄膜炎	≤ 2	4	≥ 8

1 肺炎球菌の治療は，ペニシリンで大丈夫か？ ペニシリンが使えない場合は？

　次に，肺炎球菌感染症に対して，ペニシリン系薬の使用をためらう理由として髄膜炎合併症例を除くと，もっとも多いものはペニシリンアレルギーの既往であろう。ペニシリンアレルギー患者における，セファロスポリン系薬に対する交差反応の頻度は，2007年のメタ解析ではアレルギー反応のおこるリスクのオッズ比が，第1世代セフェム系薬で4.79（95％ CI，3.71-6.17），第2世代セフェム系薬で1.13（0.61-2.12），第3世代セフェム系薬で0.45（0.18-1.13）であった。またペニシリンアレルギー患者における，カルバペネム系薬への交差反応は，ペニシリンの皮内反応が陽性の場合，約50％でイミペネム類似化合物に皮内反応が陽性になることが報告されている[3]。

肺炎球菌感染症は，髄膜炎の合併や肺炎における混合感染などいくつかの例外に注意すれば，ペニシリン高用量で治療できる。

《エキスパートオピニオン》
こういうときはこうする！

　髄膜炎などの合併症や肺炎における混合感染などがなく，また重症でない場合には，高用量ペニシリンで肺炎球菌感染症は治療する。一方，髄膜炎患者では本菌のペニシリン耐性率が上昇するため，第3世代セフェム系薬（ロセフィン®）やバンコマイシンを用いる。カルバペネム系薬に関しては，感受性の悪い株があることや肺炎球菌感染症にあえて緑膿菌，アシネトバクター，ESBL産生菌などの耐性菌に有効な本剤を使用する必然性は乏しいことなどを考慮して，投与には慎重になるべきである。またマクロライド系薬も，本邦では本剤への耐性率が高いことから，単剤での投与は危険と考えられるため避けるべきである。レスピラトリーキノロン系薬に関しては，肺炎球菌に有効であるが，緑膿菌をカバーできる唯一の内服薬であることや本邦では未だ多い結核の発見を遅らせる可能性があり，ペニシリンアレルギーなどがある患者を除いては第1選択薬とはしない方がよい。
　ペニシリンアレルギーがあってペニシリン系抗菌薬が使用できない場合，ペニシリン系薬へのアレルギーがアナフィラキシーやスティーブンス・ジョンソン症候群，その重症型である中毒性表皮壊死融解症の場合には，交差反

応でも致命的になる可能性が高いためペニシリン系薬以外のβラクタム系薬投与も避け，レスピラトリーキノロン系薬やバンコマイシンなどの非βラクタム系薬を使用するのが安全である。一方，ペニシリン系薬へのアレルギーが上記の致命的・重症なアレルギーでない場合には，交差反応の少ない第2，3世代セフェム系薬を使用することも妥当と考えられる。

▶ 参考文献
1) 厚生労働省院内感染対策サーベイランス事業，公開情報，検査部門JANIS（一般向け）期報・年報（2015年1月〜12月年報）
2) Pichichero ME, Casey JR. Otolaryngol Head Neck Surg 2007;136:340-347
3) Kuruvilla ME, Khan DA. Antibiotic Allergy. In: Mandell, Douglas, Bennett's. Principles and Practice of Infectious Diseases. 8th ed. pp298-303. Elsevier Saunders, 2015

第2章 一般的な微生物治療

2 連鎖球菌には，クリンダマイシンやGMを併用するべきか？

現状のエビデンスと問題点

　連鎖球菌は，グラム陽性，カタラーゼ陰性の細菌であり，臨床上重要なものとして，レンサ球菌属と腸球菌属が挙げられる。レンサ球菌属には，皮膚や粘膜，鼻咽頭に常在し，咽頭炎や皮膚軟部組織感染症，Streptococcal toxic shock syndrome（STSS）などを引き起こすA群レンサ球菌（Streptococcus pyogenes），女性生殖器への保菌ならびにその結果として新生児の敗血症を引き起こすB群レンサ球菌（Streptococcus agalactiae），そして中耳炎や副鼻腔炎，肺炎，髄膜炎などを引き起こす肺炎球菌（Streptococcus pneumoniae），感染性心内膜炎などを引き起こす緑色レンサ球菌（Viridans streptococci）などが含まれる。一方，腸球菌属は腸管内の常在（糞便）細菌叢の一部をなしているが，病院環境内では口腔粘膜や皮膚にも定着する。臨床的に重要なものとして，Enterococcus faecialisとEnterococcus faceiumが挙げられ，これらは感染性心内膜炎や尿路感染症，胆道系感染症，腹腔内感染症などを引き起こす。

　連鎖球菌に対するクリンダマイシンやゲンタマイシンの併用療法に関して，臨床研究をもとに治療効果を認める疾患・病態には，レンサ球菌属および腸球菌属による感染性心内膜炎，A群レンサ球菌による菌血症および壊死性筋膜炎，STSSが挙げられる。

　レンサ球菌および腸球菌による感染性心内膜炎の治療では，臨床研究においてアミノグリコシド系薬をβラクタム系薬に併用することで治療成績が改善することが証明されている[1,2]。一方，A群レンサ球菌による菌血症および壊死性筋膜炎，STSSの治療に対しては，ペニシリン系薬とクリンダマイシンの併用が推奨されている。この理由としては，クリンダマイシンがA群レンサ球菌の外毒素とMタンパクの産生を抑制することやPenicillin-binding protein産生を抑制すること，βラクタム系薬よりもPostantibiotic effectが長いこと，A群レンサ球菌による感染巣の菌量が多い場合にペニシリン系薬を大量投与すると細胞分裂を止めてしまい，結果として分裂時に作用するペニシリン系薬の効果が低下する場合（Eagle効果）でもクリンダマイシンによる抗菌活性をしっかりと確保できる[3]，ことなどが

挙げられる。実際に，A群レンサ球菌菌血症や壊死性筋膜炎の診断が確定し，A群レンサ球菌が起因菌と証明された場合には，クリンダマイシンを併用した群で予後がよかった報告が複数存在している[4-6]。ただし，壊死性筋膜炎に関して，混合感染の場合には有効性を示すデータは存在しない。

> **結論** レンサ球菌属および腸球菌属による感染性心内膜炎にはゲンタマイシンを，A群レンサ球菌による菌血症および壊死性筋膜炎，STSSにはクリンダマイシンを併用する。

《エキスパートオピニオン》
こういうときはこうする！

　抗菌薬併用療法を行う意義としては，①併用療法による相乗作用，②併用療法によるスペクトラムカバー，③耐性化の予防，の3つが挙げられるが，連鎖球菌にクリンダマイシンやゲンタマイシンを併用する目的は，①の相乗効果を期待してのことである。逆にエビデンス上，相乗効果を期待できる病態（レンサ球菌属および腸球菌属による感染性心内膜炎，A群レンサ球菌による菌血症および壊死性筋膜炎，STSS）以外には併用療法を行う妥当性には乏しい。よって，感染性心内膜炎が疑われた場合には，3大起因菌のうちの2つであるレンサ球菌と腸球菌を念頭に，相乗効果を期待して，初期治療としてβラクタム系薬やバンコマイシンとともにゲンタマイシンを併用し，起因菌がレンサ球菌や腸球菌でないことが判明すれば速やかにゲンタマイシンの併用を中止する。一方，臨床的に壊死性筋膜炎やSTSSが疑われる場合には，βラクタム系薬とともにクリンダマイシンを併用して初期治療を開始しておき，A群レンサ球菌が単独の起因菌であった場合のみクリンダマイシン併用を継続する方法が妥当と考える。

▶ 参考文献
1) Francioli P et al. Clin Infect Dis 1995;21:1406-1410
2) Habib G et al. Eur Heart J 2009;30:2369-2413

2 連鎖球菌には，クリンダマイシンや GM を併用するべきか？

3）Stevens DL et al. J Infect Dis 1988;158:23-28
4）Zimbelman J et al. Pediatr Infect Dis J 1999;18:1096-1100
5）Mulla ZD et al. South Med J 2003;96:968-973
6）Linner A et al. Clin Infect Dis 2014;59:851-857

第2章 一般的な微生物治療

3 MSSAの脳膿瘍には何を用いるべきか？

◆ 現状のエビデンスと問題点

　黄色ブドウ球菌（*Staphylococcus aureus*）は，グラム染色上，クラスターを形成するグラム陽性球菌であり，本菌のほとんどがコアグラーゼを産生し，また種々のトキシンを産生することが一部の病態に関与している。また本菌は，しばしば健常人の皮膚，粘膜（鼻腔，膣）に常在している。

　本項で扱う脳膿瘍は致死的な疾患のひとつであり，10万人あたり0.4〜0.9人の発生率で，近年は免疫不全者においてその頻度が高い傾向にある[1]。脳膿瘍の治療方針を立てる場合は，脳膿瘍が生じる病態生理とリスクファクターから，原因微生物を想定することが重要である。脳膿瘍が生じる原因は，中耳炎や副鼻腔炎，歯肉炎などの近接臓器からの直接的波及と，感染性心内膜炎などの血流感染，外傷や手術などが一般的である。また，リスクファクターとしてはHIV感染症，好中球減少，臓器移植などが挙げられる。脳膿瘍の起因菌として黄色ブドウ球菌を念頭におかなければならないのは，感染性心内膜炎などの血流感染症を伴っている場合と黄色ブドウ球菌が常在している皮膚が外傷や脳外科手術などによって障害を伴っている場合である。

　脳膿瘍の治療は，ドレナージによるソース・コントロールがもっとも大切であることは承知のうえで，以下においてメチシリン感受性黄色ブドウ球菌（methicillin-sensitive *S.aureus*: MSSA）による脳膿瘍に対する抗菌薬治療について述べていく。

　欧米でMSSA感染症に対する第一選択薬は，オキサシリンやナフシリン，クロキサシリンなどの黄色ブドウ球菌用ペニシリンである。これらはMSSAのペニシリナーゼに抵抗性であり，またMSSAへの殺菌的抗菌活性を示し，中枢神経系への移行性もある。また狭域スペクトラムのため，長期投与でも多剤耐性菌出現のリスクは低いとされている。しかし，本邦においてはオキサシリンやナフシリンは市販されておらず，クロキサシリンのみアンピシリンとの1：1の合剤（ビクシリンS®）で市販されている。しかし，この合剤をナフシリン並みの十分な高用量で中枢神経系感染症治療に用いるには認可用量と比べてありえない高用量が必要であり，

3 MSSAの脳膿瘍には何を用いるべきか？

さらに等量の高用量アンピシリンを同時投与することになるため，副作用リスクの観点から現実的な選択肢とは言いがたい。

現在，本邦におけるMSSA感染症に対する第一選択薬は第1世代セフェム系薬であるセファゾリンであるが，セファゾリンは中枢神経系への移行性が悪く，脳膿瘍を含む中枢神経系合併症を伴うMSSA感染症治療に使用すべきでない[2]。

以上のような黄色ブドウ球菌用ペニシリンを使用できないという本邦における独特の制約のため，MSSAによる脳膿瘍を含む中枢神経系感染症の抗菌薬治療選択においては定まったものがないのが現状である。

> MSSAによる脳膿瘍には，中枢神経系への移行性を考慮して，初期治療はセフェピムやメロペネムにバンコマイシンを併用する。MSSAと判明し患者の状態が安定していればセフェピムやメロペネムに変更する。ペニシリダーゼ非産生株であれば，狭域ペニシリン系薬も選択肢になりうるかもしれない。

《エキスパートオピニオン》
こういうときはこうする！

脳膿瘍患者で，感染性心内膜炎などの血流感染症を伴っている場合，外傷や脳外科手術後などの皮膚バリア障害を伴っている場合，グラム陰性桿菌の想定に応じてセフトリアキソンもしくはセフォタキシム，セフェピムに嫌気性菌カバーのメトロニダゾール，もしくはグラム陰性桿菌＋嫌気性菌カバーにカルバペネム系薬，そしてMRSAカバーにバンコマイシンを加えて初期治療を開始する。その後，起因菌がMSSAと判明した場合，本邦では中枢神経系への移行性を考慮して，セフトリアキソンやセフォタキシム，セフェピム，メロペネム，バンコマイシン，アンピシリン／スルバクタムなどを使用するなど，様々な方法で専門家が対応しているのが現状であろうが，筆者は培養結果が判明していない初期治療や患者の状態が安定するまでは，MSSAへの抗菌活性が強く中枢神経への移行性もあるセフェピムやメロペネムを使用し，MSSAが起因菌でありかつ患者の状態が安定しているならば，第3世代セフェム系薬のセフォタキシムに変更している。セフォタキシ

ムは，in vitroにて，MSSAに対してセファゾリンやセフェピムと同等の抗菌活性を示すとの結果もあり，MSSAの脳膿瘍に関しては，セフトリアキソンよりも優先して使用している。MSSAに対する感染症治療においては，初期抗菌薬治療からスペクトラムのより狭い抗菌薬による最適治療に変更（de-escalation）することの根拠として，①最大の臨床効果を患者に提供することに加えて，②最小限の副作用にとどめることと，③耐性菌発生の防止に努めることが挙げられる。したがって，余分なスペクトラムはなるべく排除するのが望ましく，可能な限りスペクトラムの狭い抗菌薬で治療することが推奨される。特に脳膿瘍を含むMSSA感染症は，一般的に長期的な治療期間を要するため，副作用と耐性菌発生リスクの最小化は考慮するべきである。以上の観点から，緑膿菌を含むグラム陰性桿菌にスペクトラムカバーが伸びた広域抗菌薬であるメロペネムや，セフェピムの長期間の使用は耐性菌獲得リスクが増加すること，またバンコマイシンはMSSAに対する抗菌活性が十分ではないことが懸念材料であり，最終的にはセフォタキシムに変更することはもっとも妥当性があると考える。一方で，もしMSSAの薬剤感受性試験の結果，ペニシリンG®（PCG）の最小発育濃度（MIC）値が感性であった場合，βラクタマーゼ産生性をディスク拡散法（PCG zone edge test）やNitrocefin法などによって評価したうえでβラクタマーゼ非産生株であった場合には，狭域ペニシリンも治療選択肢になりうると考える。

▶ 参考文献
1）Brouwer MC et al. N Engl J Med 2014;371:447-456
2）Baddour LM et al. Circulation 2015;132:1435-1486

第2章 一般的な微生物治療

4 嫌気性菌に有効な抗菌薬は？

◆ 現状のエビデンスと問題点

　2007年5月に日本化学療法学会と日本嫌気性菌感染症研究会によって、「嫌気性菌感染症診断・治療ガイドライン 2007」が発刊された[1]。本ガイドラインによると、検査材料別嫌気性菌検出頻度は、呼吸器系検体では、グラム陽性球菌である *Peptostreptococcus* 属などの嫌気性連鎖球菌が多かった。一方、血液や血管カテーテル、髄液検体では、グラム陽性桿菌である *Propionibacterium* 属がもっとも検出頻度が高かったが、これは検体採取時のコンタミネーションであったと考えられている。よって、*Propionibacterium* 属を除いた場合には、*Bacteroides* 属が多かった。また泌尿器生殖器検体においては、グラム陰性桿菌である *Prevorella* 属が多く、膿・分泌物・穿刺液・透析液検体では、*Bacteroides* 属が多かった。

　上記結果を含む嫌気性菌が起因菌となる各種感染臓器の疫学を理解するにあたっては、まず嫌気性菌の生体内における分布を、横隔膜の上下で分けると理解しやすくなる。つまり、横隔膜より上で主に問題となる嫌気性菌は、*Peptostreptococcus* 属などの嫌気性連鎖球菌や *Prevorella* 属、*Fusobacterium* 属などであり、横隔膜より上に存在する臓器である口腔内や呼吸器感染症の起因菌となる。一方、横隔膜より下で主に問題となる嫌気性菌は、嫌気性連鎖球菌に加えて、グラム陰性桿菌である *Bacteroides* 属や *Prevorella bivia*、グラム陽性桿菌である *Clostridium* 属であり、消化管、肝胆道系、女性器などの臓器における感染症の起因菌となる。

　嫌気性菌に対する治療薬には、アンピシリン／スルバクタムやピペラシリン／タゾバクタムなどのβラクタマーゼ阻害薬、カルバペネム系抗菌薬、クリンダマイシン、メトロニダゾールなどが用いられているが、*Bacteroides* 属（特に *Bacteroides fragilis*）に対する感受性の低下が近年問題となっている。特に、クリンダマイシンは 60% 程度が、ニューキノロン系薬であるモキシフロキサシンは 38〜80% が *Bacteroides fragilis* に耐性となっており、またクリンダマイシンは *Prevorella* 属や *Fusobacterium* 属においても耐性率が上昇している[2,3]。*Bacteroides fragilis* に対する、他の抗菌薬に関しては、アンピシリン／スルバク

タムは3％程度，ピペラシリン／タゾバクタムは0.5％程度，カルバペネム系薬やメトロニダゾールは1％未満の耐性率との報告がある一方で，βラクタマーゼ阻害薬のアンピシリン／スルバクタムに関しては，台湾において48％が耐性となっている報告[4]もあり，注意を要する。

結論 横隔膜より上の感染症は，狭域ペニシリンやβラクタマーゼ阻害薬を，横隔膜より下の感染症は，メトロニダゾール，βラクタマーゼ阻害薬，カルバペネム系薬で治療する。

《エキスパートオピニオン》
こういうときはこうする！

　嫌気性菌は通常の培養では検出されないことが多いため，膿瘍など嫌気性菌の関わる感染症では，上記のような嫌気性菌が起因菌となっているものとして経験的に治療対象とすることが大切である。また嫌気性菌感染症は，通常混合感染であるということも考慮する必要があり，想定される菌を複数カバーすることも治療薬の選択では重要になる。*Peptostreptococcus* 属などの嫌気性連鎖球菌は，ペニシリン系薬に感受性があるため，ペニシリンG®やアンピシリン，またクリンダマイシンなどが選択するべき抗菌薬となる。一方，*Prevorella* 属や *Fusobacterium* 属などはクリンダマイシン耐性株やβラクタマーゼ産生株が増加してきており，感受性判明までβラクタマーゼ阻害薬やカルバペネム系薬，メトロニダゾールを使用するのがよい。*Bacteroides* 属は，βラクタマーゼを産生するため，βラクタマーゼ阻害薬やメトロニダゾール，カルバペネム系薬を選択することが推奨されるが，アンピシリン／スルバクタムに関しては，耐性化が進行していることから注意を要する。*Clostridium* 属である，*Clostridium perfringens* と *Clostridium difficile* に関しては，*Clostridium perfringens* はペニシリン系薬，クリンダマイシン，メトロニダゾールなど多くの抗菌薬に感受性を示すためこれらの薬剤で治療し，*Clostridium difficile* は，メトロニダゾールやバンコマイシン内服で治療を行う。

▶ 参考文献

1) 日本化学療法学会，日本嫌気性菌感染症研究会　編：嫌気性菌感染症診断・治療ガイドライン2007．協和企画，2007
2) Snydman DR et al. Antimicrob Agents Chemother 2007;51(5):1649-1655
3) Snydman DR et al. Anaerobe 2011;17:147-151
4) Liu CY et al. Antimicrob Agents Chemother 2008;52:3161-3168

第2章 一般的な微生物治療

インフルエンザ桿菌に対する治療は，常に BLNAR をカバーするべきか？

現状のエビデンスと問題点（米国と本邦の違い）

　インフルエンザ桿菌（*Haemophilus influenzae*）はグラム陰性の短桿菌であり，ヒトの鼻咽頭に常在し，小児の10～20%，成人の5%程度が保菌していると考えられている[1]。莢膜を有する莢膜株と莢膜を持たない無莢膜株に分類され，莢膜株は a～f 型の6種類あり，この中でも b 型（*Haemophilus influenza* type B：Hib）がもっとも病原性が高い。病原性が高い莢膜株は，髄膜炎や喉頭蓋炎，菌血症などの侵襲性感染症を生じやすく，主に乳幼児の侵襲性感染症の主体となる。一方，無莢膜株は，小児から成人まで幅広い年齢層に，中耳炎や副鼻腔炎，肺炎などの呼吸器感染症を主に生じる。インフルエンザ桿菌は，特に小児において，侵襲性感染症や喉頭蓋炎の原因となって致死的な感染を生じることが問題とされていたが，本邦でもようやく 2013 年 4 月から，生後 2 ヵ月から 5 歳未満の小児に対して Hib ワクチンの定期接種が開始されるようになり，インフルエンザ桿菌による重症感染症は激減している[2]。

　インフルエンザ桿菌の抗菌薬耐性の主体はペニシリン耐性であり，その機序は2つ存在する。1つ目は β ラクタマーゼ産生によるアンピシリン（ABPC）耐性（β-lactamase producing ABPC-resistant: BLPAR）であり，2つ目はペニシリン結合タンパク（penicillin binding proteins: PBPs）の変異が主体である β ラクタマーゼ非産生 ABPC 耐性（β-lactamase non-producing ABPC-resistant: BLNAR）である。後者の耐性パターンである BLNAR は，アンピシリン／スルバクタムやアモキシシリン／クラブラン酸の効果も期待しにくくなるため，問題となりうる。BLNAR は，特に本邦において問題となっている耐性菌であり，小児からの臨床分離株の 37.8%，成人呼吸器感染症からの臨床分離の 43.9% を占めると報告されている[3,4]。また BLNAR では，PBPs のうち PBP 3 A と PBP 3 B に対する親和性が低下した菌株が多く検出されており，PBP 3 に対してはセフェム系薬も親和性を有していることから，β ラクタマーゼ阻害薬だけでなくセフェム系薬への感受性も低下傾向にあるため注意が必要である。BLNAR に関しては，セフトリアキソンなどの第3世代セフェム系薬，アンピシリンと異なり PBP 2 にも結合する

5 インフルエンザ桿菌に対する治療は，常に BLNAR をカバーするべきか？

ことから良好な薬剤感受性を示し有効性も高いピペラシリン，ピペラシリン／タゾバクタム[5] などが治療選択肢となり得る。

結論　髄膜炎や菌血症などの侵襲性感染症および重症呼吸器感染症では，BLNAR に対しても感受性が良好なセフトリアキソンやピペラシリン／タゾバクタム，メロペネムなどによる初期治療を行う。

《エキスパートオピニオン》
こういうときはこうする！

インフルエンザ桿菌における治療方針の立て方としては，侵襲性感染症などの重症感染症と重症ではない呼吸器感染症に分けて考えるとよい。侵襲性感染症を含む重症感染症では，初期抗菌薬の選択が予後を左右するため，感受性結果が判明するまでは BLNAR に対しても感受性が良好な抗菌薬であるセフトリアキソンやピペラシリン／タゾバクタム，メロペネムなどによる経験的治療の開始が望ましい。一方，呼吸器感染症においては，中耳炎，副鼻腔炎，軽症の肺炎などのいわゆる「待てる状態」と，重症肺炎などの「待てない状態」とで，治療選択が異なる。中耳炎，副鼻腔炎，軽症の肺炎などの「待てる状態」の場合には，たとえ BLNAR のスペクトラムを外していても後で修正ができることを鑑みて，アモキシシリンやアモキシシリン／クラブラン酸などの経口抗菌薬を高用量用いての初期治療が望ましい。小児急性気管支炎での検討にて，感受性結果と臨床効果に乖離がみられているものの，BLNAR を含む *Haemophilus influenzae* が起因菌の場合にもアモキシシリンの有効性が示されており[6]，軽症呼吸器感染症例においては高用量の狭域ペニシリン系薬で治療が行えると考える。一方，重症肺炎などの「待てない状態」である呼吸器感染症の場合には，BLNAR も念頭に初期抗菌薬を選択することが望ましく，侵襲性感染症の場合と同様にセフトリアキソンやピペラシリン／タゾバクタム，メロペネムなどによる初期治療の開始が妥当である。βラクタム系薬以外の抗菌薬では，マクロライド系薬やニューキノロン系薬も BLNAR を含むインフルエンザ桿菌に対しては良好な感受性を示すため，βラクタム系抗菌薬が無効もしくはアレルギーなどで使用困難な場合に

は選択肢となりうる。

▶ 参考文献

1) 黒木俊郎：IASR 2013;34(7):193-194
2) 菅秀　他：IASR 2013;34(7):194-195
3) Hoshino T et al. J Infect Chemother 2013;19:495-503
4) 後藤元，熊谷滋：呼吸器感染症患者分離菌の薬剤感受性について（2009年）．Jpn J Antibiot 2015;68:37-54
5) 須藤扶佐代　他：小児 *Haemophilus influenzae* 気管支肺炎に対する piperacillin, tazobactam/piperacillin の臨床効果に関する検討．感染症誌 2005;79:637-643
6) 黒崎知道　他：小児呼吸器感染症診療ガイドラインで推奨される常用量経口抗菌薬療法の妥当性．日小児会誌 2013;117:82-89

第2章 一般的な微生物治療

6 緑膿菌には2剤併用療法が望ましいのか？

現状のエビデンスと問題点

　緑膿菌（*Pseudomonas aeruginosa*）は，ブドウ糖非発酵グラム陰性桿菌であり，土壌，水まわり，植物など湿気の強い環境に存在し，医療関連性の肺炎，尿路感染症，菌血症，髄膜炎，術後創部や熱傷部位の皮膚感染症などを引き起こす。

　緑膿菌感染症のリスクファクターとしては，好中球減少症や血液疾患，HIV感染症，糖尿病，外傷や熱傷，囊胞性肺線維症などの各種基礎疾患や抗菌薬投与，抗癌剤投与，免疫抑制剤投与，臓器移植後，各種カテーテル挿入，人工呼吸器管理などの医原性要因がある。

　通常用いられる抗緑膿菌活性のある抗菌薬は限られており，大きくはβラクタム系，アミノグリコシド系，ニューキノロン系の3系統であり，緑膿菌感染治療のためには，一部の抗菌薬で国内で認可された保険適用量をはるかに超える投与量が必要である。また上記の他に，コリスチンやポリミキシンBは，抗緑膿菌活性のあるカルバペネム系，アミノグリコシド系，ニューキノロン系の3系統全てに耐性を示す多剤耐性緑膿菌（multidrug-resistant *Pseudomonas aeruginosa*: MDRP）に対して使用される。各種サーベイランスにおいて，MDRPは緑膿菌全体の1％程度の分離頻度と考えられている。

　本項のテーマである緑膿菌感染症における併用療法を行う妥当性を，①併用療法による相乗作用，②耐性化の予防，③併用療法によるスペクトラムカバー，の3つの観点から考えていきたい。

❶ 相乗効果

　in vitroでは，βラクタム系＋アミノグリコシド系やβラクタム系＋ニューキノロン系での相乗効果の報告が複数認められる[1,2]が，臨床研究での併用療法の相乗効果については，64のrandomized trialを集めたmeta-analysis[3]などを含めて現時点では示されていない。

❷ 耐性化の予防

in vitro では，イミペネムとレボフロキサシン併用療法により耐性緑膿菌出現を予防する効果[4]を含めて複数の耐性化予防効果を示した研究が存在する。一方，臨床研究においては単剤治療ではセフタジジムがもっとも耐性菌出現リスクが低く，イミペネムがもっとも耐性菌出現リスクが高かったとの観察研究[5]はあるものの，併用療法が耐性化予防につながることを示した臨床的エビデンスは乏しいのが現状である。

❸ 併用療法によるスペクトラムカバー

アンチバイオグラムにて緑膿菌の耐性率が高く，緑膿菌の感受性が判明する前に早期に適切なスペクトラムカバーを行い，死亡率を下げる目的のために併用療法を行うことは考えられる。緑膿菌菌血症においては，適切な初期抗菌薬投与で死亡率が低下する研究報告は複数あり，併用療法に関してもシプロフロキサシン併用が 30 日死亡率を低下させるという報告[6]などがある。

> 基本的には，十分量の抗緑膿菌用抗菌薬を用いた単剤治療を行うべきである。ただし，緑膿菌感染症を強く疑う状態で，患者の重症度が高い場合（敗血症，感染性心内膜炎，人工物感染など）や耐性緑膿菌が疑われる場合には，初期治療に 2 剤併用も考慮されうる。

《エキスパートオピニオン》
こういうときはこうする！

緑膿菌に対する 2 剤併用に関しては，現在，適切な研究法を用いて予後の改善を記した論文は乏しい。つまり，緑膿菌感染症に関しては十分量の β ラクタム系単剤治療を第一選択とするべきである。緑膿菌感染症における単剤治療に関しては，イミペネムを除く抗緑膿菌活性のある β ラクタム系抗菌薬を十分量投与する。これは，イミペネムやニューキノロン系抗菌薬は 1 point mutation で耐性化することや，アミノグリコシド系抗菌薬単剤治療は，尿路感染からの菌血症を除き，グラム陰性菌菌血症では他の抗菌薬治療

に劣ること，またニューキノロン系抗菌薬での単剤治療の有効性は示されていないことなどの理由からである。

　筆者が緑膿菌感染症に対して初期治療として併用療法を行うのは，アンチバイオグラムにて緑膿菌の耐性率が高く，かつ，好中球減少症を含む患者背景などから緑膿菌菌血症が疑われる場合や敗血症性ショック，感染性心内膜炎，人工物感染などの難治性感染症の場合であり，その主な目的は，スペクトラムカバーを行うことで確実な緑膿菌への有効性を担保するためである。

▶ 参考文献

1）Lyon MD et al. Antimicrob Agents Chemother 1986;30:25-30
2）Bustamante CI et al. Antimicrob Agents Chemother 1990;34:1814-1815
3）Paul M et al. BMJ 2004;328:668-681
4）Lister PD, Wolter DJ. Antimicrob Agents Chemother 1999;43:1379-1382
5）Carmeli Y et al. Antimicrob Agents Chemother 1999;43:1379-1382
6）Paulsson M et al. Eur J Clin Microbiol Infect Dis 2017;36:1187-1196

第 2 章 | 一般的な微生物治療

大腸菌に対する治療は，常に ESBLs をカバーするべきか？

現状のエビデンスと問題点

　基質特異性拡張型βラクタマーゼ（extended-spectrum β-lactamases：ESBLs）は，Ambler のクラス分類で class A 型に属するペニシリナーゼの構造遺伝子が変異を起こし，第 3 世代・第 4 世代セフェム系薬やモノバクタム系薬をも加水分解する能力を獲得した酵素である[1]。ESBL は，大腸菌や Klebsiella 属，Proteus mirabilis などの腸内細菌科細菌が産生する。この ESBL 産生遺伝子は，多くが伝達性プラスミド上に存在することが明らかとなっており，腸内細菌科細菌を中心に ESBL が急速に拡散・伝搬していることに関連している[2]。特に ESBL 産生大腸菌は，近年急速に分離率が上昇し，アジアでは大腸菌の 10～40％ 程度を占めるとされており，臨床上および感染対策上，大きな問題となっている[3]。

　ESBL 産生菌は，セファマイシン系薬やカルバペネム系薬を除き，ほとんどのペニシリン系薬やセフェム系薬に耐性を示す点で臨床上問題となっている。ESBL 産生菌による第一選択薬はカルバペネム系薬であるが，臨床現場ではピペラシリン／タゾバクタムが使用されることも散見される。ピペラシリン／タゾバクタムに関しては，ESBL 産生菌による血流感染に対してカルバペネム系薬と同等の治療成績であったとされる報告[4]がある一方で，ピペラシリン／タゾバクタムによる初期治療はカルバペネム系薬による初期治療と比較して死亡リスクが 1.92 倍になるという報告[5]もあり，有効性が確立されているわけではないので注意が必要である。また ESBL 大腸菌は，第 3 世代・第 4 世代セフェム系薬やモノバクタム系薬以外に，ニューキノロン系薬にも耐性を示す菌株が多いことが知られている。その理由として，もともとニューキノロン系薬に耐性を示していた遺伝子型の大腸菌（O25 ST131）が ESBL 産生遺伝子を保有するプラスミドを獲得した可能性が示唆されている[6]。アミノグリコシド系薬に関しては，薬剤感受性試験の結果が良ければ有効と考えられる。

7 大腸菌に対する治療は，常にESBLsをカバーするべきか？

結論 重症感染症で，アンチバイオグラムなどを参考にESBL産生大腸菌が起因菌と考えられる場合には，カルバペネム系薬を選択する。軽症例や臨床的に安定している尿路感染症などでは，ピペラシリン／タゾバクタム，セファマイシン系薬やアミノグリコシド系薬も選択肢になりうる。

《エキスパートオピニオン》
こういうときはこうする！

　ESBL産生大腸菌による主な感染症としては，尿路感染症，敗血症，院内肺炎，手術部位感染症などが挙げられる。ESBL産生大腸菌による治療薬の選択に関しては，患者背景などからESBL産生菌による感染症の可能性および重症度を考慮することが大切である。ESBL産生菌による感染症の可能性の検討に関しては，アンチバイオグラムやClinical decision tree[7]などを参考にするとよい。患者背景などからESBL産生大腸菌が起因菌と想定され，かつ，敗血症や院内肺炎など重篤な感染症においては，筆者はカルバペネム系薬を選択している。一方で，臨床的に安定している尿路感染症やドレナージ良好な胆道感染症などではセファマイシン系薬も有効であり，また菌血症を伴っていない尿路感染症の場合には，他にアミノグリコシド系薬も有効である。例えば，腎盂腎炎などの場合にはESBL産生菌に感受性のないセフトリアキソンなどの初期治療にて患者状態が改善することもしばしば経験するが，ESBL産生菌と判明した時点で，筆者はセファマイシン系薬に変更している。他に，ESBL産生菌による膀胱炎で治療を行う必要がある場合には，筆者はST合剤を用いている。他にもホスホマイシンやミノサイクリン，ファロペネムなどの経口抗菌薬が代替薬となりうるが，尿路感染症に対して十分な知見のある薬剤とはいいがたい。また，ESBL産生大腸菌の多くがニューキノロン系薬にも耐性を示すことから，ニューキノロン系薬を使用するにあたっては感受性試験の結果を確認する必要がある。

▶ 参考文献
1) Bush K. Curr Opin Microbiol 2010;13:558-564
2) Alekshun MN, Levy SB. Cell 2007;128:1037-1050
3) Morrissey I et al. Pharmaceuticals (Basel) 2013;6:1335-1346
4) Rodriguez-Bano J et al. Clin Infect Dis 2012;54:167-174
5) Tamma PD et al. Clin Infect Dis 2015;60:1319-1325
6) Peirano G et al. Antimicrob Agents Chemother 2010;54:1327-1330
7) Goodman KE et al. Clin Infect Dis 2016;63:896-903

第2章 一般的な微生物治療

8 カンジダにはキャンディン系，フルコナゾールどちらを用いる？

現状のエビデンスと問題点

　カンジダ属は，皮膚や消化管の常在菌叢の一部を形成し，中心静脈カテーテル挿入などによる皮膚バリア障害，腹部手術などによる腸管粘膜障害部位から血管内に侵入することによってカンジダ血症を発症することが多い。その他に，好中球減少症や広域抗菌薬の使用，複数箇所におけるカンジダの定着なども，カンジダ血症のリスクファクターである。

　Candida (C.) albicans は，カンジダ血症のもっとも多い起因菌であり，約50%を占める。しかし，近年は non-albicans が増加しており，C. glabrata と C. parapsilosis，そして C. tropicalis と C. krusei が続く。一般に non-albicans において，高齢者では C. glabrata が，若年者では C. parapsilosis の割合が高い傾向にある。

　本項のテーマであるカンジダ属に対する抗真菌薬として，アゾール系薬とキャンディン系の使い分けを考えるにあたり，アゾール系薬（フルコナゾール）とキャンディン系薬（カスポファンギン，ミカファンギン）に対する薬剤感受性に関しては，C. albicans や C. tropicalis はアゾール系薬，キャンディン系薬ともに感受性良好であるが，C. glabrata はアゾール系薬に低感受性あるいは耐性を示すものが多く，近年はキャンディン系薬にも耐性を示すものも増加している。そして，C. krusei はアゾール系薬に耐性であり，C. parapsilosis はキャンディン系薬に対する MIC (minimum inhibitory concentration) が高い傾向にある。また近年，C. auris という，多剤耐性カンジダの出現報告[1]もあり，注意が必要である。

　患者背景の観点からは，アゾール系薬耐性のリスクファクターとして，好中球減少，最近のアゾール系薬の使用歴，慢性腎臓病，慢性肺疾患，男性などが挙げられる[2]。

　現時点で，カンジダ血症に対するアゾール系薬かキャンディン系薬のどちらを選択するべきかに関する答えを提供してくれる適切な RCT (randomized controlled trial) は存在しておらず，制限のある RCT や open-label study，retrospective study などのサブグループ解析を参考にしている[3]のが現状であ

る。2008年に15のRCTを含むmeta-analysisにおいて，フルコナゾールは，非好中球減少患者においては，アムホテリシンB，キャンディン系薬と30日死亡率では同等の治療効果を示したものの，microbiologic failureはフルコナゾールで多かった[4] という結果であり，その他にも，中心静脈カテーテル抜去とキャンディン系薬による治療が優位に死亡率の低下と関連していたとの報告[5] もあり，非好中球減少患者においては，キャンディン系薬の方がアゾール系薬よりも高い有効性と安全性が示されており，現時点ではキャンディン系薬がカンジダ血症の治療薬として中心的役割を果たしている。

結論 好中球減少患者および非好中球減少患者でも重症度が高い場合，*C. glabrata* や *C. krusei* のリスクファクター（例えば，高齢者や悪性疾患，最近のアゾール系薬の投与歴など）がある場合には，キャンディン系薬を選択する。

《エキスパートオピニオン》
こういうときはこうする！

カンジダ血症に対する，アゾール系薬かキャンディン系薬かを選択するためには，アゾール系薬に対する耐性リスクを考慮したうえで，治療方針を立てることが重要である。

非好中球減少患者で重症度が低く（重症敗血症や敗血症性ショックなどではない），*C. glabrata* や *C. krusei* のリスクファクター（例えば，高齢者や悪性疾患，最近のアゾール系薬の投与歴など）がない場合には，アゾール系薬およびキャンディン系薬ともに選択肢となりうる。一方，*C. glabrata* や *C. krusei* が起因菌として疑われる場合やアゾール系薬の予防投与がなされているケースが多い好中球減少患者の場合には，アゾール系薬の耐性リスクがあることから，キャンディン系薬を選択する。場合によっては，リポソーマル・アムホテリシンBも代替薬となりうる。*C. parapsilosis* が起因菌として疑われる場合は，高用量のキャンディン系薬やアゾール系薬を選択する。そして，初期治療開始後，原因菌種が判明した場合には，抗真菌薬感受

性パターンを確認のうえ，適切な治療薬に変更する．

　また，カンジダ血症では，網膜炎や感染性心内膜炎の合併症の検索が重要である．もし網膜炎の合併がある場合には，キャンディン系薬やイトラコナゾールは硝子体内への移行が極めて不良であることから，筆者はアゾール系薬かリポソーマル・アムホテリシンBを選択している．また感染性心内膜炎合併例では，バイオフィルム形成菌に対して特にアゾール系薬は抗真菌活性の低下が著しいため，キャンディン系薬かリポソーマル・アムホテリシンBを選択している．

▶ 参考文献

1）Vallabhaneni S et al. MMWR Morb Mortal Wkly Rep 2016;65:1234-1237
2）Garnacho-Montero J et al. Antimicrob Agents Chemother 2010;54:3149-3154
3）Pappas PG et al. Clin Infect Dis 2016;62:e1-50
4）Gafter-Gvill A et al. Mayo Clin Proc 2008;83:1011-1021
5）Andes DR et al. Clin Infect Dis 2012;54:1110-1122

第 2 章 | 一般的な微生物治療

肺 MAC 症の治療には，3剤治療と2剤治療どちらがよいか？ CAM 耐性ではどうするべきか？

現状のエビデンスと問題点

　非結核性抗酸菌（nontuberculous mycobacteria: NTM）は，結核菌とらい菌を除く抗酸菌である。本邦では感染症としての報告義務はないために正確な疫学データはないものの，有病率を死亡統計から推定する研究報告では，近年，肺 NTM 症は増加傾向にある[1]。そして，MAC（*Mycobacterium avium complex*）は，非結核性抗酸菌による肺疾患の中で最多の起因菌である。肺 MAC 症の治療は，古典的には肺結核に準じた抗結核薬による多剤併用療法が行われていたが，1990 年代にマクロライド系薬の有用性が示され，現在では治療レジメンの軸となる薬剤となっている。
　本項では，肺 MAC 症の治療における3剤治療と2剤治療との比較検討，そして key drug であるマクロライド系薬に耐性がある場合の治療について概説する。

❶ 3剤治療と2剤治療との比較検討

　非重症例と，空洞性病変を有したり，病変が広範囲に及ぶ血液培養陽性を伴う播種性病変を有する症例などの重症例とに分けて検討する。

ⅰ）非重症例

　key drug であるマクロライド系薬を含んだ2剤併用と3剤併用レジメンとの比較検討をした randomized controlled trial（RCT）が本邦よりひとつだけ報告されている。
　クラリスロマイシン感受性株である肺 MAC 症例を対象に，2剤併用群はA：クラリスロマイシン＋エタンブトール，3剤併用群は現在の基本レジメンであるB：クラリスロマイシン＋エタンブトール＋リファンピシンが用いられている。結果は，治療開始 12 ヵ月後の喀痰培養の陰性化率（A：41％ vs. B：55％），画像所見の改善率（A：85％ vs. B：78％）ともに変わらず，治療効果に関しては，2剤併用群は3剤併用群と比較して非劣勢であった。また治療中断は2剤併用群で低く（A：27％ vs. B：37％），マクロライド耐性率にも有意差はなかったが，クラリスロマイシンの MIC は3剤併用群の方が低い傾向にあった[2]。

9 肺MAC症の治療には，3剤治療と2剤治療どちらがよいか？ CAM耐性ではどうするべきか？

一方，クラリスロマイシン耐性株を用いた検討[3]では，マクロライド単剤あるいはマクロライド＋ニューキノロンの2剤併用レジメンはマクロライド耐性獲得の危険因子であった。またThe Research Committee of the British Thoracic SocietyのRCT[4]では，マクロライド系薬を含まないレジメンである，A：リファンピシン＋エタンブトールの2剤併用群と，B：リファンピシン＋エタンブトール＋イソニアジドの3剤併用群との比較検討がなされており，治療失敗（喀痰培養陰性化せず，病状が悪化，治療方針の変更）や再発は2剤併用群で多かった（A：41％ vs. B：16％）。しかし，本研究では治療に用いた抗結核薬の薬剤感受性試験の結果と治療効果に関連がみられないということも示されている。

ii）重症例

播種性MAC症例を対象に，A：クラリスロマイシン＋エタンブトール 2剤併用群と，B：クラリスロマイシン＋エタンブトール＋リファブチン 3剤併用群を比較検討したRCT[5]があり，2剤併用群は3剤併用群と比較して生存率や血液培養陰性化率などの治療効果に差はないものの（A：61％ vs. B：63％），3剤併用群ではマクロライド耐性化率が低いという結果であった（A：14％ vs. B：2％）。

❷ マクロライド系薬に耐性の場合

マクロライド耐性株の感染患者における検討では，菌陰性化率は，6ヵ月以上のアミノグリコシド系薬あるいは外科治療を受けた場合は79％（11例／14例）であるが，どちらも受けない場合には5％（2例／37例）であり，マクロライド耐性菌の治療においては，外科治療あるいはアミノグリコシド系薬の併用なくして菌陰性化が困難なことが示唆されている[3]。

一方，マクロライド系薬が使用できない場合に，臨床現場では肺MAC症の治療にニューキノロン系薬が使用されている現状がある。実際にニューキノロン系薬を使用する場合に，MACに対して抗菌力のあるニューキノロン系薬は何かという点が重要となる。まず，マウスMAC症に対する抗菌活性は，シタフロキサシン（STFX）＝モキシフロキサシン（MFLX）＞ガチフロキサシン（GFLX）＞レボフロキサシン（LVFX）であり，マウスの治療効果も抗菌活性と同様であったといわれている中で，ヒトにおける肺MAC症治療の有効性を比較した前向き研究にて，クラリスロマイシン＋エタンブトール＋リファンピシンとガチフロキサシン＋エタンブトール＋リファンピシンでは，菌陰性化率，症状および画像の改善率に有意差

を認めなかった[5]。以上を考慮すると，マクロライド耐性株の場合にニューキノロン系抗菌薬を使用する場合には，シタフロキサシンもしくはモキシフロキサシンがよいと考えられる。

結論　肺MAC症治療では，マクロライド感性株の非重症例で，かつ副作用などにより3剤併用療法に耐えられない患者では，マクロライド＋エタンブトールの2剤併用療法も選択肢になりうる。またマクロライド耐性株の治療は，外科治療にアミノグリコシド系薬の併用，もしくはマクロライドの代わりにシタフロキサシンやモキシフロキサシンを用いた3剤併用療法を検討する。

《エキスパートオピニオン》こういうときはこうする！

　肺MAC症治療の2剤併用療法と3剤併用療法の比較検討より，空洞性病変を有する症例や病変が広範囲に及ぶ症例，播種性症例などの重症例では，マクロライド耐性化のリスクを考慮して，2剤併用療法は避け，3剤併用療法を行う。一方で，マクロライド感受性株による非重症例では，薬剤の副作用のために3剤による多剤併用療法に耐えられない場合に限り，マクロライド系薬＋エタンブトールの2剤併用療法も選択肢になりうる。マクロライド系薬＋ニューキノロン系薬による2剤併用は，マクロライド耐性化率が高いため避けるのが妥当である。

　マクロライド耐性株による肺MAC症の治療は治療に難渋することが多く，現時点で確立された治療法はないものの，外科治療の適応がないかを検討したり，化学療法ではアミノグリコシド系薬の併用や，ニューキノロン系薬であるシタフロキサシンやモキシフロキサシンを併用することが勧められるが，専門家への相談を検討するべきである。

9 肺MAC症の治療には，3剤治療と2剤治療どちらがよいか？ CAM耐性ではどうするべきか？

▶ 参考文献
1) Morimoto K et al. Ann Am Thorac Soc 2014;11:1-8
2) Miwa S et al. Ann Am Thorac Soc 2014;11:23-29
3) Griffith DE et al. Am J Respir Crit Care Med 2006;174:928-934
4) Research Committee of the British Thoracic Society. Thorax 2001;56:167-172
5) Fujita M et al. J Infect Chemother 2012;18:146-151

第2章 | 一般的な微生物治療

 結核に対する標準的な治療は？

現状のエビデンスと問題点

　現在，結核に対する治療は，イソニアジド（INH），リファンピシン（RFP），ピラジナミド（PZA）を含んだ6ヵ月の短期療法が主流となっている。結核治療の歴史において，最初に劇的な変化をもたらしたものは1944年のストレプトマイシン（SM）の発見であり，当時若年者の結核死亡の最大の原因であった腸結核の死亡を激減させた。その後，1950年頃にパラアミノサリチル酸（PAS），1952年にINHが結核治療に導入されると，SM，PAS，INHによる3剤併用療法が可能となり，耐性菌の出現を抑制できるようになった。そして1972年に普及したRFPの登場により，それまでINH，SMを中心とした治療では100％の菌陰性化が困難であった重症結核症例に対しても，初回治療に関してはほぼ100％の菌陰性化が可能となった。これ以降，治療効果に関してはINHとRFPの併用が主流となり，以後，結核治療期間の短縮を試みるようになっていった。

　世界で最初に結核治療期間を短縮する試みは，1970年に東アフリカでEast African/British Medical Research Council（BMRC）によって行われ，RFPとPZAを含んだ6ヵ月治療が早期に結核菌の培養陰性化を達成するとともに，30ヵ月後の再発率はRFPを含んだ治療法がもっとも低率であった[1]。その後，さらなる治療期間の短縮を試みる研究がなされたが再発率が高かったため，結核治療期間は6ヵ月が基本となり，以降はより容易で安全な治療法の検討に入っていった。そして，1979年にBritish Thoracic Associationによって，6ヵ月間のINH，RFP併用療法の初期2ヵ月にPZAとSMを加えた群，PZAとethambutol（EB）を加えた群，9ヵ月間のINH，RFP併用療法の初期2ヵ月にEBを加えた群とで，菌陰性化率や治療後3年間の再発率などの比較検討がなされた結果，初期の2ヵ月にPZAを加えることの有用性と，筋注が必要であったSMをEBの内服に変更することが可能となった[2]。以降の複数の研究報告も同様の結果であり，結核治療における標準治療は，現在では初期2ヵ月のPZAの使用と維持期のRFPの使用がもっとも重要なポイントとなっており，治療期間は，標準療法（A）法では6ヵ月（180日）間，高齢者などPZAを投与できない標準療法（B）法では9ヵ月

10 結核に対する標準的な治療は？

標準療法(A)	PZA					
	EB (SM)					
	INH					
	RFP					
病月	1	2	3	4	5	6

標準療法(B)	EB (SM)								
	INH								
	RFP								
病月	1	2	3	4	5	6	7	8	9

図1）初回標準治療法と治療期間

（270日）間が標準となっている（図1）。

また本邦における結核菌の感受性結果では，2007年の調査[3]で全国から2,292株が集められ，初回治療例2,097株ではINH耐性3.1％，RFP耐性0.7％，EB耐性1.3％，SM耐性5.6％，INHとRFPの両剤に対して耐性を示す多剤耐性結核0.4％であり，既治療例195株ではINH耐性12.3％，RFP耐性6.7％，EB耐性2.6％，SM耐性12.3％，多剤耐性結核4.1％であった。またレボフロキサシン（LVFX）に関しては，ランダムに選ばれた852株で解析され，初回治療例での耐性は3.2％，既治療例での耐性は6.1％であった。経時的には耐性菌の頻度は1997年をピークに2002年には減少に転じており，これは直接服薬確認化学療法（directly observed treatment）の普及により，耐性獲得が減少したためと考えられている。

結論　結核に対する標準治療は，初期2ヵ月のPZAの使用と維持期のRFPの使用がもっとも重要であり，治療期間は，標準療法（A）法では6ヵ月（180日）間，PZAを投与できない標準療法（B）法では9ヵ月（270日）間である。耐性結核菌の治療では，最低限3剤の有効薬剤で治療する。

《エキスパートオピニオン》
こういうときはこうする!

　結核治療の目的を治療効果が良好かつ治療終了後の再発率も低いとした場合，そのポイントは，初期2ヵ月のPZAの使用と維持期におけるRFPの使用である。このポイントに基づいた治療が行われた場合には，活動性結核の治療期間はもっとも短期間で終了できる。つまり，感受性菌であった場合に，標準療法（A）法では6ヵ月（180日）間，高齢者などPZAを投与できない標準療法（B）法では9ヵ月（270日）間を標準的治療期間としている。もしRFPを投与できない場合には，初期治療にPZAを使用できた場合には治療期間は菌陰性化後18ヵ月，PZAを使用できない場合には菌陰性化後18〜24ヵ月と長期間になる。その他に，結核の治療期間の延長が必要になる場合は，日本結核病学会では，1）治療開始2ヵ月後に培養陰性化が得られない症例，2）重症結核例（粟粒結核，中枢神経結核，広汎空洞型など），3）再治療例ほか，4）免疫力の低下が想定される患者（糖尿病や塵肺，ステロイドや免疫抑制剤を使用中，HIV感染など）などを挙げており，維持期の治療を3ヵ月延長するよう推奨している[3]。一方，American Thoracic Society/Centers for Disease Control and Prevention/Infectious Diseases Society of America（ATS/CDC/IDSA）では，基礎疾患による治療期間の延長について明記がないものの，空洞性病変がある，もしくは治療開始2ヵ月後も培養陽性である場合において，診断時に低体重（理想体重より10%以上低値）を認める例やHIV感染例，肺病変が広範囲にわたる例においては，再発リスクが高いために治療の延長を考慮するように記載されている。また，中枢神経結核では9〜12ヵ月，骨関節結核では6〜9ヵ月の治療期間が推奨されている[4]。もし耐性結核菌であった場合には，RFP，リファブチン（RBT），INH，PZAのFirst-line drugs（a），SMとEBのFirst-line drugs（b），LVFX，カナマイシン（KM），エチオナミド（TH），エンビオマイシン（EVM），パラアミノサリチル酸（PAS），サイクロセリン（CS）のSecond-line drugs，そして新薬のデラマニド（DLM）の中から，優先順位に従って感受性がある薬剤を最低限3剤使用して行うことが必要である。

　その他，治療薬の選択について，代償性肝硬変や慢性活動性肝炎では

PZA を避ける，非代償性肝硬変では PZA と INH を避ける，重症肝不全では PZA，INH，RFP を避けるのが安全であり，肝毒性が少ない SM，EB，LVFX などの 3 剤以上による治療を検討する。また視神経炎などにて EB が使用困難な場合には，EB の代わりに SM や LVFX などの使用を検討するが，専門医に相談することが望ましい。

▶ 参考文献
1) East African-British Medical Research Council. Lancet 1974;2:237-240
2) British Thoracic Association. Br J Dis Chest 1984;78:330-336
3) Tuberculosis Research Committee (RYOKEN). Int J Tuberc Lung Dis 2015;19:157-162
4) 日本結核病学会　編：結核診療ガイドライン．改訂第 3 版．南江堂，2015
5) Nahid P et al. Clin Infect Dis 2016;63:e147-195

第3章

薬剤耐性菌治療

1. MRSA 感染症治療の第1選択肢は何か? ……………………………………… 92
2. MRSA の VCM MIC =2の株には，VCM 以外に変更するべきか? ……………… 95
3. 黄色ブドウ球菌（MRSA 含む）に対して，抗菌薬併用療法を行うべきか? …… 98
4. VRE 感染症において，最良の抗菌薬治療は何か? …………………………… 101
5. 腸球菌治療における抗菌薬併用によるシナジー効果を考えた場合，もっともよい組合わせはどれか? ……………………………………………… 104
6. MDRP 治療におけるシナジー効果を考えた場合，もっともよい組合わせはどれか? ……………………………………………………………… 108
7. ESBL 産生菌治療では，カルバペネム系薬で治療しなければだめなのか? … 111
8. AmpC 産生菌治療では，カルバペネム系薬で治療しなければだめなのか? … 114
9. CRE 感染症において，最良の抗菌薬治療は何か? …………………………… 117
10. ステノトロフォモナス・マルトフィリア感染症において最良の抗菌薬治療は何か? ST 合剤耐性株ではどう治療するか? ……………………… 121
11. アシネトバクターの治療に，アンピシリン／スルバクタムを使用してよいのか? ……………………………………………………………… 124

第3章 薬剤耐性菌治療

① MRSA感染症治療の第1選択肢は何か？

現状のエビデンスと問題点

　メチシリン耐性黄色ブドウ球菌（Methicillin-resistant *Staphylococcus aureus*：MRSA）は代表的な薬剤耐性グラム陽性球菌であり，皮膚軟部組織感染症や骨髄炎，血流感染症など様々な感染症の原因菌である。MRSAはβラクタム系薬が結合しにくいペニシリン結合タンパク（penicillin binding protein：PBP）2aを発現させており，加えてその他の薬剤耐性遺伝子などによって，多剤耐性となる。

　MRSAに対して用いられる抗菌薬は，注射薬ではバンコマイシンをはじめとして，ダプトマイシン，リネゾリドなどがある。内服薬としてはST合剤やミノサイクリン，クリンダマイシン，リネゾリドなどがある。

　近年海外では，抗MRSA活性を持つ第5世代セフェム系薬であるセフタロリンなど，多くの新規抗MRSA薬が開発されているが，執筆時点で既存薬と比較してその優越性を示すデータの蓄積は十分でない。

　現在のエビデンスとして，IDSAのMRSA感染症治療ガイドライン[1]における推奨は，菌血症と感染性心内膜炎ではバンコマイシンまたはダプトマイシン[2]，肺炎ではバンコマイシンまたはリネゾリドとなっている[3]。以下，これらの3つの抗MRSA薬についてみていく。

　バンコマイシンはグリコペプチド系薬であり，細胞壁合成を阻害し，殺菌的に働く。特長としては，抗MRSA薬のなかでもっとも豊富な臨床実績がまず挙げられる。注意点には，腎毒性や耐性化を避けるために血中濃度測定が必要なこと，レッドマン症候群などがある。薬剤耐性については，それぞれ異なる耐性機序による，バンコマイシン低感受性黄色ブドウ球菌（vancomycin-intermediate *S. aureus*：VISA）やバンコマイシン耐性黄色ブドウ球菌（vancomycin-resistant *S. aureus*：VRSA）があるが，幸いにも現時点で本邦においてVISAはほとんど検出されておらず，VRSAの検出の報告は未だない[4]。

　ダプトマイシンはリポペプチド系薬であり，細胞膜に結合し傷害することで，殺菌的に働く。VISAやVRSA，バンコマイシン耐性腸球菌（Vancomycin

Resistant Enterococci：VRE）といったバンコマイシン耐性菌の数少ない治療選択肢のひとつである。血流感染症に対する通常投与量は 6 mg/kg であるが，近年は 8〜10 mg/kg の高用量投与の有効性も指摘されている[5]。注意点としては，CK のモニタリングが必要なこと，肺サーファクタントによって不活化されるため肺炎には使用できないことなどが挙げられる。薬剤耐性についてはバンコマイシンとの交叉耐性や，使用経過のなかで MIC が上昇することがあると指摘されている[2]。

　リネゾリドはオキサゾリジノン系薬であり，50S リボソームに結合しタンパク合成を阻害するが，その作用は静菌的である。ダプトマイシンと同様にバンコマイシン耐性菌に対しても有効であり，剤形として内服薬がある。注意点としては，使用開始から 2 週間程度で認められる血球減少（特に血小板減少）などが挙げられる。薬剤耐性については，リボソーム RNA の変異や耐性遺伝子によるものがあり，耐性遺伝子保有株のアウトブレイクも報告されている[6]。

　最後に抗 MRSA 薬間での治療効果の優劣については，バンコマイシンに対してダプトマイシンやリネゾリドの優越性を示す質の高いエビデンスは乏しい。あるランダム化比較研究では，MRSA を含む黄色ブドウ球菌菌血症（右心系の感染性心内膜炎を含む）に対して，ダプトマイシン投与群（6 mg/kg）とバンコマイシン＋低用量ゲンタマイシン投与群において，治療成功率に有意な差はなかった[2]。あるメタアナリシスでは，MRSA 肺炎患者に対して，リネゾリド投与群とグリコペプチド系薬投与群（バンコマイシンまたはテイコプラニン）の間で治療成功率に有意な差はなかった[7]。

> **結論**
> バンコマイシンは豊富な臨床実績があり，現在でも MRSA 感染症の第 1 選択薬である。
> バンコマイシン以降，多くの抗 MRSA 薬が開発されたが，現時点ではそれらの優越性を示す質の高いエビデンスは十分でない。

《エキスパートオピニオン》
こういうときはこうする！

MRSA 感染症に対し，筆者は豊富な臨床実績のあるバンコマイシンを第

1選択薬としている。ダプトマイシンやリネゾリドも有用な薬剤ではあるが，VREなどバンコマイシンによる治療が難しい高度耐性菌への切り札として，基本的に使用はできるだけ温存する。

しかし一方で，バンコマイシンが使いづらい状況もある。具体的には治療開始前にバンコマイシンのMIC≧2が判明した場合や，バンコマイシンのトラフ値がわかるまでに何日もかかってしまう状況（外注検査しか利用できない場合，年末年始など休日体制の場合など）で患者に腎不全がある場合などである。このような場合には，安全のためダプトマイシンやリネゾリドへの変更・開始を検討することもある。

最後に本項のテーマからは少しずれるが，しばしば臨床現場において，治療が成功したかどうかの要因を使用した抗MRSA薬の種類だけで考えがちな状況があるが，そもそも，治療成功の前提となるドレナージや異物除去などのソースコントロールが十分でないことも多い。抗MRSA薬の種類「以前」の問題にきちんと対応しているかを，よく確認しておくことが重要である。

▶ 参考文献
1）Liu C et al. Clin Infect Dis 2011 Feb 1;52(3):285-292
2）Fowler VG Jr et al. N Engl J Med 2006 Aug 17;355(7):653-665
3）Wunderink RG et al. Chest 2008 Dec;134(6):1200-1207
4）厚生労働省院内感染対策サーベイランス事業ホームページ（https://janis.mhlw.go.jp/policy/index.html）（2017年11月24日に最終閲覧）
5）Falcone M et al. Clin Infect Dis 2013 Dec;57(11):1568-1576
6）Sánchez García M et al. JAMA 2010 Jun 9;303(22):2260-2264
7）Walkey AJ et al. Chest 2011 May;139(5):1148-1155

第3章 薬剤耐性菌治療

② MRSA の VCM MIC＝2 の株には，VCM 以外に変更するべきか？

◆ 現状のエビデンスと問題点

　CLSI の基準でも[1]，EUCAST の基準でも[2]，MRSA に対するバンコマイシンの MIC が 2 μg/mL 以下のとき，その株をバンコマイシン感性と定義している。よって，MIC＝2 μg/mL の株は，上限ではあるがバンコマイシン感性域に入る。

　しかし，バンコマイシンの MIC が感性域上限付近の MRSA 株の場合，バンコマイシンでの治療失敗率が高まるとする報告がある。あるメタアナリシスでは，MIC テストストリップ（E test®）でのバンコマイシンの MIC が 2 μg/mL 以上の群では死亡率の上昇が認められたが，1.5 μg/mL 以下の群では死亡率の上昇は認められなかった[3]。ただしその一方で，別のメタアナリシスではバンコマイシンの MIC が 1.5 μg/mL 以上の群と 1.5 μg/mL 未満の群の間には死亡率の差は認められておらず[4]，結論は出ていない。

　以上の理由から，バンコマイシンでエンピリックに治療を開始した後に，バンコマイシンの MIC＝2 が判明した場合の治療方針については，バンコマイシンを避けるべきとする考え，そしてバンコマイシンを使ってよいとする考えの，2 つの考え方がある。

　前者の背景としては，PK/PD において目標とするバンコマイシンの 24-Hr AUC/MIC ≧ 400 が[5]，バンコマイシンの MIC＝2 の場合には高用量バンコマイシン投与でも達成が困難であること[6] や，MIC＝2 のときにはヘテロ VISA（注）である可能性があること（ただし，ヘテロ VISA が臨床アウトカムを悪化させるかは証明されていない[7]）がある。

　一方で後者の背景には，治療効果の判定は臨床的な反応でみるべきとする考えがある。それを支持する根拠として，MIC の値は 1 管程度であれば検査その都度で変動するものであり，さらに E test® や微量液体希釈法，自動機器判定といった異

注：「ヘテロ VISA」とは，同一の MRSA 株からなる細胞集団（コロニーなど）において，構成する細胞のほとんどはバンコマイシンに感性だが，そのなかに少数の VISA 細胞が含まれている状態（ヘテロ耐性）を有する MRSA を指す。

なる MIC の測定方法，また同じ測定方法であっても試薬・機器の種類によって MIC の値は変動することがある[8]。すなわち，ある検査法で MIC ＝ 2 と判定された株が，実際には他の検査法では MIC が 2 より低く，臨床上問題となるバンコマイシンが効きにくい株ではないかもしれないということである。

　IDSA のガイドラインでは，治療開始後にバンコマイシンの MIC が 2 μg/mL の MRSA 株が検出されたとき，それまでのバンコマイシンによる治療が奏効している場合にはバンコマイシンの使用を継続するとしている（MIC が 2 μg/mL より高いときには，他剤に変更する）。一方で，菌血症の遷延など治療が奏効していない場合（もちろん，適切なソースコントロールなどは行ったうえで）には，バンコマイシンの使用を中止し，他剤に変更すべきとしている[9]。

バンコマイシン MIC ＝ 2 の MRSA 株による感染症では，バンコマイシンによる治療失敗が多いとする意見もある一方で，治療失敗とは有意な相関はないとする意見もあり，結論が出ていない。

《エキスパートオピニオン》
こういうときはこうする！

　MIC ＝ 2 の株であっても，基本的な治療の考え方は変わらないと考える。バンコマイシンによる治療開始後にバンコマイシンの MIC ＝ 2 が判明した際には，筆者は治療に反応していればバンコマイシンをそのまま継続する。

　治療に対する反応がよくないときには他剤への変更を検討するが，その際には本当に治療反応が不良なのか（通常の治癒過程ではないのか），そしてバンコマイシンの MIC ＝ 2 が治療反応不良の原因なのかを十分に検討する必要がある。

　治療反応性が良いか悪いかの判断は，解熱や CRP 値低下で判断するのではなく，バイタルサインなど全身状態改善や血液培養の陰性化で判断する。感染性心内膜炎の場合には血液培養陰性化まで 1 週間前後かかるのはよくある経過であり，いたずらに治療開始から数日の時点で，バンコマイシンの効果不良としない。

2　MRSAのVCM MIC＝2の株には，VCM以外に変更するべきか？

　また治療反応不良と判断した場合，その原因については，ソースコントロールやバンコマイシンの投与量設計などが問題ないかを十分に検討したうえで，除外診断的にMIC＝2が原因と判断する。

　最後に，既述のようにMICの測定方法や測定試薬・機器によってMICの値は変動するため，自施設の検査室におけるMICの検査法や機器が何か，そしてそれらにはどのような傾向（MICが高く出やすいなど）があるかを事前に把握しておくとよい。

▶ 参考文献

1）Clinical and Laboratory Standards Institute. Performance standards for antimicrobial susceptibility testing. Twenty-seventh informational supplement. Document M100-S27. Wayne, PA: CLSI; 2017
2）The European Committee on Antimicrobial Susceptibility Testing. Breakpoint tables for interpretation of MICs and zone diameters. Version 7.1, 2017
3）van Hal SJ et al. Clin Infect Dis 2012 Mar;54(6):755-771
4）Kalil AC et al. JAMA 2014 Oct 15;312(15):1552-1564
5）Moise-Broder PA et al. Clin Pharmacokinetic 2004;43(13):925-942
6）Mohr JF et al. Clin Infect Dis 2007 Jun 15;44(12):1536-1542
7）Musta AC et al. J Clin Microbiol 2009 Jun;47(6):1640-1644
8）Sader HS et al. Antimicrob Agents Chemother 2009 Oct;53(10):4127-4132
9）Liu C et al. Clin Infect Dis 2011 Feb 1;52(3):e18-55

第 3 章 | 薬剤耐性菌治療

黄色ブドウ球菌（MRSA 含む）に対して，抗菌薬併用療法を行うべきか？

現状のエビデンスと問題点

　抗菌薬を併用する目的はいくつかある。例を挙げると，シナジー効果を得るため，スペクトラムを補完しあうため，薬剤耐性化を予防するため，毒素産生を抑制するため，などである。ここでは黄色ブドウ球菌の併用療法のなかで，特にシナジー効果を得るための併用療法について述べていく。さらに抗 MRSA 薬に併用する抗菌薬の候補は多数あるが，なかでも代表的なリファンピシン，ゲンタマイシンについて取り上げ，そしてβラクタム系薬の併用（MRSA の場合）についても最後に簡単に触れる。

　まずリファンピシンは静止期の菌にも殺菌的に働き，またバイオフィルムへの移行性も良好であることなどを理論的な背景として，併用薬として用いられてきた[1]。しかし，実際にはその有効性を支持する報告もある一方で[2]，逆に否定的な報告もある。有効性を支持する報告として，あるシステマティックレビューでは，人工物感染症と骨髄炎について，リファンピシン併用が有効であることが示唆された[3]。否定的な報告としては，あるランダム化比較試験で，自然弁の MRSA 感染性心内膜炎患者について，バンコマイシン単剤投与群と比べて，バンコマイシンにリファンピシン内服を加えた併用群の方が，血液培養の陰性化までの期間が長かった（平均 7 days vs. 9 days）[4]。IDSA の MRSA 感染症治療ガイドラインでは，菌血症および自然弁の感染性心内膜炎において，ルーティンでのリファンピシン併用を勧めていない[5]。

　次にゲンタマイシンについては，in vitro で抗 MRSA 薬とのシナジー効果が認められることを理論的な背景として，併用薬として用いられてきた[1]。しかしゲンタマイシン併用について，臨床での有効性を示す質の高いエビデンスは乏しい。あるランダム化比較研究では，MRSA を含む黄色ブドウ球菌菌血症（右心系の感染性心内膜炎を含む）に対して，ダプトマイシン投与群（6 mg/kg）とバンコマイシン＋低用量ゲンタマイシン投与群において，治療成功率に有意な差はなかった[6]。また，ゲンタマイシンの併用は低用量でも腎機能障害のリスクであるとする報告もある[7]。IDSA の MRSA 感染症治療ガイドラインでは，リファンピシンと同

3 黄色ブドウ球菌（MRSA含む）に対して，抗菌薬併用療法を行うべきか？

様に，菌血症および自然弁の感染性心内膜炎において，ルーティンでのゲンタマイシン併用を勧めていない[5]。

一方で人工弁の感染性心内膜炎の場合には，リファンピシンとゲンタマイシンの2剤を併用薬として使用することが，米国心臓協会（American Heart Association：AHA）と欧州心臓病学会（European Society of Cardiology：ESC）のガイドラインにおいて，MSSAの場合，MRSAの場合ともに推奨されている[8, 9]。しかし，この推奨は質の高い臨床試験の結果を踏まえたものではなく，コアグラーゼ陰性ブドウ球菌での報告を根拠のひとつとしている[8]。一方で，ある前向き研究では，コアグラーゼ陰性ブドウ球菌の人工弁感染性心内膜炎において，バンコマイシンにリファンピシンまたはゲンタマイシン，およびその両方を併用しても有意な死亡率の低下は認められなかったとしており，上記の併用の根拠となっている報告とは相反する結果になっている[10]。

最後にβラクタム系薬と抗MRSA薬の併用については，in vitroでは有効とする多くの報告がある[1]。臨床における報告では，ある多施設研究において，MRSA菌血症患者に対してバンコマイシンにペニシリナーゼ耐性ペニシリン系薬を加えた群では，加えなかったコントロール群に比べて血液培養の陰性化までの期間が短かった。ただし，2群間で死亡率に有意な差は認められなかった[11]。

以上をまとめると，黄色ブドウ球菌感染症に対する併用療法については，質の高いエビデンスに基づき，その有効性を示せているものは実際には少ない。抗菌薬併用においては，有害事象の増加などむしろマイナスの面もあるため，実臨床において併用するかどうかは，慎重に判断すべきである。

結論 黄色ブドウ球菌感染症における抗菌薬の併用療法は，質の高い臨床のエビデンスに基づいているものは少ない。

《エキスパートオピニオン》
こういうときはこうする！

黄色ブドウ球菌感染症に対する併用療法については，その有効性の根拠が十分でないものが多く，かつ，リファンピシンによる肝障害や薬物相互作

用，ゲンタマイシンによる腎毒性など，少なからず併用によるデメリットもある。

　以上より，推奨のあるもの以外では，なるべく併用を行わない。推奨のある感染症においても，その有効性の根拠の確からしさに応じて，併用するかどうかを症例ごとに検討する。

　具体的には，人工物感染や骨髄炎ではリファンピシンの併用を，また人工弁の感染性心内膜炎ではリファンピシンとゲンタマイシンの併用を基本的には行うものの，肝障害や腎障害などがある症例については，併用のリスクベネフィットを総合的に判断して，早期の併用中止や，時に併用を避けることも検討してよいと筆者は考える。

▶ 参考文献
1) Davis JS et al. Semin Respir Crit Care Med 2015 Feb;36(1):3-16
2) Thwaites G et al. Trials 2012 Dec 18;13;241
3) Perlroth J et al. Arch Intern Med 2008 Apr 28;168(8):805-819
4) Levine DP et al. Ann Intern Med 1991 Nov 1;115(9):674-680
5) Liu C et al. Clin Infect Dis 2011 Feb 1;52(3):e18-55
6) Fowler VG Jr et al. N Engl J Med. 2006 Aug 17;355(7):653-665
7) Cosgrove SE et al. Clin Infect Dis 2009 Mar 15;48(6):713-721
8) Baddour LM et al. Circulation 2015 Oct 13;132(15):1435-1486
9) Habib G et al. Eur Heart J 2015 Nov 21;36(44):3075-3128
10) Chu VH et al. Heart 2009 Apr;95(7):570-576
11) Davis JS et al. Clin Infect Dis 2016 Jan 15;62(2):173-180

第3章 薬剤耐性菌治療

 VRE 感染症において，最良の抗菌薬治療は何か？

現状のエビデンスと問題点

　腸球菌属菌（*Enterococcus spp.*）は，尿路感染症や菌血症，感染性心内膜炎などの原因菌となるグラム陽性球菌であり，病原性は低いものの，薬剤耐性度は高い。いくつかの菌種に分かれるが，ヒトの感染症の原因菌としては *E. faecalis* と *E. faecium* が重要である。前者は市中感染が多くペニシリン系薬に感性であるのに対し，後者は院内感染が多くペニシリン系薬に耐性であることがほとんどで，バンコマイシンが第一選択薬である。腸球菌全体として内因性の薬剤耐性が多く，セフェム系薬や ST 合剤などに耐性である[1]。

　バンコマイシン耐性腸球菌（Vancomycin Resistant Enterococci：VRE）は，耐性遺伝子の獲得によりバンコマイシンの結合部位（D-Ala-D-Ala 部位）が変化することで，バンコマイシンにも耐性となった腸球菌である。本邦ではまだ散発的な報告しかないものの，米国では腸球菌のうち実に 1/3 が VRE とする報告もあり，大きな問題となっている[2]。

　VRE となる腸球菌のほとんどがペニシリン系薬耐性である *E. faecium* であるため，その第一選択薬であるバンコマイシンまで耐性となってしまうと（特に感染性心内膜炎などの侵襲性感染症の場合には），治療選択肢は極めて限られる。以下，血流感染症に対する治療を中心にみていく。

　VRE の最適な抗菌薬治療について，現時点ではまだ臨床データの蓄積が十分でないが，リネゾリド，ダプトマイシンやキヌプリスチン・ダルホプリスチンなどによる単剤治療や，併用治療がその候補として挙げられる。

　単剤治療において，現時点でエビデンスの蓄積が多いのはリネゾリドとダプトマイシンである。この 2 剤について，どちらがより優れているかはまだわかっていない。VRE 菌血症患者に対するリネゾリド投与群とダプトマイシン投与群の比較において，あるメタアナリシスでは 30 日死亡率がリネゾリド群で有意に低かった[3] としているが，ある後ろ向き研究では逆にリネゾリド群で 30 日死亡率が有意に高かった[4]。ダプトマイシンに関しては，高用量投与が有効かもしれないという報告がある。ある観察研究では，VRE 血流感染症に対して，ダプトマイシン高用量群

（≧ 9 mg/kg）が，中用量群（7～9 mg/kg）や低用量群（≦7 mg/kg）と比べて死亡率が有意に低かった[5]。

キヌプリスチン・ダルホプリスチンはストレプトグラミン系抗菌薬2剤の混合剤であり，ある前向き研究では VRE 感染症（腹腔内感染や菌血症など）に対して，緊急避難的に同剤を投与し臨床的・微生物学的な改善が約 65% で認められた[6]。しかし，投与ルートとして中心静脈カテーテル留置が必要であることや，多くの薬剤相互作用があることなど，実際には使用しづらい面も多い。なお，上述のように VRE はほとんどが E. faecium ではあるが，同剤は E. faecalis には内因性耐性のため効果がないので使用にあたっては注意する。

単剤での治療が難しいことを背景に，より殺菌作用を高める必要がある侵襲性感染症の場合には，併用療法が選択されることが多い。併用療法のレジメンについてもやはりエビデンスは乏しいが，現時点の候補としては，ダプトマイシンにアンピシリンとゲンタマイシンを併用[7]，ダプトマイシンにチゲサイクリンを併用[8]，キヌプリスチン・ダルホプリスチンに高用量アンピシリンを併用，などがある[9]。なお，ここでアンピシリンが併用の候補薬のひとつとなっている。これは，ほとんどが E. faecium である VRE はアンピシリンに耐性（MIC≧16 μg/mL）[1]のことが多いが，アンピシリンの MIC が 64 μg/mL 以下の場合では，高用量投与（18～30 g/day）であれば治療効果が望める血中濃度を保てることを理論的な根拠としている[10]。

最後に，腎機能低下時には注意が必要である。一般にリネゾリドは用量調節が不要といわれているが，腎不全患者では腎機能正常者に比べ，血球減少が起こりやすいとする報告もある[11]。一方，ダプトマイシンは腎障害の程度や透析の有無に応じて，適宜，用法用量の調節が必要である。

 結論 VRE に対して有効な抗菌薬の選択肢は限られており，特に侵襲性感染症の場合には，最適な抗菌薬治療レジメンについてはエビデンスの蓄積は十分でない。

《エキスパートオピニオン》
こういうときはこうする！

　VRE感染症に対する単剤治療薬としては，筆者は有効性の報告が多いリネゾリド，またはダプトマイシンを選択する。リネゾリドは静菌的であること，一定期間以上の使用で骨髄抑制が起こることから，筆者は感染性心内膜炎や骨髄炎の場合にはダプトマイシンを選択する。また，エビデンスはまだ十分でないが，ダプトマイシンはより高い効果が期待される高用量での投与を検討する。

　また侵襲性感染症である心内膜炎の場合には，少しでも殺菌能を上げる必要があるため，ダプトマイシンをベースとし，高用量アンピシリンやアミノグリコシド系薬などを組合わせた併用療法を検討・開始する。

　最後に，VRE感染症は抗菌薬治療に非常に抵抗性であるからこそ，カテーテルの抜去やIEに対して外科的な切除などのソースコントロールを適宜検討し，いたずらに抗菌薬治療のみに拘泥しないようにする。

▶ 参考文献
1) Clinical and Laboratory Standards Institute. Performance standards for antimicrobial susceptibility testing. Twenty-seventh informational supplement. Document M100-S27. Wayne, PA: CLSI; 2017
2) Weiner LM et al. Infect Control Hosp Epidemiology 2016 Nov;37(11):1288-1301
3) Balli EP et al. Antimicrob Agents Chemother 2014;58(2):734-739
4) Britt NS et al. Clin Infect Dis 2015 Sep 15;61(6):871-878
5) Chuang YC et al. Clin Infect Dis 2017 Apr 15;64(8):1026-1034
6) Moellering RC et al. J Antimicrob Chemother 1999 Aug;44(2):251-261
7) Arias CA et al. Clin Infect Dis 2007 Nov 15;45(10):1343-1346
8) Schutt AC et al. Ann Pharmacother 2009 Dec;43(12):2108-2112
9) Bethea JA et al. Ann Pharmacother 2004;38(6):989
10) Murray BE. N Engl J Med 2000 Mar 9;342(10):710-721
11) Wu VC et al. Clin Infect Dis 2006 Jan 1;42(1):66-72

第3章 薬剤耐性菌治療

 腸球菌治療における抗菌薬併用による
シナジー効果を考えた場合,
もっともよい組合わせはどれか？

現状のエビデンスと問題点

　前項で触れたように腸球菌は薬剤耐性度が高い菌であり，また最小殺菌濃度（Minimum Bactericidal Concentration：MBC）が最小発育阻止濃度（Minimum Inhibitory Concentration：MIC）よりもずっと高いという現象（トレランス）が起こるため，殺菌することが難しい。よって，心内膜炎や髄膜炎，好中球減少時の菌血症などの殺菌作用が必要となる侵襲性感染症に対しては，治療成功の確率を少しでも上げるため単剤での治療は避け，できる限り併用療法を行う。この点は，単剤治療でも一定の治療効果が得られる黄色ブドウ球菌感染症の併用療法とは異なる。すなわち，腸球菌侵襲性感染症に対するシナジー効果は，あるとよりよいものではなく，治療成功のために必なければならないものである。

　以下，腸球菌の侵襲性感染症の代表的なものとして，感染性心内膜炎のシナジー効果についてみていく。

　シナジー効果を得るための最適な併用療法の組合わせは，治療対象となる腸球菌株の薬剤感受性情報によって決定される。そのため，アンピシリン（またはベンジルペニシリン），ゲンタマイシン，ストレプトマイシン，バンコマイシンの薬剤感受性については，最低限知っておく必要がある。なお，ここでのアミノグリコシド系薬の耐性とは，通常のS・I・R判定で用いる耐性基準ではなく，高度耐性のことである。前項で触れたように，もともと腸球菌はアミノグリコシド系薬に対して内因性耐性であるが，MICの値が極めて高い高度耐性でなければシナジー効果が期待できるからである。CLISの基準ではゲンタマイシンの場合にはMICが500μg/mL以上，ストレプトマイシンの場合にはMICが1000μg/mL以上の場合に，高度耐性と定義している（MICの値は，その測定法によって異なるため，注意する）[1]。

　ここからは併用療法を構成する各薬剤の感受性ごとに，具体的に場合分けをしてみていく（図1）[2]。

5 腸球菌治療における抗菌薬併用によるシナジー効果を考えた場合，もっともよい組合わせはどれか？

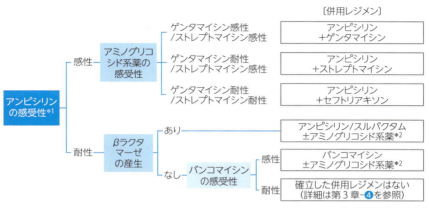

*1： ベンジルペニシリンでもよい
*2： アンピシリン感性のときと同じく，薬剤感受性から併用可能であればゲンタマイシンまたはストレプトマイシンのどちらかを選ぶ

図1）腸球菌に対する併用療法レジメンの考え方の一例

❶ペニシリンに感性の場合

1： アンピシリン（またはベンジルペニシリン。以下，略）に，ゲンタマイシンを併用する[注1)]。
2： ゲンタマイシンが高度耐性の場合には，アンピシリンにストレプトマイシンを併用する[注1)]。
3： ゲンタマイシン，ストレプトマイシンともに高度耐性の場合には，アンピシリンにセフトリアキソンを併用する[3), 注2)]。

❷ペニシリンに耐性の場合

1： βラクタマーゼ陽性の場合には，上記①のアンピシリンをアンピシリン／スルバクタムに変更する[注3)]。
2： βラクタマーゼ陰性の場合には，上記①のアンピシリンをバンコマイシンに変更する。

❸ペニシリンに耐性，かつバンコマイシンに耐性の場合

※薬剤の選択について，確立した十分なエビデンスはない（組合わせの候補については前項参照）。

注1： ペニシリン系薬が細胞壁に作用することで，アミノグリコシド系薬が細胞壁を通過し作用点まで到達することを助ける。アミノグリコシド系薬の併用では，まずゲンタマイシンが使えるか（高度耐性でないか）を確かめ，次にストレプトマイシンが使えるかを確かめる。その理由は，アミノグリコシド系薬の修飾酵素によって，ゲンタマイシンが高度耐性であってもストレプトマイシンは高度耐性でないことがあり，かつその逆もありうるからである。一方で，他のアミノグリコシド系薬であるトブラマイシンやアミカシンは，シナジー目的には使用できない。
注2： 異なる2つのβラクタム系薬が，それぞれ異なる腸球菌のペニシリン結合タンパクに結合することでシナジー効果を得ることが目的である[5]。
注3： βラクタマーゼ産生の腸球菌の頻度は高くないと考えられている[6]。
　　　しかし，実際にβラクタマーゼの有無を調べられている機会は少ない。

結論　シナジー効果を得るための抗菌薬併用の組合わせは，菌株の薬剤感受性に応じて決定される。
　　　バンコマイシンに耐性のときなど，確立した併用レジメンがない場合もある。

5 腸球菌治療における抗菌薬併用によるシナジー効果を考えた場合,もっともよい組合わせはどれか?

《エキスパートオピニオン》
こういうときはこうする!

　シナジー効果を得るための抗菌薬の組合わせは,治療対象である腸球菌の薬剤感受性,または薬剤アレルギーの有無によって決定される.しかし,特にアミノグリコシド系薬の併用にあたっては,実際には腎機能障害があったり,高齢であったりと,その使用を必要以上に躊躇してしまっている場面も少なくないと考える.

　このような場合でも,筆者はなるべくアミノグリコシド系薬を併用するようにしている.理由としては,併用しないと治療成績が落ちることがわかっていること,セプシスなどに伴う急性の腎機能障害は全身状態が改善すれば腎機能も改善することが多いこと,アミノグリコシド系薬による腎機能障害は可逆性であることが多く,また短期間投与では起きにくいこと(もちろん,アミノグリコシド系薬の血中濃度モニタリングは行う),などの理由による.

　ただしアミノグリコシド系薬の併用を避け,セフトリアキソンの併用を選択する場合もある.具体的には,ベースに腎機能障害がある患者においてアミノグリコシド系薬の血中濃度測定の結果がすぐにわからない場合,聴神経障害がある場合などがある.

▶ 参考文献

1) Clinical and Laboratory Standards Institute. Performance standards for antimicrobial susceptibility testing. Twenty-seventh informational supplement. Document M100-S27. Wayne, PA: CLSI; 2017
2) Baddour LM et al. AHA Circulation 2015 Oct 13;132(15):1435-1486
3) Fernández-Hidalgo N et al. Clin Infect Dis 2013 May;56(9):1261-1268
4) Haas MJ et al. Methods Enzymol 1975;43:611-628
5) Mainardi JL et al. Antimicrob Agents Chemother 1995 Sep; 39(9): 1984-1987
6) Murray BE et al. Antimicrob Agents Chemother 1992 Nov;36(11):2355-2359

第3章 薬剤耐性菌治療

MDRP治療におけるシナジー効果を考えた場合，もっともよい組合わせはどれか？

◆ 現状のエビデンスと問題点

　緑膿菌（*Pseudomonas aeruginosa*）は，ブドウ糖非発酵のグラム陰性桿菌であり，湿潤環境に存在する。病原性は低いが，主に医療関連感染として肺炎や尿路感染症，カテーテル関連血流感染症，発熱性好中球減少症などの原因菌となる。治療の必要のない定着の状態であることも多く，治療開始に際しては臨床判断が必要である。

　緑膿菌はもともと抗菌薬に対する耐性度が高く，使用できる薬剤は抗緑膿菌活性のあるペニシリン系薬とセフェム系薬，カルバペネム系薬，モノバクタム系薬，ニューキノロン系薬，アミノグリコシド系薬などに限られている。

　多剤耐性緑膿菌（multidrug resistant *P. aeruginosa*：MDRP）は，内因性の耐性機序（外膜や標的蛋白の変異など）や外因性の耐性機序（メタロβラクタマーゼやアミノグリコシド系薬の修飾酵素など）によって緑膿菌がさらに高度耐性化したものであり，治療薬はより限られてしまう。本邦のMDRPの定義は，イミペネム，シプロフロキサシン，アミカシンの3剤全てに耐性であることであり，感染症法において5類感染症（定点）として届出対象となっている[1]。本邦でのMDRPの緑膿菌に対する割合はまだ低いものの，分離頻度は施設ごとで異なっており，また散発的なアウトブレイクが報告されている[2]。

　MDRPに対する単剤治療としては，ポリミキシンが有効であるとする報告が多く[3]，同剤にのみに感受性を示す菌株も少なくない。本邦でも近年，コリスチン（ポリミキシンE）が使用可能となっている。しかし，腎毒性を初めとした有害事象が少なからず出現すること，ポリミキシン単剤による緑膿菌感染症の治療成功率が高くないこと[4]，コリスチンの投与開始から有効な血中濃度に到達するまでに時間がかかること，グラム陽性菌や一部の陰性菌などに抗菌活性がなく混合感染では注意が必要なことなどの懸念事項があり，コリスチン単剤治療で全てが解決されるわけではない。

　このように単剤での治療が難しいことを背景として，MDRPに対する併用療法には以前から期待が寄せられてきた。現時点において，MDRPに対する併用療法

6 MDRP治療におけるシナジー効果を考えた場合，もっともよい組合わせはどれか？

およびその最適な組合わせについてのエビデンスの蓄積は十分ではないが，実際には血流感染症などの重症感染例に対しては少しでも殺菌能を上げるため併用療法が選択されることが多い。有効な治療薬の組合わせの候補は多岐にわたるが，in vitroでの報告をもとにしていることが多い。

併用薬の組合わせのひとつとして，単剤での有効性が期待されるコリスチンをベースとした組合わせについての報告が複数ある。臨床では，カルバペネム系薬やアミノグリコシド系薬，モノバクタム系薬，リファマイシン系薬などをコリスチンに併用し治療に成功した複数の報告（しかし，治療成績はコリスチン単剤群と比べて有意差なし）があるが，後ろ向き，症例数が少ない，菌株や感染フォーカスが揃っていないなどいずれも質の高い報告ではない[3,5-7]。また in vitro での報告では，コリスチンとセフタジジムの組合わせ，そしてコリスチンとリファンピシンの組合わせでシナジー効果を認めた[8,9]。

次に，βラクタム系薬をベースとした併用薬の組合わせについての報告もある。本邦から，モノバクタム系薬とアミノグリコシド系薬の併用効果についての，in vitro の報告がある。8施設から集められた MDRP 47株（うち，41株はメタロβラクタマーゼ産生菌）に対して，モノバクタム系薬であるアザクタムと3つのアミノグリコシド系薬（アルベカシン，アミカシン，ゲンタマイシン）のいずれかの組合わせで併用効果をみたところ，全ての組合わせでシナジー効果を認め，なかでもシナジー効果はアルベカシンとの併用でもっとも高かった[10]。この併用の組合わせは，本邦のMDRPはIMP型のメタロβラクタマーゼ産生株が多いが，モノバクタム系薬はメタロβラクタマーゼでは分解されにくいことを理論的な根拠としている。

結論 MDRPに対する抗菌薬併用療法のエビデンスについて，質の高い臨床試験に基づいたものは乏しい。

《エキスパートオピニオン》
こういうときはこうする！

MDRP感染症の治療については，既述のように治療選択肢が極めて限られ，かつ臨床での十分なエビデンスの蓄積がない。よって，尿道留置カテー

テルや中心静脈カテーテルなどの人工物の除去や，真の感染であった場合に早期の適切な治療を開始するといった感染症治療の原則が，抗菌薬の選択に加えて，より重要となってくる。

　血流感染症など侵襲性感染症の場合には，筆者は少しでも治療成績を上げるために，単剤治療ではなく，併用治療を選択する。併用薬を構成する抗菌薬の選択にあたっては，本邦の疫学や各施設でのアンチバイオグラムをよく把握したうえで，薬剤感受性や耐性機序（メタロβラクタマーゼなど）の確認を行い，それに基づいて併用薬の組合わせを決定する。MDRPの併用薬選択に対応した，チェッカーボードプレートが市販されているため，可能であれば効果のある組合わせをチェックしてもよい。

　有効性が確立した併用薬の組合わせはないが，そのなかにあって筆者は単剤でも治療効果を望めるコリスチンを軸として，耐性機序と合併症などに応じて加える併用薬を選択し，併用レジメンを決定する。耐性機序については，本邦で多いIMP型をはじめとしたメタロβラクタマーゼの場合にはモノバクタム系薬を加え，KPC型やOXA型などの場合にはカルバペネム系薬を加える併用レジメンを，他の耐性機序についても考慮しながら検討する。また，合併症については，腎機能障害などがある場合にはコリスチンベースの併用レジメンは避ける。

▶ 参考文献
1) 厚生労働省ホームページ
  (http://www.mhlw.go.jp/bunya/kenkou/kekkaku-kansenshou11/01-05-42-01.html)（2017年11月28日に最終閲覧）
2) 厚生労働省院内感染対策サーベイランス事業ホームページ
  (https://janis.mhlw.go.jp/policy/index.html)（2017年11月28日に最終閲覧）
3) Linden PK et al. Clin Infect Dis 2003 Dec 1;37(11):e154-160
4) Kvitko CH et al. J Antimicrob Chemother 2011 Jan;66(1):175-179
5) Tascini C et al. J Chemother 2006 Dec;18(6):648-651
6) Falagas ME et al. Clin Microbiol Infect 2006 Dec;12(12):1227-1230
7) Conway SP et al. Thorax 1997 Nov;52(11):987-993
8) Gunderson BW et al. Antimicrob Agents Chemother 2003 Mar;47(3):905-909
9) Timurkaynak F et al. Int J Antimicrob Agents 2006 Mar;27(3):224-228
10) Araoka H et al. Jpn J Infect Dis 2012;65(1):84-87

第3章｜薬剤耐性菌治療

ESBL産生菌治療では，カルバペネム系薬で治療しなければだめなのか？

現状のエビデンスと問題点

　基質特異性拡張型βラクタマーゼ（Extended Spectrum β-lactamases：ESBLs）は，もとはペニシリナーゼ（Ambler分類：AまたはD）であったが，基質特異性を拡張し第1〜4世代セファロスポリン系薬やモノバクタム系薬まで分解できるようになっている。現在優位な型であるCTX-M型をはじめ，TEM型やSHV型などいくつかの型に分類され，大腸菌やクレブシエラ属，プロテウス属といった腸内細菌科細菌などにより産生される。ESBL産生遺伝子はプラスミド上にコードされているため，同種間だけでなく，異なる菌種間にもプラスミドを介して伝達される。

　ESBL産生菌治療を考えるうえで，疫学の変化が重要である。以前はクレブシエラ・ニューモニエ（*Klebsiella pnuemoniae*）による重症の院内感染例が主たる問題であったが，現在では特に大腸菌による軽症〜中等症の市中感染例（特に尿路感染症）が増えている[1, 2]。後述するように，現時点でのESBL産生菌治療の第一選択薬はカルバペネム系薬とされているが，これを支持するエビデンスの多くは以前の重症例が多かった時代に示されたものであり，現在の疫学を踏まえたカルバペネム系薬以外の抗菌薬の有効性については，執筆時点ではエビデンスの蓄積が十分でなく，これからの報告が待たれている状況である。

　薬剤耐性機序については，ESBLsはβラクタム系薬のオキシイミノ基を分解してしまうため，この構造を側鎖に持つ第1〜4世代セファロスポリン系薬やモノバクタム系薬は分解されてしまう。一方で，この構造を持たないセファマイシン系薬やカルバペネム系薬は分解されない。またESBLsは，βラクタマーゼ阻害剤によって阻害される。

　ESBL産生菌の治療で，現時点でその有効性の報告の蓄積がもっとも多いのはカルバペネム系薬である。ひとつの前向き研究では，ESBL産生のクレブシエラ・ニューモニエ菌血症患者において，カルバペネム系薬で治療された群が，他の抗菌薬（in vitroでは活性があると考えられたもの）で治療された群に比べて，治療開始後14日時点での死亡率が低かった[3]。

カルバペネム系薬の次に効果が期待されるものとしては，βラクタム系薬／βラクタマーゼ阻害剤やセファマイシン系薬がある。しかし，その効果を支持する報告と同時に否定する報告が存在していたり，エビデンスの蓄積がまだ十分でなかったりと，結論は出ていない。βラクタム系薬／βラクタマーゼ阻害剤のひとつであるピペラシリン／タゾバクタムについても，効果がカルバペネム系薬と同等であったとする報告[4]がある一方，効果が劣っていたとする報告もある[5]。また in vitro において，接種菌量が多いと MIC が上昇してしまう Inoculum Effect も報告されている[6]。

セファマイシン系薬のひとつであるセフメタゾールについては，後ろ向き研究だが，カルバペネム系薬と効果が同等であったとする本邦からの報告がある[7,8]。しかし，セファマイシン系薬の使用によって，外膜タンパクの変化などにより耐性化を誘導してしまうとする報告もある[9]。

セファロスポリン系薬については，in vitro では感性にみえることもあるが，その場合でも治療失敗が多く，使用すべきでないと考えられている[10]。

βラクタム系薬ではないニューキノロン系薬，アミノグリコシド系薬は，感受性があれば選択肢のひとつとなるが[11]，エビデンスの蓄積は十分でない。また ESBL 産生菌ではキノロン耐性が多いとされ[12]，治療失敗も多いとの報告がある[13]。

最後に膀胱炎などの軽症例に対しての内服薬という観点からは，アモキシシリン／クラブラン酸やホスホマイシン，ST 合剤も，感受性があれば選択肢となるかもしれない[14]。

以上をまとめると，ESBL 産生菌の治療は，現時点でのエビデンスからはカルバペネム系薬がファーストチョイスである。しかし，医療暴露歴がない市中感染例が増加している疫学の変化からも，軽症例についても全てカルバペネム系薬で治療するかどうかは，薬剤耐性化の観点からも，再検討が必要である。今後は重症度や感染症の型ごとに，最適な ESBL 産生菌の治療戦略の確立が課題であると考えられる。

結論 ESBL 産生菌治療において，現時点では第1選択はカルバペネム系薬であるが，βラクタム系薬／βラクタマーゼ阻害やセファマイシン系薬など他の薬剤も，代替薬となりうる。

7 ESBL産生菌治療では，カルバペネム系薬で治療しなければだめなのか？

《エキスパートオピニオン》
こういうときはこうする！

　ESBL産生菌治療においては，重症度や感染フォーカスに基づいて抗菌薬を選択する。医療暴露歴がない軽症のESBL市中感染例が増加している疫学変化を鑑みると，全ての症例にカルバペネム系薬を使用するのは，薬剤耐性化抑制の観点からも好ましくないと筆者は考える。

　重症の場合，すなわち血行動態が安定していない，ドレナージが十分でないなどの症例の場合には，第1選択薬であるカルバペネム系薬を用いる。

　一方で，軽症例や尿路感染症，ドレナージ後の胆道感染症などについては，筆者はセフメタゾールやピペラシリン／タゾバクタムを使用し，経過をフォローすることも選択肢のひとつと考える。

　また経験的にセフトリアキソンやニューキノロン系薬で治療開始後にESBL産生菌が検出された際も，治療が奏効し全身状態が安定している場合には，筆者はカルバペネム系薬ではなくセフメタゾールに抗菌薬を変更する。

　また頻度が高く軽症である膀胱炎に対しては，内服治療として，アンピシリン／クラブラン酸やST合剤，ホスミシンも選択肢のひとつとして用いている。

▶ 参考文献

1) Yamaguchi K et al. Jpn J Antibiot 2014 Apr;67(2):73-107
2) Hayakawa K et al. J Infect Chemother 2017 Feb;23(2):117-119
3) Paterson DL et al. Clin Infect Dis 2004 Jul 1;39(1):31-37
4) Rodríguez-Baño J et al. Clin Infect Dis 2012 Jan 15;54(2):167-174
5) Tamma PD et al. Clin Infect Dis 2015 May 1;60(9):1319-1325
6) Thomson KS et al. Antimicrob Agents Chemother 2001 Dec;45(12):3548-3554
7) Doi A et al. Int J Infect Dis 2013 Mar;17(3):e159-163
8) Matsumura Y et al. Antimicrob Agents Chemother 2015 Sep;59(9):5107-5113
9) Pangon B et al. J Infect Dis 1989 May;159(5):1005-1006
10) Paterson DL et al. J Clin Microbiol 2001;39(6):2206
11) Palacios-Baena ZR et al. Clin Infect Dis 2017 Oct 30;65(10):1615-1623
12) Lautenbach E et al. Clin Infect Dis 2001 Oct 15;33(8):1288-1294
13) Endimiani A et al. Clin Infect Dis 2004 Jan 15;38(2):243-251
14) Rodríguez-Baño J et al. Arch Intern Med 2008 Sep 22;168(17):1897-1902

AmpC 産生菌治療では，カルバペネム系薬で治療しなければだめなのか？

現状のエビデンスと問題点

　AmpC 型βラクタマーゼ（以降，AmpC と略）は，セファロスポリナーゼ（Ambler 分類：C）であり，染色体性とプラスミド性に分かれる。染色体性にAmpC を保有している菌としては，エンテロバクター属菌やセラチア属菌，シトロバクター属菌などがあるが，特にエンテロバクター属菌が重要である。

　染色体性では，通常 AmpC 遺伝子は抑制遺伝子によってその発現が抑制されているが，抑制遺伝子の変異が起きてしまうと，AmpC の過剰発現となる（脱抑制）。変異株の出現頻度は低いが，第 3 世代セファロスポリン系薬などを使用し続けることで，変異株のみ生き残り，選択されてしまう。また別の機序として，βラクタム系薬の使用により，AmpC 遺伝子の発現が亢進し，過剰発現となることがある（誘導）。誘導の程度は，抗菌薬ごとに異なる[1]。

　一方でプラスミド性では，はじめから AmpC が高発現であることが多い[1]。

　AmpC が過剰発現されてしまうと，第 1～3 世代セファロスポリン系薬，モノバクタム系薬は分解されてしまう。また ESBLs とは異なり，セファマイシン系薬も分解されてしまい，クラブラン酸などのβラクタマーゼ阻害剤でも阻害されにくい。一方で，カルバペネム系薬は AmpC では分解されない。第 4 世代セファロスポリン系薬であるセフェピムも AmpC では分解されにくく，かつ AmpC の誘導能も低い。

　AmpC 産生菌に対する治療で用いられる抗菌薬については，上述の理由からカルバペネム系薬を初め，セフェピム，そして薬剤感受性などに応じて，非βラクタム系薬であるニューキノロン系薬，アミノグリコシド系薬，ST 合剤なども候補に挙がる。

　AmpC 産生菌の治療で，現時点でその有効性がもっとも示されているのはカルバペネム系薬である。ある後ろ向き研究では，AmpC 産生クレブシエラ・ニューモニエ菌血症患者 13 名のうち，Definitive therapy としてイミペネムを投与された 9 名中 7 名が治癒したのに対し，広域セファロスポリン系薬を投与された 4 名は全員が死亡した[2]。

8 AmpC 産生菌治療では，カルバペネム系薬で治療しなければだめなのか？

　カルバペネム系薬の次に有効性が期待されるものとしては，セフェピムがある。ある後ろ向き研究では，エンテロバクター属菌による菌血症患者に対して，セフェピム投与群とカルバペネム系薬投与群の間で，死亡率に有意な差はなかった[3]。

　第3世代セファロスポリン系薬については，まだAmpCの発現量が少ないときには薬剤感受性検査において感性を示すが，実際に使用してみると治療失敗が多く，基本的には使用すべきでないと考えられている[4]。しかし一方で，第3世代セファロスポリン系薬も，重症度や感染フォーカス，菌種など症例に応じて，慎重な経過観察を前提に使ってもよいのではないかとする考えもある。ある観察研究では，染色体上にAmpCを保有するエンテロバクター属菌，*Serratia marcescens*，*Citrobacter freundii*，*Morganella morganii* が検出された患者について，抗菌薬を継続使用していくなかで，使用薬剤が耐性化するか，および治療失敗するかを検討した。使用抗菌薬全体での耐性化率は 1.9％（14/732）であり，使用した抗菌薬別の内訳では，広域セファロスポリン系薬 5.0％（11/218），セフェピム 0％（0/20），広域ペニシリン系薬 2.0％（2/100），カルバペネム系薬 0％（0/226），ニューキノロン系薬 0％（0/153），アミノグリコシド系薬 1.1％（1/89）であった。使用中の薬剤耐性化が認められた14症例のうち，死亡例は1例であり，菌種ごとの内訳では13症例がエンテロバクター属菌であった。耐性化した症例の感染フォーカスとしては胆道感染症がもっとも多く，そのほとんどが十分なドレナージ施行が難しい，悪性腫瘍による胆道浸潤を伴っていた[5]。

結論　AmpC産生菌の治療において，標準的かつ安全である抗菌薬はカルバペネム系薬であるが，セフェピムもその代替薬となりうると考えられる。
　第3世代セファロスポリン系薬に感受性がある場合でも，基本的にはその使用は避けるべきとされるが，症例によっては使用することがある。

《エキスパートオピニオン》
こういうときはこうする！

　AmpC 産生菌治療に対してはカルバペネム系薬が第一選択薬ではあるが，次点としてセフェピムも使用候補に挙がる。カルバペネム系薬の薬剤耐性化の問題を考慮し，筆者はセフェピムを用いることが多い。しかし Septic Shock などの重症例の場合には，他の耐性因子の併存などの可能性も考慮し，安全域をとって，カルバペネム系薬を選択する。

　第 3 世代セファロスポリン系薬に感受性がある場合には，重症度や感染フォーカス，菌種，ドレナージなどのソースコントロールがうまくいっているかに基づいて，使用を継続するかを検討する。筆者は，軽症例，ドレナージが十分に施行済み（または通過障害のない場合）の尿路感染症や胆道感染症，原因菌がエンテロバクター属以外の菌である場合には，慎重に経過をみながら第 3 世代セファロスポリン系薬を継続することが多い。逆に，上記の条件を満たさない場合には，カルバペネム系薬もしくはセフェピムに変更する。

　また治療が長期間にわたる，膿瘍や骨髄炎などの感染症の場合には，治療過程での耐性化のリスクを考慮し，第 3 世代セファロスポリン系薬を避ける。適切なドレナージを施行のうえ，セフェピムで治療を開始し，経過をみながらニューキノロン系薬や ST 合剤の内服へのスイッチを検討する。

▶ 参考文献

1) Jacoby GA. Clin Microbiol Rev 2009 Jan;22(1):161-182
2) Pai H et al. Antimicrob Agents Chemother 2004 Oct;48(10):3720-3728
3) Siedner MJ et al. Clin Infect Dis 2014 Jun;58(11):1554-1563
4) Chow JW et al. Ann Intern Med 1991 Oct 15;115(8):585-590
5) Choi SH et al. Antimicrob Agents Chemother 2008 Mar;52(3):995-1000

9 CRE感染症において，最良の抗菌薬治療は何か？

現状のエビデンスと問題点

　カルバペネム耐性腸内細菌（Carbapenem-resistant Enterobacteriaceae：CRE）の耐性機序はカルバペネマーゼによるものと，カルバペネマーゼ以外の機序（ESBLsやAmpCなど他のβラクタマーゼによるもの，ポーリン変化，エフラックスポンプなど）に分かれるが，前者のカルバペネマーゼ産生腸内科細菌（Carbapenemase-producing Enterobacteriaceae：CPE）が特に重要である。実際に，CREによる菌血症患者において，カルバペネマーゼを産生するCREが原因菌である群の方が，カルバペネマーゼ以外の機序によるCREが原因菌である群と比べて，死亡率が有意に高かった[1]。よってここでは主に，CPEの治療についてみていく。

　カルバペネマーゼにはKPC型（Ambler分類：A）や，IMP型，VIM型，NDM型（Ambler分類：B，メタロβラクタマーゼ），OXA型（Ambler分類：D）などの型がある。本邦ではIMP型が優位であるが，米国ではKPC型と，国ごとに疫学は大きく異なる。型ごとに基質分解能と産生菌種が異なっており，例えばIMP型は，モノバクタム系薬を分解できず，腸内細菌科細菌や緑膿菌によって産生される。

　これまで本邦ではCREは少ないとされてきたが，特定の医療機関の入院患者におけるCRE保菌率が12%もあったことが驚きとともに報告されている[2]。なお，本邦のCREの定義は，薬剤感受性が①メロペネムで中間か耐性，または②イミペネムで中間か耐性かつセフメタゾールで耐性，のいずれかに該当することであり，感染症法において5類感染症（全数）として届出対象となっている[3]。

　CRE感染症では，その治療選択肢が非常に限られていることが問題である。使用できる薬剤の候補はコリスチンをはじめ，チゲサイクリン，アミノグリコシド系薬，ニューキノロン系薬，ホスホマイシン，カルバペネム系薬などがある。海外ではceftazidime/avibactamなどの新しいβラクタマーゼ阻害剤を含んだ新薬が開発されている。しかしceftazidime/avibactamを例にしても，MICが高い菌株の報告が既にあり[4]，また本邦で優位なIMP型を含むメタロβラクタマーゼは阻

害できず，かつ執筆時点では本邦で使用できず，新薬開発によって問題がすぐに解決するわけではない。

　以下，抗菌薬の選択について，感染症フォーカスと重症度に注目して考えていく。

　まず，軽症であることが多い非複雑性の尿路感染症に対しては，アミノグリコシド系薬やホスホマイシンの単剤で治療が成功したとの報告がある[5,6]。

　一方，血流感染症などのより重症であるその他の感染症に対しては，より確実な治療効果を求めて，併用療法が用いられることが多く，実際に単剤治療と比べて併用治療を行った方がよりよい治療成功率を得られると考えられている。ある後ろ向き試験では，KPC型カルバペネマーゼ産生のクレブシエラ・ニューモニエ感染症患者において，2剤以上の併用療法を行った群の方が単剤治療群に比べて，有意に治療後14日の死亡率が低かった[4]。

　次に併用療法を構成する抗菌薬は，コリスチンやメロペネム，チゲサイクリン，ゲンタマイシンなどが挙げられるが，最適な組合わせについては十分にはわかっていない。しかし，これまでの研究から，現時点ではメロペネムを含んだ併用レジメンの有効性が高いと考えられている。あるコホート研究では，KPC型カルバペネマーゼ産生のクレブシエラ・ニューモニエ菌血症患者において，併用療法を行った全体での30日死亡率は54.3%であったが，そのなかのメロペネム／チゲサイクリン／コリスチンの3剤併用群では死亡率が12.5%でもっとも低かった[7]。また別のコホート研究では，KPC型カルバペネマーゼ産生のクレブシエラ・ニューモニエ感染症患者において，併用療法を行った群のなかで，メロペネムを含んでいる併用レジメン群で有意に死亡率が低かった。ただしそれは，メロペネムのMIC≦8 μg/mLの菌株の場合のみに限られた[4]。あるシステマティックレビューでは，メタロβラクタマーゼ産生およびKPC型カルバペネマーゼ産生のクレブシエラ・ニューモニエ感染症患者において，治療レジメン別に治療失敗率を比較したところ，メロペネムを含む併用治療群でもっとも治療失敗率が低かった（ただし，全301症例中でIMP型は6例のみ）[8]。

　以上，ここまでCRE感染症治療におけるエビデンスをみてきたが，治療薬の選択にあたっては，どのカルバペネマーゼの型であるかが，既述のように薬剤耐性パターンが異なるために重要である。しかし臨床からの報告は諸外国で優位なKPC型などのものが多く，本邦で優位であるIMP型の報告は少ないため，注意が必要

である。

　　尿路感染症であれば，アミノグリコシド系薬やホスホマイシンの単剤治療も選択肢となるかもしれない。
　　尿路感染症以外のより重篤な感染症では，単剤治療より併用治療の方が成績がよい。併用治療を構成する薬剤の候補としては，メロペネムやコリスチン，チゲサイクリンがある。

《エキスパートオピニオン》
こういうときはこうする！

　まず，CREがただの保菌の状態なのか，感染症を引き起こしているのかをきちんと見分ける。抗菌薬治療が非常に難しいCRE感染症だからこそ，不必要な抗菌薬投与は避ける（もちろん，保菌の場合でも感染拡大の予防は徹底する）。同様に，抗菌薬のみに頼るのではなく，カテーテルの抜去やドレナージなどのソースコントロールも重要である。

　CREによる血流感染症などの重篤な感染症に対して確立した組合わせはないが，メロペネムを含む併用レジメンで治療成績がよいとする報告があること，メロペネムやコリスチン，チゲサイクリンなどの併用の有効性の報告が多いことなどから，薬剤感受性や産生菌種などを考慮しこれらの抗菌薬から併用レジメンを組む。チゲサイクリンが血流感染には使いづらいことから，高度な腎機能障害などがなければ，筆者はメロペネムにコリスチンを組合わせた併用療法を第1選択として検討する。

▶ 参考文献
1) Tamma PD et al. Clin Infect Dis 2017 Feb 1;64(3):257-264
2) Yamamoto N et al. J Hosp Infect 2017 Jul 20. pii: S0195-6701(17)30397-3
3) 厚生労働省ホームページ
　（http://www.mhlw.go.jp/bunya/kenkou/kekkaku-kansenshou11/01-05-140912-1.html）（2017年12月1日に最終閲覧）

4) Tumbarello M et al. J Antimicrob Chemother 2015 Jul;70(7):2133-2143
5) Alexander BT et al. Clin Ther 2012 Jun;34(6):1314-1323
6) Michalopoulos A et al. Clin Microbiol Infect 2010 Feb;16(2):184-186
7) Tumbarello M et al. Clin Infect Dis 2012 Oct;55(7):943-950
8) Tzouvelekis LS et al. Clin Microbiol Rev 2012 Oct; 25(4): 682-707

第3章 薬剤耐性菌治療

ステノトロフォモナス・マルトフィリア感染症において最良の抗菌薬治療は何か？
ST合剤耐性株ではどう治療するか？

現状のエビデンスと問題点

　ステノトロフォモナス・マルトフィリア（stenotrophomonas maltophilia）は，ブドウ糖非発酵のグラム陰性桿菌である．病原性は低いが，広域抗菌薬投与歴や中心静脈カテーテル留置，肺構造変化，化学療法による好中球減少などの背景がある患者において院内感染の原因菌となり，肺炎や血流感染症などを引き起こす．しかし一方で治療の必要のない定着の状態であることも多いので，治療開始にあたっては臨床判断が必要である．

　ステノトロフォモナス・マルトフィリアの最大の特徴は，その高い薬剤耐性度である．種々の内因性および外因性の機序により，βラクタム系薬やモノバクタム系薬，アミノグリコシド系薬など多くの抗菌薬に耐性である．特にカルバペネム系薬に内因性に耐性であることは有名であり[1]，カルバペネム系薬使用中のブレイクスルー感染を引き起こす．

　ステノトロフォモナス・マルトフィリア感染症の治療については，治療薬ごとに有効性を検証した質の高い臨床データは乏しく，その報告の多くがin vitro の報告やケースレポートなどである．

　現時点のステノトロフォモナス・マルトフィリア感染症治療に対しての第一選択薬は，ST合剤である．ある報告では，米国および欧州の病院に肺炎で入院していた患者の喀痰，計494検体から分離されたステノトロフォモナス・マルトフィリアのST合剤への感性率は96〜98%であった[2]．しかしST合剤は第一選択ではあるものの，治療効果を高めるために高用量投与が推奨されていることもあり，過敏反応や毒性などのために治療を継続できず，他剤への変更を余儀なくされることも実際には少なくない．また加えて，ST合剤に対する薬剤耐性化も報告されている[3]．

　ST合剤の代替薬のひとつとして考えられているものに，ニューキノロン系薬がある．上述した米国および欧州からの報告では，レボフロキサシンへの感性率は75〜84%であった[2]．またある後ろ向き研究では，ステノトロフォモナス・マルトフィリア感染症患者（感染フォーカスは肺炎が最多であった）について，治療成功率はニューキノロン系薬投与群（55%）とST合剤投与群（61%）の間で，有意差

はなかった[4]。しかし，ニューキノロン系薬は単剤では耐性化しやすいとする in vitro の報告もあり，使用にあたっては注意が必要である[5]。

その他，ST 合剤の代替薬候補としては，感受性によりテトラサイクリン系薬やセフタジジムなどが挙げられる[6, 7]。

最後に，上述のように単剤治療では治療効果が確実ではないことから，併用療法に期待が寄せられているが，やはりここでも in vitro の報告が多く，質の高い臨床データは乏しいため，現時点では併用療法の有効性はわかっていない。第一選択薬である ST 合剤に，セフタジジムやシプロフロキサシンを併用した in vitro の報告などがある[8]。

結論

ステノトロフォモナス・マルトフィリア感染症に対する治療薬の有効性について，質の高いエビデンスは乏しい。

ST 合剤が第一選択であるが，有害事象や耐性化の問題がある。代替薬としては，ニューキノロン系薬やテトラサイクリン系薬などがある。

併用療法の有効性についても，質の高いエビデンスは乏しい。

《エキスパートオピニオン》
こういうときはこうする！

ステノトロフォモナス・マルトフィリア感染症の治療薬の選択にあたっては，施設のアンチバイオグラムを踏まえたうえで治療薬を決定するが，基本的には ST 合剤を第一選択とする。

筆者は，併用療法については以下の 2 つの場合に検討するようにしている。

まずはじめに，忍容性や感受性の問題で第 1 選択薬である ST 合剤が使用できないときである。ニューキノロン系薬やテトラサイクリン系薬など有効性の報告がある抗菌薬から 2 剤選択し，併用療法を行う。

次に，敗血症性ショックや好中球減少症時の菌血症などの侵襲性感染症など，少しでも殺菌作用を増強させる必要がある場合である。この場合は，ST 合剤をベースとしてニューキノロン系薬やテトラサイクリン系薬を加え

た併用療法を検討する。

　なお併用の組合わせについては，可能であればチェッカーボード法などでシナジー効果のある組合わせをチェックすることが好ましいが，現時点ではステノトロフォモナス・マルトフィリア用の商業ベースのチェッカーボードプレートはない。多剤耐性緑膿菌を対象とした市販品はあるものの，プレート構成にST合剤がないなど，ステノトロフォモナス・マルトフィリア用として使用するには問題点がある。

▶ 参考文献

1) Clinical and Laboratory Standards Institute. Performance standards for antimicrobial susceptibility testing. Twenty-seventh informational supplement. Document M100-S27. Wayne, PA: CLSI; 2017
2) Sader HS et al. Int J Antimicrob Agents 2014 Apr;43(4):328-334
3) Gales AC et al. Clin Infect Dis 2001 May 15;32 Suppl 2:S104-113
4) Wang YL et al. Antimicrob Agents Chemother 2014;58(1):176-182
5) Ba BB et al. Antimicrob Agents Chemother 2004 Mar;48(3):946-953
6) Hand E et al. J Antimicrob Chemother 2016 Apr;71(4):1071-1075
7) Falagas ME et al. J Antimicrob Chemother 2008 Nov;62(5):889-894
8) Zelenitsky SA et al. Diagn Microbiol Infect Dis 2005 Jan;51(1):39-43

第3章 薬剤耐性菌治療

アシネトバクターの治療に，アンピシリン／スルバクタムを使用してよいのか？

現状のエビデンスと問題点

アシネトバクター属菌（Acinetobacter spp.）はブドウ糖非発酵のグラム陰性桿菌であり，湿潤環境に存在する（ただし，乾燥環境でも長期間生存できる）。多くの菌種に分かれるが，ヒトの感染症の原因菌として問題となるのは，主にアシネトバクター・バウマニ（A. baumannii）である。アシネトバクター・バウマニは病原性が低く，健常者で問題となることは少ないが，免疫不全状態や広域抗菌薬を投与された患者において，VAPやCRBSIなど医療関連感染症の原因となる。世界的には多剤耐性アシネトバクター（multidrug resistant Acinetobacter：MDRA）が深刻な問題となっており，本邦でも散発的なアウトブレイクを経験している。なお，本邦のMDRAの定義は，イミペネム，アミカシン，シプロフロキサシンの3剤全てに耐性であることであり，同感染症は感染症法において5類感染症（全数）として届出対象となっている[1]。

アシネトバクター・バウマニに対する治療で用いられる抗菌薬はカルバペネム系薬が基本となるが[2]，その他にもアンピシリン／スルバクタム，抗緑膿菌活性のあるペニシリン系薬とセフェム系薬，ニューキノロン系薬，アミノグリコシド系薬なども薬剤感受性に応じて使用可能である。多剤耐性の場合には，ポリミキシン，テトラサイクリン系薬が用いられる。

上述のようにアンピシリン／スルバクタムは使用抗菌薬の選択肢のひとつであるが，これはアシネトバクター・バウマニに対して，スルバクタムが単剤で抗菌活性があるという興味深い事実に基づいている[3,4]。なお，他のβラクタマーゼ阻害剤であるクラブラン酸やタゾバクタムもアシネトバクター・バウマニに対して活性があるが，スルバクタムがもっとも活性が高いと考えられている[5]。アシネトバクター・バウマニは内因性にアンピシリン耐性であるためアンピシリンはこの場合必要ないが[6]，本邦ではスルバクタム単剤の製剤がない（米国にもない）ために，合剤を用いている。スルバクタムの最適な用量についてはまだ十分にわかっていないが，最低でも6 g/day以上の投与がよいのではないかと考えられている[3]。しかし，スルバクタム量6 g/dayとするには，アンピシリン／スルバクタム製剤量で

11 アシネトバクターの治療に，アンピシリン／スルバクタムを使用してよいのか？

は18 g/dayとなってしまい，本邦の保険用量上限の12 g/dayを超えてしまう。

臨床研究でも，アシネトバクター・バウマニに対するスルバクタムの有効性は報告されている。ある観察研究では，アシネトバクター・バウマニ菌血症患者において，アンピシリン／スルバクタム投与群はイミペネム投与群と治療成功率が同等であった[7]。また，ある後ろ向き研究では，アシネトバクター・バウマニによるVAP患者において，アンピシリン／スルバクタム投与群はイミペネム投与群と同等の治療成績であった。アンピシリン／スルバクタムは，イミペネム耐性のため選択されることが多かった[8]。

結論 スルバクタムはアシネトバクター・バウマニ（*A. baumannii*）感染症において，治療選択肢のひとつと考えられるが，高用量投与が必要である。

《エキスパートオピニオン》こういうときはこうする！

アシネトバクター・バウマニは薬剤耐性傾向が強く，使用する抗菌薬はカルバペネム系薬をはじめとする広域なものとなりやすい。しかし，世界的にはアシネトバクター・バウマニのカルバペネム系薬の薬剤耐性化が問題となっており，全ての症例にカルバペネム系薬を使用するのは好ましくないと筆者は考える。

以上の考えから，経験的治療としてカルバペネム系薬などで治療開始後，検出されたアシネトバクター・バウマニがアンピシリン／スルバクタムに感受性であると判明した際には，臨床的・微生物学的に改善していることを前提に，標的治療として，筆者はアンピシリン／スルバクタムへの変更を検討する。ほかにも，セフタジジムなどへのde-escalationも，薬剤感受性に応じて検討し，なるべくカルバペネム系薬の長期間の使用は避けるようにしている。

なおスルバクタムの投与量に関しては，上述のように高用量投与が好ましい

と考えられていることから，筆者は腎機能正常の場合には，保険用量の上限であるアンピシリン／スルバクタム量 12 g/day で治療するようにしている。

▶ 参考文献
1）厚生労働省ホームページ
（http://www.mhlw.go.jp/bunya/kenkou/kekkaku-kansenshou11/01-05-43-01.html）（2017年11月24日に最終閲覧）
2）Van Looveren M et al. Clin Microbiol Infect 2004 Aug;10(8):684-704
3）Fishbain J et al. Clin Infect Dis 2010 Jul 1;51(1):79-84
4）Corbella X et al. J Antimicrob Chemother 1998 Dec;42(6):793-802
5）Brauers J et al. Clin Microbiol Infect 2005 Jan;11(1):24-30
6）Clinical and Laboratory Standards Institute. Performance standards for antimicrobial susceptibility testing. Twenty-seventh informational supplement. Document M100-S27. Wayne, PA: CLSI; 2017.
7）Jellison TK et al. Pharmacotherapy 2001 Feb;21(2):142-148
8）Wood GC et al. Clin Infect Dis 2002 Jun 1;34(11):1425-1430

第 4 章

敗血症

1. 敗血症の管理に EGDT は有用か? ……………………………………… 128
2. 敗血症の初期治療の輸液に膠質液（アルブミン・HES）は有効か? ……… 133
3. 敗血症性ショックにおける昇圧薬は何を選択すべきか? ……………… 137
4. 敗血症の治療ではどのような時にステロイドを投与するべきか? …………… 142
5. 敗血症診療における輸血（赤血球）製剤投与の適応は? …………………… 147
6. 敗血症補助療法として免疫グロブリンの投与を行うべきか? ……………… 150
7. 敗血症診療にエンドトキシン吸着療法を行うべきか? ……………………… 154
8. DIC を合併した場合にアンチトロンビン, トロンボモジュリンの投与は行うべきか? ……………………………… 157
9. 敗血症診療における血糖値のターゲットは? ……………………… 161
10. 敗血症診療におけるプロカルシトニンの役割は? ……………………… 166

第4章 | 敗血症

① 敗血症の管理に EGDT は有用か？

◆ 現状のエビデンスと問題点

2001年 Rivers らは，敗血症の治療目標について，Early goal directed therapy（EGDT）を提唱し，EGDT プロトコール（表1）を行うことで院内死亡率が 46.5％ から 30.5％ に低下することを示し脚光をあびた[1]。以降，EGDT は初期治療で達成すべき目標として Surviving Sepsis Campaign Guideline（SSCG）で推奨されるようになり，敗血症診療における重要な位置を占めるようになった。

EGDT は敗血症の循環管理において達成すべき指標と数値目標，介入方法を明確に示したため，誰でも統一化した治療を行うことが可能であるという利点があった。その一方，各指標と達成目標についての科学的裏付けは十分ではなく，大規模 RCT でその有効性の確認が待たれていた。その中で行われたのが，ProMISe，ProCESS，ARISE の3つの RCT であり，いずれの研究も EGDT の生命予後に対する有効性を示すことはできなかった[2-4]。これを受け，2016 年に改訂された SSCG では，EGDT を推奨する記載はなくなった[5]。

❶ EGDT の問題点

EGDT プロトコールの問題点として，①輸液の指標として静的パラメータである中心静脈圧を用いる妥当性が乏しいこと，②赤血球輸血頻度の増加とドブタミン投与頻度の増加による有害事象の懸念，③ $ScvO_2$ をモニター可能な特別な中心静

表1）EGDT が提唱した3つの達成目標

達成目標		介入方法
① CVP（中心静脈圧）	8～12 mmHg	輸液
② MAP（平均動脈圧）	＞65 mmHg	昇圧薬
③ $ScvO_2$（中心静脈血酸素飽和度）	＞70％	RBC 輸血（目標 HCT＞30％） 強心薬（ドブタミン）2.5γ～20γ

EGDT は敗血症診療の最初の6時間において上記3つの達成を提唱した。

脈カテーテルを留置する必要があること，などが指摘されていた．また，Rivers らの研究には，①単施設研究であること，②対照群の死亡率が 45％ と当時の標準と比較して明らかに高いこと，などが指摘され，外的妥当性の問題もあった．

❷ 3 つの大規模 RCT（ProMISe, ProCESS, ARISE）

　研究の概要は表 2 に示す．3 つの RCT ではいずれも，1 L の輸液を行った後，血圧低値（収縮期血圧＜90 mmHg または平均動脈圧＜65 mmHg）もしくは乳酸値≧4.0 mmol/L を伴う敗血症患者を対象とした．また，Rivers らの研究の際には初回抗菌薬投与についての言及はなかったが，ARISE と ProMISe の 2 つではランダム化前に抗菌薬投与が行われていることを必須とし，ProCESS でも可能な限り早期の抗菌薬投与を推奨した．

　ARISE，ProMISe は EGDT を行う群と，通常治療（usual care）群の 2 群に割り付けたのに対し，ProCESS は，他の 2 つと異なり，EGDT 群・通常治療群に加え，"protocolized standard care（PSC）" と名付けたプロトコール群の 3 群に割り付けた．PSC は CV カテーテルや $ScvO_2$ モニターを必須とせず，臨床所見から volume status を判断して輸液・昇圧薬投与を行い，目標血圧（収縮期血圧＞100 mmHg）を達成し，組織循環を臨床所見で評価するものである．

　結果として，これら 3 つの RCT いずれにおいても，EGDT 群は通常治療群・PSC 群に対して有意な死亡率低下を示さなかった．また，EGDT 群ではドブタミンと赤血球輸血の投与頻度，CV カテーテル留置の頻度が有意に増加した[2-4]．同様の結果は 2 つのメタ解析でも示されている[6,7]．

❸ 現在の初期治療

　EGDT の代わりとして，以下のような初期治療を行う．

1）輸液

　輸液療法の最大の目的は輸液により心拍出量増加を得ることであり，輸液を行う場合には常に心拍出量増加が得られているかどうか（輸液反応性があるか）を評価する必要がある．しかし，CVP は静的なパラメータであり，リアルタイムに輸液反応性を評価するための指標としては不十分であることが示されている[8]．

　輸液反応性の指標として，動的パラメータや Passive Leg Raising（PLR）テスト，輸液チャレンジテストが有用とされており，これらを複合して判断することが

表2）EGDTの有効性を検証した3つの大規模RCT

研究（参考文献）	ProMISe（2）			ProCESS（3）			ARISE（4）		
設定	英国，56の病院			米国，31の病院			オーストラリアとニュージーランドを中心とした51の病院		
対象人数（名）	1,251			1,341			1,591		
	EGDT	Control	OR（95% CI）	EGDT	Control	OR（95% CI）	EGDT	Control	OR（95% CI）
90日死亡率（%）	25.6	24.6	1.02 (0.80〜1.30)	31.9	33.7	0.98 (0.76〜1.26)	14.5	15.7	0.98 (0.76〜1.26)
ドブタミン投与（%）	18.1	3.8		5.7	1.0		15.4	2.6	
赤血球輸血（%）	8.8	3.8		14.4	7.5		13.6	7.0	
$ScvO_2$モニター可能なCVカテーテル留置	87.3	0.3		93.2	4.0		90.0	0.4	
あらゆるCVカテーテル留置（%）	92.1	50.9		93.6	56.5		—	—	

望ましい[9]。

2）赤血球輸血

SSCG 2016・日本版敗血症ガイドライン 2016 では，Hb 7 g/dL を輸血閾値とすることを推奨している（詳細については「同章❺敗血症診療における輸血（赤血球製剤）投与の是非」を参照）[5,10]。酸素供給量を上げるために赤血球輸血を行っても予後が改善しないことは，ProMISe, ProCESS, ARISE で示されている。

3）昇圧薬の選択

ドブタミンに関しては，いつ投与すべきか十分な研究が行われておらず結論が出ていない。ProMISe, ProCESS, ARISE の結果からは，少なくとも $ScvO_2$ を維持するためにドブタミン投与を行うことによる死亡率改善は認められず，この投与方法は推奨されない。SSCG 2016・日本版敗血症診療ガイドライン 2016 での第 1 選択はノルアドレナリンである（詳細については「同章❸敗血症性ショックにおける昇圧薬は何を選択すべきか？」を参照）[5,10]。

4）末梢組織循環の指標

末梢循環の指標としては，$ScvO_2$ と乳酸値が用いられるが，$ScvO_2$ は専用の中心静脈カテーテルが必要であり汎用性に乏しい。現在では，乳酸値を末梢組織循環の指標，すなわち蘇生成功の指標として用いることがほとんどである。2010 年 Jones らが行った RCT は，300 名の敗血症患者を対象に，$ScvO_2$ ＞70％ を目標に管理する群と乳酸クリアランス（2 時間あたり 10％ 以上の低下）を目標に管理する群に割り付けて比較した。院内死亡を主要アウトカムとし，結果，乳酸クリアランスを指標とする管理の非劣性を示した（乳酸クリアランス群 17％　$ScvO_2$ 群 23％，difference －6 ％　95％ CI，－3 –15％）[11]。

SSCG 2016・日本版敗血症診療ガイドライン 2016 においても乳酸値を指標とする管理が推奨されている[5,10]。

❹ガイドラインの記載

SSCG 2016・日本版敗血症診療ガイドライン 2016 では，EGDT を用いることは推奨されていない[5,10]。

ただし，SSCG 2016 には，EGDT を行うことによる死亡率増加を示した研究はなく，EGDT の安全性は確認されていると解釈することも可能であり，EGDT を行うことを完全否定する根拠はないとの記載がある[5]。

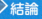**結論** 2001年に提唱されたEGDTは15%もの院内死亡率減少を示し注目をあびたが、その後の追試で死亡率改善の効果は得られないことが示された。現在の敗血症診療ではEGDTは推奨されていない。

《エキスパートオピニオン》
こういうときはこうする！

　EGDTは過去の遺残である。このプロトコールでは、$ScvO_2$モニターが可能な中心静脈カテーテル、赤血球輸血とドブタミンの投与が必要である。これらに付随するリスクやコストを考えると、EGDTは行うべきではない。蘇生成功の指標としてはMAP＞65 mmHgと乳酸クリアランスを用いる。

　また、これらの指標を達成することは重要であるが、それよりも大切なことは、敗血症を早期に認識し、十分な初期輸液を行うこと、適切な抗菌薬を1時間以内に開始することである。EGDTは否定されたが、初期診療の重要性を世界共通の認識としたことに極めて大きな役割を担っており、EGDTプロトコールの概念が果たした役割は大きい。

▶ 参考文献
1) Rivers E et al. N Engl J Med 2001 Nov 8;345(19):1368-1377
2) Mouncey PR et al. N Engl J Med 2015 Apr 2;372(14):1301-1311
3) ProCESS Investigators. N Engl J Med 2014 May 1;370(18):1683-1693
4) ARISE investigators. N Engl J Med 2014 Oct 16;371(16):1496-1506
5) Rhodes A et al. Intensive Care Med 2017 Mar;43(3):304-377
6) Angus DC et al. Intensive Care Med 2015 Sep;41(9):1549-1560
7) PRISM Investigators et al. N Engl J Med 2017 Jun 8;376(23):2223-2234
8) Eskesen TG et al. Intensive Care Med 2016 Mar;42(3):324-332
9) Bentzer P et al. JAMA 2016 Sep 27;316(12):1298-1309
10) 西田　修　他：日本版敗血症診療ガイドライン2016．日救急医会誌2017;28:S1-S4
11) Jones AE et al. JAMA 2010 Feb 24;303(8):739-746

第4章 敗血症

2 敗血症の初期治療の輸液に膠質液（アルブミン・HES）は有効か？

現状のエビデンスと問題点

輸液による蘇生は，早期の抗菌薬投与と同じく，敗血症の初期診療の中心であるが，どの輸液が生命予後を改善させるのかよくわかっていない。本項では，アルブミンと Hydroxyethyl starch（HES）の2種類の輸液に焦点を当て，晶質液と比較した研究から現時点での知見についてまとめる。

❶アルブミン vs 晶質液

これまで，敗血症患者を対象に，初期の輸液としてアルブミンと晶質液を比較した研究は3つある。

SAFE study は，集中治療領域で行われた，輸液に関する初めての大規模な RCT であり，膠質液と晶質液のどちらが蘇生輸液として適切か調べた研究である[1]。この研究では，6,997名のボーラス輸液が必要な集中治療患者を対象とし，4％アルブミン投与と生理食塩水（NS）投与を比較した。その結果，主要評価項目である28日死亡率は，4％アルブミン投与群で20.9％，NS 投与群で21.1％であり有意差は認めなかった。ところが，全体の約20％を占める重症敗血症患者のサブグループ解析では，アルブミン投与群で28日死亡率が低下する可能性が示唆され，この結果から，重症敗血症の有無でアルブミンの予後に対する効果が異なるのではないかという仮説が生まれた。後に発表された post hoc 解析では，患者背景を揃えることで，敗血症患者では死亡のオッズがアルブミン投与群で29％低下することが示された[2]。

2011年にフランスの29の ICU で行われた EARSS は，798名の敗血症性ショックの患者を，アルブミン群（20％アルブミン100 mL，8時間毎，3日間）と NS 群（NS 100 mL，8時間毎，3日間）に分け，28日死亡率を評価したものである[3]。その結果，死亡率はアルブミン群24.1％，NS 群26.3％であり差は認められなかった。

最近の研究では，2014年に発表された ALBIOS study がある[4]。この研究は，1,818名の重症敗血症および敗血症性ショックの患者を対象に，20％アルブミンを

投与してアルブミン値の正常化（3 g/dL）を目指すことで生命予後が改善するかを調べている。主要評価項目である 28 日死亡率は，アルブミン群 31.8%，晶質液群 32.0% と，両群で有意差を認めなかった。

これらの RCT を含めたメタ解析では，アルブミンが生命予後を改善させない[5]，改善させる[6]と相反した結果が出ており，アルブミンの有効性は不明である。ただし，アルブミンが生命予後を悪化させるエビデンスは存在しない。

注意点として，EARSS と ALBIOS は，蘇生が成功した後もアルブミン投与を継続しており，敗血症の蘇生輸液としてアルブミンと晶質液のどちらが生命予後を改善させるのか，という疑問には答えていない。この問いに答えている研究は今のところ SAFE study だけである[2]。

❷ HES vs 晶質液

2008 年に発表された VISEP study は，重症敗血症および敗血症性ショックの患者 537 名を対象に，HES 200/0.5 投与とリンゲル液投与とを比較し，HES 投与群において 90 日死亡率が上昇する傾向にある（41.0% vs. 33.9%，p=0.09）こと，急性腎不全発生率が有意に高い（34.9% vs. 22.8%，p=0.002）ことを示し，HES の危険性を指摘した[7]。しかし，VISEP study では，重量平均分子量の大きい HES 製剤が用いられており，より安全性が高いと考えられていた分子量の小さい HES 製剤（本邦で販売されているボルベン®はこれ（HES 130/0.4）である）の有効性を否定する根拠にはならず，その疑問に答えるため 2012 年に 6 S study と CHEST study が発表された。

6 S trilal は，重症敗血症患者 804 名を対象に，HES 130/0.42 投与と酢酸リンゲル液投与を比較し，HES 群で 90 日死亡率が上昇することを示した（HES 群 51%，リンゲル液群 43%，p=0.03）[8]。さらに，HES 群では，腎代替療法施行率が有意に増加し，重篤な出血性合併症も増加する傾向を認めた。また，CHEST study は，敗血症を含む集中治療患者 7,000 名を対象として HES 130/0.4（ボルベン®）投与群と NS 投与群を比較している。その結果，90 日死亡率に有意差は認めなかった（HES 群 18.0%，NS 群 17.0%，p=0.26）が，HES 投与群で腎代替療法施行率・腎障害発生率が有意に高いことを示した[9]。

これらの研究を含めたメタ解析でも，腎障害の発生，腎代替療法施行率，赤血球輸血の必要性は HES 群で高く，また，HES 投与により死亡率は上昇する傾向にあ

ることが示されている[11,12]。以上より，敗血症患者の初期輸液に，腎機能を悪化させ，出血傾向を助長し，さらに生命予後を悪化させる可能性がある HES 製剤を他の輸液より優先して使用する根拠は全くない。

❸ ガイドラインでの推奨

SSCG 2016 では，初期蘇生で大量に晶質液の投与が必要な場合にアルブミンを追加投与することを弱く推奨している。また，HES に関しては，安全性への懸念から使用しないことを強く推奨している[13]。

日本版敗血症診療ガイドライン 2016 では，アルブミンは「初期蘇生の標準的な輸液として用いない」が，「大量の晶質液を必要とする場合や低アルブミン血症がある場合には，アルブミン製剤の投与を考慮してもよい」とされている（弱い推奨）。また，HES を投与しないことを弱く推奨している。

> **結論**
> 敗血症の初期輸液にはまず晶質液を選択する。大量の晶質液が必要な場合にはアルブミンの投与を考慮してもよい。
> HES は，安全性への懸念（腎機能障害の発生，出血傾向の助長）から敗血症患者では投与しない。

《エキスパートオピニオン》
こういうときはこうする！

敗血症の蘇生時の輸液には，晶質液（リンゲル液）を第 1 選択に使う。アルブミンが生命予後を悪化させるというエビデンスはないため，筆者らの場合，晶質液を 2,000～3,000 mL ほど投与した後にアルブミン投与を考慮することが多い。近年，輸液過多の弊害が指摘されており，アルブミンは輸液の総投与量を減らす目的で有益だと考えている[15]。HES は，ガイドラインに記載がある通り，安全性への懸念から敗血症患者には投与しない。

▶ 参考文献

1）Finfer S et al. N Engl J Med 2004;350:2247-2256
2）SAFE Study Investigators et al. Intensive Care Med 2011;37:86-96
3）Charpentier J et al. Intensive Care Med 2011;37(Suppl.1):S115
4）Caironi P et al. N Engl J Med 2014 Apr 10;370(15):1412-1421
5）Patel A et al. BMJ 2014;349:g4561
6）Xu JY et al. Crit Care 2014;18:702
7）Brunkhorst FM et al. N Engl J Med 2008;358:125-139
8）Perner A et al. N Engl J Med 2012;367:124-134
9）Myburgh JA et al. N Engl J Med 2012;367:1901-1911
10）Annane D et al. JAMA 2013;310:1809-1817
11）Haase N et al. BMJ 2013;346:f839.
12）Serpa Neto A et al. J Crit Care 2014;29:185.e1-7
13）Rhodes A et al. Intensive Care Med 2017;43:304-377
14）西田　修　他：日本版敗血症診療ガイドライン2016. 日救急医会誌2017;28:S1-S232
15）Besen BA et al. World J Crit Care Med 2015;4:116-129

第4章 敗血症

敗血症性ショックにおける昇圧薬は何を選択すべきか？

現状のエビデンスと問題点

敗血症の初期治療では，十分な輸液を投与したのちに適切な循環動態を維持するために昇圧薬の投与が必要となる。敗血症性ショックに対する昇圧薬の第1選択薬はノルアドレナリンであり[1]，本項では，ノルアドレナリンとの比較で他の昇圧薬のエビデンスを提示する。なお，本文中に記載したRCTについては表1にまとめた。

❶ドパミン

SSCG 2004およびその改訂版であるSSCG 2008では，ノルアドレナリンとドパミンが第一選択薬として推奨されていた[2,3]。しかし，ノルアドレナリンとドパミンを比較した質の高いRCTは存在せず，2002年に行われたESICMのSOAPデータベースを用いた観察研究（SOAP study, n=1,058）で，ドパミンの使用がICU死亡の独立した要因であることが示されていたため，これを検証する新たなRCTの必要性が生じていた[4]。

このような背景の中で行われたSOAP II studyでは，ショック時の昇圧薬として，ノルアドレナリンとドパミンを比較している[5]。この結果，ショック患者全体および敗血症患者群の解析で死亡率に有意差は認めなかったが，ドパミン群で重症な頻脈性不整脈が増えたこと，心原性ショック患者を対象としたサブグループ解析でドパミン群の死亡率が上昇したことから，ドパミンの安全性が懸念されることとなった。

さらに，SOAP II studyを含む11のRCTを基にしたメタ解析（n=2,768）において，敗血症性ショック患者で，ドパミンがノルアドレナリンと比較して死亡リスクと頻脈性不整脈のリスクを上昇させることが示された[6]。これらの結果を受け，ドパミンは敗血症性ショックの昇圧薬の第1選択薬として不適切であるとされ，SSCG 2012以降はノルアドレナリンのみが昇圧薬の第1選択薬として推奨されることになった[1,7]。

表1) 主要なRCTのまとめ

研究	設定	人数	対象患者群	介入	対照	主要評価項目	結果	参考文献
SOAP II (2010)	多国籍のICU 8施設	1,679名	晶質液1,000 mLもしくは膠質液500 mLを投与してもショックが持続し昇圧薬を要する患者	ノルアドレナリン	ドパミン	28日死亡率	介入群48.5%／対照群52.5% (OR1.17; 95% CI, 0.97-1.42; p=0.10)	5)
CAT study (2008)	オーストラリアのICU 4施設	280名	ノルアドレナリンもしくはアドレナリンが必要と判断された患者	アドレナリン	ノルアドレナリン	MAP目標達成までの時間	介入群35.1時間／対照群40.0時間 (HR 0.88; 95% CI, 0.69-1.12; p=0.26)	8)
CATS study (2007)	フランスのICU 19施設	330名	敗血症性ショック患者	ノルアドレナリンとドブタミンの併用	アドレナリン	28日死亡率	介入群34%／対照群40% (RR 0.86; 95% CI, 0.65-1.14; p=0.31)	9)
VASST (2008)	多国籍の17施設	778名	最低5 μg/min以上のノルアドレナリンを必要とする敗血症性ショック患者	バソプレシン追加投与	ノルアドレナリン増量	28日死亡率	介入群35.4%／対照群39.3% (RR 0.90; 95% CI, 0.75-1.08, p=0.26)	10)
VANISH trial (2016)	英国のICU 18施設	409名	十分な輸液後に昇圧薬が必要と判断された敗血症患者	バソプレシン	ノルアドレナリン	28日死亡率*	介入群30.9%／対照群27.5% (差3.4%; 95% CI, −5.4%-12.3%)	11)

*副次評価項目

❷アドレナリン

　アドレナリンは，臓器還流障害や乳酸アシドーシスなどの有害事象に対する懸念からSSCG 2004では推奨されていなかったが，生命予後を悪化させるという明確なエビデンスもなかったため，SSCG 2008では「ノルアドレナリンとドパミンへの反応が乏しい場合には代わりに使用する」という弱い推奨となった[2]。

　2008年に報告されたCAT studyは，ICUに入室した重症患者280名（敗血症以外も含む）を対象に，ノルアドレナリンとアドレナリンとの効果を比較した多施設RCTであるが，目標平均血圧の達成までの時間も，28日および90日死亡率も有意差はなかった[8]。一方，アドレナリン群で乳酸値の上昇と頻脈性不整脈が多かった。そのため，アドレナリンは昇圧薬の第一選択薬とはなりにくいが，ノルアドレナリンを上回るβ刺激作用を有しているため，特定の患者群（例えば，心収縮力が低下した患者群）においては，ノルアドレナリンを上回る循環補助効果が期待できるかもしれない。

　ノルアドレナリン単独との比較ではないが，2007年に報告された多施設RCTのCATS studyでは，敗血症性ショックの患者を対象に，ノルアドレナリンとドブタミンの併用とアドレナリン単剤を比較している[9]。この結果，主要評価項目である28日死亡率に有意差は認められず，安全性評価でも，不整脈や冠動脈疾患，四肢虚血などの重要な合併症の発生率に差はなかった。アドレナリン群では動脈血pHの低下や乳酸値の上昇を認めたものの，4日以内に改善を認め，循環動態や臓器障害の改善，もしくは死亡率には影響なかった。

　これらの結果を受けて，SSCG 2012およびSSCG 2016では，「血圧を維持するのに必要な場合にはノルアドレナリンにアドレナリンを追加する」と推奨されている[1,7]。

❸バソプレシン

　敗血症性ショックの際に用いられる昇圧薬は，カテコラミン以外にバソプレシンがあり，血管緊張を維持することで血圧を上昇させる効果が期待される。2008年に報告されたVASSTは，少量のノルアドレナリンを要する敗血症性ショック患者に対するバソプレシンの追加投与とノルアドレナリンの増量の効果を比較したRCTであるが，バソプレシン群でノルアドレナリン投与量が減ったものの，28日

死亡率に有意差は認められなかった[10]。また，2016年に行われたVANISH trialは，バソプレシンの早期投与が臓器障害，特に腎機能障害を改善するという仮説のもと，敗血症性ショック患者を対象にバソプレシンとノルアドレナリンを比較したRCTであるが，主要評価項目のAKI-free daysの分布に有意差はなく，28日死亡率にも差はなかった[11]。

これらの結果から，生命予後や腎機能の改善を目的としてバソプレシンをルーチンに使用するには科学的根拠が不十分であり，SSCG 2016ではバソプレシンはアドレナリンとともに，ノルアドレナリンで十分に血圧が上昇しなかった場合の第二選択薬として弱く推奨されている。

❹日本版敗血症ガイドラインの推奨

昇圧薬の選択に関して，日本版敗血症ガイドライン2016はSSCG 2016とほぼ同様の推奨である[1,12]。まず，「初期輸液に反応しない敗血症性ショックに対して，第一選択薬としてノルアドレナリンを投与すること」を「強く推奨」している。さらに，「十分な輸液とノルアドレナリン投与を行っても循環動態の維持が困難な敗血症性ショックには，アドレナリン，バソプレシンを使用すること」が「弱く推奨」されている。ドブタミンに関しては，「心機能が低下している敗血症性ショックにおいては，ドブタミンを使用することを弱く推奨する」と記載がある。ただし，どのタイミングでアドレナリンやバソプレシンを追加すべきかの具体的な言及はない。

> **結論** 敗血症性ショックにおける昇圧薬の第一選択薬はノルアドレナリンである。ノルアドレナリンに反応しない場合にアドレナリンやバソプレシンが選択される。ドブタミン単独で他の昇圧薬と比較した研究はないが，心機能が低下している場合には適応となる。

《エキスパートオピニオン》
こういうときはこうする！

　基本的には，日本版敗血症ガイドライン2016の推奨に沿って昇圧薬を選択する。まず，輸液に反応しない敗血症性ショックに対して，ノルアドレナリンを第一選択として用いる。ノルアドレナリンの投与量に上限はないが，0.3γ以上でも血圧が上昇しない場合には，アドレナリンもしくはバソプレシンを併用する。心収縮力が低下している症例では，アドレナリン，ドブタミンの使用を積極的に考慮する。アドレナリンは薬剤性に乳酸値を上昇させる可能性があるため，蘇生の指標として乳酸値を用いる場合には注意が必要である。ドパミンは頻脈性不整脈のリスクが高く，また生命予後を悪化させる可能性があるため使用しない。

▶ 参考文献

1）Rhodes A et al. Intensive Care Med 2017;43:304-377
2）Dellinger RP et al. Intensive Care Med 2004;30:536-555
3）Dellinger RP et al. Intensive Care Med 2008;34:17-60
4）Sakr Y et al. Crit Care Med 2006;34:589-597
5）De Backer D et al. N Engl J Med 2010;362:779-789
6）De Backer D et al. Crit Care Med 2012;40:725-730
7）Dellinger RP et al. Intensive Care Med 2013;39:165-228
8）Myburgh JA et al. Intensive Care Med 2008;34:2226-2234
9）Annane D et al. Lancet 2007;370:676-684
10）Russell JA et al. N Engl J Med 2008;358:877-887
11）Gordon AC Mason AJ et al. JAMA 2016;316:509-518
12）西田　修　他：日本版敗血症診療ガイドライン2016．日救急医会誌2017;28:S1-S4

第4章 敗血症

敗血症の治療ではどのような時にステロイドを投与するべきか？

現状のエビデンスと問題点

❶ 敗血症の補助療法としてのステロイド

　敗血症では，感染に対する宿主の強い炎症反応から多臓器障害が惹起されることが知られており，1950年代頃からステロイドによりその炎症を抑制する試みが始まった。しかし，1980年代になり，高用量のステロイド投与により感染症の合併が増加し，生命予後が悪化することがわかり，ステロイドは敗血症の補助療法として不適切であるという見解となった[1]。1990年代から2000年代前半にかけて，敗血症性ショックの患者に低用量ステロイドを投与することで循環動態が改善することが観察され，重症患者の副腎機能低下を補助する目的でステロイドが再び注目されるようになった[1]。これまでいくつかのRCTが行われているが，現在のところステロイドの有効を支持するエビデンスは十分でない。

❷ 低用量ステロイドのエビデンス

　2002年にAnnaneらは低用量ステロイドの有効性を調べる大規模な研究を初めて行った（French study）[2]。これはフランスの19のICUに入室した，輸液と昇圧薬に反応しない敗血症性ショック患者を対象にしており，ヒドロコルチゾン＋フルドロコルチゾン群とプラセボ群の2群に分け28日死亡率を比較している。その結果，相対的副腎不全が認められた患者群ではステロイド投与により28日死亡率が改善した。また介入群はショックからの離脱が有意に早かった。

　2008年に発表された多施設RCT（CORTICUS）では，敗血症性ショックの患者を対象にヒドロコルチゾン群とプラセボ群に分けて生命予後を比較している[3]。結果は，French studyと異なり，ステロイド群でショックからの離脱は早かったものの，28日死亡率は相対的副腎不全の有無によらず2群で差を認めなかった。一方，ステロイド群で感染症の合併，高血糖，高ナトリウム血症などの有害事象が増加した。このように，CORTICUSでは低用量ステロイドの有用性を示すことはできなかった。

2つのRCTは，ショックからの離脱が早いという点では一致しているものの，生命予後については結果が異なっている。この要因として，①French studyの方がCORTICUに比べて患者の重症度が高いこと，②French studyでは患者組み入れまでの時間が最長8時間であったのに対しCORTICUSでは72時間と長いこと，が指摘されている。また，両研究とも同じ敗血症性ショックの患者を対象にしているが，French studyでは全例で昇圧薬や人工呼吸器を使用しており，後者の方が早期からより重症な患者群に治療介入している。以上より，重症度が非常に高い敗血症患者群に対するステロイドは予後を改善させる可能性があるが，そうでない患者群に対しては，ステロイドの副作用が利益を上回るのかもしれない。

系統的レビューの結果も研究によって異なっている。2015年にAnnaneらが行ったメタ解析では，低用量ステロイドは28日死亡率を改善させる（リスク比0.87; 95% CI, 0.78–0.97）が[4]，同じ年に行われたVolbedaらのメタ解析では，質の高い研究に限るとリスク比0.92（95% CI, 0.80–1.05）で低用量ステロイドにより28日死亡率は低下しなかった[5]。2つの大規模RCTの結果が異なり，またメタ解析によっても結果が異なるため，低用量ステロイドの有用性については専門家の間でも意見が分かれている。

敗血症性ショックの予防としての早期からのステロイド投与の有効性はHYPRESS studyで検討されている。その結果，ショックのない敗血症患者にヒドロコルチゾンを投与しても，14日以内の敗血症性ショックへの進展を減らすことはできなかった[7]。

❸ 敗血症ガイドラインの推奨

SSCG 2016と日本版敗血症ガイドライン2016では，相対的副腎不全の有無によらず，初期輸液と循環作動薬に反応しない敗血症性ショックに対して低用量ステロイドを投与することを弱く推奨している[8,9]。しかし，SSCG 2016ではヒドロコルチゾン200 mg/day，日本版敗血症ガイドライン2016では300 mg/day相当量以下と推奨投与量が異なっている。投与期間や終了方法については言及されていないか，もしくはエキスパートオピニオンレベルの推奨であり，エビデンスレベルは低い。

表1) RCTのまとめ

研究	設定	人数	対象患者群	介入	対照	主要評価項目	結果	参考文献
French study (2002年)	フランスのICU 19施設	300名	感染兆候かつ臓器障害で定義された重症敗血症患者	ハイドロコルチゾン50 mgの6時間毎投与とフルドロコルチゾン50 mgの1日1回投与の併用を7日間	プラセボを投与	相対的副腎不全までの28日生存分布	HR 0.67; 95% CI, 0.47–0.95, p=0.02	2)
CORTICUS (2008年)	多国籍のICU 52施設	500名	敗血症患者	ハイドロコルチゾン50 mgを6時間毎に5日間投与し漸減終了	プラセボを投与	相対的副腎不全までの28日死亡率	介入群39.2%/対照群36.1% (RR 1.09; 95% CI, 0.77–1.52, p=0.69)	3)
HYPRESS (2016)	ドイツのIMCUもしくはICU 34施設	380名	感染の根拠あり、かつ、SIRS 2項目以上、かつ48時間以内の臓器障害で定義された重症敗血症	ハイドロコルチゾン初回50 mgをボーラス投与し、その後200 mg/dayを5日間持続投与し、その後6日目かけて漸減終了	プラセボを投与	14日間の敗血症性ショック発生率	介入群21.2%/対照群22.9%(差 -1.8%; 95% CI, -10.7%–7.2%; p=0.70)	7)
ADRENAL study (進行中)	多国籍のICU 60施設	3,800名	人工呼吸器管理を要する敗血症性ショック患者	ハイドロコルチゾン200 mg/dayを12時間かけて投与、7日間	プラセボを投与	90日死亡率	未	10)

❹今後の展望

現在，大規模な国際多施設二重盲検 RCT（ADRENAL study, NCT 01448109）が進行中である[10]。この研究は，敗血症性ショックへの低用量ステロイド投与の生命予後に対する効果を検討するものであり，ICU に入室した敗血症患者のうち，人工呼吸器と血管作動薬を要する患者を，24 時間以内にヒドロコルチゾン 200 mg/day の 7 日間投与群もしくはプラセボ投与群に振り分け，90 日死亡率を比較している。この研究のデザインは，French study や CORTICUS と異なり実臨床に沿っており，ADRENAL study の結果でステロイドの使い方が決まるかもしれない。

本項で述べた主要な RCT の結果は表 1 にまとめている[2, 3, 7, 10]。

結論　敗血症の補助療法として，ステロイドが生命予後を改善させるかどうかは不明である。標準治療（十分な輸液と昇圧薬）でもショックから離脱できない場合に，低用量ステロイドを考慮した方がよいであろう。

《エキスパートオピニオン》
こういうときはこうする！

ノルアドレナリンやバソプレシンを極量まで投与してもショックから離脱できない場合，ステロイドの投与を開始する。ノルアドレナリンの最大投与量に決まりはないが，0.3〜0.5 μg/kg/min が目安である。まず，ヒドロコルチゾン 100 mg を 15〜30 分程度で投与し，その後 200 mg/day を持続投与する。ショックから離脱し，昇圧薬が安全に減量できるようになった時点で，ヒドロコルチゾンの減量を検討する。減量方法に決まりはない。昇圧薬が中止可能な量に近づいたら減量を開始し，昇圧薬中止後およそ 24 時間以内に中止する。基本的にヒドロコルチゾンは 1 週間以上投与しない。ステロイドは高血糖，感染症の合併により，生命予後を悪化させる可能性があるため，標準治療によりショックから離脱した場合にはステロイドは投与しない。

▶ 参考文献

1) Patel GP, Balk RA. Am J Respir Crit Care Med 2012;185:133-139
2) Annane D, Sebille V, Charpentier C et al. JAMA 2002;288:862-871
3) Sprung CL et al. N Engl J Med 2008;358:111-124
4) Annane D et al. Cochrane Database Syst Rev. 2015;12:CD002243
5) Volbeda M, Wetterslev J, Gluud C et al. Intensive Care Med 2015;41:1220-1234
6) Gordon AC et al. JAMA 2016;316:509-518
7) Keh D et al. JAMA 2016;316:1775-1785
8) Rhodes A et al. Intensive Care Med 2017;43:304-377
9) 西田　修　他：日本版敗血症診療ガイドライン2016．日救急医会誌2017;28:S1-S232
10) Venkatesh B et al. Crit Care Resusc 2013;15:83-88

第4章 敗血症

5 敗血症診療における輸血（赤血球）製剤投与の適応は？

現状のエビデンスと問題点

　敗血症を含めた重症患者では，大量輸液による希釈，出血，炎症に伴う鉄代謝異常，赤血球寿命の短縮などに起因して貧血の発生率が上昇する。赤血球輸血はヘモグロビン値（Hb）を上昇させることで組織への酸素運搬量を増加させる効果があり，歴史的に重症患者に輸血を行う閾値は Hb＞10 g/dL が用いられていた[1, 2]。しかし，輸血には輸血関連循環過負荷（TACO）や輸血関連急性肺傷害（TRALI），高カリウム血症や低カルシウム血症の電解質異常，輸血関連感染症などの有害事象のリスクも伴う。1990年代頃から観察研究において重症患者を対象にした輸血が必ずしも生存予後改善につながらないことが報告されるようになり[3]，この患者群での至適な輸血開始基準が議論されるようになった。

　Hébertらが1999年に発表したTRICC study[4]によって重症患者の輸血開始基準は一定の方向性を見出すこととなった。本研究では循環血漿量が保たれた838名の重症患者を輸血制限群（開始基準 Hb＜7 g/dL，管理域 7〜9 g/dL）と非制限群（開始基準 Hb＜10 g/dL，管理域 10〜12 g/dL）にランダム割付をして30日死亡率を比較した。その結果，30日および60日死亡率に有意差はなく，院内死亡率は輸血制限群で有意に低く，55歳以下の患者とAPACHE Ⅱスコア20点以下のサブグループでは30日後の死亡率も有意に低かった。これ以降，重症患者の輸血開始基準には Hb＜7 g/dL が広く用いられるようになった。ただし，敗血症という視点からは，本研究の対象患者に占める敗血症患者の割合は41例（4.9％）と少なく，敗血症患者に限定した輸血開始基準は未だ不明確であった。

　敗血症診療をプロトコル化したEGDT[5]では，輸液蘇生および必要に応じた昇圧薬の使用後に $ScvO_2$ を測定し，基準に届かない患者にはヘマトクリット値30％をターゲットとした輸血を行うという診療が行われていた。しかし，敗血症患者では末梢組織での酸素利用障害が生じ，輸血を行っても供給に比べて酸素消費量は増加しないことを示唆した報告があり[6]，敗血症患者における輸血の必要性は疑問視されていた。

　Parkらは韓国の教育病院22施設のICUが参加した前向き観察研究で得られた

1,054例の重症敗血症／敗血症性ショック患者のデータから，輸血の有無と生命予後の関連を報告している[7]。本研究ではPropensity score matching解析を行って輸血の有無で152組のペアを生成して比較しており，輸血群で7日，28日および院内死亡率がすべて改善していた。この研究の輸血群における輸血前の平均ヘモグロビン値は7.7 g/dL（調整前の値）であった。

このような背景があり，敗血症患者における至適輸血開始基準を研究するRCTが計画された。HolstらのTRISS study[8]は北欧の4ヵ国，32施設が参加した国際多施設共同RCTであり，敗血症性ショックの患者を対象として，輸血制限群（開始基準Hb＜7 g/dL，管理域7～9 g/dL）と非制限群（開始基準Hb＜10 g/dL，管理域10～12 g/dL）の2群における90日死亡率を比較している。その結果，主要評価項目である90日死亡率のほか，虚血性イベントの発生率，カテコールアミン・人工呼吸器・腎代替療法などの補助療法使用率に有意差はみられず，輸血制限群で有意に輸血量が減少していた。本研究の結果に加え，EGDTが標準的な敗血症治療と差がないことを示した研究のひとつであるProCESS trial[9]において標準治療群の輸血基準が7.5 g/dLであったことを根拠として，SSCG 2016ではHb＜7 g/dLを赤血球輸血の目安とすることを推奨している[10]。この閾値は日本版敗血症診療ガイドライン2016においても同様である[11]。

しかしSSCG 2016の推奨には注意書があり，「心筋虚血，低酸素血症，急性出血など，酌量すべき状況がない限り」とされている[10]。これはTRISS studyの患者登録において，既にICUで輸血を受けた患者，急性冠症候群，熱傷，致命的な出血のある患者などの，特に輸血を考慮すべき重症患者が除外されているためである。慢性心疾患を有する患者は研究に含められサブグループ解析がされており，非心疾患患者との差はみられていないが，全体の傾向に反して輸血非制限群の予後がよい傾向があった[8]。日本版敗血症診療ガイドライン2016においても，厚生労働省の「血液製剤の使用指針」から「冠動脈疾患などの心疾患あるいは肺機能障害や脳循環障害のある患者ではヘモグロビン値を10 g/dL程度に維持する」という一文が引用明記されている[11]。心疾患を有する敗血症患者の輸血基準についてはまだ議論の余地があり，今後の研究テーマとなるかもしれない。

5　敗血症診療における輸血（赤血球）製剤投与の適応は？

> **結論**
> 敗血症性ショックの患者における輸血開始基準は Hb＜7 g/dL とすることを示した確固たるエビデンスが存在し，ショックに至らない敗血症でも不要な介入を減らすためにこれに準じるべきである。

《エキスパートオピニオン》こういうときはこうする！

敗血症診療では Hb＜7 g/dL を輸血開始の基準として赤血球輸血を行う。ただし慢性心疾患や急性冠症候群，あるいは septic cardiomyopathy による心機能低下が観察されるなど，心拍出量低下による循環不全が疑われる患者では，はっきりとしたエビデンスはないものの，輸血開始の基準を 9～10 g/dL 程度の高い数値に設定することがある。

▶ 参考文献
1) Boyd O et al. JAMA 1993;270:2699-2707
2) Gattinoni L et al. N Engl J Med 1995;333:1025-1032
3) Hébert PC et al. Am J Respir Crit Care Med 1997;155:1618-1623
4) Hébert PC et al. N Engl J Med 1999;340:409-417
5) Rivers E et al. N Engl J Med 2001;345:1368-1377
6) Fernandes CJ Jr et al. Crit Care 2001; 5:362-367
7) Park DW et al. Crit Care Med 2012;40:3140-3145
8) Holst LB et al. N Engl J Med 2014;371:1381-1391
9) ProCESS Investigators et al. N Engl J Med 2014;370:1683-1693
10) Rhodes A et al. Intensive Care Med 2017;18:1-74
11) 西田　修　他：日本版敗血症診療ガイドライン2016．日救急医会誌2017;28:S1-S232

第4章 敗血症

6 敗血症補助療法として免疫グロブリンの投与を行うべきか？

現状のエビデンスと問題点

　免疫グロブリン製剤（IVIG）は健常成人の血漿から抽出されたポリクローナル抗体である。作用機序として表1のようなものが考えられている[1-3]。

表1）免疫グロブリンの作用機序

① オプソニン効果
② 補体を介した溶菌作用
③ 毒素やウイルスの中和作用
④ Fc受容体を介した抗体依存性細胞傷害活性促進
⑤ 樹状細胞，T細胞，B細胞の活性，分化の調整
⑥ IL-6，TNFαなどの炎症性サイトカインの抑制作用

　敗血症性ショックの急性期ではIgGやIgMの血中濃度が低下することが知られており，これらの血中濃度低下と死亡率上昇，ショック遷延，急性呼吸促迫症候群の発症などとの関連が報告されている[4]。このような理論的背景から敗血症に対するIVIG投与は患者の予後を改善すると推測され，本邦では「重症感染症における抗生物質との併用」との記載で1980年に凍結乾燥製剤の保険適用が承認された。重症感染症の定義は明確にされておらず，添付文書には「適切な抗菌化学療法によっても十分な効果が得られない」感染症とのみ記載されている。一方で，海外では敗血症に対する使用は一般的に承認されておらず，SSCG 2016では"We suggest against the use of IV immunoglobulins in patients with sepsis or septic shock"と，使用しないことが弱く推奨されている[5]。日本版敗血症ガイドラインでは2016年の改定の際にIVIGについての内容にも変更があり，2012年版での「投与を考慮してもよい」という記載から新版では「明確な推奨を提示できない」へと改められた[6,7]。

　本邦では上述のように理論的根拠のみに基づきIVIGが保険適用として承認され

たが，厚生労働省の指定によりその再評価を目的に多施設 RCT が本邦で行われ，2000 年に報告されている[8]。本研究では「3 日間の抗菌薬の投与後も臨床症状の改善が乏しい症例」が重症感染症として登録され，651 症例が IVIG 群（5 g/day を 3 日間投与）あるいは対照群へ無作為に割り付けられた。評価項目は「解熱までの日数」，「有症状日数」，「CRP の低下度」，「定性培養の陰性化度」を複合アウトカムとする有効度スコアで比較された。その結果 IVIG 群のスコアは有意に高く，IVIG の重症感染症に対する保険適用は継続されることとなった。この RCT は非盲検で行われていることに加えて，解熱や症状の改善といった主観的かつ患者予後に必ずしも直結しないアウトカムで評価されていることから，「重症感染症の救命率を改善するか？」という問いに答える性質のものではないことは自明である。死亡率については 7 日以内の死亡が 7 例あったことが示されているが，より長期の生命予後は報告されていない。

　死亡率を主要評価項目として IVIG の効果を検証した海外での RCT の報告は複数あるが，IVIG の有効性を示した報告はない[9-12]。SBITS study は ICU 23 施設が参加して行われた大規模 RCT であり，sepsis スコアと APACHE Ⅱ スコアを用いて重症敗血症と診断された 653 症例が登録された[12]。IVIG 群へは初日 0.6g/kg，2 日目 0.3g/kg の IVIG を投与する介入が行われ，対照群と比較されたが 28 日死亡率はそれぞれ 39.3％ vs. 37.3％で差はみられなかった（p＝0.6695）。この研究の post hoc 解析では IVIG 群で人工呼吸器期間や ICU 死亡率が改善していた。このことが旧版の日本版敗血症ガイドラインでは敗血症診療で IVIG を「考慮してもよい」とする根拠であった[6]が，最近の改定は妥当であるといえる。

　Alejandria らのシステマティックレビュー[13]では 43 報の RCT が抽出され，成人症例に対してポリクローナル IVIG を使用した 10 報の RCT（n＝1,430）および IgM 強化型 IVIG を使用した 7 報の RCT（n＝528）でそれぞれサブグループ解析が行われた。その結果は IVIG 群で死亡率が改善していたというものであったが，感度分析として行われたバイアスのリスクが低い RCT 5 報の解析では統計学的な有意差は検出されなかった（RR 0.97；95％ CI，0.81-1.15，n＝945）。このレビューで採用された RCT の大半は 1990 年前後に施行された研究であり，敗血症の定義や標準的な治療が 2017 年現在とは異なっているものが多く，解釈には注意が必要である。

　最近，本邦の DPC データを用いて propensity score matching 解析を行い，

劇症型心筋炎または肺炎の症例について IVIG の使用と死亡率との関連性を調査した研究が報告されているが，それぞれ院内死亡率または 28 日死亡率の改善効果は示されなかった[14, 15]。観察研究において仮にこのような疾患ごとのサブグループのいずれかに IVIG に優位性が見出されるならば，その結果をもとに大規模な RCT が今後計画され，新たなエビデンスが生まれることを期待したい。

結論

ここまで示したように IVIG が生命予後を改善するという質の高いエビデンスは存在しない。

IVIG の有効性は，現時点において標準的とされる敗血症診療をコントロールとしたうえで，高い死亡率が予測される敗血症性ショックを対象とした大規模 RCT で検証する必要がある。

《エキスパートオピニオン》
こういうときはこうする！

IVIG は高コスト（5 g 製剤：43,655～50,793円）な治療である一方で，その生命予後改善に対する有効性はほとんど示されておらず，血液製剤特有のリスクもあわせ持っている。コストに見合った治療効果と，どのような患者群で有効なのかが質の高い研究によって示されない限り，敗血症診療において IVIG を使用する機会はない。

▶ 参考文献

1) Negi VS et al. J Clin Immunol 2007;27:233-245
2) Nimmerjahn F, Ravetch JV. Annu Rev Immnol 2008;26:513-533
3) Shankar-Hari M et al. Crit Care 2012;16:206
4) Taccone FS et al. Shock 2009;32:379-385
5) Rhodes A et al. Intensive Care Med 2017;18:1-74
6) 日本集中治療医学会 Sepsis Registry 委員会．日本版敗血症診療ガイドライン．日集中医誌2013;20:124-173
7) 西田　修　他：日本版敗血症診療ガイドライン2016．日救急医会誌2017;28:S1-S232
8) 正岡　徹　他：重症感染症に対する抗菌薬との併用療法における静注用ヒト免疫グ

ロブリンの効果. 日化療会誌2000;48:199-217
9) Darenberg J et al. Clin Infect Dis 2003;37:333-340
10) Rodriguez A et al. Shock 2005;23:298-304
11) Hentrich M et al. Crit Care Med 2006;34:1319-1325
12) Werdan K et al. Crit Care Med 2007;35:2693-2701
13) Alejandria MM et al. Cochrane Database Syst Rev 2013;16:CD001090
14) Isogai T et al. J Card Fail 2015;21:391-397
15) Tagami T et al. Clin Infect Dis 2015;61:385-392

第4章 | 敗血症

敗血症診療にエンドトキシン吸着療法を行うべきか？

現状のエビデンスと問題点

　エンドトキシン吸着療法（polymyxyn B-immobilized fiber column-direct hemoperfusion，以下 PMX-DHP）は抗菌薬であるポリミキシン B を固定した線維を使用したカラムに血液を灌流し，ポリミキシン B の持つエンドトキシン中和作用によってエンドトキシンによる炎症反応および凝固異常のプロセスを食い止めることを期待した治療法である。PMX-DHP は本邦で開発された治療法であり，その保険適用は「エンドトキシン血症に伴う重症病態あるいはグラム陰性菌感染症によると思われる重症病態（SIRS 基準が 2 項目以上陽性）」とされている。しかし保険収載の根拠となった臨床治験は重症敗血症患者に対する PMX-DHP が収縮期血圧を上昇させ，血中エンドトキシン濃度を低下させたことを示したもの[1]で，生存などの patient-oriented な予後に対する効果についての検討は不十分であった。

　PMX-DHP の効果を検証する臨床試験は海外において行われ，2005 年に Vincent らによるパイロット研究が報告された[2]。この研究では腹腔内感染症による重症敗血症／敗血症性ショックの 36 例が 2 時間の PMX-DHP セッションを行う群と標準治療群とにランダム化割付し比較している。その結果両群でエンドトキシン値，IL-6 値，SOFA スコアには差がなかったが，心係数，左室 1 回仕事係数，酸素運搬係数に有意な改善がみられた。また，Cruz らによるメタ解析[3]では，本研究の他に本邦からの研究 8 本を含んだ 9 本のランダム化比較試験（RCT）について検討が行われ，PMX-DHP の施行は平均血圧の上昇，カテコールアミンの減量，PaO_2/FiO_2 比の改善，死亡リスクの減少が報告された。

　EUPHAS trial はこういった背景をもとにイタリアで行われた第 II 相 RCT である[4]。研究対象は腹部緊急手術を必要とした腹腔内感染症による重症敗血症／敗血症性ショックであり，介入群には通常治療に加えて PMX-DHP 2 セッションが施行された。主要評価項目を平均血圧および昇圧薬必要量の変化とし，サンプルサイズは各群 60 症例，計 120 例の登録が計画された。しかし，予定された中間解析の結果，倫理委員会において「対照群の患者はこれほど有効な治療を受ける機会を奪われてしまうことになるため，継続は非倫理的」とされて試験は中断され，予定より

少ない64症例での報告となってしまった。報告された結果は，PMX-DHP群内で平均血圧が76 mmHg（95% CI, 72–80）から84 mmHg（95% CI, 80–88）へ有意に上昇し（p＝0.001），昇圧薬の必要量も群内で有意に減少していたというものであった。副次評価項目のPaO$_2$/FiO$_2$比もPMX-DHP群内で有意に改善し，生存期間の比例ハザード分析ではPMX-DHP群のハザード比は0.43（95% CI, 0.20–0.94）と有意に改善していた。この研究に関しては，PMX-DHP群の血圧上昇は群内の前後比較であって通常治療群との群間には統計学的有意差がなかったこと[5]，生存期間ではなく28日死亡率で比較した場合両群に差がないこと[6]などの問題点が出版後に多く指摘された。特にこのような形での試験中止は前例がなく，試験の結果自体を歪めてしまう可能性も指摘された[5]。

　PMX-DHPを巡っては上記のような流れがあり，敗血症診療における位置づけについては明確な根拠は示されていなかった。以下に近年報告のあった2つの第Ⅲ相多施設RCTを紹介する。

　1つ目はABDO-MIX[7]である。本研究はフランスの18施設で行われ，外科的に穿孔性腹膜炎と診断された敗血症性ショック症例を対象として243名が登録された。PMX-DHP群では術後12時間以内に1セッション2時間のPMX-DHPを行い，さらに22〜24時間後にもう1セッション，計2セッションを行った。その結果，主要評価項目である28日死亡率はPMX-DHP群で27.7%，通常治療群で19.5%であり，統計学的有意差はなかったが（p＝0.14）PHX-DHP群で死亡率が高い傾向がみられた。

　もうひとつの第Ⅲ相RCTは米国23施設で行われたEUPHRATES[8]である。こちらは敗血症性ショック疑いに加え，エンドトキシン活性アッセイ≧0.60 units, Multiople Organ Dysfunction Score＞9点の条件を満たした症例が登録されている。執筆時点では未だ論文化されていないが2016年のESICMで結果が発表されており[9]，これによると28日死亡率はPMX-DHP群で43.75%，通常治療群で44.3%であり生存予後改善効果はみられなかった。

　日本版敗血症診療ガイドライン2016では，ABDO-MIX trialでPMX-DHP群に有意な血小板低下の有害事象が報告されていること，カラムが高額であること（1本38万円），人的資源が必要となることなどを踏まえ「害が益を上回る」と評価され，「敗血症性ショックに対しては，標準治療としてPMX-DHPを実施しない」ことが弱く推奨されている[10]。SSCGにおいては最新の2016年版に至るまで，PMX-

DHPが紹介されたことはない[11]。

結論 穿孔性腹膜炎に伴う敗血症性ショック，さらに血中エンドトキシン値の上昇している敗血症性ショックの集団全体に関してPMX-DHPに生命予後改善効果はない。特にABDO-MIXにおいてはPMX-DHP群で予後が悪化する傾向すら観察されたことなどを鑑みると，敗血症診療にPMX-DHPは必要でないばかりか，実施しないことの推奨を強めるべき時期に来ている。

《エキスパートオピニオン》
こういうときはこうする！

上記に示したように，PMX-DHPが生命予後を改善させるエビデンスはなく，費用対効果の面からみても，PMX-DHPを積極的に考慮すべき状況はない。ゆえに，いかなる敗血症性ショックに対してもPMX-DHPは使用しない。

▶ 参考文献
1）小玉正智　他：重症敗血症に対する流血注エンドトキシン除去療法-ポリミキシン固定化カラムによる血液灌流法．日外会誌1995;96:277-285
2）Vincent J et al. Shock 2005;23:400-405
3）Cruz D et al. Crit Care 2007;11:R47
4）Cruz DN et al. JAMA 2009;301:2445-2452
5）Amaral AC. JAMA 2009;302:1968-1969
6）Vincent JL. JAMA 2009;302:1968
7）Payen DM et al. Intensive Care Med 2015;41:975-984
8）Klein DJ et al. Trials 2014;15:218
9）https://www.esicm.org/hot-topics-full-presentations/（EUPHRATESのESICMにおける発表動画．執筆時点で視聴可能を確認）
10）西田　修　他：日本版敗血症診療ガイドライン2016．日救急医会誌2017;28:S1-S232
11）Rhodes A et al. Intensive Care Med 2017;18:1-74

第4章 敗血症

⑧ DICを合併した場合にアンチトロンビン，トロンボモジュリンの投与は行うべきか？

現状のエビデンスと問題点

　敗血症に伴う播種性血管内凝固症候群（disseminated intravascular coagulation: DIC）は，凝固系の異常な活性の結果起こり，死亡のリスクを上昇させる[1]。この敗血症性 DIC に対する治療の主体は，原疾患，すなわち敗血症を治療することであるが，実験的治療としてアンチトロンビン（AT），リコンビナント・トロンボモジュリン（rTM），タンパク分解酵素阻害薬，ヘパリンがある。現時点でこれらの DIC 治療薬の有用性ははっきりしておらず，SSCG 2016 と日本版敗血症ガイドライン 2016 でも推奨が異なる[2, 3]。本項目では，AT と rTM の有用性を検討する。

❶ アンチトロンビンのエビデンス

　AT は凝固抑制因子のひとつであり，敗血症性 DIC ではその低下を認める。AT の補充はヘパリンの投与とともに，歴史的によく行われていた治療であり，2001 年に KyberSept trial でその有用性が初めて検討された[4]。この研究では，敗血症の患者を高用量 AT 群とプラセボ群に分けて，主要評価項目として 28 日死亡率を検討している。その結果，死亡率は両群で変わらないが（AT 群；38.9%，プラセボ群；38.7%，p=0.94），ヘパリン非投与群で生命予後を改善させる可能性があることが指摘された。一方，AT とヘパリンの併用で出血性合併症が有意に増加しており，この結果，AT の出血性合併症の危険性が強調されることとなった。

　2006 年に行われた KyberSept trial の post hoc 解析では，DIC の合併の有無によって AT の生命予後に対する効果が異なることが示された[5]。すなわち，DIC を合併している場合には，AT 投与により 28 日死亡率が 40.0% から 25.4% に低下したが，DIC 非合併症例では死亡率に違いがなかった。さらに SAPS II に基づく重症度に応じた post hoc 解析では，予測死亡率が 30～60% の群では，28 日および 90 日死亡率の改善を認めた[6]。以上より，AT は敗血症患者のうち特定の群には有効な介入である可能性が示唆された。しかし，KyberSept trial では AT を 4 日間かけて合計 30,000 IU 投与しており，本邦で認められている投与量（1 日 1,500 IU）をはるかに上回るため，本邦の投与量が本当に有効かどうかわからな

い。本邦で行われた RCT は本邦の保険診療上認められた投与量による介入であるが，研究デザインに問題（マスキングがない，主要評価項目が死亡率ではないなど）があり，ハードアウトカムは評価しにくい[7,8]。最近行われた本邦の観察研究の結果からは，AT により生命予後が改善する可能性が示唆されるため[9-11]，AT の本当の有効性を調べるためには敗血症性 DIC の患者を対象にした質の高い RCT を行うべきであろう。

　2016 年に発表された Cochrane のメタ解析では，DIC を合併した重症敗血症患者群で AT により死亡リスクが 5 ％低下したが，95％ 信頼区間は 0.88–1.03 であり有意な差ではなかった[12]。ただし，このメタ解析は，非 DIC 症例が含まれた KyberSept trial を採用しているため，死亡リスクを過小評価しているかもしれない。

❷敗血症ガイドラインでの推奨；アンチトロンビン

　SSCG 2016 では，「敗血症及び敗血症性ショックの患者の治療に AT の使用を推奨しない」ことを「強く推奨」している[2]。この推奨は，AT は死亡率を改善させないとする Cochrane のメタ解析，および KyberSept で出血性合併症が増加したことを根拠にしている。

　一方，日本版敗血症ガイドライン 2016 では，「AT 活性値が 70％ 以下に低下した敗血症性 DIC 患者に対して AT 補充療法を行うことを弱く推奨する」となっている[3]。AT 投与により 28 日死亡率は低下することが示されているものの，出血性合併症についての懸念があり，また AT は高価な薬剤であるため，強く推奨されていない。ただし，このガイドラインのメタ解析の対象となった RCT は，KyberSept trial の post hoc 解析，本邦で行われた RCT 2 編（マスキングがない，主要評価項目が死亡率ではない，などの問題がある），2000 年以前の古い RCT の 4 編であり，対象 RCT の選定に問題がある。また日本版ガイドラインは，敗血症性 DIC の患者のみをメタ解析に組み入れているため，敗血症患者全体を対象にした SSCG とは推奨が異なる。

❸リコンビナント・トロンボモジュリンのエビデンス

　rTM は，トロンビンとの結合とプロテイン C の活性化を通して凝固系を抑制する本邦発の DIC 治療薬であり，2008 年から臨床で使用可能となった。これまで 3

8 DICを合併した場合にアンチトロンビン，トロンボモジュリンの投与は行うべきか？

編のRCTが発表されており，2編は本邦からの報告である[13-15]。この2編のRCTは，主要評価項目がDICの改善率であるため，生命予後に対する効果は判断できない。2013年にVincentらが発表したPhase Ⅱ a のRCTでは，DICを合併した敗血症患者を，rTM群とプラセボ群に分け28日死亡率を評価している。その結果，死亡率はrTM群で17.8％，プラセボ群で21.6％であり（p＝0.17），両群に差はなかった。ただし，post hoc解析では，呼吸不全もしくは心機能障害を認め，かつPT-INRが1.4を上回る群で，rTMによる生命予後の改善が認められた。2015年に発表されたメタ解析でも，rTMの生命予後に対する有効性は示されてない（リスク比が0.81（95％ CI, 0.62-1.06）[16]。これまでの研究から，rTMの有用性が証明されているとは言い難く，現在行われている大規模RCTの結果により，rTMの方向性が決まるだろう[17]。

❹敗血症ガイドラインでの推奨；リコンビナント・トロンボモジュリン

SSCG 2016では，「敗血症及び敗血症性ショックの患者に対するrTMの使用に関していかなる推奨もしない」としている[2]。この推奨は，rTMにより，出血性合併症を増加させずに死亡率を低下させる可能性がある，とするRCTや観察研究による。

同様に，日本版敗血症ガイドラインでも，「敗血症性DIC患者に対するリコンビナント・トロンボモジュリン製剤について，現時点では明確な推奨を提示しない」と判断を保留している。このように，専門家の間でも投与の是非について意見が分かれている。

結論 ATとrTMは，敗血症性DICの患者では生命予後に対する有効性が期待できるかもしれないが，いまのところ質の高いRCTは存在せず，両薬剤とも敗血症性DIC患者に推奨することはできない。

《エキスパートオピニオン》
こういうときはこうする！

基本的に，ATとrTMは敗血症性DICの患者に使用しない。ATに関して

は，高用量ならば生命予後に対する好ましい効果があるのかもしれないが，本邦の投与量（低用量）で本当に生命予後を改善させるのか不明であること，高価な薬剤であり費用対効果がわからないこと，出血性合併症に対する懸念があること，などの理由で筆者は使っていない。一方，rTMは，これまでの研究をみる限り，症例を選べば（特に敗血症性DIC）予後を改善させる可能性があると考えるが，それを支持するエビデンスが十分ではない。現在行っているRCTの結果次第では症例に応じて使うことを考えている。

▶ 参考文献

1) Ogura H et. al. J Infect Chemother 2014;20:157-162
2) Rhodes A et al. Intensive Care Med 2017;18:1-74
3) 西田　修　他：日本版敗血症診療ガイドライン2016．日救急医会誌2017;28:S1-S232
4) Warren BL et al. JAMA 2001;286:1869-1878
5) Kienast J et al. J Thromb Haemost 2006;4:90-97
6) Wiedermann CJ et al. Crit Care Med 2006;34:285-292
7) Nishiyama T et al. Am J Emerg Med 2012;30:1219-1223
8) Gando S et al. Crit Care 2013;17:R297
9) Tagami T et al. J Thromb Haemost 2014;12:1470-1479
10) Tagami T et al. Thromb Haemost 2015;114:537-545
11) Hayakawa M et al. Shock 2016;46:623-631
12) Allingstrup M et al. Cochrane Database Syst Rev 2016;2:CD005370
13) Aikawa N et al. Shock 2011;35:349-354
14) Takahashi H et al. ICU & CCU 2011;35:581-584 [in Japanese].
15) Vincent JL et al. Crit Care Med 2013;41:2069-2079
16) Yamakawa K et al. J Thromb Haemost 2015;13:508-519
17) https://clinicaltrials.gov/ct2/show/NCT01598831　2017年10月20日アクセス確認

第4章 敗血症

⑨ 敗血症診療における血糖値のターゲットは？

現状のエビデンスと問題点

❶ 強化インスリン療法の始まり；Leuven Ⅰ/Ⅱ研究

　集中治療を受けている患者は様々な侵襲からストレス性高血糖を合併することが多い[1]。その原因には，感染を契機に放出されるストレスホルモン（アドレナリン，コルチゾールなど）や炎症性メディエーターがあり，これらはインスリン抵抗性の原因となる。また，カテコラミンやステロイドの投与，中心静脈栄養や経管栄養に伴う糖質投与も高血糖の一因となる[2]。この高血糖を抑制することで，死亡率の改善や感染率が低下するのではないかという仮説のもと，強化インスリン療法（IIT：intensive insulin therapy）が行われるようになった[2]。

　2001年 van den Berghe らは，ベルギーの大学病院のICUに入室した患者を対象に，IITが生命予後に与える影響を調べた[3]。この研究では，患者をIIT群と標準治療群の2群に割り当て，ICU死亡率が8.0％から4.6％に低下することを示した。この研究はIITが予後を改善させる可能性があることを初めて示したものであり，ICUにおける血糖管理の中心的研究である。2006年には，同じグループが内科ICUに入室している患者を対象にIITの効果を調べている[4]。この研究では主要評価項目である院内死亡率で有意差は認めなかったが，IIT群で人工呼吸期間とICU／病院滞在日数の短縮を認めた。またサブグループ解析において，ICUに3日以上入室した患者では院内死亡率の改善を認め，ICUに長く入室する患者ではIITが予後を改善させる可能性が示唆された。これらの研究は，単施設であること，盲検化が不十分であること，低血糖の割合が高いことなどの問題点があるものの，この2つの研究（Leuven Ⅰ/Ⅱ）を契機にIITが重症患者の予後を改善させる方法として広く認知されることとなった。

❷ Leuven Ⅰ/Ⅱ研究以降のエビデンス

　Leuven Ⅰ/Ⅱ以後，様々なIIT関連の研究が行われることとなったが，残念ながらIITの死亡率に対する有用性はLeuven Ⅰ/Ⅱ以外の研究では証明されていな

い。集中治療患者におけるこれまでの主要な RCT を表 1 に示す[5-12]。

このうち，敗血症患者を対象に行われ，かつ主要評価項目として死亡率への影響を調べた研究として VISEP と COIITSS がある[7, 12]。VISEP は IIT に関連する初めての多施設研究でありドイツの 18 の ICU で行われた。主要評価項目として 28 日死亡率と入室後 28 日目の SOFA の違いをみているが，両群で有意な差を認めず，副次評価項目（90 日死亡率，ICU 滞在期間）についても両群で違いはなかった。この研究は IIT 群で重症低血糖の割合が多かったため早期に中止されており，主要評価項目に関して統計学的なパワー不足が指摘されている。COIITSS でも，主要評価項目である院内死亡率に有意差はなく，低血糖のイベントは IIT 群で多かった。

NICE-SUGAR は，敗血症患者が 1,000 名以上含まれた，合計 6,104 名の ICU 患者を対象に行われた大規模 RCT である[11]。対象患者は 3 日以上 ICU に滞在することが予想される重症患者であり，IIT 群と標準治療群の 2 群に分け，90 日死亡率が IIT により有意に上昇することを示した。一方，副次評価項目（ICU 滞在期間，全入院期間，人工呼吸器装着日数など）は両群で差を認めなかった。他の研究と同様，IIT 群の低血糖の発生率は介入群で高い。

敗血症患者のみを対象にしたメタ解析では，IIT の介入により生命予後の改善は認めず，低血糖の割合が増加している[13]。

これらの研究からわかることは，①IIT は死亡率を改善させることはなく，むしろ予後を悪化させるかもしれない，②IIT では低血糖の発生率が上昇する，の 2 点である。低血糖という死亡率を上昇させる副作用は容認できるものではなく，安全性の面から IIT は推奨しにくい[14]。

Leuven Ⅰ/Ⅱを除いて IIT が予後を改善させるという結果が得られていないが，その理由として，①研究間での栄養療法の違い，②研究間での血糖測定方法の違い，③背景の異なる患者群を一群として扱っていること，などが指摘されている[15, 16]。

❸敗血症ガイドラインの推奨

SSCG 2016 では，2 回連続血糖値が 180 mg/dL を上回った場合にインスリン投与を開始し，血糖値が 180 mg/dL 以下になるようにコントロールすることを推奨している。下限値の推奨は記されていない[17]。

日本版敗血症ガイドライン 2016 では，血糖値の目標を 144〜180 mg/dL に設定している[18]。これはネットワークメタ解析で，血糖値を 144〜180 mg/dL に管理し

9 敗血症診療における血糖値のターゲットは？

表1）強化インスリン療法に関する主なRCT

研究 (文献番号)	設定	対象患者群	敗血症患者の割合(%)（敗血症患者数/全体の人数）	対象患者数 （介入群/標準治療群）	介入群 (mg/dL)	標準治療群 (mg/dL)	主要評価項目	結果（介入群/標準治療群）(%)	低血糖の割合（介入群/標準治療群）(%)
単施設									
van den Berge, 2001 (Leuven I) (3)	外科ICU	主に術後患者（心臓外科術後62.7%)	不明	765/783	80〜110	180〜200	ICU死亡率	4.6/8.0	5.1/0.7
van den Berge, 2006 (Leuven II) (4)	内科ICU	内科患者	不明	595/605	80〜110	180〜200	院内死亡率	40.0/39.3	18.7/3.1
Arabi, 2008 (5)	混合ICU	内科患者：83.2% 外科患者：16.8%	23.3 (122/523)	266/257	80〜110	180〜200	ICU死亡率	13.5/17.1	28.6/3.1
De La Rosa, 2008 (6)	混合ICU	内科患者：48.8% 外科患者：16.3% 外傷患者：34.9%	32.7 (165/504)	254/250	80〜110	180〜200	28日死亡率	36.6/32.4	8.5/1.7
多施設									
VISEP, 2008 (7)	18 ICU	重症敗血症および敗血症性ショック	100 (535/535)	247/289	80〜110	180〜200	28日死亡率とSOFA	24.7/26.0	17.0/4.1
Iapichino, 2008 (8)	3 ICU	重症敗血症および敗血症性ショック	100 (72/72)	36/36	80〜110	180〜200	ICU死亡率*	22.2/16.7	報告なし
Savioli, 2009 (9)	3 ICU	重症敗血症および敗血症性ショック	100 (90/90)	45/45	80〜110	180〜200	ICU死亡率*	20/18	2.1/0.3
GluControl, 2009 (10)	21 ICU	内科患者：41.3% 術後患者：48.3% 外傷患者：7.8%	不明	542/536	80〜110	140〜180	ICU死亡率	17.2/15.3	8.7/2.7
NICE-SUGAR, 2009 (11)	42 ICU	内科患者：63.0% 外科患者：37.0%	21.6 (1,299/6,104)	3,054/3,050	80〜110	140〜180	90日死亡率	27.5/24.9	6.8/0.5
COIITSS, 2010 (12)	11 ICU	敗血症性ショック	100 (509/509)	255/254	80〜110	180〜200	院内死亡率	45.9/42.9	72/44

* 副次評価項目
# 患者当たりの低血糖イベントの回数

た群が，予後に影響を与えずかつ低血糖イベントが少なかったことによる[19]。

❹最近の話題

①IITが有効な群の探索（異なる患者群には異なった血糖管理方法があるかもしれない），②糖尿病の存在により目標血糖値を変更する必要性の有無（糖尿病の有無で，血糖値と死亡率の関係が異なることが指摘されている），③血糖値の持続モニタリングの有用性（持続モニタリングにより低血糖を発生させないIITが可能かもしれない），の3つが研究されている[16,20]。

結論　敗血症患者における血糖コントロールは，①180 mg/dL以上にしないこと，②低血糖にしないことがポイントである。インスリン持続静注により血糖値を144～180 mg/dLの範囲にコントロールする。

《エキスパートオピニオン》
こういうときはこうする！

基本的には「結論」に記載した通りである。糖尿病の有無によって目標血糖値を変更した方がよい可能性はあるものの，今のところそれを支持するエビデンスはない。どの患者でも144～180 mg/dLの間で管理することが好ましいと考えるが，コントロール不良の糖尿病がある場合には200 mg前後の血糖値を許容することもある。

▶ 参考文献
1) Dungan KM et al. Lancet 2009;373:1798-1807
2) Kavanagh BP, McCowen KC. N Engl J Med 2010;363:2540-2546
3) van den Berghe G et al. N Engl J Med 2001;345:1359-1367
4) Van den Berghe G et al. N Engl J Med 2006;354:449-461
5) Arabi YM et al. Crit Care Med 2008;36:3190-3197
6) De La Rosa Gdel C et al. Crit Care 2008;12:R120
7) Brunkhorst FM et al. N Engl J Med 2008;358:125-139
8) Iapichino G et al. Intensive Care Med 2008;34:1843-1850
9) Savioli M et al. Crit Care Med 2009;37:424-431

10) Preiser JC et al. Intensive Care Med 2009;35:1738-1748
11) NICE-SUGAR Study Investigators et al. N Engl J Med 2009;360:1283-1297
12) COIITSS Study Investigators et al. JAMA 2010;303:341-348
13) Song F et al. Biomed Res Int 2014;2014:698265
14) NICE-SUGAR Study Investigators et al. N Engl J Med 2012;367:1108-1118
15) 滝本浩平：重症患者の血糖管理. 日本外科感染症学会雑誌2015;12:663-669
16) Krinsley JS et al. Crit Care 2017;21:197
17) Rhodes A, et al. Intensive Care Med 2017;18:1-74
18) 西田　修　他：日本版敗血症診療ガイドライン2016. 日救急医会誌2017;28:S1-S232
19) Yatabe T et al. Intensive Care Med 2017;43:16-28
20) Plummer MP et al. Clin Chest Med 2016;37:309-319

第4章 敗血症

敗血症診療におけるプロカルシトニンの役割は？

現状のエビデンスと問題点

❶ プロカルシトニンの臨床的意義

プロカルシトニン（PCT）は，カルシトニンの前駆体タンパク質であり主に甲状腺の C 細胞で合成される。正常では血中濃度が 0.1 ng/mL 以下であり，炎症反応によって血中濃度が上昇し，その回復とともに減少していく。敗血症患者では PCT は上昇するが，その役割は不明である[1]。

PCT は感染症のマーカーであるが，敗血症診断の補助としては使いにくい。というのも，敗血症が鑑別に挙がった場合，PCT 値によらず抗菌薬を投与するからである。そのため，集中治療領域では PCT は抗菌薬開始よりも中止の判断に使うこと（PCT ガイダンス）が一般的である。

❷ PCT ガイダンスのエビデンス

これまでいくつかの RCT が行われているが，全ての研究で，PCT ガイダンスを使用する群（PCT 群）と対照群の 2 群に分けて，患者の安全性を損なうことなく抗菌薬の投与期間が減少するかどうかを検討している[2-10]。PCT 群では PCT がある一定の値まで低下した場合に抗菌薬を中止できるプロトコールを採用し，対照群は臨床状態が改善することを目安に抗菌薬が中止されている。全ての RCT で結果はほぼ同じであり，PCT ガイダンスにより患者の生命予後を悪化させることなく抗菌薬の投与期間を減少させることが示されている（表1）。

PRORATA study は PCT ガイダンスが臨床アウトカムを悪化させる可能性を初めて指摘している[6]。PCT ガイダンスが本当に有害か確認するため，PRORATA では 28 日と 60 日死亡率を主要評価項目に含めている。その結果，有意差はないものの PCT 群で 60 日死亡率が 3.8% 増加した（PCT 群 30.0% vs. 対照群 26.1%，差 3.8%（95% CI，−2.1，9.7）。しかし，統計学的に 4% の死亡率の差を出すためには 4,220 名のサンプルサイズが必要であるため，この結果は β エラーの可能性がある[11]。その他，28 日後 SOFA スコアも PCT 群で悪化していた。

10 敗血症診療におけるプロカルシトニンの役割は？　*167*

表1）PCTガイダンスのRCTのまとめ

研究 (文献番号)	対象群	国	総人数 (P, C*) (名)		抗菌薬中止基準	抗菌薬治療期間 (P vs C*) (日)	短縮日数	臨床アウトカム
PRORATA, 2010 (6)	ICU	フランス	621	P; 307 C; 314	0.5 μg/L以下もしくは初期値の80%以下	14.3 vs 11.6[†]	2.7日	差なし
ProGuard, 2014 (9)	ICU	オーストラリア	400	P; 200 C; 200	0.1 μg/L以下	9 vs 11[‡]	2日	差なし
SAPS, 2016 (10)	ICU	オランダ	1,575	P; 776 C; 799	0.5 μg/L以下もしくは初期値の80%以下	5 vs 7	2日	PCT群で28日死亡率低下(5.4%)

＊ P；PCT群，C；対照群
[†] 28日後抗菌薬非投与期間
[‡] 28日後累積抗菌薬投与日数

第4章　敗血症

2014年に発表されたProGuard試験では、抗菌薬投与期間は有意に減少しなかったが、PCTガイダンスのカットオフ値を0.1μg/Lと正常値に設定したこと、さらに対照群では抗菌薬スチュワードシップが採用されていたことが原因と推察される[9]。抗菌薬スチュワードシップを適切に行うのであれば、もしかしたらPCTガイダンスによる抗菌薬投与期間の減少は見込めないのかもしれない。

2016年に発表されたSAPSは、PRORATA試験を意識してデザインされており、主要評価項目に28日死亡率を取り入れ、βエラーがないように参加者を1,500名と多く設定している[10]。結果は、他の研究と同じく、患者の生命予後を悪化させずに抗菌薬の投与日数を短縮させている。安全性評価では、PCT群で28日死亡率が改善した。この試験の問題点として、PCTが一定の基準を満たした場合に抗菌薬の中止を「助言する」という介入であるため、実はPCT群の半分以上がPCTガイダンスに従っていない。このプロトコール違反の多さを問題視する声もあるが、抗菌薬の中止は患者の状態が安定していることが前提なので、助言という介入は実際の臨床に則している。

❸ PCTガイダンスの問題点

これまでの研究の問題点として、①対照群の抗菌薬スチュワードシップの遵守率が不明であること、②PCTのカットオフ値が試験によって異なること、③PCTの測定回数が多いこと、その場合の費用対効果の検証が不十分であること、④PCTガイダンスで耐性菌の発生とクロストリジウム・ディフィシル（*Clostridium difficile*）感染症が減少するのかわからないこと、⑤検査特性の問題（偽陽性、偽陰性）などがある。

❹ 敗血症ガイドラインの推奨

SSCG 2016では、PCTの測定は、①敗血症患者で抗菌薬の治療期間を短縮させる場合、②敗血症疑いの患者に対してエンピリカルに開始した抗菌薬を臨床的に感染症でないと判断し中止する場合、に弱く推奨されている[12]。

日本版敗血症ガイドライン2016では、「敗血症において、PCTを利用した抗菌薬の中止を行うこと」が弱く推奨されている[13]。この推奨には、SAPSで28日死亡率が改善したことが大きく影響している。

10 敗血症診療におけるプロカルシトニンの役割は？

PCT ガイダンスは，患者の生命予後を悪化させることなく，敗血症治療において抗菌薬中止の判断に使うことが可能である。しかし，どのような方法で PCT ガイダンスを行うのか（カットオフ値，測定頻度）は不明である。

《エキスパートオピニオン》
こういうときはこうする！

　PCT ガイダンスは，患者の生命予後を悪化させることなく抗菌薬暴露量を減らすことができるため，耐性菌が問題となっている現代医療では好ましいプラクティスと考える。ただし，PCT ガイダンスには定まった方法がなく，どのように臨床現場に応用するのか不明な点が多い。また，PCT ガイダンスの有用性を示した研究の多くは，毎日もしくは頻回に PCT を測定している。このようなやり方は本邦では保険適用外使用であること，また院内で測定できない施設もあり，PCT ガイダンスは実臨床では使いにくい。また，これまでの研究では対照群の抗菌薬投与期間が長いため，敗血症の抗菌薬投与期間がもともと 7 日間以内と短い施設では PCT ガイダンスの恩恵を受けない可能性もある。筆者の敗血症の治療期間は一般的に 7 日間であるため，施行方法がはっきりしない PCT ガイダンスは行っていない。

▶ 参考文献
1）Bréchot N et al. Int J Antimicrob Agents 2015;46:S19-24
2）Stolz D et al. Eur Respir J 2009;34:1364-1375
3）Nobre V et al. Am J Respir Crit Care Med 2008;177:498-505
4）Hochreiter M et al. Crit Care 2009;13:R83
5）Schroeder S et al. Langenbecks Arch Surg 2009;394:221-226
6）Bouadma L et al. Lancet 2010;375:463-474
7）Annane D et al. BMJ Open 2013;3:e002186
8）Deliberato RO et al. Diagn Microbiol Infect Dis 2013;76:266-271
9）Shehabi Y et al. Am J Respir Crit Care Med 2014;190:1102-1110
10）de Jong E et al. Lancet Infect Dis 2016;16:819-827
11）Tarnow-Mordi W et al. Lancet 2010;375:1605
12）Rhodes A et al. Intensive Care Med 2017;18:1-74
13）西田　修　他：日本版敗血症診療ガイドライン2016．日救急医会誌2017;28:S1-S232

第5章

中枢神経感染症

1. 細菌性髄膜炎の治療はカルバペネム系が第1選択薬なのか? …………… 172
2. 細菌性髄膜炎の抗菌薬 de-escalation はどうやるのか? ……………… 175
3. 細菌性髄膜炎にステロイドを併用するべきか?
開始したならいつ中止すべきか? ………………………………………… 178
4. βラクタム系抗菌薬アレルギー時の細菌性髄膜炎経験的治療,
標的治療はどうする? ……………………………………………………… 180
5. 細菌性髄膜炎への治療効果判断のために髄液検査を
ルーチンにフォローするべきか? ………………………………………… 183
6. ウイルス性脳炎や無菌性髄膜炎にアシクロビルは投与すべきか?
いつ中止すべきか? ………………………………………………………… 184
7. 結核性髄膜炎をいつ疑い,いつ治療するか? …………………………… 186
8. 細菌性脳膿瘍に使用すべき抗菌薬は何か? ……………………………… 188
9. 脳室シャント感染,髄膜炎ではシャントの入れ替えは必須か?
再留置のタイミングは? …………………………………………………… 191
10. 細菌性髄膜炎治療における抗菌薬髄注の適応や選択薬は? …………… 193
11. クリプトコッカス髄膜炎の治療において,フルシトシンを
併用するべきか? …………………………………………………………… 195

第5章 中枢神経感染症

細菌性髄膜炎の治療はカルバペネム系が第１選択薬なのか？

現状のエビデンスと問題点

　成人における細菌性髄膜炎に対して経験的治療を評価した質の高いランダム化比較試験（RCT）はなく，推奨は疫学データ，試験管内での感受性や薬物動態，過去の臨床経験などに基づいているのが現状である。

　米国感染症学会のガイドラインでは，成人50歳未満の市中細菌性髄膜炎の選択薬としてバンコマイシンとセフトリアキソンの併用を推奨している[1]。

　一方で，日本の神経学会による細菌性髄膜炎ガイドラインでは，カルバペネム系を推奨したうえで，効果が乏しい場合にはバンコマイシンを追加するという推奨となっている[2]。

　成人の細菌性髄膜炎は肺炎球菌が主要な原因菌であることは，米国，本邦も同じであり，本邦では髄膜炎菌やリステリア菌の頻度は低い傾向がある。米国，本邦ともに肺炎球菌のペニシリン耐性菌の頻度は高く，ともに同様な原因菌を対象とした薬剤選択になると考えられる。

　セフトリアキソンは髄液移行性も良好であり，細菌性髄膜炎への過去に十分な治療実績があるものの，稀に耐性菌が存在するため，髄液移行性は不良なものの耐性菌の報告がないバンコマイシンを併用することで，致死的な細菌性髄膜炎の治療失敗を防ぐ目的から，バンコマイシンとセフトリアキソンの併用投与が推奨されている。

　一方で，本邦のガイドラインはカルバペネム系のパニペネムベタミプロンのMICがもっとも低く，バンコマイシンとメロペネムが次いで低いということ，バンコマイシンの使用が増えることでVREが増加することを懸念して，カルバペネム系の推奨となっている[2]。

　一般的に違うクラスの薬剤のMIC値を比較することで臨床効果の違いを推定することは困難であり，またパニペネムベタミプロンは米国では使用できないカルバペネム系であり，十分な臨床的な評価がなされているとは言い難い。

　さらに市中病院では採用抗菌薬の整理が進んでおり，病院が全てのカルバペネム系を院内採用することも難しくなっている。そして，JANISにおける本邦の肺炎

球菌感受性は第3世代セフェム系よりも不良であり，致死的な細菌性髄膜炎に対して単独で使用するには危険である[3]。つまり安全に治療するためにはカルバペネム系にも，効果が乏しい場合ではなく，初期からバンコマイシンの併用が理屈上必要となるため，カルバペネム系を使用することでバンコマイシンの使用量を減らすことにはならない。さらに本邦において，カルバペネム系は他領域でも頻用される傾向があり，カルバペネム系の使用量が増えることで，CRE，多剤耐性緑膿菌，アシネトバクターの耐性菌増加の問題はVRE同様に無視できない。

結論　成人市中発症の細菌性髄膜炎では，バンコマイシンとセフトリアキソンの併用が第1選択として望ましく，カルバペネム系の選択には注意を要する。

《エキスパートオピニオン》
こういうときはこうする！

　成人の市中細菌性髄膜炎を疑った場合には，血液培養を採取後に，速やかに抗菌薬を開始する。抗菌薬はセフトリアキソンとデキサメタゾンを速やかに静注開始し，ついで50歳以上の患者ではリステリア菌のカバーにアンピシリンも追加併用する，その後のバンコマイシンを2時間かけて滴下開始する。その間に必要により，頭部CT検査を経て，髄液検査を行い診断を確定する。

　仮にカルバペネム系を使用するときには，メロペネムの場合にはバンコマイシンを同様に併用する方が安全である。

　細菌性髄膜炎に対して過度にバンコマイシンの併用を避けるよりも，確実に培養採取を行い，原因菌が高度耐性肺炎球菌ではないことが確認でき次第に，バンコマイシンを速やかに中止するde-escalation戦略を取る方が，安全であり，リーズナブルであると考える。

　シャントや院内発症，術後の細菌性髄膜炎では，施設における緑膿菌，腸内細菌の薬剤感受性傾向（ローカル因子）により，セフタジジム，セフェピム，メロペネムの中からより効果が確実に期待できる薬剤を選択するべきで

ある。
　例えば，緑膿菌の第3世代セフェム系耐性率が高く，ESBL 産生腸内細菌の検出が多い施設ではメロペネムの選択が望ましいが，カルバペネム耐性の緑膿菌が多い施設で ESBL 産生菌の検出が少ない施設ではセフタジジムやセフェピムの方が望ましい。加えて，MRSA や MRCNS のカバーにバンコマイシンを併用する。

▶ 参考文献
1）Tunkel AR et al. Clin Infect Dis 2004;39:1267
2）細菌性髄膜炎診療ガイドライン2014．日本神経学会，日本神経治療学会，日本神経感染症学会．南江堂
3）厚生労働省院内感染対策サーベイランス事業（JANIS）検査部門年報2015　http://www.nih-janis.jp/report/open_report/2015/3/1/ken_Open_Report_201500(clsi2012).pdf

第5章 中枢神経感染症

② 細菌性髄膜炎の抗菌薬 de-escalation はどうやるのか？

 現状のエビデンスと問題点

　細菌性髄膜炎の原因微生物が判明した場合には，抗菌薬の de-escalation を行うことが望ましい。原因菌ごとの治療に対して，RCT など質の高いエビデンスが乏しく，推奨は試験管内の薬剤感受性結果と過去の臨床経験則に基づいたものである。

　細菌性髄膜炎は高率に敗血症を伴う。敗血症ガイドライン[1]においても，髄膜炎ガイドライン[2]においても抗菌薬の de-escalation が推奨されている。

　細菌性髄膜炎は極めて致死率が高い内科エマージェンシーな感染症であるため，初期抗菌薬は推定された微生物を確実にカバーする有効なスペクトラムを有する抗菌薬を速やかに投与する必要がある。例えば，高齢者の細菌性髄膜炎であれば経験的治療はバンコマイシン，セフトリアキソン，アンピシリンの投与になる。de-escalation を行わなければ多剤併用による薬剤副作用，広域抗菌薬使用による CDI など耐性菌感染症の増加，治療コストの増加は容易に想像できる。

 　培養結果が判明し抗菌薬を de-escalation することは感染症治療のエチケットである。

　では実際に，どのように de-escalation を行うのか，代表的な原因菌である肺炎球菌を例に取り上げる。

　肺炎球菌による髄膜炎では薬剤感受性の S，I，R だけでなく，肺炎球菌のペニシリン G® とセフトリアキソンの MIC 値を確認する必要がある。他の薬剤の感受性を気にする必要はない。この 2 つだけに注目する。

　もし，ペニシリン G® の MIC 値が 0.06μg/mL 以下であれば，ペニシリン G®（400万単位を 4 時間ごと）に de-escalation できる。ペニシリン G® は狭域であるが切れ味よく感受性のある肺炎球菌を治療してきた抜群の実績があるのだ。

　もし，ペニシリン G® の MIC 値が 0.12μg/mL を超えていれば，セフトリアキソンの MIC 値を確認して欲しい。セフトリアキソンの MIC 値が 1μg/mL 未満で

あればセフトリアキソン単剤で治療が可能であり[3]，バンコマイシンを中止できる。

この2つの条件を満たさない場合にはバンコマイシンとセフトリアキソンの併用を継続するが，特にセフトリアキソンのMIC値が2μg/mLを超える場合には感染症専門医へ相談するべきであろう[4]。その他の代表的な原因菌に対するde-escalationについては表1を参照。

表1）細菌性髄膜炎の原因菌が判明した場合の抗菌薬[5]

原因菌	抗菌薬
PSSP	PCG 400万U 4時間毎
PISP	CTRX 2g 12時間毎
PRSP	初期治療のまま＋RFP 300 mg 12時間毎
リステリア	ABPC 2g 4時間毎＋GM 1.7 mg/kg 8時間毎
髄膜炎菌	PCG 400万U 4時間毎あるいはCTRX 2g 12時間毎
インフルエンザ菌	感受性良好ならABPC 2g 4時間毎 BLNARにはCTRX 2g 12時間毎
腸内細菌	CTRX 2g 12時間毎，MEPM 2g 8時間毎，CFPM 2g 8時間毎
緑膿菌	CAZ 2g 8時間毎，CFPM 2g 8時間毎，MEPM 2g 8時間毎

《エキスパートオピニオン》
こういうときはこうする！

髄液培養や血液培養が陰性であり，原因菌がわからない場合にde-escalationはどうするのか？

細菌性髄膜炎で培養が陰性となる最大の原因として，培養採取前の抗菌薬の先行投与である。例えば，近医により第3世代セフェム系の内服薬やCTRXが投与されて紹介された症例であれば，培養陰性の原因として第3世代セフェム系が有効な肺炎球菌，インフルエンザ菌，髄膜炎菌あたりを強く疑うことになる。患者さんが十分改善していれば，高度薬剤耐性肺炎球菌を

カバーする目的のバンコマイシンは中止できる可能性が高い。筆者はこのような場合にはセフトリアキソンのみに de-escalation することが多い。

　抗菌薬先行投与などがなく原因菌が不明であった場合には初期治療を継続せざるを得ないこともあり，実際には現場の臨床判断に委ねられると考える。

▶ 参考文献
1）Rhodes A et al. Intensive Care Med 2017;43:304-377
2）Tunkel AR et al. Clin Infect Dis 2004;39:1267
3）Tan TQ et al. Antimicrob Agents Chemother 1994;38:918
4）John CC. Clin Infect Dis 1994;18:188
5）感染症プラチナマニュアル　2017，p.206，表3-2

第5章 中枢神経感染症

 細菌性髄膜炎にステロイドを併用するべきか？
開始したならいつ中止すべきか？

現状のエビデンスと問題点

　細菌性髄膜炎は死亡率が高いうえに難聴をはじめとする神経合併症も問題となる。

　その防止に対して，ステロイドを併用すると合併症が減り，さらには生命予後も改善するのではないかと考えられてきた。

　ステロイド投与により，髄液内のTNFαやIL-1などのサイトカイン濃度が低下し，脳神経の炎症が抑制されることが動物実験で示された[1]。その後に，ヒトにおける髄液内のサイトカインもステロイド投与により減少することが確認された[2]。

　2002年にその後のランドマークとなる重要な臨床研究が発表された[3]。これは欧州で行われた301例の細菌性髄膜炎でのデキサメタゾンの有用性を確認するRCTであり，デキサメタゾン併用群の方が生命予後も神経合併症を有意に減らすという結果であった。肺炎球菌においては有効性を認めたが，他の細菌では有効性は証明されなかった。この研究では肺炎球菌の耐性菌が少なく，経験的治療にはアンピシリンが用いられていたため，バンコマイシンのように髄液移行性が不良な薬剤を用いなければならない薬剤耐性肺炎球菌の治療でも同じようにステロイドが有効であるかの課題が残った。ステロイドの投与により炎症が抑制されることで抗菌薬の移行性も低下するのではないかと懸念され，ウサギモデルでも懸念は証明された[4]が，ヒトの髄膜炎でのバンコマイシンの髄液濃度は肺炎球菌のMICを超えることが示されている[5]。

　その後のメタアナリシス[6]でも細菌性髄膜炎において，ステロイド投与は生命予後は改善しないものの，神経合併症を明らかに減らす結果となり，サブグループ解析では肺炎球菌の場合においてのみ死亡率の低下が示されている。

　マラウイでの追試[7]ではステロイドの効果は証明されなかったが，HIV患者が多いことや医療資源の違いなどから先進国でのプラクティスには影響が少ないと考えられる。ちなみに同時期にベトナムでの追試[8]が発表され，こちらはポジティブな結果であったが，豚連鎖球菌が最も原因菌として多かったという点が個人的には興味深い。

3 細菌性髄膜炎にステロイドを併用するべきか？ 開始したならいつ中止すべきか？

先進国での肺炎球菌における細菌性髄膜炎において，抗菌薬開始と同時あるいは開始前に，デキサメタゾンを併用することで生命予後を改善し，神経合併症を減らす．

《エキスパートオピニオン》
こういうときはこうする！

　細菌性髄膜炎発症時には，原因菌が速やかには判明しないことも多く，また，成人の細菌性髄膜炎では肺炎球菌がもっとも多いため，速やかに抗菌薬投与とともにステロイドを開始する．ステロイドはデキサメタゾン0.15 mg/kg（おおよそ6〜8 mg）を8時間毎2〜4日間投与する．
　すでに抗菌薬が開始されている場合にはステロイドは投与しない．
　肺炎球菌以外の細菌が判明した場合にもステロイドは中止してよい．
　バンコマイシンと併用してよい．

▶ 参考文献
1) Bhatt SM. J Infect Dis 1993;167:675-683
2) Lutsar I et al. J Antimicrob Chemother 2003;52:651-655
3) de Gans J et al. N Engl J Med 2002;347:1549-1556
4) Brouwer MC et al. Cochrane Database Syst Rev 2015;12;(9):CD004405
5) París MM et al. Antimicrob Agents Chemother 1994;38:1320-1324
6) Ricard JD et al. Clin Infect Dis 2007;44:250-255
7) Scarborough M et al. N Engl J Med 2007;357:2441-2450
8) Nguyen TH et al. N Engl J Med 2007;357:2431-2440

第 5 章 中枢神経感染症

④ βラクタム系抗菌薬アレルギー時の細菌性髄膜炎経験的治療，標的治療はどうする？

◆ 現状の問題点とエビデンス

　細菌性髄膜炎の治療については，動物モデルや経験則から，髄液移行性のある殺菌的な抗菌薬を投与することが原則となっている[1]。

　セフトリアキソン，セフタジジム，セフェピムのような第3，4世代セフェム系やメロペネムのようなカルバペネム系，リステリア菌へのアンピシリンが上記の条件を満たす薬剤として細菌性髄膜炎の治療に選択されてきた。これらは全てβラクタム系抗菌薬であり，副作用としてアナフィラキシー，薬疹，間質性腎炎などのアレルギーがしばしば問題となる。βラクタム系のアレルギーがあるとβラクタム系同士で低～高確率でアレルギーが交差することが懸念されるため，βラクタム薬に重篤なアレルギーがある患者の薬剤選択は難しく，質の高いエビデンスは乏しいのが現状である。実際には移行性，殺菌性，スペクトラムに基づいた推奨となる。

　一般に細菌性髄膜炎は重篤な予後不良感染症であり，アレルギーかどうか微妙であったり，軽度のアレルギーでは標準治療薬を避けるリスクの方が大きいかもしれない。βラクタム系アレルギーのある患者の方が（薬剤選択が制限されるため）治療失敗が多い，という報告[2]もあり，その判断は慎重に行う必要がある。一方で重篤なアレルギーであれば，やはり投与は禁忌となるうえに，細菌性髄膜炎では脱感作を行う時間的なゆとりもないため他剤での治療開始が必要となる。

　肺炎球菌や黄色ブドウ球菌などグラム陽性菌ではバンコマイシンが使用できる。

　しかしながらバンコマイシンの髄液移行性は不良であり，インフルエンザ菌や髄膜炎菌，医療関連感染では腸内細菌や緑膿菌をカバーする目的で他の薬剤との併用が望ましい。

　髄液移行があり，細菌性髄膜炎の想定される微生物がカバーできる殺菌的な非βラクタム薬として，ニューキノロン系，ST合剤，リファンピシンが挙げられる。加えてβラクタム系に分類されるがセフタジジムを除くと交差アレルギーの乏しいアズトレオナムが併用の候補となる。

レボフロキサシン：レスピラトリーキノロンは肺炎球菌，インフルエンザ菌，髄膜

4 βラクタム系抗菌薬アレルギー時の細菌性髄膜炎経験的治療,標的治療はどうする？

炎菌に加え，緑膿菌をはじめとしたグラム陰性菌に有効であり，髄液移行性もあるが，細菌性髄膜炎に対する安全性のエビデンスは乏しい．一方でモキシフロキサシンのような第4世代キノロン系の動物モデルでの高い有用性の報告[3]や，シプロフロキサシン高用量（400 mg 8時間毎）投与でのグラム陰性桿菌の髄膜炎での治療成功の報告[3]は複数ある．ただし，本邦では第4世代キノロン系の点滴剤はなく，市中髄膜炎ではレボフロキサシンを他剤と併用し，院内ではシプロフロキサシンを選択してともに高用量での投与が望ましいと考える．

ST合剤：肺炎球菌やインフルエンザ菌，腸内細菌，リステリアに有効であるがPRSP，BLNARには効果がないため，髄膜炎の経験的治療ではリステリアのカバーが主目的になる[4]．

アズトレオナム[4]：肺炎球菌などグラム陽性菌には効かない．緑膿菌に有効であり，もっぱらグラム陰性菌をカバーするための薬剤である．ESBLsには無効であり，院内のグラム陰性菌の感受性が悪い施設では単剤では危険なこともある．またセフタジジムとは側鎖が同じであり交差アレルギーに注意が必要．

リファンピシン[3]：髄液移行良好であり，髄膜炎では肺炎球菌，インフルエンザ菌，髄膜炎菌に有効であるが，単剤では急速に耐性化するため必ず併用して使用する．

> **結論**　重篤なβラクタム系アレルギーの細菌性髄膜炎ではバンコマイシンとニューキノロン系，ST合剤，アズトレオナムの中から選択し，併用する．
> 　リファンピシンを併用してもよい．
> 　ニューキノロン系は高用量で投与する．

《エキスパートオピニオン》
こういうときはこうする！

まずは本当にアレルギーであるかの評価が必要である．軽度の吐き気や下

病のみではアレルギーではないかもしれず投与が可能かもしれない。またアレルギーであってもアナフィラキシーのような重篤な即時型アレルギーであったり，TENのような重篤な薬疹でなければ細菌性髄膜炎の重篤さから考えると，標準治療薬の開始は禁忌ではない。

重篤なアレルギーであれば，
- 市中細菌性髄膜炎では，バンコマイシンに加え，レボフロキサシンを開始する。
- リファンピシンをさらに併用してもよい。
- リステリアもカバーする必要がある場合にはST合剤をさらに併用する。

術後や医療関連の細菌性髄膜炎では，バンコマイシンに加え，アズトレオナムを開始する。アズトレオナムの耐性菌が多い施設では，加えてレボフロキサシンあるいはシプロフロキサシンを併用するとよい。

▶ 参考文献
1) Sinner SW et al. Infect Dis Clin North Am 2004;18:581-602
2) Jeffnes MN et al. J Allergy Clin Immunol 2016;137(4):1148
3) Tunkel AR et al. Clin Infect Dis 2004;39:1267-1284
4) Bennett JE et al. Mandell, Douglas, and Bennett's Principles and Practice of Infectious Diseases. Saunders, 2014

第 5 章 | 中枢神経感染症

細菌性髄膜炎への治療効果判断のために髄液検査をルーチンにフォローするべきか？

現状のエビデンスと問題点

過去に 165 例の成人細菌性髄膜炎の解析では，臨床経過によらず，髄液検査のタンパク上昇や細胞数の異常の持続期間にはかなりの幅があり，改善しているにもかかわらず異常が遷延することがわかっている[1]。ルーチンに髄液検査を行えば過剰な抗菌薬投与につながる懸念があるため，ガイドラインにおいても推奨されていない[2]。

結論　市中感染の細菌性髄膜炎は臨床症状で効果判断するべきであり，ルーチンな髄液検査フォローは必要ない。

《エキスパートオピニオン》
こういうときはこうする！

　市中の細菌性髄膜炎の治療経過で，48 時間以降に適切な治療が行われているにもかかわらず，頭痛，意識障害，発熱，炎症反応の改善が乏しい場合には，髄液検査の再検査を行う。
　特にペニシリン耐性肺炎球菌が検出された場合には再穿刺して培養陰性化を確認するとよい。培養が陰性化しない場合には，ニューキノロン系やリファンピシンの併用，バンコマイシンの髄液内投与などの選択肢を検討するため専門家へ相談する。
　一方でルーチンにされた髄液所見の異常が遷延していても，臨床症状が改善していれば髄液所見を正常化させるまで抗菌薬を続ける必要性はない。耐性や膿瘍など合併症がない肺炎球菌による髄膜炎であればおおよそ 14 日間の抗菌薬投与で終了してよい。
　シャント関連の髄膜炎では髄液培養の陰性化を確認する必要があるため，別項目を参照（同章項目 ❾，❿）。

▶ 参考文献
1）Durack DT, Spanos A. JAMA 1982;248:75-78
2）Tunkel AR et al. Clin Infect Dis 2004;39:1267-1284

第5章 中枢神経感染症

 ウイルス性脳炎や無菌性髄膜炎にアシクロビルは投与すべきか？ いつ中止すべきか？

現状のエビデンスと問題点

　様々なウイルスがウイルス性脳炎の原因となるが，治療可能なものは単純ヘルペス脳炎であり，早期の治療開始が予後を改善することがわかっている[1]。

　一方でヘルペス脳炎の早期確定診断や，他の脳炎との鑑別は難しい。

　頭部CTでの特徴的な側頭葉病変は感度が低いとされ，半数が正常なうえ，異常があった場合には予後不良の兆候と考えられている[2]。

　頭部MRIの感度は比較的高いものの，側頭葉以外に病変がみられることもあり，やはり他の脳炎との区別が難しく，偽陰性の報告もある[3]。

　脳波の異常は8割程度でみられるが，特異性を欠くとされる[4]。

　髄液のHSV-PCRは**感度96％，特異度99％**と良好で，陽性であれば確定的であるが，初期には偽陰性となりうるので疑いが強ければ3日以内に再検することも推奨されている[5]。

　以上から，初期に他のウイルス脳炎とヘルペス脳炎との区別は簡単ではないため，ウイルス脳炎に対して予後改善のためにも早期に経験的なアシクロビルを開始することが推奨される。

　アシクロビルの中止については，画像所見や髄液検査からヘルペス脳炎の検査前確率が低い場合にはPCR陰性であれば72時間後に中止してもよいかもしれないという意見がある[5]。

　無菌性髄膜炎に対しては，対症療法が推奨されており，ルーチンなアシクロビル投与は必要としない。陰部や口唇の病変から疑われるヘルペス髄膜炎に対してのアシクロビル投与は明確な見解は定まっていない[6]。免疫不全者に対してはアシクロビル投与で神経合併症を減らしたが[7]，免疫正常者においてはアシクロビル投与において利益はなかったと報告がある。

 急性ウイルス性脳炎には経験的にアシクロビルを速やかに開始する。

6 ウイルス性脳炎や無菌性髄膜炎にアシクロビルは投与すべきか？ いつ中止すべきか？

《エキスパートオピニオン》
こういうときはこうする！

　ウイルス脳炎に対し，アシクロビルを開始した場合には，髄液HSV-PCRを確認するまで継続する。他の脳炎の診断が確定したり，PCRが陰性で，髄液所見や画像所見，脳波所見も異常が乏しい場合にはアシクロビルの中止を検討するが，それ以外では14日間のアシクロビル投与を継続する。

　無菌性髄膜炎に対してのアシクロビル投与は必要ないが，明らかに陰部や口唇に単純ヘルペス感染の所見があり，入院を要する場合や免疫不全者ではアシクロビルを投与する。

▶ 参考文献
1) Whitley RJ. N Engl J Med 1990;323:242-250
2) Levitz RE. Heart Lung 1998;27:209-212
3) Domingues RB et al. J Neurol Sci 1998;157:148
4) Rose JW et al. Neurology 1992;42:1809-1812
5) Tyler KL. Herpes 2004;11 Suppl 2:57A-64A
6) Landry ML et al. Am J Med 2009;122:688-691
7) Noska A et al. Clin Infect Dis 2015;60:237-242

第5章 中枢神経感染症

⑦ 結核性髄膜炎をいつ疑い，いつ治療するか？

◆ 現状のエビデンスと問題点

　結核性髄膜炎の除外診断は極めて難しい。画像診断，髄液一般検査，髄液塗抹培養検査，PCR検査，アデノシンデアミナーゼ（ADA），抗原特異的インターフェロン-γ遊離検査（IGRA）全て感度が十分でないためである。

　結核性髄膜炎のCTやMRI所見は脳底槽の増強効果，梗塞像，水頭症が特徴的とされるが，それぞれ陽性率が38％，15〜30％，75％という報告や，別の報告では水頭症も29％という報告[1]があり，画像所見で結核性髄膜炎の除外はできない。

　髄液検査では典型例は存在するが，異常の幅は大きく，初期には好中球優位となることもある。髄液糖は80％で低下する[2]。

　髄液の抗酸菌塗抹検査は1回では37〜58％の陽性率であるという報告[3,4]から，みえない方が一般的である。ただし4回程度繰り返して提出したり，提出する検体量を増やすと感度が高まる。培養検査も71％の陽性率[4]に留まるうえに培養検出まで時間がかかる。

　PCR遺伝子検査は塗抹陰性の検体では感度（59％）は低いが，特異度（100％）は高い[5]ため，陽性であれば結核性と判断できるが，陰性でも除外はできない。

　髄液ADA検査はカットオフ値に注意が必要であり，8U/Lをカットオフとした場合には感度は59％，特異度96％であり，やはり除外は難しいが，カットオフを4U/Lとすると感度は93％，特異度80％未満となり補助的に除外に使用できるかもしれない。

　IGRAについては潜伏結核と活動性結核を区別できず，また感度も高いわけではない[3]。

結論 髄液検査結果で結核性髄膜炎の除外診断は難しい。

7 結核性髄膜炎をいつ疑い，いつ治療するか？

《エキスパートオピニオン》こういうときはこうする！

リンパ球優位で糖の低下がある無菌性髄膜炎が，亜急性に進行する場合には他の診断が得られていなければ，髄液抗酸菌塗抹検査やPCR，IGRAが陰性であっても経験的な抗結核薬開始を検討する。

抗結核薬はINH，RFP，PZA，EBの4剤を開始し，まず2ヵ月間投与する。奏効すれば培養感受性結果により，INHとRFPを継続して合計9〜12ヵ月治療する。奏効して培養陰性でも他に無菌性髄膜炎の診断が得られなければ抗結核薬は継続する。ステロイドを併用することもある。

▶ 参考文献
1）Ozateş M et al. Acta Radiol 2000;41:13-17
2）Lewinsohn DM et al. Clin Infect Dis 2017;64:e1-e33
3）Kennedy DH, Fallon RJ. JAMA 1979;241:264-268
4）Thwaites GE et al. J Clin Microbiol 2004;42:378-379
5）Cloud JL et al. J Clin Microbiol 2004;42(11):5341-5344

第5章 | 中枢神経感染症

 細菌性脳膿瘍に使用すべき
抗菌薬は何か？

現状のエビデンスと問題点

　脳膿瘍の治療薬，ドレナージの適応，手術適応に対して質の高いランダム化試験はない[1]。

　ペニシリンG®は2,400万単位/dayを超える投与量で過去に患者の脳膿瘍内で検出できたという根拠から，主に連鎖球菌による脳膿瘍に対し2,400万単位以上での投与が推奨されている[1]。セフォタキシムやセフトリアキソン，セフタジジムのような第3世代セフェム系もin vitroモデルでの優れた中枢神経系への移行性と脳膿瘍の一般的な微生物への活性から推奨されている。加えて，メトロニダゾールはin vitroモデルでの優れた中枢神経移行性と嫌気性菌への活性から，ペニシリンG®や第3世代セフェム系と併用し用いられる[1]。カルバペネム系では脳膿瘍治療での後ろ向き研究でイミペネムに比べ，メロペネムが死亡率と痙攣の合併が低いという報告があることから，メロペネムが有効かつ安全に使用できる[1]。

　ニューキノロン系は中枢神経系への移行性はよいが脳膿瘍に対するまとまった治療報告に乏しい[1]。

　MSSAに対しては，セファゾリンは中枢神経移行が極めて不良であり使用できない[2]。中枢神経系移行が良好なNafcillinやOxacillinが海外では標準治療として用いられているが，本邦では使用できないため，アンピシリン／スルバクタム，セフトリアキソンやセフォタキシム，セフェピム，メロペネムをそれぞれの感染症専門医が経験則で苦肉の策として使用しているのが現状である。

　MRSAに対しては，バンコマイシンが今までの臨床実績から主に使用されるが，中枢神経移行性が必ずしも良好ではないことから，リファンピシンの併用をする専門家もいるが，その根拠を支持するデータは少ない[3]。MRSAの中枢神経感染症への他剤の有効性を示す根拠は現状では乏しく，リネゾリド（中枢移行がよいが静菌的で長期毒性が問題），ダプトマイシン（中枢移行性不良），ST合剤（中枢移行するが菌血症では効果が落ちる）が候補となるが，どれも決め手を欠いている[1-3]。

8 細菌性脳膿瘍に使用すべき抗菌薬は何か？

 結論　細菌性脳膿瘍の治療に主に使用される薬剤はペニシリンG®，第3，4世代セフェム系，メロペネム，メトロニダゾール，バンコマイシンである。
　MSSAの脳膿瘍には第3，4世代セフェム系またはカルバペネム系を使用し，セファゾリンは使用しない。
　MRSAの脳膿瘍にはバンコマイシンを使用する。

《エキスパートオピニオン》
こういうときはこうする！

　副鼻腔炎など周囲からの進達性の脳膿瘍の経験的治療では，主に連鎖球菌や嫌気性菌をカバーするセフトリアキソン＋メトロニダゾールを開始する。
　血行性の脳膿瘍では黄色ブドウ球菌（MRSA）をカバーすべくバンコマイシンを併用する。
　外傷や術後の進達性脳膿瘍では黄色ブドウ球菌 MRSA に加え，腸内細菌，緑膿菌をカバーできるセフェピムやメロペネムをバンコマイシンに併用する。
　血液培養が陽性であれば，それに合わせて抗菌薬を de-escalation する。
　血液培養が陰性であれば，可能な限り膿瘍穿刺培養を採取して，培養結果に合わせて de-escalation を行う。
　治療開始後，1～2週間以降に膿瘍が増大する場合には追加ドレナージや手術切除も考慮する。
　MSSAの脳膿瘍の場合にはMSSAに対してin vitroモデルでセフォタキシムはセファゾリンと同等のMICであるという報告もある。筆者はセフォタキシムを選択して治療している。他にはセフェピム，メロペネムも選択肢である。
　MRSAの脳膿瘍の場合には，バンコマイシンをトラフ濃度を高めに投与し，リファンピシンを併用してよい。バンコマイシンが使用できない場合や効果が乏しい場合に限ってリネゾリド，ST合剤，ダプトマイシンを用いる。

▶ 参考文献
1) Bennett JE et al. Mandell, Douglas, and Bennett's Principles and Practice of Infectious Diseases. pp.1173-1174, Saunders, 2014
2) Tunkel AR et al. Clin Infect Dis 2004;39(9):1267-1284
3) Liu C et al. Clin Infect Dis 2011;52:e18-e55

第5章 中枢神経感染症

脳室シャント感染，髄膜炎ではシャントの入れ替えは必須か？ 再留置のタイミングは？

現状のエビデンスと問題点

　脳室シャント感染症のマネジメントに対するRCTはなく，エビデンスは乏しいのが現状である。

　ひとつの後ろ向き研究で，シャント抜去のうえで一時的な体外ドレーンを入れて髄液培養陰性化後に2期的に再留置する方法，シャント抜去して同時に入れ替えを行う方法，シャントを温存して抗菌薬のみで治療した方法では，それぞれ95％，65％，35％の成功率であったと報告されている[1]。他にも複数のコホート研究でシャントの温存が治療失敗の有力なリスク因子であると報告されていたり[2]，1期的置換（失敗68％）より，2期的置換（失敗11％）が明らかに再発が少ないとする報告がある[3]。

　シャントにバイオフィルムが形成されることで，抗菌薬治療のみではバイオフィルム内の微生物を根絶することが難しいためと推定する。

　ガイドラインにおいてもシャントの入れ替えと，体外ドレナージのうえで，髄液培養陰性化を確認後に再置換することが推奨されている[3]。

　シャントの入れ替えと，髄液培養陰性化を確認してからの再置換（2期的置換）の成功率がもっとも高い。

《エキスパートオピニオン》
こういうときはこうする！

　原則として，感染したシャントは抜去して，入れ替えることが望ましい。
　そのうえで適切な抗菌薬を開始後に2〜3日毎に体外ドレーンからの髄液培養をフォローして陰性化を確認する。原因菌にもよるが，培養陰性化から少なくとも10日は抗菌薬を続けて，シャントの再留置を行う。
　何らかの理由でシャントが抜去できない場合には，原因菌が黄色ブドウ球菌であればバイオフィルム内への浸透のよいリファンピシンを併用したり，

脳室内に抗菌薬の局所投与を行うことも検討する。それでも培養が陰性化しない場合や，再発する場合にはシャントを抜去するしかない。

▶ 参考文献
1) James HE et al. Acta Neurochir (Wien) 1981;59:157-166
2) Pelegrín I et al. Clin Infect Dis 2017;64:989-997
3) Tunkel AR et al. Clin Infect Dis 2017. doi: 10.1093/cid/ciw861. [Epub ahead of print]

第5章 中枢神経感染症

⑩ 細菌性髄膜炎治療における抗菌薬髄注の適応や選択薬は？

現状のエビデンスと問題点

　細菌性髄膜炎に対する髄注治療の併用を十分に評価したエビデンスは乏しい。
　一般に細菌性髄膜炎の治療は静注抗菌薬の投与が推奨され行われている[1]。
　髄注を併用することが検討されてきたのは，多くの場合，シャント関連の髄膜炎であるが，シャント関連の髄膜炎においても，抗菌薬髄注に対するRCTは行われていない。髄注される抗菌薬の選択も，バンコマイシン，アミノグリコシド系，コリスチン，アムホテリシンBのように局所刺激が少なく，髄液移行性が不良な薬剤が用いられ治療されたケースレポートがある[2,3]。
　ペニシリンやセフェム系は髄液移行性が良好で治療域に達する薬剤であれば，全身投与のみで治療が可能であり，またβラクタム薬は痙攣誘発など神経毒性があるため髄注してはいけない[4]。
　投与量についても一定の見解はないが，原因菌のMICに対して，髄液内の抗菌薬のトラフ濃度が10～20倍になるよう調整する[5]。

 結論

　抗菌薬の髄注は一般的には行わないが，限られた難治症例において行うことがある。髄注する薬剤はバンコマイシン，アミノグリコシド系，コリスチン，アムホテリシンBである。

投与量（文献6, Table 94-3を元に作成）

バンコマイシン	5～20 mg
ゲンタマイシン	1～8 mg
アミカシン	5～50 mg
コリスチン	10 mg
アムホテリシンB	0.1～0.5 mg

すべて連日投与。ドレーンから注入する場合，15～60分クランプする。

《エキスパートオピニオン》
こういうときはこうする！

　髄液移行する治療可能な抗菌薬が奏効している場合には髄液投与は行わない。侵襲やコスト，逆行性感染のリスクを考慮するとルーチンに行うものではない。

　特にシャント髄膜炎では，シャント抜去しても菌が消失しないときにグラム陽性菌が原因菌であればバンコマイシンを，グラム陰性菌が原因菌のときにはアミノグリコシド系を髄注する。髄注治療は必ず静注全身投与と併用して行う。

　髄液移行性が乏しいコリスチンやアミノグリコシド系にしか感受性がないような CRE など薬剤耐性菌の髄膜炎でもこれらの薬剤の髄注を併用する。

▶ 参考文献
1) Tunkel AR et al. Clin Infect Dis 2004;39:1267-1284
2) Lishner M et al. Scand J Infect Dis 1991;23:101-104
3) Nguyen MH et al. Neurosurgery 1994;35:851-855
4) Manzella JP et al. J Neurosurg 1988;68:970-971
5) Tunkel AR et al. Clin Infect Dis 2017. doi: 10.1093/cid/ciw861.［Epub ahead of print］
6) Bennett JE et al. Mandell, Douglas, and Benett's Principles and Practice of Infectious Diseases. p1190, Saunders, 2014

第 5 章 | 中枢神経感染症

11 クリプトコッカス髄膜炎の治療において，フルシトシンを併用するべきか？

現状のエビデンスと問題点

　IDSA ガイドラインにおいて，クリプトコッカス髄膜炎の導入治療にはアムホテリシン B とフルシトシンの併用を行うことが推奨されている[1]。

　フルシトシンは真菌内で 5 FU となり，真菌の DNA 合成を阻害して効果を発揮する薬剤である。クリプトコッカス，カンジダ，アスペルギルスに有効で，髄液移行性も良好であり，これらの中枢神経感染症に好んで用いられるが，単剤投与では急速に耐性化するため，必ず他剤と併用して用いなければならない薬剤である。一方で，併用療法の有効性は長らく議論されているが，クリプトコッカス髄膜炎においては，フルシトシンの併用を行う方が髄液の培養陰性化が早まり，治療失敗が減るという報告[2]に次いで，生命予後も改善するという報告がなされた[3]。

　しかしながら，フルシトシンには骨髄抑制の副作用があり，また腎機能による投与量の調整が必要である。アムホテリシン B を投与することで腎障害がおきると，フルシトシンによる骨髄抑制が顕著となるため注意が必要である。

　IDSA ガイドラインではフルシトシンの血中濃度測定を行い，濃度が 100 μg/mL を超えないように投与量を調整することが推奨されている[1]。

クリプトコッカス髄膜炎の治療には可能な限りフルシトシンを併用する。
ただし腎機能障害による投与量と骨髄抑制の副作用に注意する。

《エキスパートオピニオン》
こういうときはこうする！

　クリプトコッカス髄膜炎にはフルシトシンをリポソーム・アムホテリシン B に併用するが，腎機能，血算を頻繁にモニタリングする。フルシトシンは eGFR により投与量をこまめに調整する。本邦ではフルシトシンの血中濃度測定は海外委託検査のようであり，こまめなモニタリングは現実的でないた

め，筆者は高度の腎障害がある場合には無理に併用していない。高度の骨髄抑制が起きればフルシトシンを中止する。

▶ 参考文献
1) Perfect JR et al. Clin Infect Dis 2010;50:291-322
2) Dromer F et al. PLoS One 2008;3(8):e2870
3) Day JN et al. N Engl J Med 2013;368:1291-1302

第6章

上気道感染症

❶ 「風邪」に抗菌薬は有効か？ …………………………………………………… 198
❷ 細菌性結膜炎に点眼抗菌薬は有効か？ ……………………………………… 201
❸ マイコプラズマによる咽頭炎や気管支炎は治療すべきか？ ……………… 204
❹ 百日咳と診断された患者の家族に予防的抗菌薬投与を行うべきか？ …… 207
❺ インフルエンザの治療においてペラミビル（ラピアクタ®）は
　　いつ使うべきか？ ……………………………………………………………… 209
❻ A群β溶連菌以外の細菌による咽頭炎は治療すべきか？ ………………… 212
❼ 急性気管支炎に抗菌薬投与は必要か？ ……………………………………… 216
❽ COPD 急性増悪に抗菌薬投与はルーチンに必要か？ ……………………… 218
❾ 外耳道炎に点耳抗菌薬は有効か？ …………………………………………… 221

第6章 上気道感染症

① 「風邪」に抗菌薬は有効か？

◆ 現状のエビデンスと問題点

　風邪はウイルスによって引き起こされる急性の上気道炎であり，基本的に治療しなくても自然に軽快する疾患である（むしろ自然に軽快しなければそれは風邪ではない）。

　昨今，抗菌薬の不適切な使用に伴う薬剤耐性菌の増加が大きな問題になっている。何も対策をとらなかった場合，2050年には薬剤耐性菌による死亡者が1,000万人（2013年は70万人）まで激増することが予想されており[1]，2015年にWHO総会で薬剤耐性（AMR）に関するグローバル・アクション・プランが採択された[2]。これを受けて本邦でも2016年4月に薬剤耐性（AMR）アクションプランが決定されたが，アクションプランにおける成果目標のひとつに経口セフェム系，ニューキノロン系，マクロライド系薬を2020年までに50％減少させることが明記されている[3]。

　診療頻度の高い風邪患者への必要のない抗菌薬処方を減らすことは目標達成のための必要条件のひとつであると考えられる。

　ウイルス性上気道炎である「風邪」に対して抗菌薬が処方されるケースは，続発する細菌感染を予防する目的であったり，細菌感染の合併を疑って処方されることが多いのではないかと思われるが，2013年のCochraneのsystematic reviewでは7日未満の経過の急性上気道炎の患者を抗菌薬投与群とプラセボ群に分け抗菌薬の有効性を検討した6つのRCTを解析している。その結果，急性上気道炎患者で抗菌薬投与群は治療失敗例を有意に減らすことはできず（RR 0.95, 95% CI, 0.59-1.51），有害事象が起きるリスクは抗菌薬投与群で有意に高かった（RR 1.8, 95% CI, 1.01-3.02）[4]。また急性上気道炎後の抗菌薬投与によって1ヵ月以内の細菌性肺炎を予防するためのNNT（number needed to treat）は4,407と非常に大きな値であるという報告もあり[5]，この値をみる限り予防のための抗菌薬投与も正当化されるものではないであろう。

　抗菌薬を処方しないと患者の満足度が得られないのではないかという意見もあるが小児を対象とした研究では適切な対症療法と，なぜ抗菌薬が必要ないのかという

説明をしっかりと行うことで急性上気道炎に対する抗菌薬投与を 85％ 減らし，かつ患者満足率は上昇させたことが報告されている[6]。

2016 年の ACP（American College Physicians）の急性上気道炎のマネジメントに関する最新のガイドラインでも当然，急性上気道炎への抗菌薬を投与しないことが推奨されている[7]。

やはり Do no harm の観点からも「風邪」と診断した患者へは抗菌薬ではなく適切な説明を処方することを心がけたい。

「風邪」に抗菌薬は投与しない。

《エキスパートオピニオン》
こういうときはこうする！

「風邪」に抗菌薬を処方しないためには，我々医師が「風邪」を正しく診断できる能力を持つことが前提条件として求められる。

臨床上，非常に重要なポイントは「風邪」にまぎれて抗菌薬が必要な細菌感染症の患者が受診してくることである。

筆者はまず患者のバイタルサインを確認し問題がなく鼻汁，咽頭痛，咳嗽の 3 症状が全て揃い，同程度に辛い場合は典型的「風邪」として診断している。また上記 3 つのうち 2 症状がある場合にも症状に余程の偏りがない場合には「風邪」と診断し抗菌薬は処方せずに対症療法で経過観察することがほとんどである。1 症状のみの場合にはそれぞれ，鼻汁＝副鼻腔炎，咽頭痛＝A 群 β 溶連菌性咽頭炎，咳＝細菌性肺炎を念頭において診療にあたるが，この場合も，初診時に抗菌薬は処方せずに経過観察するケースも多い。また細菌感染を見逃さないようにするためには悪寒戦慄，症状が片側性，二峰性の病状悪化がないかを特に注意して診療にあたっている。

▶ 参考文献

1) The review on Antimicrobial Resistance Chaired by Jim O'Neill: Antimicrobial

　　　 Resistance: Tackling a crisis for the health and wealth of nations; December 2014
2) GLOBAL ACTION PLAN ON ANTIMICROBIAL RESISTANCE http://www.
　　　 wpro.who.int/entity/drug_resistance/resources/global_action_plan_eng.pdf
3) 薬剤耐性（AMR）対策アクションプラン（2016-2020）：http://www.mhlw.go.jp/
　　　 file/06-Seisakujouhou-10900000-Kenkoukyoku/0000120769.pdf
4) Kenealy T et al. Cochrane Database Syst Rev. 2013 Jun 4;(6):CD000247doi:
　　　 10.1002/14651858.CD000247.pub3
5) Mangione-Smith R et al. Ann Fam Med 2015;13:221-227
6) Harris AM et al. Ann Intern Med 2016;164:425-434
7) Harris AM et al. Ann Intern Med 2016;164(6):425-434

第6章 上気道感染症

② 細菌性結膜炎に点眼抗菌薬は有効か？

現状のエビデンスと問題点

　日常診療の中で，結膜炎に対して点眼抗菌薬が処方されているケースをよくみかけるが，本項では点眼抗菌薬のエビデンスとその治療が推奨される状況を考察したい。まずはじめに普段，急性結膜炎を診療する機会の少ない方のために急性結膜炎に対するアプローチに関するアルゴリズムを掲載する（図1）[1]。

　急性結膜炎の原因としてはウイルス性がもっとも多く，その中では65～90%がアデノウイルスによって引き起こされる[2]。2番目の原因として細菌性が挙げられるがそのうち50～75%が小児症例である。また過去には結膜炎10,000例あたり細菌性は135例とも報告されており[3]全体の中で占める割合は決して大きくはないといえる。成人の細菌性結膜炎の起因菌として多いのは黄色ブドウ球菌で次いで肺炎

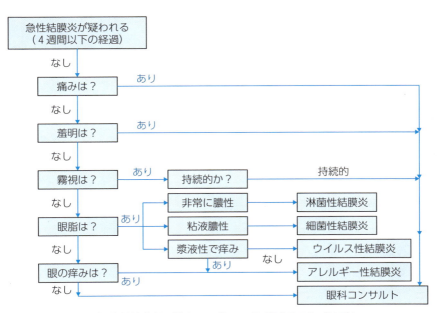

図1）急性結膜炎に対するアプローチに関するアルゴリズム

球菌，インフルエンザ菌，モラクセラ・カタラーリスとされるが，そのうちの60%は1～2週間以内に自然軽快するともいわれている[4]。

さて本題に移るが，細菌性結膜炎に対する点眼抗菌薬のエビデンスについては2012年のCochrane reviewで有症状期間を短縮させるが，プラセボ群と比較して治療失敗率は有意差がないことや[5]，また周囲への感染拡大の減少[2]，学校への早期復学[6]などが報告されている。それを受けて，JAMAのシステマティック・レビューでは有症状期間の短縮については肯定しているものの，単純な細菌性結膜炎に関しては自然軽快することも多く抗菌薬を投与せずに経過観察することも認めている。また点眼抗菌薬の中でどの薬剤を使うべきかについては，薬剤間で治療効果に有意な差は示されておらずいずれの薬剤を選択してもよいという記載になっている[1]。

眼脂培養で細菌培養陽性となった患者を対象に絞って治療することでより炎症的，細菌学的治療成功率を上昇させる可能性が報告されている[7]。

ただし全例で経過観察すべきではない。淋菌やクラミジアの関与が疑われたりコンタクトレンズ装着患者での細菌性結膜炎では速やかに抗菌薬治療を行うべきである[4]。特に淋菌やクラミジアの関与が疑われる場合には点眼薬だけでなく静注や内服抗菌薬の併用が必要である。

また地域によってはMRSAが起因菌の中で高い割合を占めることもあり問題となっている。

> 細菌性結膜炎を診断した場合，必ずしも点眼抗菌薬が必要なわけではない。淋菌やクラミジアの関与が疑われる場合には点眼薬だけでなく静注や内服抗菌薬を併用すべきである。

《エキスパートオピニオン》
こういうときはこうする！

結膜炎にルーチンで点眼抗菌薬を処方せず，軽症なら抗ヒスタミン薬点眼薬で様子をみる。

細菌性結膜炎を疑った場合，症状が強くなく治療開始を待てるケースならば，眼脂培養検査の結果を参考に，なるべく狭域な点眼抗菌薬（筆者はセフ

メノキシム＝ベストロン®点眼）で治療を開始する。

　ニューキノロン系点眼薬は本当に治療が必要なケースで，緑膿菌，MRSA，クラミジアなどが起因菌のときのために温存しておく。

▶ 参考文献
1） Azari AA et al. JAMA 2013;310(16):1721-1729
2） O'Brien TP et al. Curr Med Res Opin 2009;25(8):1953-1961
3） Smith AF et al. BMC Ophthalmol 2009; 9 :13
4） Høvding G et al. Acta Ophthalmol 2008;86(1):5-17
5） Sheikh A et al. Cochrane Database Syst Rev. 2012 Sep 12;(9):CD001211.doi: 10.1002/14651858.CD001211.pub3
6） Ohnsman CM. J Pediatr Ophthalmol Strabismus 2007;44(2):101-105
7） Epling J. BMJ Clin Evi. 2010 Mar 15;2010.pii: 0704

第6章 上気道感染症

マイコプラズマによる咽頭炎や気管支炎は治療すべきか？

現状のエビデンスと問題点

　2016年にマイコプラズマ感染症が大流行したことは記憶に新しい。早期診断のツールとして咽頭ぬぐい液PCRが感度（92%）特異度（98%）ともに良好で有用と考えられるものの[1]，大多数の施設では利用できないのが現状でありマイコプラズマ感染症の早期診断はいまなお難しいままである。

　マイコプラズマによる気道感染はひとつの領域に限局して症状を出しやすい細菌感染症と多領域に症状を出しやすいウイルス感染症の中間的な臨床像をとることから，診断，治療の閾値を下げすぎた場合，ウイルス性上気道炎（風邪）に対して不要な抗菌薬投与が増えてしまうことが懸念される。本項では，流行期にマイコプラズマ感染者とのsick contactがある患者が気道症状を呈した際に治療対象とするべきかどうかについて文献的考察を踏まえて検討してみたい。

　少し古いがアメリカから1983年に出された報告ではマイコプラズマ感染者のうち20%が無症候，約70%が気管支炎を呈し，肺炎を発症するのは3%程度とされている[2]。また様々な年齢層148名のマイコプラズマ肺炎患者のレビューでは発熱（85%），咳（97%），咽頭痛（52%），鼻漏（22%），嘔気嘔吐などの消化器症状（42%），頭痛（33%）と多彩な症状を呈することが示されている[3]。

　2012年のコクラン・レビューでは臨床像からマイコプラズマ感染症を診断することは難しいと報告されている[4]。

　前項で述べたように2016年のACPのガイドラインでは健康な70歳未満の患者で，臨床基準（心拍数＞100回/min，呼吸数＞24回/min，口腔体温＞38℃，胸部身体所見でラ音，ヤギ音，触覚振盪音）を全て満たさなければ肺炎は否定的で[5]，単純な急性気管支炎と判断できること，また単純な急性気管支炎に対する抗菌薬投与は推奨しないことが明記されている[6]。

　マイコプラズマによる急性気管支炎を抗菌薬で治療すべきかどうかの良質なエビデンスは検索した限りではみつけられなかった。しかし，1996年に米国で行われた急性気管支炎に対するエリスロマイシンの有効性を評価するためのRCTでは，全体の患者だけでなく，血清学的にマイコプラズマ抗体が上昇していた患者のサブ

3 マイコプラズマによる咽頭炎や気管支炎は治療すべきか？

解析でさえ有症状期間を短縮しなかったと報告されている[7]。

また，マイコプラズマによる急性咽頭炎に対する治療の有効性に関してもデータが不十分でESCMID[8]，ACP[6]，IDSA[9]のガイドラインではいずれも治療対象として挙げられていない。

特に小児ではマイコプラズマが口腔内にcolonizeすることも多く，2014年に発表された17の研究を対象にしたシステマティック・レビューでは下気道感染であっても抗菌薬治療による有意な症状改善を示せずに終わっている[10]。

> **結論** 単純な気管支炎や，咽頭炎と判断した場合マイコプラズマが起因菌として疑われたとしても，治療を推奨するだけの十分なエビデンスは存在しない。

《エキスパートオピニオン》
こういうときはこうする！

マイコプラズマ感染症は発症後の経過が緩徐であることが多く，経過観察することで重症化するケースは少ない。マイコプラズマの関与が疑われた場合でも特に単純な気管支炎，咽頭炎と判断される患者の場合には，抗菌薬投与の有用性（有症状期間がどの程度短縮されるか，肺炎への進展を防ぐか，周囲への感染拡大がどの程度予防されるのなど）が十分には示されていないことからルーチンでの初診時の抗菌薬投与は行わない。対症療法を行っても症状が増悪する，遷延する場合のみ治療対象とする。また飛沫感染予防についてしっかり指導し感染拡大を防ぐことも重要である。

▶ 参考文献

1) Blackmore TK et al. Pathology 1995 Apr;27(2):177-181
2) Clyde WA Jr. Yale J Biol Med 1983;56:523-527
3) Mansel JK et al. Chest 1989 Mar;95(3):639-646
4) Wang K et al. Cochrane Database Syst Rev 2012 Oct 17;CD009175
5) Metlay JP et al. JAMA 1997 Nov 5;278(17):1440-1445
6) Harris AM et al. Ann Intern Med 2016;164:425-434

7) King DE et al. J Fam Pract 1996 Jun;42(6):601-605
8) Pelucchi C et al. Clin Microbiol Infect 2012;18 (Suppl.1):1-27
9) Shulman ST et al. Clinical Infectious Disease 2012;55(10):e86-102
10) Biondi E et al. Pediatrics 2014;133(6):1081-1090

第 6 章　上気道感染症

④ 百日咳と診断された患者の家族に予防的抗菌薬投与を行うべきか？

現状のエビデンスと問題点

　百日咳はワクチン接種の普及とともに小児での罹患率が低下した一方，接種後12年でほぼ予防効果が消失することから近年では成人発症例の占める割合が高くなっている[1]。百日咳菌は感染力の高い菌として知られ，成人発症の際には重症化することは少ないがより重症化しやすい乳幼児への感染拡大をいかに防いでいくかが問題になる。2014年にRCTで妊婦にワクチン接種（TDaP＝成人用3種混合ワクチン）を行うことで抗百日咳抗体が胎盤を経て胎児に渡され，出生2ヵ月後の抗百日咳抗体価も有意に高くなることが示されており[2]，CDCは妊娠27〜36週の妊婦にTDaP接種することを推奨している。しかし，日本では現時点（2017年9月）でも未だにTDaPは未承認であり，妊婦への百日咳ワクチン接種が進んでいないのが現状である。

　未治療でも百日咳患者の80〜90％は発症から3〜4週間で自然に鼻咽腔から排除されるが，ワクチン接種のない乳幼児では未治療の場合6週間以上，鼻咽腔での培養陽性が続くことがある[3]。

　2007年にフランス，ドイツ，米国，カナダの多施設共同研究で95名の乳幼児（index case）と404名の接触者を対象に乳幼児への感染経路が調査された結果，感染源として両親55％，兄弟16％で同居者が76〜83％を占める非常に高い割合を示すことがわかった[4]。

　CDCではハイリスクである1歳未満の乳幼児や第3トリメスターの妊婦では百日咳患者への暴露があった場合，予防的な抗菌薬内服（治療時とレジメンは同様）を行うことを推奨しているが[5]，1999年にカナダで行われた152名の小児百日咳患者とその家族（6ヵ月未満の乳児，妊婦は対象外）への予防的抗菌薬投与の有効性を検証したRCTでは，エリスロマイシン予防内服群とプラセボ群で，百日咳菌の鼻咽腔培養陽性となる二次発症数は予防内服群3/142（2.1％），プラセボ群8/158（5.1％）と予防内服群で少ない傾向にはあったが統計学的有意差は示されなかった（RR 0.42 95％ CI, 0.11–1.54）。また臨床的に百日咳の確定診断となった二次発症者数についても両群間で有意差がなく（RR 0.80 95％ CI, 0.29–2.24），予防内服群

で有害事象が有意に多かったという結果になっている[6]。

その他には予防的抗菌薬の効果に関するエビデンスレベルの高い報告は見当たらず，2007年のコクラン・レビューでは接触者に対する予防的抗菌薬の有効性を判断するにはデータが不足しているとの記載に留まっている[7]。

百日咳患者と接触した1歳未満の乳幼児や第3トリメスターの妊婦ではハイリスク群であるため抗菌薬予防投与を検討してもよいが，抗菌薬予防投与の有益性が十分に示されているとはいえない。

海外では，妊婦への予防接種を行うことで乳幼児を百日咳から守るという考えがスタンダードになっており，1999年以降百日咳に対する抗菌薬予防投与に関するRCTは報告されていない。良質なエビデンスはないが，筆者は1歳未満で百日咳ワクチン未接種であるハイリスクな乳幼児が百日咳患者の家庭にいる場合には可能ならば，家族内で予防的抗菌薬投与を行う。それ以外の場合には予防的抗菌薬投与は行わない。本邦では妊婦へのTDaP投与は，輸入ワクチンを投与することは可能ではあるが，認可されていないため副反応が起きた際の救済措置が問題となる。一部のワクチン専門クリニックでは本邦で使用可能なDTaPの使用量を0.2mLまで減量（TDaPと成分が類似）して投与することもあるようだが，今後本邦でも妊婦への百日咳ワクチン接種を行える制度を行政レベルで整えていく必要性がある。

▶ 参考文献
1) Hewlett EL et al. N Engl J Med 2005;352:1215-1222
2) Munoz FM et al. JAMA 2014;311(17):1760-1769
3) Kwantes W et al. J Hyg Camb 1983;90:149-158
4) Wendelboe AM et al. Pediatr Infect Dis J 2007;26:293-299
5) Tiwari T et al. MMWR Recomm Rep 2005;54(RR14):1-16
6) Halperin SA et al. Pediatrics 1999;104(4):e42
7) Altunaiji S et al. Cochrane Database Syst Rev 2007(3):CD004404

第6章 上気道感染症

⑤ インフルエンザの治療においてペラミビル（ラピアクタ®）はいつ使うべきか？

現状のエビデンスと問題点

　日常診療で，我々が実際に用いる可能性のある抗インフルエンザ薬はオセルタミビル（タミフル®），ザナミビル（リレンザ®），ラニナビル（イナビル®），ペラミビル（ラピアクタ®）の4種類であろう。この4つは全てノイラミニダーゼ阻害薬に属するが，ラニナビル（イナビル®）に関しては，639名の非重症インフルエンザ患者を対象にした第二相RCT（NCT01793883試験）で40 mg吸入群，80 mg吸入群ともにプラセボ群と比較して有症状期間の有意な短縮を認めなかった[1]ことから海外では製造中止になっており，あえてこの中から積極的に選択する理由に乏しいと思われる。残りの3剤はそれぞれ，オセルタミビル（タミフル®）＝内服，ザナミビル（リレンザ®）＝吸入，ペラミビル（ラピアクタ®）＝点滴と剤型が異なるが，本項では特に，ペラミビル（ラピアクタ®）をどのような時に使うべきかを文献的考察を交えて検討したい。

　ペラミビルの有効性を検討した一番はじめのRCTはペラミビル150 mg，300 mgの筋注とプラセボを比較した第2相RCT（NCT00419263）だったが，症状改善までの期間をプラセボ群と比較して有意に短縮することを示せず，その後行われた600 mgの筋注でも結果は同様だった[2]。2010年に日本で発症48時間以内の20〜64歳の成人インフルエンザ患者296名を対象にペラミビル300 mg，600 mg静注とプラセボ群を比較した第2相RCTが行われ，症状改善までの期間を有意に短縮することが示された（300 mg静注群59.1 hr，600 mg静注群59.9 hr，プラセボ群82 hr）[3]。この結果を受けて，2011年に本邦で発症48時間以内のハイリスクなインフルエンザ患者（HbA1c 7.0％以上，慢性気道疾患で投薬を受けている，免疫抑制剤もしくはPSL 10 mg/day以上内服している）37名を対象にペラミビル300 mg静注群と600 mg静注群での症状改善までの期間を比較した第3相RCTが行われた。その結果，症状改善までの期間は300 mg静注群で114.4時間，600 mg静注群で42.3時間となり，600 mg静注群は300 mg静注群と比較して有意に症状改善までの期間を短縮することが示された（HR 0.497, 90％ CI, 0.251–0.984）[4]。

2013年には122名の入院となったインフルエンザ患者を対象にオセルタミビル（タミフル®）75 mg　1日2回内服群とペラミビル200 mg 1日1回静注群，400 mg 1日1回静注群の3つに分け，いずれの群も5日間の治療を行い，症状改善までの期間と有害事象の発生を比較した結果，ペラミビルのオセルタミビル（タミフル®）に対する非劣性が示された[5]。

　2014年にはインフルエンザ重症入院患者338名（入院時ICU入室48名，酸素投与122名，胸部X線異常所見156名）を4つのグループ（①43名プラセボ＋ノイラミニダーゼ阻害薬を含まない施設標準治療，②78名ペラミビル600 mg静注1日1回，5日間＋ノイラミニダーゼ阻害薬を含まない施設標準治療，③73名プラセボ＋ノイラミニダーゼ阻害薬を含む施設標準治療，④144名ペラミビル600 mg静注1日1回，5日間＋ノイラミニダーゼ阻害薬を含む施設標準治療）に割り付け，症状改善までの時間をprimary endpointとする多施設RCTが行われたが，ペラミビル群はプラセボ群と比較して症状改善までの時間を有意に短縮することはできなかった。③，④のノイラミニダーゼ阻害薬は217名のうち216名がオセルタミビル（タミフル®），1名がザナミビル（リレンザ®）を投与されていた[6]。③のプラセボ群にもノイラミニダーゼ阻害薬が入ってしまったことが有意差を示せなかった原因かもしれないが，ノイラミニダーゼ阻害薬の入っていない①，②の比較でも症状改善までの時間を有意に短縮することはできなかった。なおこのRCTでは発症から48時間以上経過した患者が174名含まれていた。

　2017年には，本邦の多施設RCTで92名の発症48時間以内のハイリスク患者（65歳以上，慢性基礎疾患，糖尿病，免疫不全など）を対象にペラミビル群600 mg静注1日1回，5日間とオセルタミビル（タミフル®）群75 mg 1日2回，5日間の2群を臨床的に安定するまで（解熱するまで）の期間で比較したが，結果は両群間で有意差を認めなかった。また二次的な合併症の発症率も両群間で有意差を認めなかった[7]。

 結論　ペラミビル（ラピアクタ®）がオセルタミビル（タミフル®）に対して有症状期間の短縮や，二次的な合併症の発生率に関して有意性を示すエビデンスはない。

5 インフルエンザの治療においてペラミビル（ラピアクタ®）はいつ使うべきか？

《エキスパートオピニオン》
こういうときはこうする！

　オセルタミビル（タミフル®）が使用できる状況であれば基本的にはオセルタミビルを使用する。内服不可能な状況であればペラミビル（ラピアクタ®）600 mg 1日1回，5日間使用するが，腸管からの吸収が問題なければ，ICU入室を要するような重症例の場合には胃管を留置してオセルタミビル（タミフル®）を併用する。

▶ 参考文献

1) Zumla A et al. Lancet Infect Dis 2014;14(11):1136-1149
2) Wester A et al. Infect Drug Resist 2016;9:201-214
3) Kohno S et al. Antimicrob Agents Chemother 2010;54(11):4568-4574
4) Kohno S et al. Antimicrob Agents Chemother 2011;55(6):2803-2812
5) Ison MG et al. Antivir Ther 2013;18(5):651-661
6) de Jong MD et al. Clin Infect Dis 2014;59(12):e172-185
7) Nakamura S et al. Open Forum Infect Dis 2017;4(3):ofx129

第6章 | 上気道感染症

A群β溶連菌以外の細菌による咽頭炎は治療すべきか？

現状のエビデンスと問題点

　A群β溶連菌による細菌性咽頭炎は日常診療でよく出会う感染症である。多くの臨床医は，咽頭痛を訴える患者を診療する際にまずは centor criteria を確認し，score 3点以上の場合にA群β溶連菌迅速抗原検査を施行し，陽性であればペニシリン系抗菌薬を処方することが多いかと思われる。

　しかし現実的には score が4点でも迅速検査陰性になってしまうことは少なくなく，抗菌薬処方の是非について悩んだことはないだろうか？

　そもそも起因菌としてもっとも多いA群β溶連菌による細菌性咽頭炎すら，学会によって診断戦略および治療閾値が異なっているのが現状であり，本項ではガイドラインやエキスパートの意見を比較しつつ，A群溶連菌以外で起因菌となる可能性を指摘されているC，G群溶連菌とフソバクテリウムによる咽頭炎をどう扱うかについてまとめてみたい。

　本邦における外来診療では，迅速抗原検査と咽頭培養検査を同日に施行することは保険の問題もあり難しいことから咽頭培養検査をどのような患者にいつ行うかはよく検討する必要がある。ガイドラインの比較では上記（表1）の通り，ESCMID (The Europian Society for Clinical Microbiology and infectious disease) は centor criteria の score が高く症状が強ければあまり起因菌にこだわらず治療するというスタンスであるのに対し，ACP (American College of Physicians) では治療対象を連鎖球菌性咽頭炎（C，G群についてはあまり記載がないが）と明記している点が注目される。なお IDSA (Infectious Diseases Society of America) のガイドラインでは，C，G群連鎖球菌やフソバクテリウムが起因菌になりうることは記されているがその臨床的意義，治療の有益性などが不明であることから治療対象にはなっていない。また成人で咽頭培養が不要な理由として検査前確率が若年者と比較して低いこと，リウマチ熱や急性糸球体腎炎などの合併症がおきる割合が低いことが挙げられている。表には入れていないが欧州のガイドラインでは，急性咽頭炎は自然治癒が期待できる疾患であり，免疫不全などのリスク因子を持つ患者以外には抗菌薬をすぐには処方しないというスタンスのものも多い。

表1) 主なガイドラインの比較

	ESCMID[1]	ACP[2]	IDSA[3]
Centor criteria	3点以上で細菌性を疑う。(0～2点はそれ以上の検査必要なし)	3点以上で細菌性を疑う。(0～2点はそれ以上の検査必要なし)	記載なし。
A群β溶連菌迅速抗原検査	3点以上で考慮。	A群β溶連菌性咽頭炎を疑う症状の患者に対して迅速抗原検査 or/and 咽頭培養検査を行う。	咳，鼻汁，嗄声，口腔内潰瘍などを認める患者はウイルス性を強く疑うので施行しない。小児や若年者では迅速抗原検査陰性の場合，咽頭培養検査を行うべきである。
咽頭培養検査	すべての患者において迅速抗原検査が陰性であっても咽頭培養検査は行う必要がない。		
治療対象	Centor 3点以上の症状の強い患者で考慮。抗菌薬の待機的処方も選択肢。	連鎖球菌性咽頭炎と確定した患者。	A群β溶連菌性咽頭炎と確定した患者。

❶ C，G群溶連菌について

A群と比較して症状がより軽症であるとする観察研究と有意な差はないとする観察研究が混在しており臨床像は定まっていない[1]。

C群溶連菌性咽頭炎に関しては大学生を対象にした研究でC群溶連菌が培養陽性となった患者では，そうでない患者と比較して滲出性扁桃炎，前頸部リンパ節腫大を呈する割合が高かったことが報告されている[4]。また，急性咽頭炎の咽頭から検出される菌を調査したメタアナリシスでC群溶連菌検出の頻度は6.1%だった[5]。

G群溶連菌性咽頭炎に関しては重症や再発例に関するまとまった報告はない。またC，G群連鎖球菌性咽頭炎による合併症については反応性関節炎，硬膜下膿瘍，急性糸球体腎炎などが報告されているがその因果関係に関する評価は定まっていない。リウマチ熱の合併についての報告はないが一部のエキスパートは関与する可能性を指摘している[6]。

またC，G群溶連菌性咽頭炎の治療の有益性については過去のランダム化二重盲検試験では治療群は未治療群と比較して1.3日症状の寛解が早かったことが報告さ

れている[7]。

❷ フソバクテリウムについて

　先に紹介した急性咽頭炎の起因菌を調査したメタアナリシスでは18.9%でフソバクテリウムが検出された[8]。Centor criteriaの提唱者であるCentorらは，健常人と比較して，急性咽頭炎患者でより高い割合でフソバクテリウムが検出されること，また同菌は死亡率の高いレミエール症候群の起因菌であることから咽頭炎の起因菌として治療の対象となると考えており，A群β溶連菌迅速検査が陰性であっても，レミエール症候群の好発年齢である青年〜若年成人ではCentor criteria 3〜4点の場合には治療の対象とすべきであるというスタンスをとっている（注：小児と高齢者は含まれていない）[9]。しかしその報告に対して，Matthyらはフソバクテリウムを治療対象にすることにより，症状がどの程度改善するのか，レミエール症候群（そもそも有病率が極端に低い）などの合併症をどの程度減らすことができるかという点について信頼できるエビデンスが不十分であり過剰な検査，抗菌薬投与につながるのではないかと反論している[10]。

> C/G群溶連菌性咽頭炎は治療により症状改善が1.3日早まるという報告があるが，フソバクテリウムについては不明である。またこれらの細菌による咽頭炎の合併症の頻度や，治療することで合併症をどの程度防げるか，周囲への感染拡大をどの程度予防できるかについても未だ不明である。

《エキスパートオピニオン》
こういうときはこうする！

　筆者はCentor criteria 3〜4点で症状が強いケースではA群β溶連菌が証明できなくても抗菌薬治療を行っているが，その際には保険の問題もあることからA群β溶連菌迅速抗原検査は施行せず咽頭培養を提出して，外来フォローをしている。抗菌薬を処方せず，外来フォローによる待機的な抗菌薬処方を行ってもよいと考える。

6 A群β溶連菌以外の細菌による咽頭炎は治療すべきか?

▶ 参考文献
1) Pelucchi C et al. Clin Microbiol Infect 2012;18(Suppl.1):1-27
2) Harris AM et al. Ann Intern Med 2016;164:425-434
3) Shulman ST et al. Clinical Infectious Disease 2012;55(10):e86-102
4) Turner JC et al. JAMA 1990;264:2644-2647
5) Marchello C et al. Ann Fam Med 2016;14:567-574
6) Haidan A et al. Lancet 2000;356:1167-1169
7) Zwart S et al. BMJ 2000;320(7228):150-154
8) Centor RM et al. Ann Intern Med 2015;162:241-247
9) Centor RM et al. Ann Intern Med 2009;151:812-815
10) Uhl JR et al. Ann Intern Med 2015;162(12):876-877

第6章 上気道感染症

 急性気管支炎に抗菌薬投与は必要か？

現状のエビデンスと問題点

　急性気管支炎の原因は多くは感染症であるといわれているものの約5割程度しか原因微生物が同定されないため[1]，ウイルス感染が多くを占めるものと考えられている[2]。喀痰が膿性であることは，そこに炎症細胞や脱落した上皮細胞が存在することを意味するだけで細菌性を疑う根拠にはならない[2]。

　17の研究が解析の対象とした2017年のコクラン・レビューでは，フォローアップ時点で症状全体の臨床的改善については抗菌薬投与群とプラセボ群で有意差なし（RR 1.07, 95% CI, 0.99–1.05）という結果であったが，咳嗽（RR 0.64, 95% CI, 0.49–0.85），夜間咳嗽（RR 0.67, 95% CI, 0.54–0.83）をそれぞれ改善する傾向にあり，咳嗽の期間は0.46日短縮された。NNTB（number needed to treat for an additional benefical outcome）は咳嗽で6，夜間咳嗽で7であった。その一方，抗菌薬投与群では有害事象が明らかに多く（RR 1.20, 95% CI, 1.05–1.36），抗菌薬使用の有益性は非常に限られたものだった[3]。

　70歳未満で健康な患者において頻脈（心拍数＞100回/min），頻呼吸（呼吸数＞24回/min），発熱（口腔体温＞38℃）を全て認めず，胸部身体所見でラ音，ヤギ音，触角振盪音のいずれの所見もない場合には肺炎の可能性は低く[4]，単純な気管支炎と判断し抗菌薬を投与しないことが推奨される[2]。ここで重要なのは，細菌性気管支炎ではないと断定しているわけではなく，細菌が関与している可能性もあるが抗菌薬投与は必ずしも必要としない，という文脈を読み取る必要があることと，気管支炎か肺炎かは胸部X線よりも，バイタルサインと身体所見がより診断のうえで重要であることを強調しておきたい。

　ただし，高齢者や重篤な基礎疾患を抱えている患者はこれまでの臨床試験から除外されていることも多く，このような患者の急性気管支炎への抗菌薬投与の有用性の有無についてはよくわかっていないのが現状である[3]。

　なお，単純ではない気管支炎の代表格であるCOPD急性増悪については独立してエビデンスが蓄積しているので別項で検討する。

7 急性気管支炎に抗菌薬投与は必要か？

結論 単純な急性気管支炎には抗菌薬を投与しない。

《エキスパートオピニオン》
こういうときはこうする！

　急性気管支炎を疑う患者を診療する際には，患者背景，バイタルサイン，身体所見に注意を払い単純な気管支炎に該当するかどうかを判断する。

　単純な気管支炎には抗菌薬は投与しない。

　『単純』ではない気管支炎に対しては十分なデータはないが，筆者は積極的に喀痰を採取し（可能なら高張食塩水の吸入をさせ誘発喀痰を検査する），グラム染色を行う。その結果明らかに有意に多い菌が確認できれば抗菌薬投与を行う。良質な喀痰で菌体が確認できない場合には抗菌薬投与は行わない。良質な喀痰が採取できなかった場合には，筆者はバイタルサインと食事摂取に注目している。バイタルサインが安定しており食事が普段通り取れている場合には対症療法でひとまず経過観察とするが，食事摂取量が低下している場合には経験的に内服抗菌薬の処方（AMPC/CVA＋AMPC）を開始することが多い（BLNAR は外しているが）。画像検査に関しては胸部 X 線 2 方向までは行うが初診時には脱水などで陰影がはっきりしないこともあり注意する。臨床判断を変えないのであれば，筆者は積極的に胸部 CT までは行っていない。

▶ 参考文献

1) Macfarlane J et al. Thorax 2001;56:109-114
2) Harris AM et al. Ann Intern Med 2016;164(5):425-434
3) Smith SM et al. Cochrane Database Syst Rev 2017;6:CD000245
4) Gonzales R et al. Ann Intern Med 2001;134(6):521-529

COPD 急性増悪に抗菌薬投与はルーチンに必要か？

現状のエビデンスと問題点

　COPD 急性増悪の最大の要因は気道感染症であるといわれており，気道の炎症に伴い喀痰量の増加，膿性痰の出現とともに息切れ，咳嗽，喘鳴などを訴えることが多い。急性増悪の原因の約 50% が細菌感染によるものと報告されてはいるものの[1]，COPD 患者では安定期でも気道にインフルエンザ菌や緑膿菌などの細菌が定着し膿性痰を認めることがしばしばあることから，抗菌薬を使用すべきかどうか悩ましいケースも多く我々が日常診療で遭遇する単純でない急性気管支炎の代表格といえるであろう（ちなみに肺炎は COPD 急性増悪に含まない）。

　2017 年に改訂された GOLD (Global Strategy for the Diagnosis, Management, and Prevention of Chronic Obstructive Lung Disease) の executive summary では COPD 急性増悪を重症度別に軽症（短時間作用型気管支拡張薬のみで治療），中等症（短時間作用型気管支拡張薬＋抗菌薬±ステロイドで治療），重症（入院もしくは救急外来受診が必要）と分類し，中等症以上の重症度での抗菌薬使用を推奨しているが，具体的な処方のタイミングについては定まっていないことが記載されている[2]。

　過去には COPD 急性増悪患者の痰が膿性であることと細菌感染の関係を示唆している報告があり[3]，それを受けて膿性痰があれば抗菌薬を投与すべきという意見もある。ただ文献 3) では慢性気道疾患の急性増悪患者の喀痰の色が緑もしくは黄色のときに喀痰培養で細菌が認められる確率が高かった（黄色 58.9%，緑色 45.5%，透明 18%，鉄錆色 39%）というものだが，そもそも黄色，緑色の喀痰でも培養陰性が 40〜50% あり，これらは決して低くない割合である。透明であれば細菌関与の割合がやや低いといえるくらいではなかろうか。

　近年では抗菌薬を使用するかどうかの一助としてバイオマーカーを用いる報告も増えている。152 名の比較的軽症の COPD 患者を対象に行われた RCT では喀痰の膿性度が増加しておらず CRP ≦ 4 mg/dL であれば抗菌薬なしで COPD 急性増悪の 90.5% が治癒したと報告されている[4]。

　また 2017 年のプロカルシトニンの有用性に関する 8 文献のメタアナリシスで

は，規模が小さいなど制限は多いもののプロカルシトニン>0.25 ng/mL を基準に抗菌薬治療を行う（ひとつのみ 0.5 ng/mL が基準）ことで治療失敗，入院期間の延長，急性増悪の再燃などの有害事象を増やすことなく安全に抗菌薬処方量を減らすことができたと報告されている[5]。

また重症例に関しては，NPPV を含む人工呼吸器装着を要する 93 例を対象としたランダム化された臨床試験でニューキノロン系であるオフロキサシン投与群がプラセボと比較して死亡率が有意に低かった（22% vs. 4%）との報告がある[6]。

結論　短時間作用型の気管支拡張薬使用のみで改善するような軽症の COPD 急性増悪では抗菌薬は投与しない。人工呼吸器での管理を要するような重症例では抗菌薬を投与する。上記に該当しない急性増悪については今後，CRP やプロカルシトニンなどのバイオマーカーが抗菌薬投与基準として有用となる可能性がある。

《エキスパートオピニオン》
こういうときはこうする！

ここまでいくつかの文献を紹介してきたなかで，グラム染色に関する記載はほとんど存在しなかったが，筆者はやはり膿性痰が出る時こそグラム染色を行うべきだと考える。良質な喀痰が採取できたうえで，グラム染色で好中球は多数見えるが扁平上皮も菌体もほとんど見えない，もしくは見えても安定期と比較してあまり変化がない状況であれば重症例を除き，抗菌薬処方は行っていない。逆に良質な喀痰が出ない場合の方が実臨床では悩ましいことが多い。このような時には今回示したような CRP や利用可能ならプロカルシトニンの使用を検討してもよいかと思うが，個人的にはもう少しデータの集積を待ちたいと考えている。筆者は肺炎がないことを再度確認したうえでステロイドと気管支拡張薬のみで治療を始めて慎重に経過を観察し，悪化傾向になるようなら抗菌薬をその時点で加えることが多いが，これまでに大きな治療失敗はほとんど記憶にない。特に急性増悪を繰り返すケースではいかに耐性菌を出現させないかも長期にわたる管理を考えた時，重要なポイント

である。

　ただし，NPPVを含んだ人工呼吸器装着を要するような患者や，発症が急激で重症感のある患者ではグラム染色の結果いかんに関わらず，セフトリアキソンなど肺炎に準じた抗菌薬投与を行っている。

▶ 参考文献

1) Sethi S et al. N Engl J Med 2008;359:2355-2365
2) Vogelmeier CF et al. Eur Respir J 2017;49:1700214
3) Miravitlles M et al. Eur Respir J 2012 Jun;39(6):1354-1360
4) Miravitlles M et al. Chest 2013;144(5):1571-1577
5) Mathioudakis AG et al. Eur Respir Rev 2017;26:160073
6) Nouira S et al. Lancet 2001;358:2020-2025

第6章 上気道感染症

 外耳道炎に点耳抗菌薬は有効か？

現状のエビデンスと問題

　外耳は解剖学的に耳介と外耳道から構成され，そのどちらもが軟骨を含み，それ以外にも皮下脂肪織と皮脂腺，汗腺，毛嚢などが含まれている。外耳道は平均2.5 cmの長さで外側1/3は軟骨で形成され，皮脂腺，汗腺，毛嚢を皮下に認めるが内側2/3は骨で形成され，それらを認めない。

　外耳道の感染症は，①急性びまん性外耳道炎，②慢性外耳道炎，③急性限局性外耳道炎（毛嚢炎など），④真菌性外耳道炎，⑤悪性外耳道炎に大きく分類される[1]。

　急性びまん性外耳道炎は別名swimmer's earともいわれ，皮膚バリアの破たんが湿気の多い環境で起きた時に生じる。臨床的には急性発症（48時間以内）で，耳珠の圧痛や耳介牽引痛を認め，耳鏡で外耳道全体にびまん性の腫脹，発赤を認めることが診断のポイントになり[2]，緑膿菌，表皮ブドウ球菌，黄色ブドウ球菌がもっとも一般的な起因菌である。急性びまん性外耳道炎に対する点耳抗菌薬の有効性については，2006年に20の研究を対象としたシステマティック・レビューで，点耳抗菌薬投与群ではプラセボ群と比較して臨床的治癒率を46％，細菌学的治癒率を61％上昇させた[3]。一方で，点耳抗菌薬（CPFX＋hydrocortisone）単剤投与群と点耳抗菌薬（neomycin＋polymyxinB＋hydrocortisone）と内服抗菌薬（AMPC）併用群では症状改善までの期間および細菌学的治癒率について両群間で有意な差を認めなかった[4]。これらの報告を受け，2010年のコクラン・レビューでも急性びまん性外耳道炎では，有害事象のより多い抗菌薬の全身投与ではなく，点耳抗菌薬の単独投与が効果的であると結論付けられている[5]。

　このような過去の報告を受け米国耳鼻咽喉科頭頸部外科学会のガイドラインでも，外耳道の外まで病変が広がったり（骨炎や膿瘍形成など），糖尿病，HIVをはじめとする免疫不全の存在，再発を繰り返しているなどの複雑な状況でない場合には点耳抗菌薬での治療を推奨している[2]。

結論 合併症のない単純な急性びまん性外耳道炎では内服抗菌薬を用いることなく，点耳抗菌薬が有効である。

《エキスパートオピニオン》
こういうときはこうする！

　急性びまん性外耳道炎が疑われる患者を診る際には，患者背景に糖尿病や免疫不全がないかどうか，病変が外耳道外に進展していないかを十分確認し，悪性外耳道炎が否定できれば点耳抗菌薬を使用する。また毛囊炎などの限局した外耳道炎については点耳抗菌薬の有効性について良質なエビデンスが存在せず，切開排膿や全身性の抗菌薬投与が治療として適しているため，外耳道がびまん性に腫脹発赤していない急性外耳道炎患者への点耳抗菌薬投与は行わない。

▶ 参考文献
1）Ong YK et al. Ann Acad Med Singapore 2005;34:330-334
2）Rosenfeld RM et al. Otolaryngol Head Neck Surg 2014;150(1S) :S1-24
3）Rosenfeld RM et al. Otolaryngol Head Neck Surg 2006;134(4 Suppl):S24
4）Roland PS et al. Am J Otolaryngol 2008;29(4):255-261
5）Kaushik V et al. Cochrane Database Sys Rev 2010(1):CD004740

第7章

肺炎・下気道感染症

1. 市中肺炎の経験的治療で非定型病原体をカバーすべきか? ……………………………… 224
2. 重症市中肺炎の治療でβラクタム系にマクロライドを併用すべきか? ……………………………… 227
3. 市中肺炎の治療でステロイドを併用すべきか? ……………………………… 230
4. 軽症市中肺炎の治療で内服抗菌薬は何を使うか? ……………………………… 233
5. 成人マイコプラズマ肺炎の治療の第1選択は? ……………………………… 236
6. レジオネラ肺炎にはどの抗菌薬が最適か? ……………………………… 239
7. 院内肺炎,医療介護関連肺炎の治療で耐性菌のカバーをするべきか? ……………………………… 242
8. 院内肺炎,人工呼吸器関連肺炎の最適治療期間は? ……………………………… 245
9. 膿胸,複雑性肺炎随伴性胸水におけるドレナージ,線維素溶解療法,外科手術の適応は? ……………………………… 248
10. 難治化した肺膿瘍をどう治療するか? ……………………………… 251
11. 下気道感染を繰り返す気管支拡張症にどう立ち向かうか? ……………………………… 254

第7章 肺炎・下気道感染症

 市中肺炎の経験的治療で非定型病原体をカバーすべきか？

現状のエビデンスと問題点

　市中肺炎（CAP）のうち，マイコプラズマ肺炎や肺炎クラジミアなどのいわゆる非定型病原体による肺炎を非定型肺炎と呼んでいる。これらの微生物にβラクタム系抗菌薬は効果がないため，治療はマクロライド系やニューキノロン系，テトラサイクリン系の使用を考えなければならない。

　CAP で非定型病原体を経験的にカバーするべきかどうかについては，過去に多くのランダム化比較試験（RCT），複数のメタアナリシス（MA），システマティック・レビュー（SR）が報告されている。比較的最近の SR を紹介すると，2012 年のコクラン・レビューでは入院 CAP の RCT 25 編を解析しており，βラクタム系単剤治療群と非定型病原体カバー群の間で，死亡率や臨床的有効性に差はないと結論付けられている（死亡の RR 1.15; 95% CI 0.85–1.56.)[1]。一方，2017 年に報告された 5 編の RCT の SR では主要エンドポイントを臨床的治療失敗に設定しており，βラクタム系単剤治療群は非定型病原体カバー群と比して有意に臨床的治療失敗が多かった（RR 0.851；95% CI, 0.732–0.99; p=0.037）としているが，死亡率や副作用による治療中止などは有意差がなかった[2]。採択する RCT や解析方法で SR，MA の結果は異なっている。注意したいのは，βラクタム系単剤群の比較対象として，ニューキノロン系単剤やマクロライド単剤群を設定している研究が多く，βラクタム系＋マクロライド併用群で検討したものは少ないことである。欧米では CAP の経験的治療としてマクロライド単剤が使用しうるが，本邦ではマクロライド耐性肺炎球菌が多い事情もあり，そのまま海外のエビデンスを流用するのは難しい（βラクタム系＋マクロライド併用の効果については，次項を参照されたい）。また，多くの研究で入院 CAP 症例が対象になっており，軽症 CAP の外来治療についてはエビデンスが乏しい。

　ガイドラインの動向だが，IDSA や BTS のガイドラインでは入院症例の CAP の経験的治療で非定型病原体をカバーすることを推奨している[3,4]。本邦の成人市中肺炎ガイドライン 2017 では独自に SR，MA を行っており，両群間で死亡率，有効率，早期治療効果，副作用，入院期間などいずれも有意差はないという結果であっ

1 市中肺炎の経験的治療で非定型病原体をカバーすべきか？ 225

た。しかしながら，最終的にガイドライン作成委員会で協議された結果，「成人CAPの経験的治療において非定型病原体をカバーする抗菌薬治療を弱く推奨する。ただし細菌性肺炎が疑われる場合はβラクタム系薬単独投与を考慮する」との内容になっている[5]。「細菌性肺炎が疑われる場合」が付記された背景には，本邦で提唱されている細菌性肺炎と非定型肺炎の鑑別項目（表1参照）があり，6項目中3項目以下の合致であれば細菌性肺炎である感度78%，特異度93%とされる[6]。

CAPの経験的治療に対し，ガイドラインでは概して非定型病原体をカバーする治療を推奨しているが，SRやMAでその有益性が認められないものもある。

《エキスパートオピニオン》
こういうときはこうする！

　まずは感染症診療の原則どおり，原因微生物の推定が重要である。喀痰グラム染色や尿中肺炎球菌抗原，レジオネラ抗原検査などを行い，特定の細菌が推定できる場合は，重症でなければそれをターゲットに抗菌薬選択をする。接触歴や暴露歴，細菌性肺炎と非定型肺炎の鑑別項目（表1）や迅速診断法（咽頭ぬぐい液LAMP法やイムノクロマト法）を参考にしつつ，非定型病原体の関与が濃厚な場合は，マクロライド系やテトラサイクリン系を選択する。
　これらが行えない，行っても結果の解釈が悩ましい場合に，はじめてエンピリック治療をどうするか考える。原因微生物同定の努力なしに，単純に非定型病原体のカバーをするか否かの議論に終始することは避けたい。
　筆者は，中等症以上の入院CAP症例であれば，経験的にセフトリアキソンにアジスロマイシンやドキシサイクリン（点滴ならミノマイシン）を併用することが多い。比較的状態が良く重篤な基礎疾患のないような患者で，こまめに状態観察しフォローできるような状況であれば，セフトリアキソン単剤で経過をみることもある。喀痰グラム染色で原因微生物が絞り込める場合は，その菌をターゲットに狭域治療を行うが，重症例では培養検査の結果が

判明するまでは前記の経験的治療を行うことが多い。

βラクタム系アレルギーやレジオネラ肺炎を強く疑うような場合でない限り，ニューキノロン系を使用することはほとんどない。

外来で軽症 CAP を内服抗菌薬治療する場合については，第4項を参照されたい。

表1）細菌性肺炎と非定型肺炎の鑑別項目

① 年齢60歳未満
② 基礎疾患がない，あるいは，軽微
③ 頑固な咳がある
④ 胸部聴診上所見が乏しい
⑤ 痰がない，あるいは，迅速診断法で原因菌が証明されない
⑥ 末梢血白血球数が 10,000/μL 未満である

▶ 参考文献

1）Eliakim-Raz N, Robenshtok E, Shefet D et al. Cochrane Database Syst Rev 2012;（9）:CD004418
2）Eljaaly K, Alshehri S, Aljabri A et al. BMC Infect Dis 2017;17(1):385
3）Mandell LA, Wunderink RG, Anzueto A et al. Clin Infect Dis 2007;44 Suppl 2: S27-72
4）Lim WS, Baudouin SV, George RC et al. Thorax 2009;64 Suppl 3: iii1-55
5）日本呼吸器学会成人市中肺炎診療ガイドライン2017作成委員会．成人肺炎診療ガイドライン2017．メディカルレビュー社，2017
6）Ishida T, Miyashita N, Nakahama C. Respirology 2007;12(1):104-110

第7章 | 肺炎・下気道感染症

 重症市中肺炎の治療でβラクタム系にマクロライドを併用すべきか？

現状のエビデンスと問題点

　マクロライドには抗菌作用の他に，抗炎症作用を有することが知られている。抗菌作用として，細菌のタンパク合成阻害，バイオフィルム合成阻害，クオラム・センシング機構の抑制，毒性因子の減衰効果などがあるほか，宿主側の免疫系に作用し，サイトカインやケモカインの修飾を経て炎症反応を抑制する方向に働く[1]。市中肺炎（CAP）におけるマクロライドに，単純な抗菌薬としての効果以上の付加価値を見出そうとする研究がなされてきた。

　「CAPでβラクタム系にマクロライドを併用すべきか？」という問いは，前項の「CAPの経験的治療に非定型病原体のカバーは必要か？」という問いと一見同じ内容にみえてしまう（特に，CAPにニューキノロン系を使用することが少ない読者にはそう映るかもしれない）。しかしながら，前項で触れていたRCTには，βラクタム系単独投与群との比較対象にニューキノロン系単剤投与群やマクロライド単独投与群が設定されているものがあり，本項の検討には適用できない研究が多い。

　βラクタム系単独投与群とβラクタム系＋マクロライド併用群の比較検討を行っているRCTは2編のみ存在する。それらの結果は，いずれも併用療法の生命予後改善効果はないというものであった[2,3]。しかし一方の非劣性試験デザインのRCTでは，βラクタム系単独投与群で7日以内に臨床的安定に達しない割合が高く，βラクタム系単独投与群のマクロライド併用群に対する非劣性は示されなかった[2]。

　観察研究に目を向けると，CAPにおけるマクロライド併用療法の有益性を示唆する報告が少なくない[4-6]。中には，菌血症を伴う肺炎球菌性のCAPでマクロライド併用療法群の死亡率が低いという報告が複数ある[7-9]。またマクロライド耐性菌による肺炎でもマクロライド使用群で死亡率が低いという報告[10]も存在し，非定型病原体でなく，耐性菌の場合でもマクロライド併用の上乗せ効果が期待される結果になっている。

　12編の観察研究と先述のRCTを用いたシステマティック・レビュー（SR）では，メタアナリシス（MA）の結果死亡率OR 0.8（95% CI, 0.69-0.92）とマクロライド併用群で生命予後の改善が示唆された。重症例でのサブ解析ではOR 0.75（95%

CI, 0.65–0.86）であった[11]。ただし，大部分が観察研究であり，RCT に限定した MA では死亡率 OR 1.08（95% CI, 0.86–1.35）と両群に差はみられなかった。

　CAP 全体としての検討では一部でマクロライド併用の有益性は示唆され，重症例にも同様の傾向があるものの，重症 CAP に限定した前向き試験は存在しない。また，全体として，非定型肺炎がどれだけ含まれるか不明確な研究も多い。重症例を対象とした RCT や，原因微生物が特定された（非定型肺炎ではない）CAP における RCT が行われない限り，マクロライド併用の十分なエビデンスが構築されているとは言い難い。

結論　重症 CAP の治療で β ラクタム系にマクロライドを併用することは，現時点では十分なエビデンスがあるとはいえない。

《エキスパートオピニオン》
こういうときはこうする！

　筆者は現状のエビデンスを踏まえて，CAP の治療でマクロライドを抗菌スペクトラムの観点以外を期待して使用することはない。あくまで非定型病原体の関与を強く疑うとき，中等症以上の CAP で非定型病原体のカバーを外すことがリスクである場合に，マクロライド併用を行う。たとえ重症 CAP の治療でマクロライドを併用中でも，原因微生物が判明し β ラクタム系に感受性があり，治療反応がある場合はマクロライドを中止している。

▶ 参考文献
1 ）Altenburg J, de Graaff CS, van der Werf TS et al. Respiration 2011;81(1):67–74
2 ）Garin N, Genne D, Carballo S et al. JAMA Intern Med 2014;174(12):1894–1901
3 ）Postma DF, van Werkhoven CH, van Elden LJ et al. N Engl J Med 2015;372(14):1312–1323
4 ）Blasi F, Iori I, Bulfoni A et al. Eur Respir J 2008;32(4):902–910
5 ）Garcia Vazquez E, Mensa J, Martinez JA et al. European journal of clinical microbiology & infectious diseases: official publication of the European Society of Clinical Microbiology 2005;24(3):190–195
6 ）Rodrigo C, McKeever TM, Woodhead M et al. Thorax 2013;68(5):493–495

7) Martinez JA, Horcajada JP, Almela M et al. Clin Infect Dis 2003;36(4):389-395
8) Naucler P, Darenberg J, Morfeldt E et al. Thorax 2013;68(6):571-579
9) Waterer GW, Somes GW, Wunderink RG. Archives of internal medicine 2001;161(15):1837-1842
10) Restrepo MI, Mortensen EM, Waterer GW et al. Eur Respir J 2009;33(1):153-159
11) Horita N, Otsuka T, Haranaga S et al. Respirology 2016;21(7):1193-1200

第7章 肺炎・下気道感染症

市中肺炎の治療でステロイドを併用すべきか？

現状のエビデンスと問題点

　市中肺炎（CAP）に抗菌薬とともに副腎皮質ステロイド薬（CS）を使用するというプラクティスは古くから試みられており，サイトカイン産生を制御することで過剰炎症を抑制する効果が期待される。

　CAP に対する全身 CS 補助療法の臨床的効果については，これまで数多くのランダム化比較試験（RCT）が報告されており，また数多くのシステマティック・レビュー（SR），メタアナリシス（MA）が行われている。これまで行われた SR の一覧（→ p.232，表 1）を俯瞰すると，CAP 全体で死亡率の改善を証明したものはひとつもないが，入院期間の短縮や臨床的安定までの期間の短縮を示す結果が散見される。そして重症 CAP に限って解析すると，死亡率が低下する結果が目立つ。採択した RCT と症例数がもっとも多い本邦の SR では，CS は入院期間，臨床的安定までの期間を短縮し，重症例，ICU 入室例で死亡率を改善することが示されている（重症例 OR 0.41（95% CI, 0.19–0.90），ICU 入室例 OR 0.21（95% CI, 0.0–0.74））[1]。成人市中肺炎ガイドライン 2017 でも独自に SR，MA が行われており，結果，CAP 全体では CS による生命予後の改善は示されないが，重症例に限ると OR 0.41（95% CI, 0.19–0.9）と予後改善効果が示唆された[2]。

　有害事象に関しては，SR 全体を通して，CS 投与群で高血糖のイベントが有意に増加する報告が多いが，それ以外の有害事象のリスク上昇は示されていない。

　これら SR，MA の結果を踏まえて，概して CS 投与は危険性が低く，特に重症 CAP には有益性が高いと解釈できる。

　一方これまでの研究の問題点としては，重症度の定義が試験ごとに異なっていること，CS の種類と投与方法，期間が試験ごとに異なっていること，ほとんどの報告で症例平均年齢が 60 代であり，80 代以上の高齢者における有益性や有害事象のリスク増加は不明瞭であること，細菌性肺炎以外の CS 反応性の病態が紛れ込んでいる可能性があること，菌学的証明のある肺炎症例に限定された検討や，原因微生物に基づく検討はないことなどが挙げられる。

　また 2017 年に，CS の短期投与によって，30 日以内，90 日以内いずれでも敗血

症，骨折，深部静脈血栓症のリスクが上昇することを示した後ろ向き研究の報告が出た[3]。症例の中には下気道感染に使用したものも含まれており，これを踏まえると，CAP への CS 使用の有害事象は過小評価されている可能性も頭に留めておいた方がよい。

結論 重症 CAP への CS 投与の生命予後改善効果のエビデンスが蓄積されてきている。CAP 全体では，一部で入院期間，臨床的安定までの期間を短くする可能性が示されている。

《エキスパートオピニオン》
こういうときはこうする！

　筆者の心情としては，CURB-65 3点以上や PSI 4 以上に該当する CAP 症例に対し，全ての症例を機械的に重症と判断して CS を投与することにはためらいを感じる。また，実際の臨床では感染症以外の原因による ARDS，心不全の合併，結核等の感染症など，細菌性肺炎との鑑別に苦慮する場合が多々あり，初期診療の段階で早々に CS を投与することに慎重になりやすい。逆に，間質性肺炎増悪や COPD 急性増悪の存在のように，補助療法ではなく治療として CS を必要か判断しなければならないこともある。たとえ細菌性肺炎が確定的だとしても，微生物学的証明がなされ他疾患がしっかり除外された肺炎症例を対象とした RCT が存在しない限り，CS の使用は十分なエビデンスに達しているとはいえないと考える。

　筆者は，現状のエビデンスを踏まえて重症 CAP に対して CS を使うことは十分妥当とは考えているが，実際には投与していないことが多い。CS が無効な病態，逆に使用すべき病態の鑑別，除外が何よりも重要である。

　また，軽症〜中等症，超高齢者では有害事象の潜在的リスクを重視して，使用しない。

　もし CS を使用する場合は，プレドニゾロン，メチルプレドニゾロン 40 mg 〜 1 mg/kg/day を 5 〜 7 日とする。血糖コントロールをしっかり行い，（ストレス）消化管潰瘍対策，深部静脈血栓症や骨折の予防策（骨そ

しょう症の予防，弾性ストッキングや転倒防止策，リハビリなど）を講じる（表1）。

表1）過去に報告されたシステマティック・レビュー（文献1を元に作成）

著者，年数	重症度，肺炎の種類	試験の数	症例数	結論
Salluh, 2008	重症 CAP	3 RCTs, 1 cohort	415	重症 CAP に CS を推奨しない
Siempos, 2008	重症度によらず CAP	4 RCTs	189	一部のデータで CS は重症 CAP に対し死亡率低下，入院期間短縮を示唆
Chen, 2011	院内，小児を含めた肺炎全体	6 RCTs	437	CS は肺炎に概して有益だが，推奨に至るほどのエビデンスはない
Nie, 2012	CAP（重症度によらず）	9 RCTs	1,001	CS は CAP 全体では推奨されないが，重症例では死亡率低下を示唆。CS は5日以下より6日以上の方が効果は高い
Cheng, 2013	重症 CAP	4 RCTs	264	CS は重症 CAP の死亡率を低下させるが，エビデンスの質は高くない
Shafiq, 2013	入院 CAP	8 RCTs	1,119	CS は入院期間を短縮するが，死亡率を低下させない
Horita, 2015[1]	入院 CAP	10 RCTs	1,780	CS は入院期間，臨床的安定までの期間を短縮させる。重症，ICU 入室例では死亡率を低下させる。CS は5日以下より6日以上の方が効果は高い

▶ 参考文献

1) Horita N, Otsuka T, Haranaga S et al. Sci Rep 2015;5:14061
2) 日本呼吸器学会成人市中肺炎診療ガイドライン2017作成委員会．成人肺炎診療ガイドライン2017．メディカルレビュー社，2017
3) Waljee AK, Rogers MA, Lin P et al. BMJ 2017;357:j1415

第7章 肺炎・下気道感染症

4 軽症市中肺炎の治療で内服抗菌薬は何を使うか？

現状のエビデンスと問題点

　軽症の市中肺炎（CAP）患者に内服抗菌薬を処方して外来で経過をみる機会は少なくない。CAP診療に用いられることが多い内服抗菌薬にはペニシリン系，マクロライド系，テトラサイクリン系，ニューキノロン系がある。それぞれを使い分けるにあたり，各国のガイドラインで推奨内容とそのスタンスが異なっている事情をまず把握しよう。

　米国のJohns Hopkins Antibiotics GuideやIDSA/ATSガイドラインでは，軽症CAPに対し，ドキシサイクリンやマクロライド（アジスロマイシン，クラリスロマイシン）を推奨しており，COPDや糖尿病，慢性心不全などの基礎疾患を有する患者には，レスピラトリーキノロンの選択肢を提示している[1]。一方，英国のBTSガイドラインでは第一選択にアモキシシリンを，代替薬としてクラリスロマイシン，ドキシサイクリンを推奨している[2]。

　第1項で詳細を述べているが，現状では，CAPで非定型肺炎のカバーを強く推奨する根拠はなく，軽症CAPではエビデンスが乏しい。解釈次第で，カバーする，しないいずれのスタンスにも転じることができる。両国の軽症CAPにおける推奨の違いは，「非定型病原体を含めた，肺炎球菌以外の起炎菌も大方カバーする」と「肺炎球菌を主としてカバーする」というスタンスの違いといえる。

　一方，本邦はそのまま海外のエビデンスを適用できない事情がある。まず，肺炎球菌のマクロライド耐性率が欧米に比して著しく高く50〜60％である[3,4]。軽症CAPといえど，もっとも頻度の高い肺炎球菌をマクロライドでカバーするという考え方はリスクが高い。テトラサイクリン系に関しては，日本の肺炎球菌疫学研究でミノサイクリンの耐性率が40〜60％程度と推移しており[3]，地域によってはさらに高い数値である[5]。ドキシサイクリンは一般的に肺炎球菌への活性がミノサイクリンよりも高いといわれるが，本邦での感受性の動向は不明である。

　本邦では，細菌性肺炎と非定型肺炎の鑑別項目（第1項を参照）による治療薬の使い分けを推す流れがあり，それを支持する前向き研究もある[6]。成人市中肺炎ガイドライン2017では，軽症CAPにおける内服として細菌性肺炎を疑う場合βラ

クタマーゼ阻害薬配合剤，非定型肺炎を疑う場合はマクロライドとし，慢性呼吸器疾患がある場合にはレスピラトリーキノロンを第一選択として推奨している[7]。

なお本邦のガイドラインでは，テトラサイクリン系が推奨薬剤の中に取り上げられていないが，本邦でドキシサイクリンを経験的治療の選択肢とする意見もある[8]。

軽症 CAP に対する内服抗菌薬の推奨は各国でスタンスが異なっている。どの薬剤でどの起炎菌をカバーしうるのかは地域で異なるため，推奨内容の解釈には注意が必要である。

筆者は，軽症 CAP では時間的猶予があるため，初期治療でもっとも考えられる起炎菌をカバーするというスタンスで治療している。また，第1項で述べたとおり，グラム染色などのツールを用いて起炎菌同定の努力をできる限り行う。

肺炎球菌を想定するときは，アモキシシリンで治療する。ペニシリンアレルギーがある場合はドキシサイクリンやニューキノロン系を選択する。

インフルエンザ菌は，BLNAR をカバーしないならアモキシシリン／クラブラン酸，もしくはアジスロマイシン，ドキシサイクリンを用いる。症状が強く重症化が懸念されるような場合などは，BLNAR の関与も考慮してセフトリアキソン点滴やニューキノロン系（レボフロキサシン）を使用した方が安全だろう。

モラキセラには，アモキシシリン／クラブラン酸，もしくはアジスロマイシンを用いる。

マイコプラズマやクラミジアなど非定型肺炎を第一に考えたときは，アジスロマイシンを使用する。レジオネラやオウム病などは重症化リスクが高いので入院点滴治療が望ましい。

実際には，想定する起炎菌を絞り切れないことも多い。全身状態がかなりよい場合や再診が容易な状況であれば，肺炎球菌を想定してアモキシシリン

単剤で治療することもあるし，やや具合が悪そうな印象の場合は他の主要菌をアジスロマイシンでカバーする併用療法を選択することもある．各国の推奨のスタンスの違いを踏まえれば，いずれも正解とも不正解ともいえず，こればかりは現場でのさじ加減だろう．ドキシサイクリン単剤も使うが，前述のとおり肺炎球菌の感受性が不明なので，フォローは慎重にしたい．

　経験的治療としてのレスピラトリーキノロンは，肺炎球菌への活性も良好で上記の起炎菌をカバーできるため，使い勝手がよいのは確かである．しかし実際は使用すべき状況が限られている．アレルギーなどで他に選択肢がない場合，高齢者で入院ができず遠方でなかなか再診も難しいような場合，服薬回数が多いとコンプライアンスに不安がある場合，慢性呼吸器疾患を有する場合，過去の培養から感受性のある緑膿菌が検出されている場合，過去の抗菌薬暴露が多い場合など，特定のセッティングで意義がある選択薬であることは強調しておきたい．また，よく知られていることだとは思うが，結核を有する患者に投与してしまうと診断の遅延，耐性の誘導につながる懸念があるので十分に注意する．

▶ 参考文献

1) Mandell LA, Wunderink RG, Anzueto A et al. Clin Infect Dis 2007;44 Suppl 2:S27-72
2) Lim WS, Baudouin SV, George RC et al. Thorax 2009;64 Suppl 3: iii1-55
3) Yamaguchi K et al. Diagnostic Microbiology and Infectious Disease 2005;52:135-143
4) Oishi K, Yoshimine H, Watanabe H et al. Respirology 2006;11(4):429-436
5) Suzuki K, Nishimaki K, Okuyama K et al. The Tohoku Journal of Experimental Medicine 2010;220(1):47-57
6) Ishida T, Miyashita N, Nakahama C. Respirology 2007; 12(1):104-110
7) 日本呼吸器学会成人市中肺炎診療ガイドライン2017作成委員会．成人肺炎診療ガイドライン2017．メディカルレビュー社，2017．
8) 大野博司：高齢者における抗菌薬の考え方，使い方　経口薬編．日本老年医学会誌 2011;48:451-456

第7章 | 肺炎・下気道感染症

5 成人マイコプラズマ肺炎の治療の第1選択は？

 現状のエビデンスと問題点

マイコプラズマ肺炎はマイコプラズマ肺炎による，非定型肺炎の代表格である。初診時には確定診断がなかなかできないのが現実だが，本項では，あくまで成人発症のマイコプラズマ肺炎と確定した前提で，そのターゲット治療を述べることとする。なお，マイコプラズマ感染症で肺炎を起こすのは一部で，咽頭炎や気管支炎として発症することもあり，その治療については他章を参照されたい（➡ p.198，第6章上気道感染症）。

マイコプラズマ肺炎に使用しうる薬剤は，マクロライド系，テトラサイクリン系，ニューキノロン系がある。成人マイコプラズマに限定された臨床試験はないが，成人市中肺炎研究のサブ解析でマクロライド系とニューキノロン系の高い治療効果が示されており[1,2]，テトラサイクリン系は成人での臨床的効果は示されていないが，小児の検討で効果が報告されている[3]。いずれも臨床的効果が確からしい抗菌薬であるものの，それぞれの系統の薬剤を直接比較した臨床試験は存在しない。実臨床でこれらを使い分けるためには，マイコプラズマの薬剤耐性の問題を考慮しなければならない。

世界中で，マイコプラズマのマクロライド耐性株（23SrRNA遺伝子変異株）が検出されており，懸念事項になっている。欧米では10％前後であるが[4]，本邦では2008〜2013年にかけて小児患者の50〜93％が耐性であり，年々増加傾向にあることが報告され，本邦は世界的にもかなりマクロライド耐性株の割合が高い[5]。一方，本邦の小児期，思春期，成人期におけるマクロライド耐性株の疫学研究では，耐性株の割合はそれぞれ66.7％，46.2％，25％であり，症例数が少ないものの，成人におけるマクロライド耐性株の関与は小児より少ない可能性が示されている[6]。

同研究によると，マクロライド耐性株による肺炎をマクロライドで治療した場合，小児で48時間以内に解熱する割合がマクロライド感性株と比して有意に低く，成人例でも同様の傾向であった[6]。マクロライド耐性株ではマクロライドの治療反応が悪いことが予想され，逆に48〜72時間での解熱が得られない時にはマクロライド耐性株を疑う根拠になる。マイコプラズマ肺炎はほとんどが軽症で自然軽

快する可能性がある疾患なので，この48〜72時間の治療のタイムラグは許容されうる．この点から，本邦の成人ガイドラインでは，現在の耐性状況を踏まえても，初期治療にマクロライドを第一選択とし，48〜72時間で解熱が得られない場合は治療変更を推奨している[7, 8]．なおこの推奨は小児でも同様である．

　臨床検体からマイコプラズマのニューキノロン系やテトラサイクリン耐性株が検出された報告はまだないが，in vitroでニューキノロン系の使用は耐性を誘導することがわかっている[9]．一方でテトラサイクリン系は耐性誘導が確認されづらいことが知られており，また小児の報告だが，マクロライド耐性株による肺炎では，テトラサイクリン系の方がニューキノロン系よりも有意に解熱期間が短縮する[10]．この点を踏まえて，マクロライド耐性マイコプラズマに使用する際はニューキノロン系よりもテトラサイクリン系が好まれる（なお小児の場合は8歳未満にテトラサイクリンは使用しない）．

結論　マクロライド耐性株の増加が憂慮される昨今であるが，成人マイコプラズマ肺炎の初期治療はマクロライドが推奨される．

《エキスパートオピニオン》
こういうときはこうする！

　マイコプラズマ耐性株の今後の動向で治療の考え方は変わっていくのかもしれないが，現時点では，成人症例に初期治療としてマクロライドを使用する．数日の経過観察で解熱や症状の明らかな改善が得られない場合は，テトラサイクリン系に変更する．呼吸状態の悪い重症患者では，マクロライド耐性株による治療失敗のリスクを重んじて，初期治療からテトラサイクリン系を使用する．

　筆者は，マクロライドはアジスロマイシン500 mg/day 3日間を使用する．テトラサイクリン系はドキシサイクリン，ミノサイクリンどちらでもよいだろうが，点滴製剤はミノサイクリンしかない．ニューキノロン系はこれらの薬剤が使用しづらい状況でない限りは選択しない．

　マイコプラズマかどうかわからない状況での市中肺炎の治療では，他の起

炎菌も念頭におく必要があるため，経験的にドキシサイクリンやニューキノロン系を選択することもあるが，詳細は第4項を参照されたい。

▶ 参考文献

1) Schonwald S, Gunjaca M, Kolacny-Babic L, Car V, Gosev M. The Journal of antimicrobial chemotherapy 1990;25 Suppl A:123-126
2) File TM, Jr., Segreti J, Dunbar L et al. Antimicrob Agents Chemother 1997;41(9):1965-1972
3) Izumikawa K, Iwasaki H, Ota M, Ikebe A, Hara K. The Japanese journal of antibiotics 1977;30(2):139-144
4) Zheng X, Lee S, Selvarangan R et al. Emerging infectious diseases 2015;21(8):1470-1472
5) Kawai Y, Miyashita N, Kubo M et al. Antimicrob Agents Chemother 2013;57(8):4046-4049
6) Miyashita N, Akaike H, Teranishi H, Ouchi K, Okimoto N. Antimicrob Agents Chemother 2013;57(10):5181-5185
7) 日本呼吸器学会成人市中肺炎診療ガイドライン2017作成委員会．成人肺炎診療ガイドライン2017．メディカルレビュー社，2017
8) 神谷茂：肺炎マイコプラズマ肺炎に対する治療指針．日本マイコプラズマ学会，2014
9) Gruson D, Pereyre S, Renaudin H, Charron A, Bebear C, Bebear CM. Antimicrob Agents Chemother 2005;49(3):1190-1193
10) Okada T, Morozumi M, Tajima T et al. Clin Infect Dis 2012;55(12):1642-1649

第7章 肺炎・下気道感染症

 レジオネラ肺炎にはどの抗菌薬が最適か？

現在のエビデンスと問題点

　レジオネラ肺炎はレジオネラ属（主に *Legionella pneumophila*）が起炎菌であり，重症化しやすく，死亡率が高い疾患である。重症肺炎や特定の暴露歴があり疑わしい場合はレジオネラに効果のある抗菌薬を適切に選択しなければならない。レジオネラは細胞内寄生菌であるためβラクタム系抗菌薬やアミノグリコシド系抗菌薬は無効である。レジオネラに抗菌活性を有する薬剤としては，マクロライド系，ニューキノロン系，テトラサイクリン系，ケトライド系がある。近年の各ガイドラインや総説では概ね，レジオネラ肺炎の第一選択にマクロライド系のアジスロマイシン，ニューキノロン系（レボフロキサシン）が挙がっており，代替薬としてテトラサイクリン系のドキシサイクリンが位置づけられている[1,2]。

　レジオネラ肺炎における最適治療に関しては，これまでマクロライド系とニューキノロン系の比較を中心に臨床検討がなされてきた。比較的古い報告を参照すると，マクロライド系とニューキノロン系で死亡率に有意差はないが，入院期間や合併症率はニューキノロン系で少ない傾向にあることが示されていた[3,4]。しかしこれらの報告で使用されているマクロライド系にはエリスロマイシンやクラリスロマイシンが多く含まれている。その後アジスロマイシンがレジオネラにおいて in vitro の抗菌活性が優れており[5]，有害事象や薬物相互作用が少ないことが示された経緯から，現在は専らアジスロマイシンが選択されている。レジオネラ肺炎におけるアジスロマイシン中心の検討は比較的新しい研究に限られていることに注意したい。2015年に報告されたレジオネラ肺炎症例の多施設レトロスペクティブコホート研究では，アジスロマイシン投与群とニューキノロン系投与群で死亡率，入院期間に有意差はなかった（死亡率 6.4% vs. 6.6%，p=0.8）[6]。また，2017年の傾向スコアマッチングを用いたレトロスペクティブ観察研究ではアジスロマイシン投与群とレボフロキサシン投与群が比較検討されているが，解熱期間，入院期間，静注抗菌薬の投与期間，死亡率いずれも有意差はみられなかった（死亡率 5.1% vs. 2.3%，p=0.164）[7]。アジスロマイシンと，レボフロキサシンを主としたニューキノロン系は，甲乙つけがたいというのが現状である。よりよい結論を得るために

は，アジスロマイシンとニューキノロン系のランダム化比較試験（RCT）が行われる必要があるだろう。

投与量に関して，アジスロマイシンは 500 mg で概ねどの文献でも一定している。レボフロキサシンは，観察研究によれば 500 mg でも 750 mg でも治療効果は同様であったとしている[8]。用量別の直接比較試験はなく，高用量 750 mg が優位である証拠はないが，750 mg の投与を推奨している文献が多い。

なお，重症例におけるアジスロマイシンとニューキノロン系の併用療法に関しては観察研究を含めた臨床試験は組まれておらず，その有効性は不明である。またリファンピシンを併用するプラクティスも存在するが，レビューではその有益性は示されず，ある観察研究ではリファンピシン併用が入院期間の延長と関連していたと報告している[9,10]。

結論　レジオネラ肺炎の治療薬はアジスロマイシンとニューキノロン系（レボフロキサシン）が第一選択薬であり，両者が与える臨床的アウトカムに大きな差異はない。

《エキスパートオピニオン》
こういうときはこうする！

レジオネラ肺炎が確定した症例では，重症化のリスクが高いので原則入院とし，静注抗菌薬を使用する。筆者は主にレボフロキサシンを選択し，投与量は 750 mg としている。治療期間は 7〜10 日であるが，数日の投与後，臨床的安定が得られれば投与量を 500 mg への減量，経口摂取へのスイッチを考慮する。

アジスロマイシンを用いてももちろん問題はないが，規定では 500 mL の溶液に溶解して投与するため，呼吸状態がかなり悪い，心不全の合併が明らかな場合など水分負荷過剰のリスクが高い症例への使用は避けたい。

レジオネラ肺炎に限定した検討ではないが，アジスロマイシンもニューキノロン系も，その使用と不整脈イベント，心血管死亡リスク上昇との関連が報告されている[11]。同様の研究は複数あり，同薬剤と心血管系イベントとの

関連性は研究によって結論が異なっているが，可能な限り入院時の心電図評価やバイタルサインのモニタリングを行うべきであろう。また，致死的心室性不整脈の既往や低心機能などが明らかな場合は，安全性重視でミノサイクリンで代替することも考慮するが，同薬の重症レジオネラにおける信頼性は高いとはいえない。期待できる治療効果とリスク，重症度をそれぞれ天秤にかけて判断するしかないだろう。

▶ 参考文献

1) Cunha BA, Burillo A, Bouza E. The Lancet 2016;387(10016):376-385
2) Mandell LA, Wunderink RG, Anzueto A et al. Clin Infect Dis 2007;44 Suppl 2:S27-72
3) Griffin AT, Peyrani P, Wiemken T, Arnold F. The international journal of tuberculosis and lung disease : the official journal of the International Union against Tuberculosis and Lung Disease 2010;14(4):495-499
4) Sabria M, Pedro-Botet ML, Gomez J et al. Chest 2005;128(3):1401-1405
5) Garcia-Vidal C, Carratalà J. Expert Review of Anti-infective Therapy 2006;4(6):995-1004
6) Gershengorn HB, Keene A, Dzierba AL, Wunsch H. Clin Infect Dis 2015;60(11):e66-79
7) Garcia-Vidal C, Sanchez-Rodriguez I, Simonetti AF et al. Clin Microbiol Infect 2017;23(9):653-658
8) Yu VL, Greenberg RN, Zadeikis N et al. Chest 2004;125(6):2135-2139
9) Grau S, Antonio JM, Ribes E, Salvado M, Garces JM, Garau J. International journal of antimicrobial agents 2006;28(3):249-252
10) Varner TR, Bookstaver PB, Rudisill CN, Albrecht H. The Annals of pharmacotherapy 2011;45(7-8):967-976
11) Chou HW, Wang JL, Chang CH, Lai CL, Lai MS, Chan KA. Clin Infect Dis 2015;60(4):566-577

第7章 | 肺炎・下気道感染症

 院内肺炎，医療介護関連肺炎の治療で耐性菌のカバーをするべきか？

現状のエビデンスと問題点

　院内肺炎（HAP），人工呼吸器関連肺炎（VAP）は市中肺炎（CAP）に比較してMRSAや緑膿菌などの多剤耐性菌（MDR）の関与が増すことが知られ，概してCAPよりも死亡率が高い傾向にあり[1]，不適切，遅延した治療は高い死亡率と関連している[2]。初期治療にMDRのカバーをするかどうかが重要なポイントである。

　2016年に出されたIDSA/ATSガイドラインでは，MDRとの関連が薄いと評価された医療関連肺炎（HCAP）が2005年の旧ガイドラインから削除され，よりMDRを強く意識するHAP/VAPに特化された内容となった。MDRのリスク評価（表1），疾患の重症度を評価したうえで，緑膿菌などのグラム陰性桿菌のカバーに必要に応じてMRSAのカバーを加えた初期治療を行い，適宜de-escalationを行うことを推奨している[3]。

　一方本邦では，医療・介護関連肺炎（NHCAP）という独自の肺炎定義が誕生した[4]（表2）。HAPほどではないもののMDRの関与が増加することがわかっており[5]，欧米でのHCAPとは対照的に，NHCAPはMDRを意識した治療を検討する必要がある。しかしながらNHCAPの多くが高齢者の誤嚥性肺炎で，適切な抗菌薬治療が生命予後を改善するとは限らないというデータがあり[6]，また予後不良の終末期肺炎や老衰の経過としての肺炎症例が増加している。成人市中肺炎ガイドライン2017ではこうした現状を踏まえ，HAP/NHCAPとして治療方針を論じている。基本的な治療方針としては，重症度とMDRリスクを評価し，軽症かつ耐性菌リスクなしの場合は初期治療でMDRカバーをせず，治療経過で変更を検討する「escalation治療」を，それ以外の場合はグラム陰性桿菌カバー±MRSAカバーの初期治療を行い，培養結果等を踏まえて治療を狭める「de-escalation治療」を提案している。なお老衰経過中や原疾患終末期としての肺炎においては，個人家族の意思確認をしたうえで，治療の開始，不開始，抗菌薬選択を医療チームで決定するとしており，「積極的治療をしない」方針についても触れられている[5]。

　なお上記のガイドラインではともに重症度，MDRリスクに基づいて初期治療を決定するが，筆者はグラム染色の所見も参考にしている。グラム染色については

7 院内肺炎，医療介護関連肺炎の治療で耐性菌のカバーをするべきか？

VAP で観察研究があるが，メタアナリシスではグラム染色の所見と培養結果の相関性は高くないとされた[7]。しかし 2017 年，VAP におけるグラム染色に基づく抗菌薬選択は IDSA/ATS ガイドラインに基づく抗菌薬選択よりも抗 MRSA 薬，抗緑膿菌抗菌薬の使用量を有意に減少させ，初期治療的中率は変わらなかったという観察研究が報告された[8]。死亡率や治癒率に関しての検討はないものの，グラム染色が一層の抗菌薬適正使用につながる可能性が示唆される。

表1）HAP/VAP の MDR リスク因子

MDR VAP	90 日以内の静注抗菌薬の使用 VAP 発症時の敗血症性ショック VAP 発症前に存在する ARDS （acute respiratory distress syndrome） VAP 発症前の今回の入院期間が 5 日以上 VAP 発症前の腎代替療法の施行
MDR HAP	90 日以内の静注抗菌薬の使用
MRSA VAP/HAP	90 日以内の静注抗菌薬の使用
MDR 緑膿菌 VAP/HAP	90 日以内の静注抗菌薬の使用

表2）NHCAP の定義（いずれかを満たす場合）

① 長期療養型病床群もしくは介護施設に入所している（精神科病棟も含む）
② 90 日以内に病院を退院した
③ 介護を必要とする高齢者，身障者
④ 通院にて継続的に血管内治療（透析，抗菌薬，抗癌化学療法，免疫抑制薬などによる治療）を受けている

結論 HAP，VAP，NHCAP の初期治療は重症度と MDR のリスク評価で区分して決定することが推奨されている。

《エキスパートオピニオン》
こういうときはこうする！

HAP/NHCAP では，積極的治療をする場合は重症度，MDR リスクを評価

する。軽症でMDRリスクが低い場合は，筆者はMDRカバーを外した「escalation治療」としてアンピシリン／スルバクタムやセフトリアキソンを選択することが多い。

　MDRリスクがある場合は，それらをカバーする初期治療を選択する。βラクタム系としてピペラシリン／タゾバクタムやセフェピムを，重症度が高い場合はシプロフロキサシンやアミカシンを加える。ガイドラインの推奨を参考にしてもよいが，施設ごとの薬剤感受性率（local factor）をチェックする。MRSAをカバーするかどうかは常に迷うところだが，MDRリスクがあり，重症度が高く，適切に下気道検体が採取できるなら，初期治療にバンコマイシンやリネゾリドを使用する閾値を下げてもよいだろう。

　緑膿菌やMRSAは喀痰培養提出翌日には，コロニーの性質やオキシダーゼ試験などでその存在の有無がわかることが多い。初期治療で両者をカバーしても，翌日に細菌検査室に結果を確認することで，早期のde-escalationが可能である。ただし喀痰の性状が悪い，重症度が高い場合などは培養の最終結果を待ちたい。

　グラム染色のエビデンスは限られているものの，習熟すれば方針決定に非常に有用と筆者は考えており，ぜひ行いたい。良質な喀痰で単一菌が多量に見えればそれをターゲットにできるし，クラスター状のグラム陽性球菌が見えない，細長い短桿菌が見えないという場合は，MRSAや緑膿菌のカバーを外す根拠にしている。ただし重症度が高い場合はこの所見のみに依存して治療決定することは避ける。

▶ 参考文献

1) Kollef MH, Shorr A, Tabak YP et al. Chest 2005;128(6):3854-3862
2) Kuti EL, Patel AA, Coleman CI. Journal of critical care 2008;23(1):91-100
3) Kalil AC, Metersky ML, Klompas M et al. Clin Infect Dis 2016;63(5):e61-e111
4) 日本呼吸器学会医療・介護関連肺炎（NHCAP）診療ガイドライン作成委員会（編）．医療・介護関連肺炎（NHCAP）診療ガイドライン．日本呼吸器学会，2011
5) 日本呼吸器学会成人市中肺炎診療ガイドライン2017作成委員会．成人肺炎診療ガイドライン2017．メディカルレビュー社，2017
6) Komiya K, Ishii H, Umeki K et al. Respirology 2013;18(3):514-521
7) O'Horo JC, Thompson D, Safdar N. Clin Infect Dis 2012;55(4):551-561
8) Yoshimura J, Kinoshita T, Yamakawa K et al. Critical Care 2017;21(1):156

第7章 | 肺炎・下気道感染症

院内肺炎，人工呼吸器関連肺炎の最適治療期間は？

 現状のエビデンスと問題点

　院内肺炎（HAP），人工呼吸器関連肺炎（VAP）は耐性菌の関与が市中肺炎に比べて多くなり，難治化しやすい。そのためかつて抗菌薬治療期間は比較的長期間（8～21日程度）に及ぶことが慣習であった。抗菌薬による有害事象や耐性菌の増加が懸念され，抗菌薬投与期間の短縮のエビデンスの構築が進んだが，2005年のIDSA/ATSのHAP/VAPガイドラインでは抗菌薬短期療法のエビデンスが不十分だったこともあり，「初期抗菌薬が適切で，治療反応が良く原因菌が緑膿菌でなければ，慣習的な14～21日から，7日とできるだけ短くするように努力する」という記載にとどまっていた[1]。

　その後，HAP/VAPにおける抗菌薬短期（7，8日以内）投与群と長期（10～15日）投与群で比較検討した複数のランダム化比較試験（RCT）が報告され，2013年のシステマティック・レビュー（SR），メタアナリシス（MA）では，両群で死亡率，肺炎再燃率の差はなく，短期投与群で抗菌薬暴露期間が少ない結果であった[2]。同テーマのコクラン・レビューが2011年，2015年に発表されているが，いずれも両群で死亡率や有害事象の差はなく，かつ短期治療群では多剤耐性菌による肺炎再燃が有意に少ないという結果が出た[3]。IDSA/ATSガイドラインが2016年に改訂され，独自のSRの結果が記載されているが，両群で死亡率，治癒率，肺炎再燃率に有意差はなかった[4]。成人市中肺炎ガイドライン2017のSRでも，両群で死亡率，短期治療成功率，入院率，再燃率に有意差は見出されなかった[5]。このように近年のSR，MAは軒並み短期治療群と長期治療群の生命予後，再燃率に差異はないという結果を出している。ひとつ留意したいのは，上記のSRの中には，緑膿菌などのブドウ糖非発酵菌による肺炎症例のサブ解析では，短期治療群の方で肺炎再燃率が高いとするものもある[3,5]。しかしIDSA/ATSガイドラインでは独自SRで有意差は見出されず，ブドウ糖非発酵菌のことには触れつつも，死亡率，治癒率に影響がみられない点から例外としては扱わず，原因菌によらず「7日間の短期間治療を強く推奨する」と結論付けている[4]。本邦のガイドラインでは，「1週間以内の比較的短期間治療を弱く推奨する。ただし，ブドウ糖非発酵グラム陰性桿

菌では再燃のリスクがある」と付記されている[5]。

なお，前述のSR，MAに含まれた症例のほとんどはVAPであり，VAPではないHAPに限定されたRCTやSR，MAはない。現時点では，VAP中心のデータを適用するしかなく，実際にIDSA/ATSガイドラインではHAPにおいても前述のSRの結果を踏まえて短期間治療を強く推奨している[4]。

HAP/VAPに対する抗菌薬治療は，7日の短期間が推奨されており，質の高いエビデンスが背景にある。

《エキスパートオピニオン》
こういうときはこうする！

　上記のエビデンスは，単に死亡率や治癒率の問題だけではなく，抗菌薬暴露期間や多剤耐性菌による再燃率にも影響を与えており，antimicrobial resistance（AMR）対策の観点からも非常に意義深いものである。

　HAP/VAPに対して，基本的に7日以内の短期間抗菌薬治療を行う。ただし，適切な診断と適切な抗菌薬投与であることが大前提であり，初期治療効果の判定，治療終了後の慎重な経過観察が必須である。緑膿菌などブドウ糖非発酵菌による肺炎は一部のデータで再燃のリスクが指摘されているが，投与期間を延長することでそのリスクが解消されるかどうかは不明である。筆者はブドウ糖非発酵菌による肺炎でも7日間の治療を行い，経過を一段と慎重にフォローすることとしている。

　また，黄色ブドウ球菌などによる空洞，肺膿瘍形成や，複雑性肺炎随伴性胸水や膿胸などの合併などではドレナージの検討，かつ抗菌薬投与期間の延長（肺膿瘍や膿胸の場合は2～6週間）が必要である。投与期間は臨機応変に決定したい。

▶ 参考文献

1) Guidelines for the management of adults with hospital-acquired, ventilator-associated, and healthcare-associated pneumonia. Am J Respir Crit Care Med

2005;171(4):388-416
2) Dimopoulos G, Poulakou G, Pneumatikos IA et al. Chest 2013;144(6):1759-1767
3) Pugh R, Grant C, Cooke RP et al. Cochrane Database Syst Rev 2015(8):Cd007577
4) Kalil AC, Metersky ML, Klompas M et al. Clin Infect Dis 2016;63(5):e61-e111
5) 日本呼吸器学会成人市中肺炎診療ガイドライン2017作成委員会.成人肺炎診療ガイドライン2017.メディカルレビュー社,2017

9 膿胸，複雑性肺炎随伴性胸水におけるドレナージ，線維素溶解療法，外科手術の適応は？

現状のエビデンスと問題点

　膿胸，複雑性肺炎随伴性胸水（CPE）は，感染に伴う胸水の中で，ドレナージが必須になる病態である。抗菌薬を投与し，胸腔ドレーンを挿入したうえで，保存的治療か，手術治療を考えるか，判断しなければならない。手術治療には，胸腔鏡下手術（VATS）や開窓術があるが，どの術式が適切かは呼吸器外科の判断を仰ぐべきだろう。保存的治療としては，単純な胸腔ドレーンによるドレナージの他，胸腔内線維素溶解療法（IPFT）がある。

　IPFT は，胸腔ドレーンからウロキナーゼやストレプトキナーゼ，組織プラスミノーゲン活性化因子（t-PA）を投与する治療で，胸腔内のフィブリンを溶解し，被包化胸水のドレナージを改善することが目的である。その有効性に関してはこれまでに複数のランダム化比較試験（RCT）が行われてきたが，2005 年の当時最大規模 RCT でストレプトキナーゼ投与は死亡率，手術移行率，入院期間を改善させなかった[1]と報告され，2008 年のコクラン・レビューでは IPFT の有効性を決定づけることはできなかった[2]。しかしその後 t-PA（アルテプラーゼ）と DNase 併用を検討した RCT では，両者併用群はプラセボ群と比較してドレナージ量，手術移行率（OR 0.17; 95% CI, 0.03–0.87），入院期間を改善することが報告された[3]。また胸腔ドレーン挿入後の難治例を対象とした RCT でアルテプラーゼはプラセボと比して手術回避率が高かった（アルテプラーゼ群 95% v.s. プラセボ群 12%，$p<0.001$）[4]。最近のシステマティック・レビュー（SR）では IPFT は入院期間の短縮や手術回避の恩恵が示唆されており[5,6]，近年はその有効性を支持する文献が多くなっている。どの薬剤がもっとも有効性が高いかの結論は出ていないが，CPE 症例でウロキナーゼはアルテプラーゼに比して有効性が高く副作用が少ないという報告がある[7]。

　保存治療における IPFT の有効性の検討に比べ，保存治療と手術治療の比較検討の文献は少ない。8 つの RCT を検討した 2017 年のコクラン・レビューでは，保存治療，手術治療両群で死亡率に有意差はないとし，VATS は胸腔ドレーンのみの保存治療に比して，入院期間を短縮させるとしている[8]。8 つの試験中 6 つは小児の

9 膿胸, 複雑性肺炎随伴性胸水におけるドレナージ, 線維素溶解療法, 外科手術の適応は?

RCTであることは注意しなければならないが, 成人の解析でも死亡率に有意差はなかった。なおこれらの研究はいずれも初期治療としての比較である。実臨床で悩むことの多い, 胸腔ドレーン単独では効果が不十分な難治症例を対象とした手術治療と保存治療（IPFT）の直接比較検討はない。

結論　近年は膿胸, CPEにおけるIPFTの有効性を支持する報告が多い。初期治療における保存治療と手術治療では, 死亡率に差はなく, いずれも突出した優位性は確認できない。

《エキスパートオピニオン》
こういうときはこうする！

　現実的には, 膿胸, CPEに対する治療介入方針は通り一遍にはいかない。呼吸器外科医がいるか, 外科介入の積極性がどれくらいか, 病変の大きさ, 部位, 被包化の程度, 患者の全身状態, 患者の希望などで方針は変わるだろう。重要なのは, 個々の患者の状態と施設の事情を踏まえて, 早期に外科と連携しながら最善と思われる治療方針を相談していくことである。

　筆者のいた施設では, 膿胸, CPEはまず呼吸器内科で胸腔ドレーンを入れ, その反応を見ることが多かった。良好なドレナージが得られ改善していく場合はそれでよいが, ドレナージ不良の場合は早めに呼吸器外科に連絡し, IPFTの是非を含め治療方針を相談していた。初期治療でドレーン留置後ルーチンにIPFTを行うことはないが, 胸腔ドレーン単独で1, 2日経過をみたうえで効果不十分の場合はIPFTを積極的に使用してよいと思っている。ただし直近の手術歴, 頭部外傷や脳出血の既往, 気管胸腔瘻がある場合などは使用を避けるべきである。筆者はIPFTにはウロキナーゼを使用するが, ウロキナーゼもアルテプラーゼも保険適用外であることは注意したい。

▶ 参考文献
1) Maskell NA, Davies CWH, Nunn AJ et al. New England Journal of Medicine 2005;352(9):865-874

2) Cameron R, Davies HR. Cochrane Database Syst Rev 2008(2):CD002312
3) Rahman NM, Maskell NA, West A et al. New England Journal of Medicine 2011;365(6):518-526
4) Thommi G, Shehan JC, Robison KL et al. Respir Med 2012;106(5):716-723
5) Janda S, Swiston J. Chest 2012;142(2):401-411
6) Nie W, Liu Y, Ye J et al. Clin Respir J 2014;8(3):281-291
7) Aleman C, Porcel JM, Alegre J et al. Lung 2015;193(6):993-1000
8) Pan H, He J, Shen J et al. J Thorac Dis 2017;9(7):2006-2014

第7章 肺炎・下気道感染症

⑩ 難治化した肺膿瘍をどう治療するか？

現状のエビデンスと問題点

　肺膿瘍は細菌感染によって肺実質が壊死し膿瘍を生じ，時に空洞形成と液貯留を来す疾患である。患者背景によって原因微生物はさまざまだが，主に口腔内連鎖球菌属，嫌気性菌，クレブシエラなど腸内細菌科，黄色ブドウ球菌などが原因となる[1]。鑑別として常に結核や放線菌，非感染症などを考慮しておく必要がある。

　肺膿瘍の治療戦略の基本は，まずは適切な抗菌薬投与であり，経験的に使用する抗菌薬の臨床検討が複数報告されている。アンピシリン／スルバクタムとアモキシシリン／クラブラン酸はいずれも嫌気性菌を含めた主だった原因微生物をカバーしており，in vitro でも，肺膿瘍の臨床試験でもその有効性が示されている[2, 3]。カルバペネムも同様に効果が高い。クリンダマイシンはペニシリンG® よりも治療反応，解熱までの期間などの臨床的改善が得られやすく，かつて肺膿瘍の標準治療であった[4]。しかしながら Clostridium difficile 関連腸炎のハイリスク薬剤であることなどから，現在はペニシリンアレルギーの際の代替薬に位置づけられることが多い。ニューキノロン系のモキシフロキサシンがアンピシリン／スルバクタムと同様の治療効果があることが肺膿瘍症例の RCT で示されており，1日1回投与の利点がある[5]。メトロニダゾールは単剤治療で治療失敗が多いことが古いデータながら示されており[6]，通性嫌気性菌の連鎖球菌属をカバーしていないことが主因とされる。

　膿瘍が巨大な場合（6 cm 以上）や数週の抗菌薬投与でも改善が得られない場合は，膿瘍のドレナージの適否も検討しなければならない。CT ガイド下経皮的膿瘍穿刺（外瘻法），内視鏡的ドレナージチューブ留置（内瘻法），外科的には肺部分切除や空洞切開ドレナージ術など，さまざま存在する。それぞれのまとまった治療成績を報告した研究は数あるものの，どれが最適であるかを比較検討したものは存在しない。専門性が高い処置ゆえに早めに専門科コンサルトが必要である。

　解剖学的にドレナージが困難，呼吸状態，全身状態的に手術が不可能，悪性腫瘍や肺分画症が背景にある場合などは，根治を期待することが難しくなり，chronic suppression と呼ばれる長期の抗菌薬による維持療法を行う場合がある。

先述したいずれの抗菌薬も，その治療効果はあくまで比較的短期間（30〜40日程度）での検討であり，chronic suppressionとしての投与の効果を検討した臨床試験はなく，その長期予後や有害事象については不明である。

　初期治療の抗菌薬，ドレナージで十分な改善が得られれば予後はよいが，慢性化，難治化した肺膿瘍に対する治療に確立されたものはなくまさに手探りの領域である。

肺膿瘍に有効な抗菌薬やドレナージ方法のエビデンスはあるものの，長期的な抗菌薬治療戦略の後ろ盾となるエビデンスは乏しい。

《エキスパートオピニオン》
こういうときはこうする！

　初期治療の段階で，その後の治療経過を予想するのはなかなか難しいが，肺膿瘍のように長い期間の抗菌薬を必要としうる疾患を治療する場合は，内服への移行の問題を常に頭に入れておく。初期の静注抗菌薬の段階から，内服へ移行しやすい薬剤を選択しておくとよい。

　緑膿菌やMRSAの関与が明らかな場合や，よほど重症度が高い場合以外は，アンピシリン／スルバクタムで開始する。その後のアモキシシリン／クラブラン酸内服への移行がスムーズになる。初期治療にカルバペネム系やピペラシリン／タゾバクタムのような抗緑膿菌作用を有する抗菌薬を使用した場合，内服移行への判断は難しくなる。スペクトラムを狭めた内服に変更して悪化した場合，スペクトラムの問題か，用量が不十分なのかが判断しにくい。そのような場合には，モキシフロキサシンなど緑膿菌と嫌気性菌カバーが可能な内服へ移行するのが無難であるが，ニューキノロン系を使用する場合は一段と結核の可能性には注意する。

　アレルギーなど副作用で現行の抗菌薬が続けられない場合，選択肢が限られているためスペクトラムのことはひとまず棚上げしてクリンダマイシンやニューキノロン系，ST合剤，テトラサイクリン系などから適宜選択する。メトロニダゾールは嫌気性菌カバーできる薬剤として有力だが，長期投与は

メトロニダゾール脳症のリスクであり，可能なら避けたい。

治療経過中にスペクトラムを狭めることができるかどうかは，try and error としか言いようがない。どこかのタイミングで思い切って抗菌薬を切り替え，その後数日〜2週間くらいの間はクローズに発熱や咳嗽，喀痰，血清CRP値，画像所見の変化がないかをフォローする。少なくとも，状態が落ち着いている，小康状態のときに判断したい。

最終的に治療終了を決断するタイミングに関しては，明確な答えはない。胸部X線でニボー（液貯留）がまだあるにも関わらず，中止後不変もしくは改善することもある。数ヵ月の治療後に中止して，数日で発熱と咳嗽が出現した例もある。筆者は，ニボーが消失していない場合は，最低3ヵ月の治療を行ってから判断する。ニボーが徐々に消失していった場合は，治療開始後6〜8週程度経過しているなら，中止を考える。特にエビデンスはないが，CRPや赤沈で炎症反応が低下していることも参考にしている。

もし再燃した場合はさらに長期の抗菌薬投与を要することもあるが，その前に改めて悪性腫瘍や結核，放線菌などの関与を考え，解剖学的，微生物学的診断がつくように努力したい。

▶ 参考文献
1) Takayanagi N, Kagiyama N, Ishiguro T, Tokunaga D, Sugita Y. Respiration 2010;80(2):98-105
2) Allewelt M, Schuler P, Bolcskei PL, Mauch H, Lode H. Clin Microbiol Infect 2004;10(2):163-170
3) Goldstein EJ, Citron DM, Warren Y, Tyrrell K, Merriam CV. Antimicrob Agents Chemother 1999;43(9):2231-2235
4) Bartlett JG. Infectious disease clinics of North America 2013;27(1):149-155
5) Ott SR, Allewelt M, Lorenz J, Reimnitz P, Lode H. Infection 2008;36(1):23-30
6) Perlino CA. Archives of internal medicine 1981;141(11):1424-1427

第7章 肺炎・下気道感染症

下気道感染を繰り返す気管支拡張症にどう立ち向かうか？

◆ 現状のエビデンスと問題点

気管支拡張症は様々な原因を背景とした症候群である。気道のバリア障害や免疫不全などにより細菌の気道への定着を生じることが多く，繰り返す急性増悪や慢性的な炎症によって徐々に呼吸状態が悪化する。重度の急性増悪や緑膿菌の定着は，呼吸機能低下のリスク因子であるため，長期的な治療目標は急性増悪を予防し，患者のQOL，呼吸機能をできるだけ長く保つことである。予防に関しては，囊胞性線維症（本邦では稀）では実に豊富なエビデンスが蓄積されている一方，非囊胞性線維症気管支拡張症（NCFB）を対象とした検討は相対的に少ないのが現状である。字数の関係上，ここでは一部の治療を取り上げる。

❶ マクロライド

NCFBに対するマクロライド長期投与を検討したランダム化比較試験（RCT）が3編存在し，2編でアジスロマイシン[1,2]，1編はエリスロマイシン[3]が用いられている。いずれも長期的な急性増悪の頻度を減らす結果であり，RCTを含んだシステマティック・レビュー，メタアナリシスでは，急性増悪の減少，喀痰量の減少，症状スコアの改善が示された[4]。どの研究も長期生命予後の改善は示されず，副作用として消化器症状，肝障害などが報告され，喀痰中マクロライド耐性菌の増加が指摘されている。

❷ 抗菌薬吸入療法

エアロゾル化トブラマイシン吸入がもっとも使用経験が豊富であり検討も多く，吸入製剤が市販されている（本邦では囊胞性線維症にのみ保険適用である）。緑膿菌感染がある74例のNCFBにおけるRCTではトブラマイシンはプラセボと比較して喀痰中の緑膿菌濃度を大幅に減少させたが，呼吸機能の変化はきたさなかった[5]。41例の緑膿菌感染既往のあるNCFBの前向き検討では，トブラマイシン吸入は症状とQOLを改善することが示されたが，24％の患者で咳嗽や喘鳴，気管支攣縮などの副作用が出現し，治療中断に至っている[6]。ciprofloxacinの吸入製

剤の効果を検証した416例のRCTでは，14日サイクル吸入群でプラセボと比べて有意に急性増悪までの期間と発症頻度を減少させた[7]。吸入抗菌薬の中でエビデンスの質がもっとも高い研究といえるが，執筆時点で吸入製剤は市販されていない。ほか，ゲンタマイシンやアズトレオナム，コリスチンなど様々な薬剤でも検討されているが，NCFBでは良好な結果が得られていない。薬剤耐性緑膿菌の増加が一部のデータで示されているが，長期的な影響は不明であり，耐性菌出現の懸念が残る。また，いずれの薬剤も最適投与量，方法，期間は確立されていない。

❸ 理学療法

Airway clearance techniques（ACTs）と呼ばれる，主に喀痰排出を促すための呼吸理学療法は，NCFB患者における検討は少ないが，有効性が示されるものが多い。2015年のコクラン・レビューでは症例数が限られているものの，ACTsはQOL，呼吸機能，症状を改善させ，安全に施行できるとしている[8]。

❹ ワクチン

NCFBにおけるワクチンのエビデンスは限られている[9]が，インフルエンザワクチンと肺炎球菌ワクチンは慢性呼吸器疾患を有する患者には強く推奨されている。

❺ その他

カルボシステインは頻繁に処方されている薬剤で，COPD急性増悪の予防効果は示されている[10]ものの，NCFBとしてのデータはない。

RCTまで行われ効果が検討されているものとして，吸入マンニトール療法や吸入ステロイド／長期作用型β-アゴニスト療法があるが，NCFBにおける有効性は得られていない。安定期におけるアトルバスタチンの効果を検証したRCTでは，6ヵ月の長期投与でプラセボに比して咳嗽のQOLスコアを改善した[11]が，急性増悪への影響は不明である。

結論 NCFBの予防治療として，マクロライドと一部の吸入抗菌薬で比較的質の高いエビデンスがあるが，そのほかに高い有効性が示された治療はない。

《エキスパートオピニオン》
こういうときはこうする！

　単一で絶大なる効果が期待できる，エビデンスの高い治療が存在しない中，もっとも重要なのは，「Do no harm」である。期待される治療効果と，患者負担，副作用，コストとのバランスを取りながら，無理なく続けられる治療を取捨選択していくのがよいだろう。

- ワクチン接種，理学療法は安全性の高さと期待される有効性から，早期から積極的に取り入れたい。カルボシステインは薬価と副作用の少なさを踏まえると使用してもよいだろう。
- 下気道感染の増悪を年に2回以上繰り返す場合は，マクロライドの開始を考える。エビデンスはアジスロマイシンがもっとも多いが，日本人における長期投与の経験は乏しい。筆者はエリスロマイシンをまず使用するが，副作用で使用しにくい場合は，臨床エビデンスはないが同様の効果を期待してクラリスロマイシンに変える。使用前には必ず，非結核性抗酸菌が定着，感染していないかを喀痰抗酸菌検査で確認する。
- 抗菌薬吸入療法は，患者負担が大きいうえに副作用のリスクもあるため，他の方法を用いてもなお増悪の頻度が高く（年に数回以上），慢性的に緑膿菌が検出されている場合にのみ考える。使用するなら，吸入製剤の存在するトブラマイシンである。
- エビデンスは極めて限られているものの筆者は漢方薬による治療に期待しており，血虚，気虚と判断できる患者で内服が苦でない場合は参耆剤である補中益気湯や十全大補湯，人参養栄湯などを検討する。予防の有効性を示した症例報告が散見される[12]。

参考文献

1) Wong C, Jayaram L, Karalus N et al. Lancet（London, England）2012;380:660-667
2) Altenburg J, de Graaff CS, Stienstra Y et al. Jama 2013;309:1251-1259
3) Serisier DJ, Martin ML, McGuckin MA et al. Jama 2013;309:1260-1267
4) Wu Q, Shen W, Cheng H, Zhou X. Respirology 2014;19:321-329
5) Barker AF, Couch L, Fiel SB et al. Am J Respir Crit Care Med 2000;162:481-485
6) Scheinberg P, Shore E. Chest 2005;127:1420-1426
7) De Soyza A AT, Bandel T-J et al. Eur Respir J 2016;48:OA272
8) Lee AL, Burge AT, Holland AE. Cochrane Database Syst Rev 2015:Cd008351
9) Chang CC, Singleton RJ, Morris PS, Chang AB. Cochrane Database Syst Rev 2007:Cd006316
10) Zeng Z, Yang D, Huang X, Xiao Z. Int J Chron Obstruct Pulmon Dis 2017;12:2277-2283
11) Mandal P, Chalmers JD, Graham C et al. The Lancet Respiratory medicine 2014;2:455-463
12) 中山雅之：補中益気湯が繰り返す増悪予防に有用であった慢性下気道感染症の1例．日本呼吸器学会誌 2011;49:232-236

第8章
尿路感染症・STI

1. 単純性膀胱炎の治療薬は? ……………………………………………… 260
2. 腎盂腎炎は内服治療が可能か? ………………………………………… 262
3. 再発する女性の尿路感染症にどう立ち向かうのか? ………………… 265
4. 腎盂腎炎が治らないと思ったら?
   膿瘍が見つかった際の対応は? ………………………………………… 267
5. 尿培養から黄色ブドウ球菌（MRSA）・カンジダが
   検出された際に治療は必要か? ………………………………………… 269
6. 前立腺炎の治療における移行性の考え方は? ………………………… 271
7. 慢性細菌性前立腺炎はいつまで治療するのか?
   再発したらどうするか? ………………………………………………… 273
8. 尿道炎は淋菌・クラミジアを両方カバーするべき? ………………… 276
9. 持続・再発する尿道炎にどう立ち向かうのか? ……………………… 278
10. 骨盤内炎症性疾患（Pelvic Inflammatory Disease：PID）の
    抗菌薬投与はどこまでカバーする? 入院は必要? …………………… 280
11. 性器ヘルペスの抗ウイルス剤の選択は?
    塗布? 内服? 点滴? …………………………………………………… 283
12. 日本における梅毒の標準治療は? ……………………………………… 285

第8章｜尿路感染症・STI

単純性膀胱炎の治療薬は？

現状のエビデンスと問題点

　単純性膀胱炎の起炎菌は 75〜95％ が大腸菌によるものであり，その他もクレブシエラ・ニューモニエやプロテウス・ミラビリスといった腸内細菌によるものがほとんどである[1]。

　IDSA ガイドラインではニトロフラントインや Fosfomycin tromethamine，ST 合剤，Pivmecillinam の使用が推奨されており，耐性や効果の観点からニューキノロン系やアモキシシリン／アンピシリンの使用は控えるようにいわれている[1]。本邦において使用できる薬剤はこの中で ST 合剤のみである。本邦でもホスホマイシンは使用可能であるが，海外のデータは Fosfomycin tromethamine によるものであり，本邦のホスホマイシンカルシウムとは薬物動態が別であり効果が同等か不明である。プラセボと比較すると抗菌薬を使用した方が症状の改善が早く使用することのメリットはあるが，近年耐性菌が問題となっており安易な使用は控えたい。イブプロフェンを使用することで症状の改善は劣るが抗菌薬の使用を約 58％ 減らすことができたとする報告がある[2]。しかしながら，腎盂腎炎の発症が増えるとされ，現状では更なるエビデンスを待つ必要性がある。

　実際に使用する抗菌薬としては，大腸菌をターゲットと考え，各施設のアンチバイオグラムにおける大腸菌の耐性率が 20％ 以下の薬剤を使用するのがよい。ひとつのまとまった報告によると，本邦における大腸菌の各抗菌薬に対する感受性率は ABPC（アンピシリン）71.9％，CCL（セフェクロル）91.1％，CTM（セフォチアム）97.8％，LVFX（レボフロキサシン）88.9％，FOM（ホスホマイシン）91.9％，ST（スルファメトキサゾール／トリメトプリム）合剤 88.9％ であり，ABPC 以外はクリアすることになる[3]。一般に使用されている LVFX や第 3 世代セフェム系では，LVFX は抗結核作用や抗緑膿菌作用がある貴重な内服抗菌薬であること，第 3 世代セフェム系内服はバイオアベイラビリティが低く十分な効果が得られない可能性がある。以上より，本邦において使用しやすい抗菌薬は CCL または同じ第 1 世代セフェム系のセファレキシン（CEX）や ST 合剤となる。ST 合剤は添付文書で第 1 選択薬にしないと書かれているがその根拠は乏しい。ST 合剤の副作用としてクレアチニンの上昇や高カリウム血

症，汎血球減少などがあることや，妊婦には使用ができない点で注意が必要である。

膀胱炎には抗菌薬は必須ではないかもしれない。
本邦では膀胱炎にはST合剤，第1世代セフェム系を選択する。

《エキスパートオピニオン》
こういうときはこうする！

　膀胱炎は未治療であっても生命予後を脅かす状態にはなることは考えにくく積極的な抗菌薬使用は耐性菌の観点から慎重に検討する。

　しかし，夜間救急外来を受診しなければならないような日常生活を妨げるほどの強い症状の際は，抗菌薬を使用し症状の改善を測ることは筆者としては必要な医療行為と考える。

　治療する際は，地域の感受性を頼りにすべきではあるが，抗緑膿菌活性のあるニューキノロン系薬を安易に使用することは控え，ST合剤やセファレキシンを使用し，同時に飲水励行や膀胱炎のトリガーになるような尿我慢や性交渉を控えることを伝える。一方で，日常生活を妨げる程ではない軽い症状の際は，飲水励行や抗炎症薬といった対症療法のみで抗菌薬を温存する。

〈実際の処方〉
- バクタ®（ST合剤）（1T：74.6円）：4T/day 分2　3日間
- ケフレックス®（CEX）250 mg（1 Cap：30.9円）：6 Cap/day 分3　7日間
- ケフラール®（CCL）250 mg（1 Cap：53.7円）：6 Cap/day 分3　7日間

▶ 参考文献
1) Gupta K, Hooton TM, Naber KG et al. Clin Infect Dis 2011 Mar 1;52(5):e103-120
2) Gágyor I[1], Bleidorn J[2], Kochen MM[3], Schmiemann G[4], Wegscheider K[5], Hummers-Pradier E et al. BMJ 2015 Dec 23;351:h6544
3) 急性単純性膀胱炎の臨床的検討．感染症誌2015;89:579-582
4) Raz R[1], Chazan B, Kennes Y, Colodner R et al. Clin Infect Dis 2002 May 1;34(9):1165-1169

第8章 尿路感染症・STI

腎盂腎炎は内服治療が可能か？

現状のエビデンスと問題点

　IDSAガイドラインでは，全身状態が不良であり経口摂取が不可の際は点滴治療を行うが，全身状態が良好であり経口摂取ができるようであれば大腸菌のニューキノロン系耐性が10％以下の際は経験的治療としてシプロフロキサシン（CPFX）1,000 mg/day 分2　7日間経口投与でもよいとしている．10％以上の際は外来1日1回点滴で可能なためセフトリアキソン（CTRX）1 g/day 24時間毎もしくはアミノグリコシドを推奨している[1]．またニューキノロン系耐性大腸菌が検出される症例のリスク因子を，1年以内の膀胱炎の罹患回数が2回以上の症例，膀胱炎の治療にニューキノロン系薬が無効であった症例，複雑性膀胱炎の症例，1ヵ月以内にニューキノロン系薬の投与歴のある症例，75歳以上の症例との報告[2]があり，これらの因子がある患者は施設のニューキノロン系耐性が10％以下であったとしても注意が必要である．点滴加療を選択した場合でも，点滴加療により経口摂取可能になった際は経口投与に切り替えることが可能である[3]．

　ただし，その際に注意する点としては，腎盂腎炎に合併症を伴っていた際は点滴加療の継続や外科的処置が必要となるため常に合併症の可能性を念頭に置く．通常，腎盂腎炎は，72時間以内に解熱することがほとんどであるが，発熱がそれ以上の期間持続する際は合併症の検索を行う．

　腎盂腎炎で多い合併症としては腎膿瘍や腎周囲膿瘍といった膿瘍形成や菌血症の合併症が挙げられる．腎盂腎炎では20～30％に菌血症をきたすといわれており，菌血症の合併症として感染性心内膜炎や化膿性脊椎炎などがある．感染性心内膜炎の起炎菌として大腸菌は0.5％程度[4]であるが，腸球菌は11％[5]であり，腸球菌による腎盂腎炎で菌血症を合併している際は，菌血症の消失を確認するのが望ましい．化膿性椎体炎の起炎菌として大腸菌が11％，緑膿菌が2.0％を占め，糖尿病や心疾患，透析，担癌患者などがリスク因子として挙げられるため，特に背景のある患者では背椎に一致した腰痛の出現がないか確認する[6]．膿瘍や感染性心内膜炎や椎体炎の合併が認められるとそれらに準じて点滴加療の期間が必要となる．

2 腎盂腎炎は内服治療が可能か？

結論　大腸菌の耐性が 10% 以下の限られた条件下ではシプロフロキサシン内服のみの 1 週間の経験的治療も可能。
腎盂腎炎として矛盾しない 72 時間以内での解熱であれば経口摂取可能になれば経口薬へのスイッチして，2 週間投与を行う。

《エキスパートオピニオン》
こういうときはこうする！

　菌血症を伴っていたとしても，経過として 72 時間以内に解熱し経口摂取ができるくらい全身状態も改善するようであれば早期から感受性に合わせ経口薬へのスイッチをする。
　一方で，発熱が持続するような場合は，膿瘍や椎体炎，感染性心内膜炎の合併を考え，合併症の検索，血液培養の消失を確認し，合併症が完全に否定できるまでは合併症があると考え点滴加療を継続する。
　また，当初から発熱はあるものの経口摂取ができ外来通院できる場合は，解熱や感受性同定までは 1 日 1 回点滴で済むため外来でのセフトリアキソンやゲンタマイシン（GM）投与を行い，その後，薬剤感受性のある内服抗菌薬への変更を行う。何らかの理由で内服のみで経験的治療を行わなければならない場面では，施設のニューキノロン系耐性が 10% 以下かつ過去 1 ヵ月程度のニューキノロン系薬の使用歴がない場合はシプロフロキサシンやレボフロキサシンを使用し，そうでない場合は，ST 合剤を使用する。

- シプロフロキサシン 1,000 mg/day 分 2　7 日間
  シプロキサン®（CPFX）
- レボフロキサシン 500 mg/day 分 1　7 日間（750 mg 1 回/day　5 日間）
  クラビット®（LUFX）
- ST 合剤 4 錠/day 分 2　14 日間
  バクタ®（ST 合剤）

▶ 参考文献

1) Gupta K, Hooton TM, Naber KG et al. Clin Infect Dis 2011 Mar 1;52(5):e103-120
2) 松本哲朗, 濱砂良一 他：日化療会誌 2010;58:466-482
3) Grabe M, Bartoletti R, Bjerklund-Johansen TE et al. Guidelines on urological infections. EAU 2015 Mar
4) Morpeth S[1], Murdoch D, Cabell CH. Ann Intern Med 2007 Dec 18;147(12):829-835
5) Murdoch DR, Corey GR, Hoen B et al. Arch Intern Med 2009 Mar 9;169(5):463-473
6) Werner Zimmerli MD et al. N Engl J Med 2010; 362:1022-1029
7) Ramakrishnan K[1], Scheid DC. Am Fam Physician 2005 Mar 1;71(5):933-942

3 再発する女性の尿路感染症にどう立ち向かうのか？

現状のエビデンスと問題点

　再発性尿路感染症は半年に2回以上，1年に3回以上のエピソードがある場合と定義されており，30〜44%の膀胱炎既往の女性が再発を経験している[1]。

　閉経前の女性ではリスクは性交渉や若年時や家族の尿路感染既往であり，閉経後の女性では尿失禁や閉経前の尿路感染既往である。再発時の治療は複雑性尿路感染症に準じ過去培養や直近の抗菌薬使用の状況から検討する[1]。

　再発する尿路感染症を予防するためには，まずは画像診断で解剖学的異常を評価し認めなければ，行動療法，非抗菌薬物療法，抗菌薬物療法を行う[2]。

　行動療法は，飲水励行，会陰を拭く際は前から後ろへ，性交の頻度を少なくすることや性交後の排尿，殺精子剤の中止，キツイ下着を着用しない，膣洗浄を避けることが挙げられる。しかし，これらには質の高いエビデンスは存在しない[3]。

　非抗菌薬物療法では，エストロゲン膣剤，D-マンノース，クランベリージュースが挙げられるが，閉経後患者におけるエストロゲン膣剤[4]や，D-マンノース[5]の効果がある可能性が示唆されているが，クランベリージュースは否定的な報告が出ている[6]。

　抗菌療法では，性交後にST合剤1錠やセファレキシン（CEX）250 mgを内服する方法やST合剤1錠/day 週3日やセファレキシン 250 mg/day 毎日などにて抗菌薬による予防投与を行うことで約95%の再発を抑えられたとの報告がある[3]が，抗菌薬暴露による耐性菌のリスクや，妊娠可能年齢の女性の場合ST合剤による催奇形性が問題となる。

　一方で，尿路感染症を繰り返し経験する患者では自己診断の正診率が85〜95%であり，症状が増悪する前に早期治療を自己判断で開始することにより持続的な予防投与よりも抗菌薬暴露を減らせ，症状も軽く済ませられる可能性がある。その際，培養提出しないことへの不安はあるが，再発を引き起こす大腸菌の約7割は過去培養と感受性が同じ[1]といわれており，膀胱炎は治療のやり直しが効く感染症であるため検討する価値はある。

結論 リスクとなる行動を控えること，抗菌薬による予防や先制治療を行うことで症状の増悪によるQOLの低下を防ぐ。

非抗菌薬物療法であるエストロゲン腟剤やD-マンノースやクランベリージュースは現時点では十分なエビデンスは存在しない。

《エキスパートオピニオン》
こういうときはこうする！

　膀胱炎をきたした患者に対して，エビデンスはないが害もないため日常生活での注意点である性交の頻度を少なくし，殺精子剤を使用していたら中止する，性交後の排尿，水分摂取，排尿を我慢しない，会陰を拭くときは前から後ろへ，キツイ下着を付けない，腟洗浄を避けることを伝える。

　それでも年3回もしくは半年2回再発歴のある患者においては性交が誘引である可能性が高い場合は性交後のST合剤1錠もしくはセファレキシン250mg 1 Capの内服を指示し予防する。誘引が不明確であれば，ST合剤1錠/day 分1 週3日，セファレキシン250mg 1 Cap/day 分1 毎日の予防投与，もしくは自己判断にて症状が出現した際に早期治療を試みてもらう。

　クランベリージュースやD-マンノースといった非抗菌薬物療法に関しては，十分なエビデンスがなく現時点ではわざわざ費用負担をして行う程の必要性を感じない。

▶ 参考文献
1) Gupta K, Trautner BW. BMJ 2013 May 29;346:f3140
2) Gupta K[1], Hooton TM, Naber KG. Clin Infect Dis 2011 Mar 1;52(5):e103-120
3) Hooton TM[1]. N Engl J Med 2012 Mar 15;366(11):1028-1037
4) Raz R[1], Stamm WE. N Engl J Med 1993 Sep 9;329(11):753-756
5) Kranjčec B[1], Papeš D, Altarac S. World J Urol 2014 Feb;32(1):79-84
6) Jepson RG[1], Williams G, Craig JC. Cochrane Database Syst Rev 2012 Oct 17;10

第8章 尿路感染症・STI

④ 腎盂腎炎が治らないと思ったら？ 膿瘍が見つかった際の対応は？

現状のエビデンスと問題点

　腎盂腎炎として適切に加療して72時間以内に解熱しない場合は合併症を検索することとなるが，その際，腎膿瘍，腎周囲膿瘍，腎嚢胞感染がみつかった場合の対応について考える。

　腎膿瘍の場合は，3 cm 未満では抗菌薬単独で治療可能であるが，5 cm 以上の膿瘍ではドレナージが必要となる[1]。腎周囲膿瘍の場合も，直径 3 cm 未満であれば抗菌薬単独での加療も期待できるが，ドレナージや腎摘出の外科的治療併用群と抗菌薬単独群では外科的処置治療併用群の方が有意に死亡率が低かったとの報告[2]もあり，腎膿瘍に比べ診断された時点で膿瘍が大きい場合が多く積極的なドレナージが推奨されている[3]。

　腎嚢胞感染の場合は，直径 3～5 cm のものであると抗菌薬単剤では成功しない可能性があり経皮外科的ドレナージを考慮する[4]。また，治療効果が悪い場合は腎嚢胞への移行性がよいシプロフロキサシン[5] や ST 合剤[6] の治療へ変更を考慮する。抗菌薬による治療期間は 4～6 週間行うが，治療中止後再燃するような場合には 2～3 ヵ月以上必要になることもある[7]。

結論　直径 3 cm 以下なら抗菌薬のみの単独治療でも治療可能とされるが，腎周囲膿瘍でもっとも治療効果が期待できるのは積極的なドレナージである。

《エキスパートオピニオン》
こういうときはこうする！

　腎膿瘍・腎周囲膿瘍・腎嚢胞感染のいかなる場合においてもバイタルサインが保たれ全身状態が悪くなく 3 cm 未満であれば抗菌薬単剤にて治療を行うことができる。しかし，全身状態が悪い場合，抗菌薬への反応が悪く高熱

が持続する場合，免疫不全のある患者では積極的なドレナージを考える．特に腎周囲膿瘍ではドレナージを躊躇する必要はない．

　腎嚢胞感染を疑う場合で治療反応が悪い場合，ドレナージが第一だが，何らかの理由ですぐにドレナージができないような際には腎嚢胞への移行が悪い可能性も考え抗菌薬をニューキノロン系かST合剤に変更を考慮する．一方で，腎嚢胞のある患者において腎盂腎炎に罹患した場合，腎盂腎炎として矛盾しない経過（72時間以内に解熱）であれば腎盂腎炎として治療し嚢胞感染は考慮しない．

　治療期間は4～6週間程度と考え，膿瘍が消失するまでかもしくは膿瘍が縮小し固定化されるまでは継続する．腎嚢胞感染徴候や膿瘍が消失しない場合，解熱や全身状態の改善はもちろん，CRPや赤沈を指標にし，6週間以上治療を行っている段階で一度内服治療を中止しこれらが再度上昇しないのを確認して治療終了とする．

▶ 参考文献
1） Siegel JF, Smith A, Moldwin R. J Urol 1996;155:52-55
2） Herlitz H, Westberg G, Nilson AE. Scand J Urol Nephrol 1981;15(3):337-340
3） Dalla Palma L, Pozzi-Mucelli F, Ene V. Clin Radiol 1999;54(12):792
4） Chapman AB, Thickman D, Gabow PA. Am J Kidney Dis 1990;16(3):252
5） Elzinga LW, Golper TA, Rashad AL, Carr ME, Bennett WM. Kidney Int 1987;32(6):884
6） Hiyama L, Tang A, Miller LG. Am J Kidney Dis 2006;47(1):e9
7） Gabow PA, Bennett WM. Semin Nephrol 1991;11(6):643

5 尿培養から黄色ブドウ球菌（MRSA）・カンジダが検出された際に治療は必要か？

現状のエビデンスと問題点

　急性腎盂腎炎においては黄色ブドウ球菌は 0.2〜1.5％[1]，カテーテル関連尿路感染症では黄色ブドウ球菌は 2.1％，カンジダ菌種は 3.8％[2] 検出されており尿路感染症の原因となるとの報告がある。一方で，黄色ブドウ球菌やカンジダは常在菌であり，混入してしまった可能性や，抗菌薬投与による菌交代現象が原因として考えられ，起炎菌であるかどうかの判断は非常に難しい側面がある。

　黄色ブドウ球菌の場合，菌血症の 7％，感染性心内膜炎の 13％ で尿から分離されるという報告[3] があり，尿から黄色ブドウ球菌が検出された場合は尿路感染症を疑うよりも菌血症の存在を確認する必要がある。

　カンジダ属の場合は，尿道カテーテル留置患者において頻繁にみられ，定着か感染か検討する必要がある。無症候性カンジダ尿であれば抗真菌薬投与を行っても侵襲性カンジダ症の発症率や死亡率，再発率に影響を与えないため原則として治療は不要である[4]。その際は，尿道カテーテルを抜去し，抗菌薬投与の中止，栄養の改善などを行うだけで消失が期待できる。一方で，発熱性好中球減少症や新生児，尿路操作前といった限られた条件下では治療することもある[4]。治療をする場合はフルコナゾール 200〜400 mg/day 14 日間，フルコナゾール耐性の際はアムホテリシンが推奨される[5]。ミカファンギンは尿中濃度が上昇せず，尿路感染症における臨床データも少ないため推奨されていない。

> **結論**　尿から検出された黄色ブドウ球菌やカンジダは，安易に抗菌薬を開始せず，どちらにおいても定着か感染かをしっかり吟味する必要がある。

《エキスパートオピニオン》 こういうときはこうする！

　どちらも複雑性尿路感染の要素や抗菌薬の暴露が多い患者において検出される可能性はあるが，実際に尿からの検出のみで治療適応となる場面はほとんどないため定着か感染かを慎重に判断する。

　的確な病歴・身体所見を抑えた除外診断を前提に，尿のグラム染色を再確認し，グラム染色でごく少量だが培養で陽性となったというような状況であれば定着と考え特に治療を行わない。

　黄色ブドウ球菌が検出された場合は，菌血症の可能性を考え血液培養が取得されていなければ取得し，カンジダ属が検出された場合は尿道カテーテルの抜去を行う。

　治療は感染症状があり，グラム染色で菌量が多く，他に感染源がみつからない場合に限り，考慮する。

▶ 参考文献
1) Czaja CA et al. Clin Infect Dis 2007;45:273-280
2) Sievert DM et al. Infect Control Hosp Epidemiol 2013;34:1-14
3) Baraboutis IG, Tsagalou EP, Lepinski JL et al. Eur J Clin Microbiol Infect Dis 2010;29:1095-1101
4) impson C et al. J Infect 2004 Oct;49(3):2488-2452
5) Pappas PG et al. Clin Infect Dis 2016 Feb 15;62(4):e1-50

第8章 尿路感染症・STI

前立腺炎の治療における移行性の考え方は？

現状のエビデンスと問題点

　前立腺は血液・前立腺関門があり能動的輸送システムがないため抗菌薬の移行性が悪いことが問題となる。脂溶性の高い抗菌薬が移行性に優れるとされニューキノロン系薬がもっともよいといわれており，逆に脂溶性の低いβラクタム薬は移行性が悪い[1]。EAU ガイドラインでは，軽症例においては経口ニューキノロン系薬を，重症例においては十分な補液とともに第3世代セフェム系薬（±アミノグリコシド），またはニューキノロン系薬の静脈投与を推奨している[2]。第3世代セフェム系はβラクタム薬であり通常前立腺への移行が悪いが，急性炎症期においては血液・前立線関門が壊れ移行性が上昇するため移行性を考慮しなくてもよいと考えられている[1]。つまり，初期治療は移行性を考えすぎず想定される起炎菌をターゲットに選択することができる。一般的には大腸菌を代表とする腸内細菌科が大部分（大腸菌50〜80％，クレブシエラ・ニューモニエやプロテウス・ミラビリスなど他の腸内細菌科10〜30％，エンテロコッカス属5〜10％，シュードモナス属などの非発行性グラム陰性桿菌5％未満[1]）であり，そのカバーを念頭に置くが，入院患者においては大腸菌が26％に下がり，緑膿菌が21％に増加する[3]ため，特に入院患者の重症例の場合は注意が必要である。

　状態が安定した後は経口療法にスイッチすることが可能であるが，移行性を考慮した治療へと切り替える必要がある。ニューキノロン系薬以外に前立腺への移行性がよいといわれている薬剤は，ST 合剤が挙げられる[4]。

　治療期間は2〜4週間が推奨されているが[2]，前立腺膿瘍の合併率が2〜18％[5]あり，治療経過が良好でない場合は外科的ドレナージの必要性を検討する。

急性前立腺炎では移行性はあまり気にしなくてよい。急性前立腺炎はβラクタム薬で治療可能。

《エキスパートオピニオン》
こういうときはこうする！

　男性の尿路症状を伴う高熱を診たら急性前立腺炎を疑う。

　急性前立腺炎の初期治療では必ずしも前立腺の移行性は考慮せず，腎盂腎炎と同様の治療を行う。基本的には大腸菌を中心とする腸内細菌科をカバーするためセフトリアキソンなど，βラクタム薬で開始するが，重症でありカテーテル挿入患者や前立腺の処置後や直近の抗菌薬の使用歴がある場合は，緑膿菌やESBLsの関与を念頭に置き，セフトリアキソンにゲンタマイシンを加えたり，タゾバクタム／ピペラシンやメロペネムにて治療を行う。グラム染色で腸球菌様のグラム陽性球菌が見える場合はペニシリン系を選択し，耐性菌リスクがあれば，バンコマイシンを併用する。

　発熱や尿路症状が改善してきた際は，前立腺への移行がよい薬剤を用いる必要があるため，薬剤感受性やアレルギー症を確認し，ニューキノロン系・ST合剤を内服する。移行性のよい薬剤に感受性がなければ，血中濃度を高く維持し前立腺移行を少しでも高めるため，点滴治療のまま3〜4週間使用する。

　培養が陰性で感受性が判明しない場合は，初期治療に治療反応がよければ可能な限り（3週間程度）同治療を行う。内服への変更を行う際は，2週以上点滴加療を行ったうえでST合剤やシプロフロキサシンやレボフロキサシンに抗菌薬を変更し，計3〜4週の投与期間とする。その際，再燃をきたす可能性があるため発熱や尿路症状，CRPや赤沈推移を注意深く観察し，増悪があれば点滴治療に戻し治療を完遂させる。

　投与中の抗菌薬に感受性があるものの，発熱や尿路症状が48時間以上持続する場合は，超音波検査やCT検査にて，膿瘍の合併がないかの確認を行う。

▶ 参考文献

1) Lipsky BA[1], Byren I, Hoey CT. Clin Infect Dis 2010 Jun 15;50(12):1641-1652
2) Grabe M, Bartoletti R, Bjerklund-Johansen TE et al. EAU 2015 Mar
3) Etienne M[1], Chavanet P, Sibert L et al. BMC Infect Dis 2008 Jan 30;8:12
4) Charalabopoulos K[1], Karachalios G, Baltogiannis D. Chemotherapy 2003 Dec;49(6):269-279
5) Millan-Rodriguez F, Palou J, Bujons-Tur A et al. World J Urol 2006;24:45-50

第8章 尿路感染症・STI

 慢性細菌性前立腺炎はいつまで治療するのか？ 再発したらどうするか？

現状のエビデンスと問題点

　慢性細菌性前立腺炎は，前立腺マッサージ後前立腺排出液の菌量が中間尿の菌量より10倍以上，もしくは前立腺マッサージ後尿の菌量が初尿・中間尿の菌量の10倍以上であることで診断となる。慢性細菌性前立腺炎の治療は，可能な限り培養および感受性結果が判明してから開始し，感受性や前立腺への移行を考慮し行うが，起炎菌は急性前立腺炎と同じでほとんどは大腸菌をはじめとする腸内細菌科であり，EAUガイドラインでは，第1選択薬はニューキノロン系，第2選択薬としてST合剤が挙げられている。基本的には内服で治療が可能であるが，治療期間の設定が難しい。どちらも4～6週投与が推奨されており，治療反応によっては12週間の長期治療が推奨されている[1]。また，ニューキノロン系においてレボフロキサシンとシプロフロキサシンではどちらも効果は同等であるといわれている[2]。

　ニューキノロン系薬にて4週間治療した際，治療終了時に70～90％が症状の改善を認めるが，6ヵ月後には症状が改善する割合は60％未満に減少し一部は再発してしまうため再発が問題となる[3]。治療期間が再発に関与している可能性を示唆する報告として，通常量であるレボフロキサシン500mgを4週間投与した群と，高用量のレボフロキサシン750mgを3週間投与した群を比較した試験がある。その結果では治療終了時の臨床症状の改善率は変わらないが6ヵ月後の再発率が500mgを4週間投与した群の方が少なく，治療期間を短く設定すると再発率が上がる可能性があり[4]，CRPや自覚症状が改善したという理由では治療を短期で終了させる根拠とはならない点に注意が必要である。ST合剤では，ニューキノロン系ほど治療成績が良好ではないため6週間投与の方がよいといわれている[3]。

　再発を繰り返す場合では，まずは治療十分でない可能性を考え，治療期間を前回よりも延長して行う。

　慢性細菌性前立腺炎と同様の症状を呈すが，細菌が証明できない場合をⅢ型前立腺炎と呼び，細菌の量が少なく検出できないだけの場合や性活動が活発な患者の場合クラミジア・トラコマチスやマイコプラズマ・ジェニタリウムなど性感染症（STI）が原因による前立腺炎の可能性がある。STIが原因の場合はレボフロキサシ

ン，テトラサイクリン，マクロライド系が推奨されるが[1]，クラミジア・トラコマチスの場合，シプロフロキシンよりもアジスロマイシンの方が治療成績が優れる報告があり[5]，アジスロマイシンの使用を考慮する。ST合剤などによる抑制療法は再発を減少させる可能性があるがまだエビデンスに乏しく，非抗菌薬療法以外の前立腺マッサージや鍼灸，外科治療なども支持する臨床試験はほとんどない[3]。

結論　慢性前立腺炎の初回治療ではニューキノロン系は4週間，ST合剤は6週間を目安に投与する。
再発する場合は治療期間を短縮せず6〜12週に延長し十分に行う。

《エキスパートオピニオン》こういうときはこうする！

　培養結果を待って治療を開始する。薬剤耐性やアレルギー歴がない限りはニューキノロン系で治療を開始する。シプロフロキサシン1,000 mg/day 分2もしくはレボフロキサシン500 mg/day 分1を用い，治療期間は4週間投与とする。症状が再燃するか経過観察し，再燃した際は再度培養を行い，前回と同じ病原体が原因の場合は治療期間を長く設定し6週間に延長し再治療する。その後も再発した際は12週間まで治療期間を延ばして治療を行う。原則として起炎菌が証明されてから治療を開始する必要があるが，起炎菌が不明であるが症状が強くやむを得ず治療開始する場合は，症状の改善を指標にし，まずはST合剤で治療を開始し，症状改善が乏しければST合剤耐性を考慮しニューキノロン系へ変更し治療を行う。また，クラミジアなどのSTIの関与が考えられる際はアジスロマイシンの使用を検討し1 g/day 分1 週1回もしくは500 mg/day 分1 週3日間を4週間行う。
　再発の頻度が多くQOLに支障が生じている場合は，エビデンスはないが抑制治療を行う。その際は感受性がある薬剤や治療効果のあった薬剤を治療量の1/4〜1/2の量を長期的に用いる。

▶ 参考文献

1) Grabe M, Bartoletti R, Bjerklund-Johansen TE et al. EAU 2015 Mar
2) Bundrick W1, Heron SP, Ray P. Urology 2003 Sep;62(3):537-541
3) Lipsky BA, Byren I, Hoey CT. Clin Infect Dis 2010 Jun;50(12):1641-1652
4) Paglia M, Peterson J, Fisher AC, Qin Z. Curr Med Res Opin 2010 Jun;26(6):1433-1441
5) Skerk V, Schönwald S, Krhen I, Banaszak A. Int J Antimicrob Agents 2003 May;21(5):457

第 8 章 | 尿路感染症・STI

尿道炎は淋菌・クラミジアを両方カバーするべき？

現状のエビデンスと問題点

　尿道炎は，淋菌による淋菌性尿道炎と淋菌によらない非淋菌性尿道炎に分けられ，非淋菌性尿道炎の起炎菌としてクラミジア・トラコマチスや，マイコプラズマ・ジェニタリウム，ウレアプラズマ・ウレアリチカム，腟トリコモナスなどが挙げられる[1]。初期治療としては基本的に淋菌およびクラミジアをターゲットとする。性感染症診断・治療ガイドラインでは，グラム染色にて淋菌の有無を評価し陽性なら淋菌に対する治療をして淋菌培養およびクラミジア核酸増幅法検査を，陰性ならクラミジアに対する治療を行い淋菌・クラミジアの核酸増幅法検査を提出のうえ再診することとしている[2]。

　ここでいくつか問題がある。男性においては淋菌性尿道炎におけるグラム染色の感度特異度が高く診断および否定に有用である[3]が，女性の場合は，常在菌の混入があり評価が難しい。また，淋菌性尿道炎の20～30％にクラミジア感染が合併しているが，淋菌に比べクラミジアでは症状が軽く無症候性のこともあり，症状が改善してしまうと再診に来院しない可能性があり未治療となってしまうリスクがある。さらに淋菌性尿道炎の10～30％に淋菌性咽頭炎（多くが無症状）を合併しているため淋菌性尿道炎の場合は咽頭炎を考慮した治療が必要となる[2]。

　淋菌性尿道炎に対しては，ペニシリン系やニューキノロン系抗菌薬は著しい耐性化のためもはや使用できないため，セフトリアキソン1g単回投与，もしくはスペクチノマイシン2.0g筋注が推奨されるがスペクチノマイシンは咽頭への移行が悪いため，咽頭炎にはセフトリアキソンが推奨される[2]。

　クラミジア性尿道炎に対してはマクロライド系，テトラサイクリン系，ニューキノロン系の一部が使用できるが，アジスロマイシン1g単回投与が服薬アドヒアランスの点からも推奨される。アジスロマイシンは淋菌に対しても保険適用があり，90％を超える有効性の報告もあるがエビデンスに乏しく咽頭感染については評価されていない。

8 尿道炎は淋菌・クラミジアを両方カバーするべき？

> **結論**
> 咽頭感染も考慮すると淋菌性尿道炎にはセフトリアキソン，非淋菌性尿道炎にはアジスロマイシンを使用する。
> 共感染の割合は20〜30％と少なくないため感染の蔓延を防ぐため基本的には同時に使用するべき。

《エキスパートオピニオン》こういうときはこうする！

グラム染色でグラム陰性双球菌が確認できた場合は培養を，確認できない場合は核酸増幅法検査を提出し，クラミジアに関してはグラム染色の結果に関わらず核酸増幅法検査を施行する。

外来通院されなくなると不十分な治療になる恐れがあるため核酸増幅法検査の結果を待たずに淋菌およびクラミジアを両方カバーし治療を行う。完遂を目指すため数日内服ではなく1回の治療で済み咽頭炎にも効果があるためセフトリアキソン1g単回投与＋アジスロマイシン1g単回投与にて加療する。

▶ **参考文献**
1) Grabe M, Bartoletti R, Bjerklund-Johansen TE et al. EAU 2015 Mar
2) 日本性感染症学会ガイドライン委員会．性感染症診断・治療ガイドライン2016．日性感染症会誌
3) Workowski KA, Bolan GA. 2015 Jun 5;64(RR-03):1-137
4) 鳥居 毅：淋菌性尿道炎に対するアジスロマイシンSR2g単回経口投与の臨床評価．臨泌2014;68:519-522

第8章 尿路感染症・STI

持続・再発する尿道炎にどう立ち向かうのか？

◆ 現状のエビデンスと問題点

　尿道炎の持続・再発の際に，前回治療が，セフトリアキソン，アジスロマイシンのどちらか一方のみで加療した場合には検査結果を確認しどちらかのカバーが不十分であればその治療を行う。また，他の薬剤での加療を選択した場合は治療を完遂できているかを把握する。今後は前回治療がセフトリアキソンおよびアジスロマイシンの併用で加療した前提で記載する。

　まずはパートナーへの感染や再感染を考え，性交渉歴やパートナーの治療の有無を確認する。不特定多数やパートナーの治療が不十分の際は，セフトリアキソンおよびアジスロマイシンにて加療を再度行い，パートナーの治療も必ず行う。パートナーの治療が十分なされている場合は，尿道分泌物に白血球が存在し尿道炎に矛盾しないことを確認し，確認できれば尿道炎の治療失敗や再発と考え対応する。

　淋菌に関しては，セフトリアキソン[1]やアジスロマイシン[2]に耐性の報告があり，培養での感受性の確認を行う。

　淋菌やクラミジアが上記薬剤で耐性でない場合は，非淋菌性非クラミジア性尿道炎の関与を考える。非淋菌性非クラミジア性尿道炎では，マイコプラズマ・ジェニタリウム，ウレアプラズマ・ウレアリチカム，膣トリコモナスが原因[4]として挙げられるが，このうち，ウレアプラズマ・ウレアリチカムはアジスロマイシンの感受性がよく原因とは考えにくい。しかし，マイコプラズマ・ジェニタリウムはアジスロマイシン[5]やミノサイクリン，レボフロキサシン[6]耐性が問題となる。

 パートナーの治療を行い再感染を予防する。治療失敗や再発の場合はマクロライド耐性のマイコプラズマ・ジェニタリウムや膣トリコモナスの関与を考える。

**《エキスパートオピニオン》
こういうときはこうする！**

　パートナーの治療の確認を行い，同様に完遂されていなければ再度同様に治療し，再感染防止のためコンドームの使用を指導する。

　パートナーの治療も完遂している場合は，淋菌が検出されていなければ，再発時に前回確認できたグラム染色での淋菌が見えない場合は，セフトリアキソン耐性淋菌はまだ報告がある程度なのですぐには考えず，培養を再提出し結果を待ち，マクロライド耐性のマイコプラズマ・ジェニタリウムや膣トリコモナスの関与を考え治療を開始する。マクロライド耐性のマイコプラズマ・ジェニタリウムに対してシタフロキサシン 400 mg/day 分2　7日間投与および膣トリコモナスに対してメトロニダゾール 500 mg/day 分2　10日間もしくはチニダゾール 2 g/day 分1　1日間を投与する。シタフロキサシンであればクラミジアの治療も可能である。

　再発を繰り返す際は，コンドーム使用による再感染の予防を徹底し，膀胱炎と同じく抑制療法も検討する。

▶ 参考文献

1）Ohnishi M[1], Golparian D, Shimuta K. Antimicrob Agents Chemother 2011 Jul;55(7):3538-3545
2）Galarza PG, Alcala B, Salcedo C et al. Sex Transm Dis 2009;36:787-788
3）Workowski KA, Bolan GA. 2015 Jun 5;64(RR-03):1-137
4）Grabe M, Bartoletti R, Bjerklund-Johansen TE et al. EAU 2015 Mar
5）Pond MJ, Nori AV, Witney AA et al. Clin Infect Dis 2014;58:631-637
6）Yasuda M, Maeda S and Deguchi T. Clin Infect Dis 2005;41:1357-1359
7）Takahashi S, Hamasuna R, Yasuda M et al. J Infect Chemother 2013;19:941-945
8）日本性感染症学会ガイドライン委員会．性感染症診断・治療ガイドライン2016．日性感染症会誌

第 8 章 尿路感染症・STI

骨盤内炎症性疾患（Pelvic Inflammatory Disease : PID）の抗菌薬投与はどこまでカバーする？ 入院は必要？

 現状のエビデンスと問題点

　骨盤内炎症性疾患（PID）の原因微生物は複数菌感染であることが多く，報告によるとガードネレラ・バギナリス 30.9％，淋菌 13.4％，ビリダンスレンサ球菌 12.9％，クラミジア・トラコマチス 9.9％，B 群レンサ球菌（GBS）8.3％，エンテロコッカス 3.6％，大腸菌 2.5％，嫌気性グラム陰性桿菌 21.9％，嫌気性グラム陽性球菌 15.8％などが挙げられ[1]，淋菌，クラミジアだけでなく腸内細菌や連鎖球菌，嫌気性菌等カバーが必要となる。

　CDC ガイドライン[2]では表 1 のような治療を推奨しており，頸管膿瘍が考えられる際は嫌気性菌のカバーを確実にする必要がある。また破裂の恐れがある際は積極的にドレナージを施行する。セフトリアキソン筋注に併用する際，ドキシサイクリン（200 mg/day 分 2　14 日間）よりもアジスロマイシン（1 g/day 分 1　週 1 回，2 週間）の方が治療完遂でき，治癒割合も高いという報告[3]があるが，現時点ではまだ議論がある。CDC ガイドラインの推奨では本邦においてはセフトリアキソンの筋注や Cefoxitin, Cefotetan といった聞きなれない薬剤が列挙されておりこのまま適応するのは難しい。淋菌のカバーが不確実になるという観点からレボフロキサシンは推奨されていないが，レボフロキサシン（500 mg/day 分 1）とメトロニダゾール（1,000 mg/day 分 2）の併用も外来では使用可能である。

表 1）CDC ガイドラインによる PID の推奨治療

筋注療法	セフトリアキソン 250 mg 筋注 1 回＋ドキシサイクリン 200 mg/day 分 2　14 日間±メトロニダゾール 1,000 mg/day 分 2　14 日間
静注療法	1.Cefoxitin 2 g/回　6 時間毎もしくは Cefotetan 2 g/回 12 時間毎点滴＋ドキシサイクリン 200 mg/day 分 2 2.クリンダマイシン 900 mg/回　8 時間毎＋ゲンタマイシン 1.5 mg/kg /回　8 時間毎 1 もしくは 2 を症状改善 24 時間後まで行い， その後ドキシサイクリン 200 mg/day 分 2 もしくはクリンダマイシン 1,800 mg/day 分 4 を 14 日間行う

10 骨盤内炎症性疾患(Pelvic Inflammatory Disease;PID)の抗菌薬投与はどこまでカバーする？ 入院は必要？

また治療する際に忘れていけないのはパートナーを治療することである。6ヵ月以内の性交相手と、最終性交が6ヵ月以上であれば最後の性交相手の治療を行う。パートナーに対しては淋菌・クラミジアをターゲットとした加療を行う（尿道炎の項目を参照）。

中等症であれば外来でも入院でも臨床的・微生物学的な改善や平均35ヵ月の妊娠確率、再発や慢性骨盤痛、異所性妊娠は大きな違いはないとの報告[4]がある。しかし卵管膿瘍などの外科的処置が必要な場合や妊婦、嘔気や高熱などの重篤感のある場合、外来治療で奏効しない場合は入院が必要となる。外来通院を選択する際は、服薬アドヒアランスおよび症状の増悪に対応できるよう周囲の協力が必要である。

結論 淋菌、クラミジア、グラム陰性桿菌、連鎖球菌、嫌気性菌をカバーする抗菌薬を使用する。
家族の協力が得られる場合に限り外来治療も考慮できる。

《エキスパートオピニオン》こういうときはこうする！

画像的に膿瘍の可能性がわずかでもある場合や入院が必要なほどの高熱や嘔気が存在する場合は嫌気性菌のカバーを積極的に行い、膿瘍はドレナージの適応を常に検討する。本邦ではCefoxitinの代わりに同様のスペクトラムを有するセフメタゾール2g 8時間毎の点滴とドキシサイクリン200 mg/day 分2内服を併用して治療を開始する。内服が難しければドキシサイクリンをミノサイクリン100 mg/回の点滴に置き換える。点滴治療は症状改善し24時間以上経過するまで継続し、治療期間は症状改善後14日間とする。不妊のリスクとなるため点滴もしくは内服治療を必ず完遂するようにする。妊婦にドキシサイクリンは禁忌であるため、アジスロマイシンを代替薬として使用するが、早産や死亡リスクが生じる症例であるため産婦人科医や感染症専門医と十分相談するべきである。

外来治療を選択する場合は、セフトリアキソン2g静注1回投与し、ドキシサイクリン200 mg/day 分2（もしくはレボフロキサシン500 mg/day 分1）とメトロニダゾール1,000 mg/day 分2を14日間行う。ただし72時

間以内に治療反応が悪ければ再評価および静注療法へ切り替える必要があるためフォローを丁寧に行う．

　少しでも服薬アドヒアランスや通院に問題があると感じた場合は入院にて原則治療完遂まで，早期退院希望が強ければ症状改善後1週間までは治療を徹底し，最後にアジスロマイシン1g内服し退院とし，3〜6ヵ月後に再診し淋菌やクラミジアの再燃がないか再検査をする．

▶ 参考文献
1）Haggerty CL, Hillier SL, Bass DC, Ness RB. Clin Infect Dis 2004 Oct 1;39(7):990-995
2）Workowski KA, Bolan GA. MMWR Recomm Rep 2015 Jun 5;64(RR-03):1-137
3）Savaris RF, Teixeira LM, Torres TG et al. Obstet Gynecol 2007 Jul;110(1):53-60
4）Ness RB, Soper DE, Holley RL, Peipert J et al. Am J Obstet Gynecol 2002 May;186(5):929-937

第8章 尿路感染症・STI

⑪ 性器ヘルペスの抗ウイルス剤の選択は？ 塗布？ 内服？ 点滴？

現状のエビデンスと問題点

　性器（単純）ヘルペスの治療薬にはアシクロビル，アシクロビルのプロドラックであるバラシクロビル，ファムシクロビルの3種類がある。これらの薬剤は増殖しているHSVの増殖抑制には有効であるが，潜在感染しているHSVの排除には無効である。また病変出現時には神経節にHSVが既に潜伏感染していると考えられており[1]治療による再発の抑制は期待できない。

　日本性感染症ガイドライン2016[1]では，初発はアシクロビル（1,000 mg/day 分5もしくは1,200 mg/day 分3），バラシクロビル（1,000 mg/day 分2），ファムシクロビル（750 mg/day 分3）をそれぞれ5〜10日間（CDCガイドライン[2]では7〜10日間）の使用を推奨している。72時間以内に治療開始することで症状を数日から数週間短くすることができる[3]。アシクロビルとバラシクロビル[4]，アシクロビルとファムシクロビルの効果は同等[5]であると報告されており，費用や服薬回数の違いのみとなる。免疫不全，播種性HSV感染，髄膜炎や肺炎，肝炎などの合併がみられる場合は点滴にてアシクロビル点滴5 mg/kg/回 8時間毎 7〜14日間を投与する[2]。

　再発の際は，一般に投与期間は5日間と初発の場合よりも短い。服薬は24時間以内（できれば6時間以内[6]）に治療をすると有意な治療効果が得られる。口唇ヘルペスでは再発時，5％アシクロビルクリームを自己判断で使用したところ，約半日程病期を短縮させたと報告[7]があるが，性器ヘルペスでは不明であり，内服での早期治療が望ましい。CDCガイドラインでは患者に予め薬を渡しておき，再発の前兆で服用させる先制療法が推奨されているが，本邦では先制療法の保険適用はない。自費で渡しておくもしくは早期に受診するよう伝えるしか方法がない。

　再発を繰り返す症例では再発の痛みや再発への恐怖心のため著しくQOLが低下するため，1年に6回以上再発する患者では再発抑制療法（バラシクロビル500 mg 1日1回）が本邦でも保険で認められており，プラセボと比較して再発が有意に抑制されるとの報告がある[8]。

アシクロビル，バラシクロビル，ファムシクロビル内服治療の効果は全て同等であるが，服薬回数や薬価の違いがある。

他臓器への感染合併が認められる場合はアシクロビル点滴加療を行う。

軟膏は局所療法でありできる限り内服による全身療法の方が好ましい。

《エキスパートオピニオン》
こういうときはこうする！

　初発では，アシクロビル，バラシクロビル，ファムシクロビルのどれを用いてもよいが，服薬回数，ジェネリックの存在から筆者はバラシクロビルを選択し10日間投与する。免疫不全や他臓器の感染の合併がある際はアシクロビル点滴治療を行う。

　再発では症状が軽度の際は軟膏も検討されるが，軟膏の場合局所にしか作用せず，皮膚病変が出ている範囲以外にもウイルスが広がっている可能性を考えると極力内服薬にて5日間治療する。繰り返す患者には，了承が得られれば自費にて1日分の抗ウイルス薬を予備で常備してもらい，次回の再発の際には先制治療ができるように準備する。

　年に6回以上の再発の際は抑制治療を開始するが，年に6回以下でも再発によるストレスや恐怖でQOLの低下が著しい際も抑制療法を考慮する。

▶ 参考文献
1) 日本性感染症学会ガイドライン委員会. 性感染症　診断・治療ガイドライン　2016. 日本性感染症学会誌
2) Workowski KA, Bolan GA. MMWR Recomm Rep 2015;64(RR-03):1
3) Cernik C, Gallina K, Brodell RT. Arch Intern Med 2008;168(11):1137
4) Fife KH, Barbarash RA. Sex Transm Dis 1997;24(8):481
5) Loveless M Sacks SL, Harris JRW. Infect Dis Clin Pract 1997;6:S12
6) Strand A et al. Sex.Trans Infect 2002:78:435-439
7) Spruance SL, Nete et al. Antimicrob Agents Chemother 2002;46:2238-2243
8) Patel R et al. Genitourin Med 1997;73:105-109

第8章 尿路感染症・STI

日本における梅毒の標準治療は？

現状のエビデンスと問題点

　CDC ガイドラインでは，benzathine penicillin の筋注が推奨されており，第1期であれば単回投与，第2期には週1回×3週間投与が標準的治療となっている[1]。しかし，本邦では benzathine penicillin は発売されておらず，使用できない。そのため，本邦のガイドラインでは，神経梅毒以外ではベンジルペニシリン ベンザイン（バイシリンＧ®）（120万単位/day 分3）やアモキシシリン（1,500 mg/day 分3）が推奨され，ペニシリンアレルギーの場合はミノサイクリンやドキシサイクリン（200 mg/day 分2），ペニシリンアレルギーの妊婦の場合はアセチルスピラマイシン（1,200 mg/day 分6）が代替薬として使用される[2]。治療期間は病期により異なり，第1期は2～4週間，第2期が4～8週間，第3期以降では8～12週間が必要となる。

　実際にはベンジルペニシリン ベンザイン（バイシリンＧ®）は品薄のため本邦では基本的にアモキシシリンが使用される。アモキシシリン単独療法の他に，ガイドラインに記載はないが，プロベネシドの近位尿細管からのアモキシシリンの尿中排泄を阻害し血中濃度を高く維持する作用を利用するプロベネシド併用療法も行われている。併用療法の効果を示した報告として，本邦のHIV 患者において高用量アモキシシリン（3,000 mg/day 分3）とプロベネシド（750 mg/day 分3）の併用療法が95.5％という高い治癒率を示したもの[3]がある。その報告によると投与期間による治癒率の違いは，早期梅毒では2週間投与98.1％と4週間投与96.5％では変わりがないが，晩期梅毒では有意差はないものの，2週間投与82.9％に対して4週間投与94.4％であり，4週間投与の方が治癒率は高く，早期梅毒では2週間，晩期梅毒では4週間の投与を推奨している。ガイドライン推奨よりも1回服用の錠数が多くなるデメリットはあるが，期間が短く済むメリットがある。

　他の代替療法としては第1，第2期梅毒ではセフトリアキソンがペニシリンに対して非劣性である報告もあり代替療法として使用できる[4]。

　神経梅毒の場合は，十分な血中濃度が必要となるためベンジルペニシリン（ペニシリンＧ®）（600万単位/回 4時間毎）の2週間の経静脈投与が必要となるが[2]，

セフトリアキソンも有効との報告[5]もある。神経梅毒は内服での治療は難しく点滴治療が必要であるため見逃さないように注意する。神経梅毒は髄膜炎や眼症状，認知症様症状を伴う場合や血清 RPR 値が 32 倍以上，HIV 患者（特に CD 4 ＜350/μL）で合併が多いとされる[6]ため，これらの特徴に合致する場合や，内服治療のみでは効果が不十分な梅毒を診た場合には髄液検査が必須である。

無症候梅毒の場合は，日本性感染症ガイドラインでは STS 抗体価が 16 倍以上の場合は治療をすることが望ましい[2]としているが，CDC は RPR 値にかかわらず治療を推奨している[1]。治療期間は，感染後明らかに 1 年未満であれば顕性梅毒の病期に準じ，感染時期が不明もしくは 1 年以上前であれば第 3 期梅毒に準じた治療を推奨している[2]。

治療効果判定では，RPR でも VDRL でも同一の非トレポネーマ検査でフォローし，倍数希釈法で 1/4 以下になれば治療効果ありと判断する。4 倍以上上昇する場合は再感染や再発を考え髄液検査および治療を再開する。治療に関しては同様の治療を再度行う。非トレポネーマ検査は陰性化していなくても 1：8 以下で固定した場合は Serofast という状態であり特別な治療は必要がない。

結論　外来患者においては，神経梅毒の関与がなければアモキシシリン＋プロベネシドにて治療を行う。神経梅毒が合併する場合はベンジルペニシリン経静脈投与で治療する。
　無症候性梅毒は，基本的に治療歴がなければ全例治療を考慮する。

《エキスパートオピニオン》
こういうときはこうする！

無症候性梅毒の場合は，偽陽性の可能性よりも感染の蔓延や先天性梅毒の発生，今後の第 3 期梅毒の合併症を防ぐ目的で RPR 値にかかわらず治療歴がなければ原則治療する（ただし高齢者の場合は治療による副作用も考慮し治療を行わない選択肢もある）。

梅毒患者を診た場合は内服治療か点滴治療かを判断するため神経梅毒の合併の可能性を考える。髄膜炎や眼症状，認知症様症状，RPR 値が 32 倍以上，

HIV患者であれば髄液検査を行う。

　神経梅毒や血管梅毒の合併がなければ外来にて治療が可能であり，アモキシシリン3,000 mg/day 分3＋プロベネシド750 mg/day 分3にて，第1・2期は2週間，第3期以降では4週間治療する。1回の錠数が多いことに抵抗を持つ患者の場合は，アモキシシリン1,500 mg/day 分3を第1期は4週間，第2期は8週間，第3期以降では12週間使用する。

　神経梅毒の合併がある場合は入院にて治療し，ベンジルペニシリン（ペニシリンG®）（600万単位/回　4時間毎）の2週間の経静脈投与を行う。ペニシリンアレルギーや複数回点滴が耐えられないような場合には，セフトリアキソン（2 g/回　24時間毎）の代替療法を考慮する。

参考文献

1) Workowski KA et al. MMWR Recomm Rep 2015 Jun 5;64(RR-03):1-137
2) 日本性感染症学会ガイドライン委員会．性感染症　診断・治療ガイドライン2016．日本性感染症学会誌
3) Tanizaki R et al. Clin Infect Dis 2015;61(2):177-183
4) Lianq Z et al. Int J Antimicrob Agents 2016;47:6-11
5) Marra CM et al. Clin Infect Dis 2000 Mar;30(3):540-544
6) Marra CM et al. J Infect Dis 2004;189:369-376

第9章
消化器感染症

1. 重症膵炎に抗菌薬を予防的に投与すべきか? ……………………………… 290
2. Enterohemorrhagic *Escherichia coli*(EHEC: 腸管出血性大腸菌)感染症の治療に抗菌薬は必要か? ……………………………………… 294
3. 感染性腸炎の経験的治療は? ……………………………………………… 297
4. 二次性腹膜炎の治療期間は? ……………………………………………… 300
5. 二次性腹膜炎の経験的治療に真菌と腸球菌のカバーは必要か? ………… 303
6. 細菌性肝膿瘍の経口薬への切り替えのタイミングと治療期間は? ……… 306
7. CDIの治療はメトロニダゾールかバンコマイシンどちらが最良か? ……… 310
8. 胆嚢炎,胆管炎に用いる抗菌薬に胆汁移行性は重要か? その治療期間は? ……………………………………………………………… 314
9. いかなる憩室炎であっても抗菌薬は必須なのか? ……………………… 317
10. 急性虫垂炎は保存的治療を優先すべきか? ……………………………… 320
11. 胆管炎,胆嚢炎の経験的治療では,腸球菌,偏性嫌気性菌をルーチンにカバーするべきか? ………………………………………… 325
12. SBP(spontaneous bacterial peritonitis: 特発性細菌性腹膜炎)の治療はいつでも第3世代セフェム系でよいか? ……………………… 329

第9章 消化器感染症

 重症膵炎に抗菌薬を予防的に投与すべきか？

現状のエビデンスと問題点

　本邦の急性膵炎診療ガイドライン2015年第4版では，「予防的抗菌薬投与は急性膵炎の予後改善に有効か？」の質問に対して，「軽症例に対しては感染症合併の発生率・死亡率は低く，予防的抗菌薬は必要ない（推奨度1，エビデンスレベルA）」「重症例や壊死性膵炎に対する予防的抗菌薬投与は，発症早期（発症後72時間以内）の投与により生命予後を改善する可能性がある（推奨度2，エビデンスレベルB）」となっている。また，予防的抗真菌薬投与については，「予防的抗真菌薬投与による急性膵炎の病態改善効果は明らかでなく，日常的な投与は推奨されない。（推奨度1，エビデンスレベルC）」と示されている。

　American College of Gastroenterology Guideline（ACG guideline）: Management of Acute Pancreatitis[1] では，「膵外の感染症（例：胆管炎，カテーテル関連血流感染症，敗血症，尿路感染，肺炎）合併例に対しては抗菌薬を開始すべきだが，重症急性膵炎そのものに対して予防的抗菌薬をルーチンに使用することは推奨しない（strong recommendation）」としている。また，「無菌の膵壊死部が今後感染しないために使用する予防的抗菌薬も推奨しない（strong recommendation）」としている。その理由としては，最近の研究で急性膵炎における予防的抗菌薬投与のNumber Need to Treatは1429であったことや臓器不全と壊死を伴うような重症急性膵炎でさえも予防的抗菌薬投与のメリットが不確定なことが判明したためである。

　膵炎に伴う膵壊死部に感染が成立する時期について，ある報告[2] では27%が膵炎発症後14日以内としており，他の報告[3] では半数が膵炎発症後7日以内としており，感染が比較的早期に成立することが示された。それを受けてACGガイドライン[1] では膵壊死および膵外壊死を認める症例で入院後7～10日目に状態が改善しないあるいは悪化する場合にその壊死部への感染を疑い組織穿刺でグラム染色や培養検体の確保および抗菌薬投与を検討することを推奨している。

　重症急性膵炎は膵炎発症から24～48時間後に診断されることがあるために，本邦のガイドラインに記載されている「重症例に対する予防的抗菌薬は発症早期の投

与」という一文によって，実臨床では来院時に軽症急性膵炎であったとしても，のちに重症化するかもしれないという懸念から，来院時の軽症急性膵炎に対して，予防的抗菌薬投与を行う閾値を下げる推奨にみえるかもしれない．しかし，その抗菌薬投与を考慮する「発症早期」という定義は，「発症から 72 時間以内を早期」としており，本邦のガイドラインからも，入院時に軽症膵炎である患者に，抗菌薬投与を行う妥当性はない．加えて，本邦のガイドラインにも「感染徴候を認めない場合には，2 週間を超えて投与を継続することは避けるべきである」「広域スペクトラムの抗菌薬の使用が，真菌感染症の合併を増加させる危険性を指摘する報告もあり，注意を要する」と記載されており，漫然とした広域抗菌薬投与に警鐘をならしている．

結論 重症膵炎に予防的抗菌薬投与は原則必要なし．

《エキスパートオピニオン》
こういうときはこうする！

　急性膵炎だが外来で加療可能な病状であれば抗菌薬投与は必要ない．入院を要するような急性膵炎の場合は，膵炎以外の発熱・炎症反応高値の原因となる疾患（急性閉塞性化膿性胆管炎など）を認めない限り，予防的に抗菌薬投与する必要はない．

　しかし，本邦のガイドラインの推奨に従い発症早期に抗菌薬を投与する場合は，その投与前に胆管炎等を含めた他の感染症合併を精査するために必ず血液培養採取することを忘れないようにしたい．その血液培養が陰性であれば，抗菌薬投与終了を検討できるからである．本邦のガイドラインに記載されているとおり，真菌感染症を含めた急性膵炎治療中に発症する耐性菌感染症合併のリスクをできる限り下げるためには広域抗菌薬を漫然と長期投与することを避けることが重要であり，そのためにはこのように抗菌薬を開始する時にその終了時期を設定しておくことが，何よりも大切である．また，その血液培養が陽性となればその菌体に対して適切に de-escalation し，適切な期間継続することも可能となる．

予防的に広域抗菌薬を開始したところ，血液培養は陰性を確認できたが膵壊死部に感染の成立が否定できないため抗菌薬を中止しにくい状況であっても，前述のように広域抗菌薬を漫然と投与するデメリットは常に考慮する必要があるだろう．その場合，筆者は感染性膵壊死の一般的な原因菌がカバーできるようなアンピシリン／スルバクタムあるいはセフメタゾールへの変更を検討している．

また，そのように抗菌薬を変更する場合や患者の状態に変化があった場合，抗菌薬投与中であっても適宜に血液培養を採取するようにしている．そのようなタイミングで採取された血液培養から菌体が検出されたためにその後の治療計画が明確になることをよく経験するからである．

感染性膵嚢胞合併を疑う場合，状況によっては抗菌薬を中止したうえで膵嚢胞穿刺を検討する．穿刺前に抗菌薬を中止する理由は，感染症合併の有無および起因菌確定する可能性をできる限り上昇させるためである．穿刺できない場合は，治療期間が長期となる場合があるために上記と同様の理由でアンピシリン／スルバクタムあるいはセフメタゾールへの変更を検討する．

また，高度急性期病院に勤めていると，前医で重症急性膵炎のコントロールがつかずに転院してくるような場合は，往々にしてカルバペネムなどの広域抗菌薬（場合によっては抗MRSA薬や抗真菌薬までも）が投与されながら搬送されてくることを，多く経験するのではないだろうか．この場合も，抗菌薬投与中であっても血液培養を採取し，状態に応じて抗菌薬のde-escalationおよび膿瘍の可能性がある部位の穿刺を検討し，漫然と広域抗菌薬継続することを避けるようにしたい．

また，重症急性膵炎治療中に転院となった患者の状態が比較的安定しているあるいは膵炎後の腹腔内膿瘍が疑われるのであれば，一旦抗菌薬を終了し慎重に経過観察を行うことも可能である．なぜなら抗菌薬投与していても熱のみが継続していて腹部所見や臓器障害が大きく変化のない腹腔内膿瘍であれば，抗菌薬を一旦中止しても急激に状態が悪化することは稀であるからである．抗菌薬中止後，やはり感染の成立が示唆されるのであれば，抗菌薬投与していない状況下での血液培養や膿汁培養採取を行うことが，遠回りのようでその後の治療方針に大きく役立つと考えている．

▶ 参考文献

1) Tenner S et al. Am J Gastroenterol 2013 Sep;108(9):1400-1415
2) Petrov MS et al. Dig Surg 2006;23:336-345
3) Besselink MG et al. Arch Surg 2007;142:1194-1201

第9章 消化器感染症

2 Enterohemorrhagic *Escherichia coli*（EHEC：腸管出血性大腸菌）感染症の治療に抗菌薬は必要か？

現状のエビデンスと問題点

厚生労働省の一次，二次医療機関のための腸管出血性大腸菌（O157等）感染症治療の手引き（改訂版）[1]では，「O157感染症による下痢症は，細菌感染症であるので，適切な抗菌剤を使用することが基本であり，厚生科学研究事業で行われた全国区調査では，抗菌剤を使用した群の中で早期に投与されたものほど溶血性尿毒症症候群（hemolytic uremic syndrom：HUS）の発症率が低かったとの結果が報告されている」と記載されている。そのうえで，米国やWHOなどで「抗菌剤の使用に懐疑的な意見があり」とし，現時点では，抗菌剤の使用については，「実際の臨床現場の状況を踏まえながら主治医が判断して対応すればよい」としている。

JAID/JSC感染症治療ガイドライン2015（腸管感染症，日本化学療法学会）では，「現時点で抗菌薬治療に対しての推奨は統一されておらず」，抗菌薬投与は主治医による総合的判断で行い，「抗菌薬投与する場合はニューキノロン系抗菌薬などの早期投与がすすめられている」としている。

IDSAガイドライン[2]では，「EHECに対する抗菌薬投与の役割ははっきりしておらず，投与を避けるべきである」としており，補足に「ホスホマイシンはおそらく安全で有効性のある薬剤かもしれないが，更なる検討を行う必要がある」と記載されている。

以上より，本邦のガイドラインでは，抗菌薬の推奨は統一されていないとしながらも，"参考"としてニューキロノン系などの早期投与がすすめられると記載しており，どちらかというと早期の抗菌薬投与を推奨しているように受けとれる。米国のガイドラインでは抗菌薬投与は避けるべきとしている。

EHECの治療に抗菌薬を推奨する根拠として，1996年の堺市でのO157アウトブレイクの時の調査からの報告[3,4]が用いられることが多く，これによると早期投与群ではHUS発症が少なかったと報告している。一方，抗菌薬投与によるHUS発症率増加については，2000年のNEJMの論文[5]が根拠として用いられることが多い。

メタアナリシスでは抗菌薬使用はHUS発症と関連があったと報告[6]された。そ

2 Enterohemorrhagic *Escherichia coli*（EHEC：腸管出血性大腸菌）感染症の治療に抗菌薬は必要か？

の一方で，抗菌薬投与によって痙攣減少・死亡率低下・便からの菌体排泄期間の短縮が認められたという報告[7]もあるが，こちらは retrospective case-control study であるために，その結果の解釈には慎重を要する。

EHECに対する抗菌薬については，投与時期や種類，患者の年齢など様々な要因を整理した質の高い研究が待たれるところではあるが，現時点でEHECに対する抗菌薬投与の妥当性は確立していない。

EHECの最近の研究ではアジスロマイシンが脚光を浴びており，in vivoでの便からの菌体排泄の短縮[8]，in vitroでのトキシン抑制[9]が報告されている。

ちなみに，腸炎に頻用されることの多い薬剤であるニューキノロン系はトキシン産生が多かったと報告されている[9]。

結論　EHECの治療に対して抗菌薬は（現時点で）原則不要だが，投与するならばアジスロマイシンを検討する。

《エキスパートオピニオン》こういうときはこうする！

流行状況や経過・症状・身体所見から患者がEHECを罹患している可能性が極めて高い場合は，抗菌薬投与せずに腎機能や尿量などを中心として慎重に経過観察を行う。EHECかどうかが判然とせず，かつ培養結果も判明していない状況ではアジスロマイシン開始を検討する。

また，本邦の報告が端緒となったホスホマイシンについては，有効な可能性があるものの，本邦で使用されている製剤と海外で使用されている製剤は異なるものであること，世界的には効果が確立されていないことから，筆者は積極的に投与していない。また，ホスホマイシンは，今後ESBL産生菌などの多剤耐性菌に対する治療のoptionとなる可能性があり，安易に多用することを慎むべき薬剤であることも記憶すべきであろう。

▶ 参考文献

1) http://www1.mhlw.go.jp/o-157/o157q_a/#q42　平成9年8月21日作成
2) Guerrant RL et al. CID 2001;32:331-350
3) Shiomi M et al. Pediatr Int 1999;41:228-232
4) Ikeda K et al. Clin Nephrol 1999;52:357-362
5) Wong CS et al. N Engl J Med 2000;342:1930-1936
6) Freedman SB et al. CID 2016;62(10):1251-1258
7) Menne J et al. Brit Med J 345:e4565, 2012
8) Nitschke M et al. JAMA 2012;307(10):1046-1052
9) Bielaszewska M et al. Antimicrob Agents Chemother 2012 Jun;56(6):3277-3282

第9章 消化器感染症

 感染性腸炎の経験的治療は？

現状のエビデンスと問題点

　感染性腸炎のガイドラインでは IDSA[1] が有名ではあるが，経験的治療については，enterotoxigenic E. coli（ETEC）を代表とする細菌感染が原因となる旅行者下痢症に対しての記載があり，ニューキノロン系を投与すると有症状期間3〜5日が1〜2日に短縮するとしている。また，10〜14日以上下痢が継続しジアルジア症を疑う時も経験的治療を考慮すると記載されている。発熱や症状が強い時はシゲラやカンピロバクターを想定してニューキノロン系を経験的に開始することを検討する，としている。

　2014年の下痢症に対する NEJM の総説[2]では，経験的治療は発熱の伴った腸炎，特に敗血症の合併を示唆するような状態の悪い場合や旅行者下痢症や CDI（clostridium difficle infection）を疑う入院関連下痢症，抗菌薬関連下痢症の時に推奨される，としている。

　市中の感染性腸炎で抗菌薬投与を検討する状況は，血便や発熱などの全身症状を伴っている場合，下痢が高度で特に乳児，高齢者，免疫抑制患者，妊婦，心疾患や腎疾患などの既往歴がある場合とされており，その時にカバーすべき菌体はカンピロバクター，非チフスサルモネラ，赤痢，ETEC が本邦においては一般的であろう。

　感染性腸炎において経験的な抗菌薬投与を検討する時に問題となるのは O157を代表とする腸管出血性大腸菌（EHEC）に対する抗菌薬投与が HUS を引き起こす可能性が懸念されることではないだろうか。別項で述べたとおり，小児での報告が多いため成人に当てはめることが可能かについては更なる検討が必要だが，現時点では EHEC は抗菌薬投与が積極的に推奨される疾患ではない。よって，EHEC をその他の抗菌薬が有効なこともある疾患とどのように鑑別するかが焦点となる。

　血便を認めることは EHEC もそれ以外の疾患も同様であるために悩ましいが，身体所見で EHEC 罹患のヒントとなる所見は高熱を呈さないことである[3]。血便を認めかつ高熱を呈している場合は EHEC である可能性は下がる。よって高熱を認める場合はカンピロバクターやサルモネラ菌を想起し治療を検討する。

　血便を認めるが発熱を呈しない患者は EHEC を考慮するが，その一方で血便を

認めるのは90%とも報告されており[3]，血便がないからといってEHECの完全な否定は困難である。よって，EHECの可能性が残る場合はクラリスロマイシンかアジスロマイシンを開始する（他項参照）。カンピロバクターであってもクラリスロマイシン，アジスロマイシンでカバー可能であり，サルモネラ菌を意識する場合はセフトリアキソンの投与が検討される。

　そもそも，感染性腸炎の原因としてはウイルスの頻度が多いこと，細菌であっても自然軽快する疾患であることから，抗菌薬投与の適応は非常に限られている。臨床現場においては抗菌薬投与せずに経過観察可能な感染性腸炎が大多数であることを心に留めて診療に当たることが大切である。

結論　原則，感染性腸炎に抗菌薬は使用しない。使用する場合はセフトリアキソンかアジスロマイシンかクラリスロマイシン。

《エキスパートオピニオン》
こういうときはこうする！

　感染性腸炎でまず確認するのは食歴と感染症流行情報と血便の有無である。血便を認めず状態が安定していれば，飲水を促し抗菌薬投与は行わない。血便を認めれば便のグラム染色を行う（もちろん血便では無かったとしても便のグラム染色を行っても良い）。

　カンピロバクター腸炎における便グラム染色の感度は50〜70%だが，特異度は95%[4]であるために，便中にグラム陰性らせん菌をひとつでも認めることができたらカンピロバクター腸炎と診断可能である。カンピロバクター腸炎に対して抗菌薬投与を行うかについては，免疫不全などの背景疾患を持っている場合や敗血症の合併を示唆するような全身状態などを鑑みて検討するが，そもそも健常者であれば抗菌薬投与せずとも自然軽快する疾患である。よって，実臨床では急性の下痢，腹痛で来院された患者を腸炎と診断し，便培養採取のうえ，抗菌薬投与せずに対処療法で外来フォロー。1週間後の再診時，便培養でカンピロバクターが同定され診断確定したが患者の症状はすでに治癒している，という経過はよく経験されるだろう。背景疾患，全身状態から抗菌薬投与が検討される必要がある患者に対しては，エリスロ

マイシン，クラリスロマイシンかアジスロマイシンの投与が検討される．非チフスサルモネラも同様で，1歳以下や50歳以上，免疫抑制患者，血管内異物挿入者などの背景疾患がある患者や敗血症の合併を示唆する全身状態の悪い患者については抗菌薬投与の検討が必要となり，その場合の抗菌薬はセフトリアキソンやアジスロマイシンが選択される．

発熱を認めず，便の性状が all blood no stool（便成分の混入をほとんど認めず，一見すると血液のような便）であれば，EHEC が強く疑われる状況であり抗菌薬投与せずに入院として，十分な輸液を行い慎重に採血や尿検査をフォローする（なお，一般的に血便を呈する下痢の場合は，感染性腸炎であれば invasive type colitis であることやその後状態悪化の可能性または腸炎以外の疾患を検討する必要があるために，入院加療あるいは専門科の診察が必要と考える）．

血便を認めるが便のグラム染色でグラム陰性らせん菌を確認できない場合は，背景疾患と全身状態が許せば抗菌薬投与せずに経過観察とする．

抗菌薬投与の適応がある背景疾患の患者や，敗血症などを示唆するような全身状態不良があれば，頻度の多いカンピロバクターとサルモネラ菌をカバーする目的として，アジスロマイシンあるいはセフトリアキソンを投与し入院管理とする．外来加療可能な全身状態の場合は，食歴や流行状況などを考慮しニューキノロン系，ST合剤あるいはアジスロマイシン，クラリスロマイシンなどの内服開始を検討とするが，一般的には抗菌薬投与の必要性には乏しいだろう．

▶ 参考文献
1) Guerrant RL et al. CID 2001;32:331-350
2) DuPont HL. NEJM 2014;370:1532-1540
3) Tarr PI et al. Lancet 2005;365:1073-1086
4) Sazie ES et al. Annals of Internal Medicine, 1982;96(1):62-63

二次性腹膜炎の治療期間は？

現状のエビデンスと問題点

　二次性腹膜炎の治療期間は、腹腔内感染巣に対する外科的治療（ソースコントロール）が十分に行われたかに依存する。

　IDSAガイドライン[1]では、腹腔内感染巣のソースコントロールが十分に行えているのであれば、抗菌薬投与期間の推奨は4〜7日となっており、抗菌薬投与期間を延長しても治療効果に差がないとしている。また、医原的あるいは外傷による消化管損傷に対して12時間以内に外科的治療が行えた症例や上部消化管穿孔に対して24時間以内に外科的修復が行えた症例では、24時間以内に抗菌薬終了の検討が可能であることも示している。

　Sawyerらは、二次性腹腔内感染症518症例において治療期間の設定を2群に分けて比較した[2]。2群とはexperimental groupとcontrol groupであり、experimental groupは抗菌薬投与期間を術後4±1日に固定、control groupは術後に発熱・白血球上昇・イレウスが改善してから2日間で抗菌薬投与終了（最長でも10日間）とした。Control groupは結果的に抗菌薬投与期間が平均8日間となった。その研究結果によると、ソースコントロールが適切であれば抗菌薬投与期間は4日間と8日間で創部感染、腹腔感染の再燃、死亡において差がなかった。つまり、ソースコントロールが良好であれば、熱型や白血球数の経過の善し悪しに関わらず抗菌薬投与は短期間（この報告では4日間）で終了可能ということが示された。

　消化管穿孔などの二次性腹膜炎では、ソースコントロールが良好ならば抗菌薬投与期間は術後4〜7日間。

《エキスパートオピニオン》
こういうときはこうする！

　二次性腹膜炎における抗菌薬治療期間の決定は，外科医とのコミュニケーションがもっとも大切である。

　外科医が，「腹腔内を十分に洗浄し，穿孔部の修復も完璧である（ソースコントロールが良好である）」といえば長くても7日間（場合により4日間）で抗菌薬終了が可能である。つまり，ソースコントロールが良好であれば，血液培養陽性にでもならない限りは抗菌薬を1週間以上投与する必然性はない。

　また，術後1週間の経過で，熱型や炎症反応の推移，腹部所見が思わしくないのであれば，抗菌薬継続よりも画像診断などで腹腔内膿瘍や縫合不全，非感染症であれば血栓や血腫などの検索が検討される。

　外科医より「癒着などで腹腔内洗浄を十分に行うことが困難で，不安な病巣が残ってしまった（ソースコントロールが不良である）」との情報があれば，腹腔内膿瘍として抗菌薬投与期間を検討することが必要となる。この場合で術前・週術期にカルバペネムやピペラシリン／タゾバクタムなどが使用されていれば，血液培養や腹水培養などの結果を根拠に抗菌薬の変更を行い，もしも培養採取がないようであれば治療途中で経験的 de-escalation を行いアンピシリン／スルバクタムやセフメタゾールなどへ変更し，最終的には内服への移行も検討する。アンピシリン／スルバクタムやセフメタゾールなどに経験的 de-escalation したけれどもその後の経過が思わしくないようであれば，安易に抗菌薬の変更を検討するのではなく，まず画像診断で腹腔内膿瘍残存の精査を行うことが必要である。そして，膿瘍残存があれば同部位の穿刺および培養検体採取を積極的に検討し抗菌薬の選択について再考することが，回り道のようであるが，結局は標的がはっきりすることで，よい治療経過が期待できる。

　抗菌薬投与期間が延長されると何か問題が生じるのであろうか。

　Lin M. Riccio らの報告[3]によると，2,552症例の腹腔内感染症における検討で腹腔内感染症に対する抗菌薬投与期間が長期である方が，続発する腹腔外感染症（例：カテーテル関連血流感染症）の罹患率と死亡率が上がったこ

とが示されている。

　また，術前の創部感染症予防目的に投与される抗菌薬では Clostridium Diffcile infection（CDI）罹患率の増加は認めなかったが，感染症治療目的に術前から開始し継続されている抗菌薬については統計的有意差が出なかったものの CDI 発症のリスクを上げる可能性があるとする報告[4]もある。

　術後に抗菌薬を漫然と継続するデメリットは耐性菌誘導の問題のみではないことを認識する必要があるだろう。

▶ 参考文献
1）Solomkin JS et al. CID 2010;50:133-164
2）Sawyer RG et al. N Eng J Med 2015 May 21;372(21):1996-2005
3）Riccio LM et al. Surg Infect（Larchmt）2014 Aug;15(4):417-424
4）Abdelsattar ZM et al. Infect Control Hosp Epidemiol 2015 January;36(1):40-46

5 二次性腹膜炎の経験的治療に真菌と腸球菌のカバーは必要か？

現状のエビデンスと問題点

　IDSA ガイドライン[1] では市中発症（community-acquired）の二次性腹膜炎と医療関連（health care-associated）の二次性腹膜炎と区別して記載している。医療関連（health care-associated）は Hospital-onset と Community-onset をまとめた概念として定義しており，①入院時点で侵襲的器具が挿入されていること，②MRSA の感染あるいは保菌歴があること，③12ヵ月以内に，外科処置，入院，透析，長期療養型施設入所があること，の3つの中で1つでも満たす患者を community-onset health care-associated infection としており，Hospital-onset infection とは，入院後 48 時間以降で無菌材料からの培養が陽性となる感染症としている。そして，市中発症においては，重症時のみ経験的に腸球菌のカバーを検討し，真菌はカバーしないことを推奨している。またその腸球菌は市中発症であるために *E. faecalis* を意識することを推奨としている。

　また，極めて重篤な市中発症二次性腹膜炎あるいは医療関連二次性腹膜炎においては腸球菌，真菌ともにカバーすることを推奨している。

　IDSA ガイドラインではそれ以外にも，市中発症二次性腹膜炎の術中に採取された腹水から真菌が検出されたとしても，悪性腫瘍治療目的に化学療法を最近開始した患者，胃潰瘍穿孔で胃酸抑制薬投与中の患者や悪性腫瘍による穿孔，臓器移植後，炎症性疾患，最近の腹腔内感染症や腹部手術後，でなければ抗真菌薬を開始する必要はないとしている。

　また，①免疫抑制患者，②医療関連の術後腹膜炎患者，③セフォム系や腸球菌に無効な，広域抗菌薬の先行投与があった腹腔由来の重症敗血症患者，④心内膜炎のリスクの高い心臓弁膜症や血管内人工物挿入している患者，での腹膜炎で腸球菌が関連していると特に予後が悪いとしている。

　院内発症の腹膜炎患者において，腹水から真菌が検出されることは，死亡率を上げる独立危険因子であったが，市中発症の腹膜炎患者においてはそうではなかったという報告[2] では，腹水から真菌が検出された患者で，抗真菌薬投与した群と投与していない群で死亡率に差がなかったことも示している。

また腸球菌については，院内発症の腹膜炎と市中発症の腹膜炎との腹水培養の比較では，院内発症において腹水からの腸球菌と Enterobacter の検出率が増加したが，初期治療でこれらの菌体がカバーしていることと死亡率には関連がなかったとする報告[3]がある。

　また真菌および腸球菌に限らず，二次性腹膜炎において，腹水培養結果をもとに抗菌薬変更を行った群と腹水培養から検出された菌体全てはカバーしていない経験的治療として開始した抗菌薬を継続した群で死亡率に差がなかった[4]ことも報告されており，二次性腹膜炎においていつでも腹水中の菌体全てをカバーするような抗菌薬投与を行う必然性には乏しい。

結論　患者の状態が悪くリスクが高ければ腸球菌や真菌のカバーを行うが，全身状態が許せばそれらのカバーは必須ではない。

《エキスパートオピニオン》
こういうときはこうする！

　院内発症の二次性腹膜炎であれば，経験的治療として腸球菌と真菌カバーできる抗菌薬を選択する閾値は下がる。特に腸球菌と真菌がカバーされないような抗菌薬投与中の院内発症の二次性腹膜炎であれば，グラム陰性桿菌と嫌気性菌のカバーを強化するとともにバンコマイシンとミカファンギンの追加を検討する。また，入院患者が腹腔内感染症由来の敗血症性ショックの罹患を強く疑う状態であれば，同様に腸球菌と真菌のカバーが必要となることが市中発症の腹膜炎によるショックに比較すると多いと考える。

　市中発症の二次性腹膜炎においては，市中および医療関連感染について厳密に分けることはしておらず，経験的治療としてはグラム陰性桿菌と嫌気性菌カバーする抗菌薬を選択し，腸球菌と真菌のカバーは意識していない。

　また，市中発症の二次性腹膜炎に敗血症性ショックを伴っているような状態であっても治療の主体は外科的治療であるので，腸球菌を意識するとしてもバンコマイシンではなく，ペニシリン系を用いる E. faecalis までのカバーとすることが多く，その場合でも，真菌カバーについては経験的には行っていないことが多い。しかし，これは状況によって検討される。具体的には穿孔以前から

抗菌薬投与中であったり，多臓器不全が合併している場合などでは検討する。

　二次性腹膜炎の治療がうまくいくかどうかについては，腹腔内洗浄などの外科的ドレナージ（ソースコントロール）の程度，穿孔が起こった時点から外科的治療および抗菌薬投与までどのぐらい時間を要したか穿孔を起こした患者の背景疾患，など様々な因子が関係するために腸球菌や真菌などを抗菌薬でカバーすることだけが予後を規定するわけではないと考える。

　そもそも，周囲に長期療養型施設の多い医療圏にある急性期病院では，ガイドライン通りだと真菌カバーが推奨される二次性腹膜炎が相対的に多く搬送されることになるが，穿孔が生じてから早期に来院されて全身状態が安定した患者に対してはルーチンで真菌カバーを行う必然性には乏しい。

　二次性腹膜炎の経験的治療において真菌と腸球菌をカバーしなくても死亡率は変わらなかったとする報告[5]はそれを裏付けていると考える。

　全身状態が安定している市中発症の二次性腹膜炎で早期に外科的治療が行えるのであれば，筆者はアンピシリン／スルバクタムあるいはセフメタゾールを使用することが多い。状態が不安定である場合や敗血症を伴っている可能性が高いようであればピペラシリン／タゾバクタムやメロペネムを使用している。実際，腸球菌や真菌カバーする抗菌薬を経験的治療として投与することはそれほど多くはなく，今まで述べてきたとおりケースバイケースで対応している。

　そして外科的治療が良好に行われ術後の経過もよい症例で，腹水培養から経験的治療で選択した抗菌薬でカバーしていない菌体が検出された場合は特にカバーを広げることなく治療完遂していることが多い。

　血液培養から真菌や腸球菌が検出された場合は，現在使用している抗菌薬ではカバーできていないにもかかわらず術後経過がよかったとしても，判明した段階でそれらをカバーする抗菌薬を追加（あるいは変更）している。

▶ 参考文献
1) Solomkin JS et al. CID 2010;50:133-164
2) Montravers P et al. Crit Care Med 2006;34:646-652
3) Roehrborn A et al. CID 2001;33:1513-1519
4) Sotto A et al. Journal of Antimicrobial Chemotherapy（2002）50, 569-576
5) Marcus G et al. Open Forum Infect Dis 2016 Dec 20;3(4):ofw232

第9章 消化器感染症

6 細菌性肝膿瘍の経口薬への切り替えのタイミングと治療期間は？

現状のエビデンスと問題点

　本項執筆時点で，細菌性肝膿瘍における抗菌薬治療期間についての質の高いRCTはない。

　教科書には，抗菌薬投与期間は静注を2～3週間その後内服に切り替え合計4～6週間とするのが一般的，と記載されている[1]。

　Current Surgical therapyでは，古典的に抗菌薬投与期間は4～6週間が推奨されているが，十分に膿瘍腔がドレナージされたのであればそれより短くてもよいかもしれない[2]と記載され，Sleisenger and Fordtran's Gastrointestinal and Liver Diseaseには抗菌薬静注投与を2～3週間行い，内服へ切り替えて合計4～6週間の抗菌薬投与を行うと記載されている[3]。

　様々な細菌性肝膿瘍の研究において抗菌薬投与期間が設定されているが，多くの場合6週間（2週間静注治療を行い，安定していれば内服へ変更し更に4週間，合計6週間）としている。その抗菌薬投与期間設定の根拠として用いられることが多い論文[4,5]であってさえもその期間については経験的に設定している。

　細菌性肝膿瘍の再燃のリスクが極力少なくなるような抗菌薬投与期間については，膿瘍の大きさ，ドレナージの有無，起因菌，背景疾患など様々な要素が関与するために一概に設定するのは困難ではあるが，多くの報告で有効なドレナージが行われてから6週間が十分な抗菌薬投与期間であることが示されている。

　また，6週間の抗菌薬投与後に膿瘍腔を超音波画像で経過観察したところ，膿瘍腔の消失を認めるまでに抗菌薬終了後から平均14週間，最長で104週間必要であったとする報告[8]もあり，ドレナージと適切な抗菌薬を適切な期間投与されてもある程度の期間は膿瘍部位の画像変化が残存することがわかっており，画像で膿瘍腔消失を認めるまで抗菌薬投与を継続する必要はない。

 結論　抗菌薬投与期間は，有効なドレナージが行われてから2週間静注＋4週間内服が目安である。

6 細菌性肝膿瘍の経口薬への切り替えのタイミングと治療期間は？

《エキスパートオピニオン》
こういうときはこうする！

　細菌性肝膿瘍の治療において大切な要素は，起因菌同定と膿瘍ドレナージである。

　起因菌同定とドレナージを目的として，抗菌薬投与前に膿瘍穿刺が行われれば，穿刺されない症例と比べて細菌性肝膿瘍の治療計画が非常に立てやすくなる。ドレナージが良好に行われかつその後の経過がよければ，静注期間でさえも 2 週間よりも短くすることができるだろう。

　膿瘍治療において起因菌同定にこだわることは非常に重要と考えている。

　発熱以外の症状に乏しく状態が安定している肝膿瘍に対して，穿刺ドレナージなどの侵襲的処置を（場合により血液培養さえも）行わずにひとまずカルバペネム系など広域抗菌薬開始となることがあるが，これは初期治療として間違っている。

　状態が安定しているのであれば，むしろ 2 週間後に内服への変更を視野に入れかつ一般的な肝膿瘍の起因菌をカバーできるような狭域抗菌薬（例えばアンピシリン／スルバクタムなど）を初期治療として選択することが妥当である。

　適切に治療される細菌性肝膿瘍の予後はあまり悪くないとする報告[6]もあるため，少なくとも初診時に呼吸循環動態を含めた全身状態が安定している，画像上で肝膿瘍を疑われる患者に対して抗菌薬投与前に肝膿瘍穿刺を行わないのであれば，経験的治療にカルバペネム系やピペラシリン／タゾバクタムなどの広域抗菌薬を選択することは極力差し控えた方がよい。そして，膿瘍穿刺を行わない（行えない）場合であっても，抗菌薬投与前に血液培養を必ず採取することを強くおすすめする。なぜなら，細菌性肝膿瘍における血液培養陽性率は 50% との報告[7]もあり，抗菌薬投与が長期となることが明白な疾患である細菌性肝膿瘍では起因菌が判明していることは，適切に治療を行うためには非常に重要だからである。

　初期に膿瘍穿刺や血液培養を施行しなかったために起因菌が同定されないままカルバペネム系などの広域抗菌薬投与を継続しているが改善に乏しい場合は，画像再検のうえで膿瘍穿刺あるいはドレナージチューブの膿瘍内留置

を行うことを強く推奨する．ただしその場合は抗菌薬投与下で採取された培養検体であるため，菌体が検出されればよいが菌体が検出できない場合も想定しなければならない．抗菌薬投与下の膿瘍穿刺あるいは血液培養採取は，その抗菌薬のために培養陰性となる程度には抗菌薬が有効なことがある．菌体は検出されないもののドレナージ後に臨床症状が改善したのであれば，「現在使用している広域抗菌薬が有効であった菌体による肝膿瘍で，治療経過不良の理由はドレナージ不足であった」としか解釈できず，その時に使用されている広域静注抗菌薬継続しか選択肢がなくなる．また，幸いドレナージせずとも状態が改善した場合でも，カルバペネム系などの広域抗菌薬とほとんど同じスペクトラムを持ちながら吸収のよい内服抗菌薬は存在しないために，起因菌がわからないまま治療期間完遂まで静注で抗菌薬継続せざるをえず，これはこれで悩ましい．

　帰宅可能なレベルまで状態が改善しているにもかかわらず静注治療を6週間継続するのは社会的あるいは医療的に困難なことがあるが，もちろん膿瘍が再燃することも避けたい．その場合，一旦内服薬に移行可能な静注抗菌薬（例えばアンピシリン／スルバクタムなど）に変更し，1～2週間ほど経過を見たうえで改善傾向が継続しているのであれば内服（アンピシリン／スルバクタムであれば，オーグメンチン＋サワシリン，いわゆるオグサワ）へ変更．悪化すれば膿瘍穿刺を考慮，という戦略をとる．

　なお，膿瘍穿刺を行ったが膿汁があまり回収されない（いわゆる"熟れていない"膿瘍）場合でも，その時回収された極少量の液体や膿瘍とおぼしき部位の組織から菌体の発育を認めることがあるため，どのような場合でも起因菌同定をあきらめてはいけない．

　なお，内服への切り替えのタイミングについては，質の高い研究がないことや膿瘍性疾患は妥当な薬剤を投与しても改善傾向かどうかを把握するためにはある程度の治療期間が必要なため，静注抗菌薬投与期間は少なくとも1週間できれば2週間確保してから抗菌薬内服への移行を検討したい．

6 細菌性肝膿瘍の経口薬への切り替えのタイミングと治療期間は？

▶ 参考文献

1) Bennett JE et al. Mandel, Douglas, and Bennett's Principles and Practice of Infectious Diseases 8th edition
2) Cameron JL and Cameron AM. Current Surgical Therapy 12th edition, "The management of hepatic abscess" 2017, 376-380
3) Feldman M, Friedman LS, Brandt LJ, eds. Sleisenger and Fordtran's Gastrointestinal and Liver Disease, 10th edition Chapter 84 "Bacterial, Parasitic, and Fungal Infections of the Liver, Including Liver abscesses", 1374-1392.e4
4) Donovan AJ et al. World J. Surg 1991 Mar-Apr;15(2):162-169
5) Wang JH et al. CID 1998;26:1434-1438
6) Rahimian J et al. CID 2004;39:1654-1659
7) Chemaly RF et al. Diagn Microbiol Infect Dis 2003 Aug;46(4):245-248
8) K C S et al. European Journal of Radiology 74(2010)195-198

第9章 消化器感染症

7 CDIの治療はメトロニダゾールかバンコマイシンどちらが最良か？

◆ 現状のエビデンスと問題点

　2010年のSHEA/IDSAによるClostridium difficile infection（CDI）に対するガイドライン[1]ではメトロニダゾールは軽〜中等症CDIの初回治療薬として1回500mg　1日3回を10〜14日間経口投与，バンコマイシン散は重症CDIの初回治療薬として1回125mg　1日4回を10〜14日間経口投与が推奨されている。2009年のESCMIDによるCDIに対するガイドライン[2]では，重症と非重症に分けて治療を推奨しており，推奨薬自体はESCMIDとSHEA/IDSAで違いはない。

　2007年に報告されたCDI 150症例におけるRCTでは，軽症CDIの治癒率について，メトロニダゾール内服は90％，バンコマイシン散内服は98％と大きな差を認めなかったが，重症CDIの場合はメトロニダゾール内服76％でバンコマイシン散内服97％と有意な差を認めた[3]。さらに，メトロニダゾールは近年の観察研究では以前行われたRCTの結果ほど有効性があらわれなかったという報告[4]があり，その後の研究[5]でも，バンコマイシン散内服とメトロニダゾール内服での治療効果については，重症CDI，軽〜中等症CDIともにバンコマイシン散内服が有効であることが示された（図1）。特に重症CDIでは臨床的成功率について，メトロニダゾール内服は66.3％であったのに対し，バンコマイシン散内服は78.5％であり有意差があった。そのためにバンコマイシン散内服が第1推奨薬となっている。軽〜中等症CDIでも有効性についてバンコマイシン散内服に軍配が上がったが，VRE（Vancomycin-resistant entecococcus）や薬価の問題（メトロニダゾールよりもバンコマイシン散は遥かに高価な薬剤である）などから軽〜中等症CDIに対しては，メトロニダゾールが推奨となっている。

　メトロニダゾール静注薬が2014年7月に本邦でも製造販売承認を取得され，使用可能となった。そのため，メトロニダゾール静注薬のない時代で嘔気嘔吐が強く経口摂取できないときにはメトロニダゾール膣剤を座薬として用いて治療を行う[6]など臨床現場では様々な工夫を強いられていたが，その必要性もなくなった。中毒性巨大結腸症やイレウスなどを合併した重症複雑性CDIに対しても，世界のガイドラインで記載されているような治療が可能となった。

7 CDIの治療はメトロニダゾールかバンコマイシンどちらが最良か？

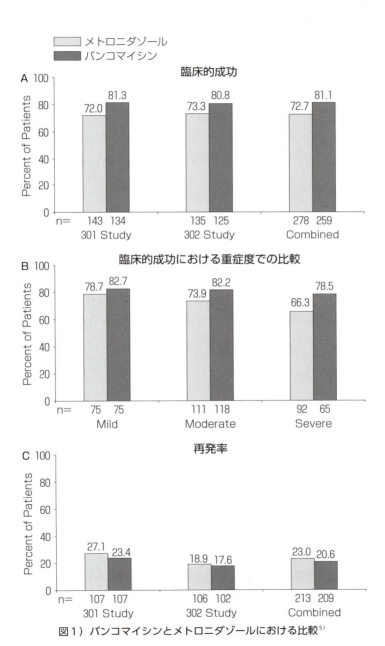

図1）バンコマイシンとメトロニダゾールにおける比較[5]

SHEA/IDSA[1]では，中毒性巨大結腸症やイレウス型に対してはバンコマイシン散1回500 mg　1日4回胃管から投与＋メトロニダゾール1回500 mg　1日3回静注を推奨し，完全なイレウスとなればバンコマイシン散の経腸投与追加を検討としている。ESCMID[2]では「経口治療が困難で重症な場合は，メトロニダゾール1回500 mg　1日3回静注＋バンコマイシン散1回500 mg　1日2～6回注腸"and/or"バンコマイシン散　1回500 mg　1日4回胃管から投与」が推奨されている。ESCMID[2]の方が注腸について重きを置いているようにとれる記載である。

　注腸投与のやり方は，ESCMID[2]に「バンコマイシン散500 mgを100 ccの生理食塩水に溶かし注腸投与とする」と記載されている。また，SHEA/IDSAガイドライン[1]には，「バンコマイシン散500 mgを約100 ccの生食に溶かし，6時間毎に停留浣腸として注腸投与する」と記載されている。停留浣腸とは，カテーテルなどで経肛門的に薬剤を注入し，30分程度排便を我慢させるという処置である。また，CIDの文献[4]ではもう少し詳しいやり方が記載されているが，体位変換などの記載まで行われておらず，そもそも注腸投与されたバンコマイシン散が病変部まで届くのか，という疑問は常に残る。ただ，経口（経管）バンコマイシン散も病変部に届くことが判然としないために注腸が推奨されていると考えるが，イレウス状態において注腸を行う煩雑さやデメリットなども考慮して注腸治療の適応を検討することが必要となるだろう。

結論　軽～中等症はメトロニダゾール，重症ではバンコマイシン散を用いる。ショック，イレウス，中毒性巨大結腸症ではバンコマイシン経管あるいは注腸＋メトロニダゾール静注を併用する。

《エキスパートオピニオン》
こういうときはこうする！

　CDIの重症度分類はSHEA/IDSAとESCMIDで少し異なってはいるが，基本的に白血球数，Cr値，便の回数，腹痛の程度，経口摂取可能か，ショック・イレウス・中毒性巨大結腸症合併の有無で判断すればよい。

　軽～中等症の治療については，治療効果の問題はあるとはいえ，メトロニダゾール内服が第一選択薬であり，重症の場合はバンコマイシン散内服が推

奨される。バンコマイシン散の経口投与1回量については，初回発症のCDIで重症であれば1回量は125 mg（1回125 mg　1日4回）であり，初回発症のCDIで重症かつ合併症があれば1回量は500 mg（1回500 mg　1日4回）に増量が必要となる[1]。

また，軽〜中等症のCDIではあるが，薬剤の経口摂取困難な場合はメトロニダゾールの静注を行う。

CDIが重症（白血球数，Cr値，便の回数で評価），＋合併症（ショック，イレウス，中毒性巨大結腸症合併）の場合，バンコマイシン散の注腸を併用するかについては，状況に応じて検討しており全症例に対して行っているわけではない。

余談であるが，Clostridium difficile 無症候性キャリア（便培養でClostridium difficileが検出されるが形状は下痢や軟便などではなく固形の便）に対してメトロニダゾールを使用していることを稀に目にする。内服メトロニダゾールは消化管から吸収されずに直接腸管内の病変部に届く薬剤ではなく，一旦小腸から吸収されたのちに大腸から分泌されClostridium difficileに対して治療効果を発揮する薬剤である。メトロニダゾールの消化管からの吸収は非常に良好であるが，便中への排泄は6〜15％である。そして，便中のメトロニダゾール濃度は大腸からの腸液分泌に依存するため便の性状によって異なり，CDI治療経過中でも便中濃度が変化すると考えられている。水様性下痢便であれば平均濃度が9.3 μg/gだが，形のある便では1.2 μg/gに減少する[7]。また，Clostridium difficile 無症候キャリアの便中にメトロニダゾールはほぼ排泄されない[8] ことが報告されており，Clostridium difficile 無症候性キャリアにメトロニダゾール投与は無駄なために行うべきではない。

▶ 参考文献
1) Cohen SH et al. Infect Control Hosp Epidemiol 2010;31(5):431-455
2) Bauer MP et al. Clin Microbiol Infect 2009;15:1067-1079
3) Zar FA et al. CID 2007;45:302-307
4) Gerding DN et al. CID 2008;46:S32-42
5) Johnson S et al. CID 2014;59(3):345-354
6) 原　弘士　他：日化療会2010;58(2):125-127
7) Bolton RP et al. Gut, 1986, 27, 1169-1172
8) Johnson S et al. Ann Intern Med 1992;117(4):297-302

第9章 消化器感染症

8 胆嚢炎,胆管炎に用いる抗菌薬に胆汁移行性は重要か？ その治療期間は？

 現状のエビデンスと問題点

　Tokyo Guideline 13（以下 TG 13）[1] には「従来から胆道感染症の治療における抗菌薬の胆汁移行性について多くの検討がなされたが，明確な基礎的細菌学的なエビデンスはない」としている。そもそも胆管炎・胆嚢炎の病態は総胆管・胆嚢管の閉塞であり，胆汁うっ滞時には抗菌薬の胆汁移行性も変化する。例えば抗菌薬が届きにくい臓器の代表として前立腺や髄膜があるが，その部位に感染（前立腺炎や髄膜炎）が成立した場合は，「炎症のある時期には抗菌薬が届きやすい状態」となる。実際，髄膜炎に使用される頻度の多いセフトリアキソンでも非髄膜炎時は 1% しか移行しないが，髄膜炎時は 10% 移行する[2]。しかし，胆管炎や胆嚢炎の場合はその逆であり，胆汁うっ滞が病態の主体であるため，むしろ抗菌薬の胆汁内への排泄が最小となる[3]。

　「胆嚢炎・胆管炎には胆汁移行性の良いスルペラゾン®」と売り出されていたセフォペラゾン／スルバクタムだが，日本での販売開始が 1986 年，その 4 年後，胆管閉塞があるとセフォペラゾンはほとんど胆管内に排泄されないという報告がなされた[4]。

　閉塞した胆管の胆汁中への移行が良好である抗菌薬としては，シプロフロキサシンが報告されている[5]。これは胆汁排泄による移行性ではなく，胆汁がうっ滞していてもシプロフロキサシンそのものが胆汁に接している周辺組織に対して移行性が良好なためと解釈されているが，胆嚢炎・胆管炎の起因菌でもっとも頻度の高い大腸菌に対するニューキノロン耐性の頻度が多い本邦では経験的治療としてわざわざニューキノロン系を使用する必然性には乏しい。また本邦からは，カルバペネム系（panipenem）でさえも閉塞した胆管の胆汁中では抗菌薬濃度がほとんど測定できなかったと報告されている[6]。

　そもそも胆汁移行性が良好であることが胆嚢炎・胆管炎治療のアウトカムにつながるかについて質の高い研究はないが，重症な胆管炎に用いられることが比較的多いカルバペネム系でさえも閉塞時の胆汁移行性が極めて悪いことからは，胆汁移行性を考慮せずに抗菌薬を選択しても特に治療において支障がないことが推測され

8 胆嚢炎，胆管炎に用いる抗菌薬に胆汁移行性は重要か？ その治療期間は？

る。加えて一般的に薬の売り文句として使用されている「胆汁移行性がよい」ということは，閉塞している胆管・胆嚢という状況下ではないことを理解する必要がある。やはり，胆管炎・胆嚢炎の治療の主体は，抗菌薬よりはドレナージなのであろう。

　治療期間について，TG 13 では胆嚢炎については胆嚢摘出術が行われ感染源がコントロールされたら 24 時間以内に抗菌薬投与は終了できるとしたうえで，市中発症および医療関連の急性胆管炎・胆嚢炎に関する治療期間に対するエビデンスが近年ほとんどない状況であるため，エキスパート・オピニオンとして治療期間をガイドする目的で作成されたと前置きし，Grade 1 の胆嚢炎は術後 24 時間以内，胆管炎は Grade 1 ～ 3 では感染巣が制御されたら 4 ～ 7 日間の投与，特にグラム陽性菌による菌血症の場合は 2 週間以上の投与を推奨としている。

　胆管炎の治療期間については様々な研究が行われており，有効な胆管ドレナージが行われてかつすぐに解熱を得ることができれば 3 日程度の短期間の抗菌薬投与で終了可能[7] という報告や敗血症を伴う胆管炎に対して，適切な胆管ドレナージが行われれば早期に抗菌薬の内服変更を行っても血中からの菌体消失率や胆管炎の再燃率は静注治療と比較して非劣勢であったとする報告[8] もあり，今後抗菌薬投与期間はより短くなっていくのかもしれない。

結論

胆汁移行性は気にしない。
―抗菌薬投与期間（現時点では）―
血液培養陽性例は 2 週間。
有効な胆管ドレナージや胆嚢摘出術が行われており，菌血症を伴わない胆管炎は 1 週間，胆嚢炎は最短 1 日（肝膿瘍，胆嚢周囲膿瘍，化膿性門脈炎などの合併症がある場合はその限りではない）。

《エキスパートオピニオン》
こういうときはこうする！

　胆嚢炎，胆管炎に対する抗菌薬は胆汁移行性を気にせず，その病院のアンチバイオグラムや患者の重症度，背景疾患（免疫抑制など）で選ぶ．

　全身状態がよく，ドレナージが早期に行えるのであればアンピシリン／スルバクタムあるいはセフメタゾールでの治療開始を考慮する．全身状態が悪い ESBL 産生菌などの耐性菌が多く検出されている医療圏であればカルバペネム系の開始や腸球菌を意識してバンコマイシンの併用を検討する．胆汁移行性を気にするよりも胆嚢炎であれば胆嚢摘出術や経皮経肝的胆嚢ドレナージ（PTGBD）あるいは経皮経肝的胆嚢穿刺（PTGBA），胆管炎であれば内視鏡的あるいは経皮的胆管ドレナージが速やかに行われたかについて気にするべきである．

　治療期間については，処置により胆嚢内圧・胆管内圧が速やかに減圧され，ドレナージが有効であれば，短期間で抗菌薬投与終了が可能と考える．グラム陰性桿菌についても，血流感染症を伴っている胆管炎であっても 14 日間以内の抗菌薬投与で安全に治療が可能であったとする研究[9]もあり，治療期間については今後さらなる検討が待たれる．

▶ 参考文献
1）Gomi H et al. J Hepatobiliary Pancreat Sci（2013）20:60-70
2）Cunha BA. Antibiotics Essentials 14th edition
3）van den Hazel SJ et al. Clinical infectious diseases 1994;19:279-286
4）Leung JW et al. J Antimicrob Chemother, 1990 Mar;25(3):399-406
5）Ball CS et al. HPB Surgeru 1989, vol. 1, pp. 319-327
6）Yamamoto S et al. Hepatogastroenterology. 2002 Mar-Apr;49(44)330-334
7）van Lent AU et al. Gastrointest Endosc. 2002 Apr;55(4):518-522
8）Park TY et al. Dig Dis Sci（2014）59:2790-2796
9）Uno S et al. International Journal of Infectious Diseases 55（2017）81-85

第9章 消化器感染症

いかなる憩室炎であっても抗菌薬は必須なのか？

現状のエビデンスと問題点

　American Gastroenterological association institute（AGA）の急性憩室炎におけるガイドライン（2015年）[1]では，急性非複雑性憩室炎全例に対してルーチンの抗菌薬投与は行わず，症例を選んで投与することが推奨された。その根拠となる報告[2]は，RCTで18歳以上の免疫抑制剤や抗菌薬内服中の方と妊婦を除外した急性非複雑性憩室炎に対しての，抗菌薬投与群314名非投与群309名における検討である。そこでは，急性非複雑性憩室炎を「1．憩室炎の症状が短期間で生じている　2．敗血症が否定されている　3．CTで膿瘍・free air・瘻孔などの合併症を伴わない憩室炎の所見を認める」と定義している。その研究の結果は，解熱までの期間や腹痛の経過に差がなく，穿孔や膿瘍形成などの合併症を認めたのは非投与群6名，投与群3名であり統計学的有意差を認めなかったというものであった。

　急性非複雑性憩室炎に対する抗菌薬投与についてCochrane[3]でも報告されているが，RCTは上記のひとつしかまだ報告されておらず追試が必要であるとしている。

　AGAでは，「急性非複雑性憩室炎に対して抗菌薬をルーチンに投与はしない」とする推奨に対するエビデンスレベルは「conditional recommendation, low quality of evidence」としている（なお，AGAでは1．CT所見で膿瘍や瘻孔があること　2．重症感染症や敗血症を伴っていること　3．免疫抑制患者や重篤な背景疾患を持っているもの，以外を非複雑性憩室炎としている。ただし「重篤な背景疾患」についての具体的な言及はない）。

　また，急性非複雑性憩室炎を抗菌薬投与せずに経過観察する研究は入院症例に限っており，外来患者における憩室炎に対して抗菌薬投与せずに加療できるかについては現時点で結論はついていない。

　なお，本邦では，原稿執筆時点では日本消化管学会が大腸憩室症のガイドラインを作成中であり，2017年7月31日にパブリックコメントの募集を終了している。

結論 急性非複雑性憩室炎は症例を選べば抗菌薬投与せず入院加療も可能。

外来治療については，更なる研究を待つ必要がある。

《エキスパートオピニオン》
こういうときはこうする！

　急性非複雑性憩室炎は感染症というよりも炎症そのものであるという認識が広まりつつある[4]。つまり，憩室が糞便によって閉塞することにより炎症が惹起し，その糞便が除去され閉塞が解除されれば急速に炎症が改善しそれとともに症状も軽快するという"閉塞が原因となった炎症"であり，感染は成立していないとする認識である。

　確かに臨床的にも，憩室炎で入院した患者が絶食開始から2〜3日で速やかに腹部症状が改善することを経験する。

　しかし，憩室炎の病態としては，「gross or microscopical perforation をよく伴うもの」と記載[5]されており，microscopical perforation であれば CT で検出するのが困難な症例もあるため，画像のみで抗菌薬投与の可否を決定するのはやや戸惑いがある。

　背景疾患のない方が発熱腹痛で外来受診し，CT で憩室炎が診断されれば，周囲に膿瘍や free air がないことを確認する。経過，背景疾患，CT 画像で急性非複雑性憩室炎と診断されれば，絶食・飲水のみ可能として抗菌薬投与せずに経過観察入院とすることがガイドラインに沿った診療となる。

　憩室炎は消化管の安静を保てば2〜3日で急速に腹部症状が改善してくるはずなので，そのまま経過がよければ食事を開始し退院。2〜3日で症状の改善に乏しければ再度画像診断を行い，膿瘍，穿孔など合併症の検索を行うというのが通常の治療の流れだが，その2〜3日間抗菌薬を投与しなくてもよい患者群が，まだはっきりしてはいない。

　AGA の抗菌薬非投与が推奨される患者としては，背景疾患のないことが多い若年者が中心となりそうである。しかし若年者で憩室炎を発症した場合，治療中に緊急手術となるケースが66〜88％と多く，再燃や合併症発症

のリスクも高いことが知られているために，その抗菌薬非投与を若年の患者に適応する時は注意が必要である[6]。

　急性非複雑性憩室炎の患者全てに対して抗菌薬を投与する必要性がないことはいえそうであるが，どの患者に対して抗菌薬を投与しなくてもよいかについては今後の研究を待つ必要がある。

　外来での急性非複雑性憩室炎治療時に内服抗菌薬が必要なのかという疑問について今のところ答えはなく，現時点では内服抗菌薬を投与することが適当だろう。急性非複雑性憩室炎を外来で加療するとすれば，血液培養採取後にアモキシシリン／クラブラン酸（いわゆるオグサワ）あるいはセファレキシン＋メトロニダゾールまたはST合剤＋メトロニダゾールなどを開始。食事は絶食として水分と飴のみ摂取可能とする。可能であれば連日外来通院してもらい，腹部症状をフォローする。腹部症状の増悪時には造影CTなどの画像検査を行い，入院加療の必要性を判断する。また，外来フォロー時に腹部所見を取るとともに腹部エコーも同時に行うことは有用かもしれない。外来でフォローしていても，増悪するか改善するかは概ね2〜3日の経過で判断可能なことが多い。

▶ 参考文献
1）Stollman N et al. Gastroenterology 2015;149:1944-1949
2）Eglinton TW. British Journal of Surgery 2012;99:532-539
3）Shabanzadeh DM et al. Cochrane Database Syst Rev 2012 Nov 14;11:CD009092
4）Shah SD et al. JAMA 2017;318(3):291-292
5）Jacobs DO. N Eng J Med 2007;357:2057-2066
6）Stollman N et al. Lancet 2004;363:631-639

第9章 | 消化器感染症

急性虫垂炎は保存的治療を優先すべきか？

現状のエビデンスと問題点

　虫垂炎を保存的治療のみで加療することが可能かについて研究の歴史は古く，Eric Coldrey が 1956 年に発表している[1]。

　近年，急性非複雑性虫垂炎に対して外科的治療を行わず抗菌薬のみの治療"antibiotics first strategy"[2] と外科的切除での治療の比較研究が盛んに行われている[3]。

　2015 年の JAMA の研究[4] では，「救急外来受診した 18～60 歳の臨床的に虫垂炎が疑われる患者で，入院時 CT で，①虫垂周囲膿瘍がないこと，②虫垂穿孔がないこと，③虫垂結石がないこと，④虫垂腫瘍などがないことの①～④全てを満たした症例」を急性非複雑性虫垂炎とした。「妊娠や授乳中，造影剤アレルギー，造影剤投与が困難な程度まで悪化している腎機能障害，メトフォルミン内服中，腹膜炎，重篤な全身疾患があること」は除外した。

　この患者を，手術を行わない群と緊急で手術を行う群に分けて比較している。

　様々な他の研究でも非複雑性の定義は上記と概ね同様であり，造影 CT 所見で決定されている。なお，膿瘍や穿孔などを伴う虫垂炎は複雑性虫垂炎と判断されるが，これらについては穿刺ドレナージや開腹手術などの外科的治療が必須である。"antibiotics first strategy" における主要な研究結果を以下に示す。

　Hansson ら[5] は抗菌薬単独治療群において入院中に外科的治療が必要なく改善していたのは per protocol 解析では 90.8% であり，外科的治療群において手術の合併症（再手術，膿瘍形成，腸管閉塞，創部離解やヘルニア，重篤な麻酔関連の合併症など）を認めなかったのは per protocol 解析で 89.2% であったと報告している（表 1）。また，抗菌薬単独治療群で 1 年以内に虫垂炎が再燃したのは 13.9% で，そのうち 1/3 が退院から 10 日以内，2/3 が退院から 3～16 ヵ月であった。

　最初割り付けられた 202 名の抗菌薬単独投与群のうち，外科医の判断や患者の希望により途中で 96 名が手術を受けたため，最終的には 106 名（52.5%）が抗菌薬単独投与群と登録されることになった。その結果をみると，臨床的に抗菌薬単独治

表1）非複雑性虫垂炎に対する抗菌薬単独群と手術群の有効性の比較[5]

	ITT 解析			Per protocol 解析		
	抗菌薬単独 (n=202)	手術 (n=167)	抗菌薬単独 (n=119)	手術 (n=250)	Reference group (n=159)
有効性（入院中）	97 (48.0%)	142 (85.0%)	108 (90.8%)	223 (89.2%)	142 (89.3%)
有効性（1年以内）	83 (41.1%)	142 (85.0%)	93 (78.2%)	223 (89.2%)	142 (89.3%)

（有効性の定義）
抗菌薬単独群→外科的治療なく改善していること
手術群→手術の合併症（再手術，膿瘍形成，腸管閉塞，創部離解や腹壁瘢痕ヘルニア，重篤な麻酔関連あるいは心臓における合併症）を認めなかったこと

療が可能と判断できる患者群はあまり多いわけではないことや，再燃のリスクをそれなりに考慮することが必要と解釈できるかもしれない。

Pailina Salminen らの報告[4]は，multicenter, open-label, noninferiority RCT で，18〜60 歳までの CT で診断された急性非複雑性虫垂炎患者 530 名について検討している。抗菌薬単独治療群は 257 名であり，その中の 70 名(27.3%)が 1 年以内に外科的治療を要した。

Krichna らの研究[6]では，抗菌薬単独投与群での 1 年間の成功率は 63%（277/438）であったことが示されたが，抗菌薬単独投与群が手術群よりも複雑性虫垂炎（穿孔や腹膜炎を含む）へ移行することが示唆された。

また，全ての研究において虫垂炎が非複雑性であることの確定診断は CT で行われているが，Corinne Vons らの研究[7]では術前 CT で非複雑性虫垂炎と診断されていた 18% が手術時に複雑性虫垂炎であったと報告しており，CT のみで非複雑性虫垂炎と診断することの妥当性について疑問を投げかけている。

EAES（the European Association of Endoscopic Surgery）の consensus development conference 2015[8]では，急性非複雑性虫垂炎の治療における gold standard はいまだ外科的虫垂切除であると明言している。また，WSES（the World Society of Emergency Surgery）の 2013 年ガイドライン[9]でも，急性非複雑性虫垂炎に対して抗菌薬単独療法を行うのは安全ではあるが，長期的には再燃率が高いために効果的な治療ではない（recommendation 1 A）としている。

結論
① 造影 CT で穿孔・腹膜炎・虫垂結石の所見がないこと。
② 状態が安定していること。
③ 免疫不全や高齢者，妊婦ではないこと。

　①〜③の全てを満たせば，早期手術よりも抗菌薬単独治療を行うことが検討されるが，明らかに再発のリスクがある。

《エキスパートオピニオン》こういうときはこうする！

　抗菌薬単独治療時における虫垂炎再燃率の高さ，虫垂炎に対する外科的治療の安全性が確立していること，外科的治療を行っても早期の退院が可能であることなどから，急性非複雑性虫垂炎に対して抗菌薬単独治療を積極的に推奨するメリットは現時点では希薄と言わざるを得ない。

　ただ，条件が満たされたうえで，本人の希望があれば選択可能な治療ではあるため，患者に説明のうえで検討すべきである。

　"antibiotics first strategy"は，全身状態は良好であるが何らかの理由で外科的治療を行うことにリスクがある患者などには有用な治療法かもしれないが，現時点では医療者から積極的に推奨するほどのメリットはなさそうである。

　なお"antibiotics first strategy"における抗菌薬選択について，Hanssonら[5]の報告においては，最初の少なくとも24時間以内は静注でセフォタキシム＋メトロニダゾールを投与し，その後内服へ変更する場合はシプロフロキサシン＋メトロニダゾールとして10日間の抗菌薬治療期間としていた。

　そもそも"antibiotics first strategy"が選択可能な患者群ということは全身状態が安定していることが前提であり，かつ経過がよくなければ速やかに手術へ移行することが原則である。そのような状況で選択する抗菌薬であるために，1剤であればセフメタゾールやアンピシリン／スルバクタムを，2剤であればセファゾリン＋メトロニダゾールやセフトリアキソン＋メトロニダゾールを経験的治療として使用することが妥当と考える。静注から内服変更までを強く意識するのであれば，選択される抗菌薬はアンピシリン／スルバクタムやセファゾリン＋メトロニダゾールとなるが，食事開始時期や腹部所見を慎重に経過観察することなどを考慮すると結局最後まで抗菌薬は静注で行うことが多いように感じている。抗菌薬投与期間については，様々な研究で用いられている期間である10日間を推奨としている。また，"antibiotics first strategy"を選択する時も起因菌同定に対する努力を怠ってはならず，抗菌薬投与前に血液培養を採取することは忘れてはいけない。

▶ 参考文献
1）Coldrey E. Br Med J 1956;2(5007):1458-1461
2）Flum DR. N Engl J Med 2015;372:1937-1943
3）Wilms IM et al. Cochrane Database Syst Rev 2011 Nov 9;(11):CD008359
4）Salminen P et al. JAMA 2015;313(23):2340-2348
5）Spanos CP. British Journal of Surgery 2009;96:473-481
6）Varadhan KK et al. BMJ 2012;344:e2156
7）Vons C et al. Lancet 2011;377:1573-1579
8）Gorter RR et al. Surg Endosc(2016)30:4668-4690
9）Sartelli M et al. World J Emerg Surg 2013 Jan8;8(1):3

11 胆管炎，胆嚢炎の経験的治療では，腸球菌，偏性嫌気性菌をルーチンにカバーするべきか？

◆ 現状のエビデンスと問題点

　Tokyo guideline 13（以下 TG 13）[1]では「嫌気性菌（偏性嫌気性菌についてを指す）は胆管空腸吻合が行われている症例で治療の適応となる（推奨度 2，レベル C）」としており，腸球菌に関しては，「Grade Ⅲ急性胆管炎・胆嚢炎では，重要な微生物であり，培養と感受性結果が判明するまでバンコマイシンの併用が推奨される」としている。

　IDSA ガイドライン[2]では，「胆管消化管吻合術をしている患者以外には嫌気性菌カバーは推奨しない」，「腸球菌の病原性ははっきりと判明していないために市中発症の胆道感染症には腸球菌カバーは必要ない。しかし，特に肝移植後などのある一定の免疫抑制患者に対しては腸球菌カバーに意味があるかもしれない」としている。

　もともと TG 13 が IDSA ガイドラインを参照し作成されていることから，嫌気性菌に対する立ち位置は同じであることは容易に理解できるが，IDSA ガイドラインでは胆管消化管吻合術後の患者に嫌気性菌カバーを行う必要性に対する根拠までは言及していない。

　他の研究では，胆管空腸吻合している患者の胆汁培養から嫌気性菌が培養される頻度が多いことは指摘されている[3]が，嫌気性菌のみが培養されてくることは稀であり多くは他菌種とともに培養されることが報告されている[4]。

　その一方で，敗血症を伴う胆管炎における血液培養で嫌気性菌が検出されることは稀であることが報告されており[5]，嫌気性菌がどの程度胆管炎の起因菌として考慮しなければならないかについては判然としていない。ただ，この結果の解釈についてはそもそも嫌気性菌における血液培養の感度がよくないということも考慮する必要があるだろう。

　起因菌が胆管内まで到達するには 2 つのルートがある。ひとつは，オッディ括約筋機能不全などに伴い消化管から総胆管内に菌体が直接侵入することである。もうひとつは bacterial translocation により経門脈的に胆管内へ侵入することであり，これは閉塞性黄疸時に特に考慮すべき機序となる[6,7]。

嫌気性菌は消化管内に多く常在する菌体ではあるが，bacterial translocation は起こしにくいことが報告[8]されているために，嫌気性菌が感染を成立する機序としては消化管からの直接侵入が主と考えられる。解剖学的変化で胆汁内の嫌気性菌が増加している状況では，嫌気性菌が胆嚢炎・胆管炎の起因菌となる可能性が上がることは理解はできる。

　ただ，胆嚢炎・胆管炎の起因菌は胆管にいる菌体であることは明白だが，そもそも胆嚢炎・胆管炎罹患時の胆汁中にいる菌全てが起因菌であると断言するのは困難であろう。なぜなら，胆管炎を起こしていない患者であっても胆汁中に菌体が存在していることがあるからである。加えて胆管炎は解剖学的に消化管からの逆流や胆管の閉塞により起こる疾患であるため，胆管炎が発症するような患者の胆管はそもそも解剖学的変化があり，無菌胆汁ではなくなっている可能性があるからである[5]。

　なお，急性胆嚢炎において胆汁培養で菌体が検出されたのは16〜49％であり，胆汁培養で菌体が検出されることと胆汁の色（黄色から緑／暗色・黒／膿の3種類に分けて検討）には相関がなかった，とする報告[9,10]がある。急性胆嚢炎の全てが胆嚢管閉塞により菌体が増殖することによって成立する感染性疾患ではなく，胆嚢管閉塞によって産生された刺激物（Lysolecithin など）による胆嚢の炎症が原因となり更なる炎症性メディエーターが産生されることで起こる機序[11]も想定されている。また無石性胆嚢炎に代表されるように虚血も原因となるため，急性胆嚢炎はいつでも微生物の関与により感染が成立しているわけではない。

　上記ガイドラインは胆汁中に嫌気性菌が多くなることを根拠として嫌気性菌カバーについて言及しているようにもみえ，根拠としては希薄な印象も受ける。しかし，腹腔内感染症全般については，治療時の経験的な抗菌薬選択については大腸菌などよりもはるかに消化管内に多く存在する嫌気性菌をカバーすることが推奨[2]されているため，現時点では嫌気性菌を基本的にカバーすることが通念であろう。

　腸球菌については，IDSA は市中感染症においてカバーする必要はないが，免疫不全や肝移植後などの背景疾患がある場合はカバーを考慮する，となっており，TG 13 では Grade 3 でカバーすることを推奨している。しかし，いずれもその根拠となる記載は十分ではない。579例の胆管炎における研究で，血液培養から腸球菌を認めることはなかった，という報告[5]もあり，ルーチンには必要なく，状態次第で検討されると筆者は考える。

11 胆管炎,胆嚢炎の経験的治療では,腸球菌,偏性嫌気性菌をルーチンにカバーするべきか？

> **結論**　経験的に嫌気性菌カバーをすることが多いが，市中感染において腸球菌はカバーしない。

《エキスパートオピニオン》
こういうときはこうする！

　感染症診療の基本事項のひとつではあるが，経験的治療を決定する要素として「患者の状態把握」がある。患者が感染症に罹患しているが，比較的状態が安定しているのであれば，その感染症の起因菌として想定される菌体のもっとも可能性の高いものをカバーするし，敗血症性ショックを呈しているのであれば想定される菌体をもれなくカバーする。耐性菌の頻度が多くなってきた昨今，"メロペネム＋バンコマイシン"を投与しても，全ての菌体を十分にカバーできているわけではない。

　それに加え，胆嚢炎・胆管炎の治療の主体はなんといってもドレナージであり，ドレナージさえうまくいけばあっさり改善してしまうことも多く経験するのではないだろうか。

　いつでも想定される菌体のカバーを完全に行うというのも考え方ではあるが，胆嚢炎・胆管炎の場合は患者の全身状態と背景疾患でドレナージやソースコントロールの状況で，耐性グラム陰性桿菌および腸球菌をカバーするのかについて検討するのがよいと考える。

　筆者は状態の安定した市中の胆嚢炎・胆管炎であればアンピシリン／スルバクタムあるいはセフメタゾールを使用することが多いが，敗血症性ショックなどを疑う状況であればピペラシリン／タゾバクタムやメロペネムおよび場合によりバンコマイシンの追加も投与する。しかし，繰り返すが，急性胆嚢炎・急性胆管炎の治療においては抗菌薬の選択よりも手術・経皮的穿刺あるいは内視鏡的処置によるドレナージやソースコントロールがより重要であることはいうまでもない。

▶ 参考文献

1） Gomi H et al. J Hepatobiliary Pancreat Sci（2013）20:60-70
2） Solomkin JS et al. Clin Infect Dis 2010 Jan 15;50(2):133-164
3） Bourgault AM et al. Arch Intern Med 1979;139(12):1346-1349
4） Brook I. Journal of Clinical Microbiology, Oct 1989:2373-2375
5） van den Hazel SJ et al. Clinical infectious diseases 1994;19:279-286
6） Deitch EA et al. Am J Surg 1990;Jan:159(1):79-84
7） Slocum MM et al. Am Surg 1992;May:58(5):305-310
8） Steffen EK et al. J Infect Dis 1988;157:1032-1038
9） Sosna J et al. Radiology 2004;230:785-791
10） Csendes A et al. Arch Surg 1996;131(4):389
11） Roslyn JJ et al. Am J Surg 1980 Jul;140(1):126-130

12 SBP（spontaneous bacterial peritonitis：特発性細菌性腹膜炎）の治療はいつでも第3世代セフェム系でよいか？

現状のエビデンスと問題点

　セフトリアキソンとセフォタキシムは第3世代セフェム系に分類される薬剤であり，カバーされる菌種が同等であることから，投与量・代謝経路などの違いで使い分けられる薬剤である。特にセフトリアキソンはその長い半減期のため，投与回数の少なさとカバーされる菌体から，成人感染症において使用頻度の多い薬剤のひとつであろう。

　特発性細菌性腹膜炎（spontaneous bacterial peritonitis：SBP）において，セフトリアキソンとセフォタキシムの違いはあるのかについて検討する。

　American association for the study of liver diseases（AASLD）のpractice guideline では，市中発症のSBPに対して，最近のβラクタム剤暴露がなければ第3世代セファロスポリン，できればセフォタキシム1回2g　1日3回（8時間毎）投与が推奨されている[1]。

　AASLD practice guideline でのセフトリアキソンの記載は，消化管出血時のSBP予防に対するものと culture-negative neutrocytic ascites に対してセフトリアキソン1回1g　1日2回5日間投与が有効[2]というものであった。

　European association for the study of the liver（EASL）では，第一推奨は第3世代セフェム系と記載したうえで，SBPにはセフォタキシムがもっとも研究されていると記載されている。そして，セフォタキシムの投与量については8g 1日と4g 1日で効果は同等であり，治療期間も5日間と10日間では同等であると記載している[3]。

　日本消化器病学会編集の肝硬変診療ガイドライン2015では，SBP治療には「第3世代セフェム系抗菌薬の静注を行う」と記載されているが，これはAASLDのガイドラインを参照し作成されている。

　EASLの2014年に発表された肝硬変患者における細菌感染に対する position paper[4]では，市中発症のSBPに対する経験的治療の推奨薬をセフォタキシム，セフトリアキソン，またはアモキシシリン／クラブラン酸と記載し，治療期間は5日間と明言している。

そもそも，歴史的に SBP に対する抗菌薬はアンピシリン＋トブラマイシンであったのが，第 3 世代セフェム系のセフォタキシムが開発され，アンピシリン＋トブラマイシンでカバーされる菌体とほぼ同等をカバーしていることを根拠に比較試験が行われた[5]。その効果も同等であったために，もともと副作用の多かったトブラマイシンを含むレジュメよりもセフォタキシムを使用されることが好まれるようになった。その後，①セフォタキシムは血中から腹水中に 100% 移行すること，② 2 g 投与後の腹水中の濃度は MIC 90 の 20 倍となること，③ 2 g を 1 回投与すると 94% の患者の腹水が無菌化したこと，④セフォタキシムの肝臓での代謝産物である desacetylcefotaxime がセフォタキシムとシナジー効果がある（かもしれない）という，セフォタキシムの有用性が報告された。しかし，それらの理論的・機序的有用性の報告は，セフォタキシムがすでに治療薬として使われるようになってから，後付で報告されたものである[6]。

　よって，セフォタキシムが SBP 推奨治療薬となるきっかけは，想定される原因菌がカバーされかつ副作用が少なかったことであるが，その後，その他の SBP 治療薬の変遷はセフォタキシムとの比較で有効性が評価された。セフォタキシムは，SBP の治療においてセフォタキシムが歴史的に信頼性のある薬剤であるといえる。なお，セフトリアキソンは，カバー範囲がセフォタキシムと同じであることから推奨薬となっている。

　治療期間については，あまりきちんとした研究がなされておらず，サンフォードガイド熱病（2017 年 9 月参照）では 7 日間と記載され，John Hopkins POC-IT Guides（2017 年 9 月参照）では 5〜7 日間と記載されている。AASLD, EASL では 10 日間と 5 日間の比較の研究[3]で有効性に差がなかったことから 5 日間を推奨している。

　AASLD における SBP の 1 次予防と 2 次予防に対する推奨については[1]，1 次予防として，食道静脈瘤破裂時，セフトリアキソン 1 回 1 g　1 日 1 回を 7 日間あるいはノルフロキサシン 1 回 400 mg　1 日 2 回を 7 日間投与する，と記載されている。一方，食道静脈瘤破裂と SBP の既往がない場合は，腹水中タンパク＜1.5 g/dL であり，sCr＞1.2 mg/dL, BUN≧25 mg/dL, sNa≦130 mEq/L, Child-puah≧9（bil≧3）の少なくとも 1 つを満たす場合は予防内服の適応となり，ノルフロキサシン 1 回 400 mg　1 日 1 回あるいは ST 合剤（double strength）1 回 1 錠 1 日 1 回を週に 5 日（日本における ST 合剤は single strength であるために，処

12 SBP（spontaneous bacterial peritonitis：特発性細菌性腹膜炎）の治療はいつでも第3世代セフェム系でよいか？ 331

方は1回2錠　1日1回となる）が推奨されている。2次予防についても、ノルフロキサシンあるいはST合剤で行うことが推奨されている。また、これらは日本消化器病学会　肝硬変診療ガイドライン2015（改訂第2版）にも記載されている。

結論　SBPはセフォタキシムやセフトリアキソンで治療。
治療期間は5〜7日間。

《エキスパートオピニオン》
こういうときはこうする！

　市中発症のSBPでは、デメリットがなければセフォタキシムで治療を開始するが、SBPは肝硬変末期の患者が多く、点滴の回数や輸液を多く入れたくないなどの問題に直面することが多い。その場合はセフトリアキソン使用がメリットの大きい状況と考える。

　肝硬変の状態がChild-PughスコアCであれば、肝代謝のセフトリアキソンの使用を避けることもあるが、これについてもどの程度気にする問題かは未だ判然としていない事象である。よって、肝硬変の状態よりもその周辺の事象でメリットのあるなしを考慮に入れて使用薬剤を検討している。

　治療期間についても、AASLD、EASLは5日間で結論付けているが、その根拠はそこまで盤石なものではない。よって、経過が良ければ5日間としているが、7日間とすることもある。

　食道静脈瘤破裂などの消化管出血時には細菌感染症合併予防としてセフトリアキソン投与を行っている。しかし、本邦ではSBP予防目的に抗菌薬を長期投与することは保険上認められていないため、2次予防についてはAASLDやEASLでの推奨通りには行っていない。しかし、肝機能が悪く予後が厳しい患者やSBPを複数回繰り返している患者についてはそのメリットを考慮して予防を検討している。使用薬剤については、ノルフロキサシンは本邦に内服薬しかないため、SBP予防で検討がなされているSTはシプロフロキサシンを静注、内服ともに使用している。

　肝硬変患者は細菌感染の罹患が多いことが報告されており[7]、加えて、敗血症と死亡におけるリスク因子に肝硬変が挙げられている[8]。

そのために，肝硬変患者は抗菌薬に暴露する機会も多くなり，そのような抗菌薬濃厚暴露患者に対するSBPの経験的治療は悩むところである。

肝硬変患者における耐性菌感染のリスクファクターは，①院内発症例，②3ヵ月以内の入院歴，③3ヵ月以内のβラクタム剤使用歴，④ノルフロキサシンでの長期予防内服症例，⑤6ヵ月以内での耐性菌検出歴である[9]。

また，SBPの起因菌も近年変化しており，ニューキノロン系耐性グラム陰性桿菌，ESBL産生菌，腸球菌などの報告が目立つようになっている[10-13]。

そのような状態で，SBPの経験的治療にセフトリアキソンが使用できるかについてはEASLでも議論が起こっている[14]。

しかし，SBPは，肝硬変患者の敗血症性ショックの原因というよりも，多くは肝硬変患者の軽度の腹痛の原因，肝硬変患者のfocusがよくわからない発熱の原因や肝性脳症増悪の原因として診察することが一般的であり，全身状態もそこまで悪化していないことが多く経験されるのではないだろうか。

感染症診療において，抗菌薬は起因菌のみで選択するわけではなく，その患者の状態も考慮に入れて検討することが原則である。よってそのように全身状態が比較的安定しているSBP患者に対して筆者は，セフォタキシムやセフトリアキソン，アンピシリン／スルバクタムなどで治療開始している。もちろん全身状態が不安定であればセフェピム，ピペラシリン／タゾバクタム，メロペネムなどを使用しているが，SBP以外の理由による全身状態悪化の原因も十全に検討するようにしている。SBPをこれまで何度も繰り返しており，その腹水培養検体からESBL産生菌などの耐性菌が検出されている場合は初期治療からセフメタゾールやメロペネムなどの以前検出された耐性菌をカバーできる抗菌薬を選択している。

SBP治療において，臨床的に治療経過が思わしくないと判断した場合，抗菌薬開始から48時間後に再度腹水穿刺を行い，腹水中の好中球数が診断時から25％以上低下していない場合は耐性菌あるいは二次性腹膜炎を考慮する[15,16]。SBP治療の経験的治療は患者の状態から耐性菌をあえて外した抗菌薬を選択することも多いが，その場合臨床経過が悪くSBPの起因菌が判明していなければ上記のように再検した腹水の検査結果で抗菌薬変更を検討している。

12 SBP(spontaneous bacterial peritonitis: 特発性細菌性腹膜炎)の治療はいつでも第3世代セフェム系でよいか？

▶ 参考文献
1) Runyon BA et al. Hepatology 2013 Apr;57(4):1651-1653
2) Baskol M et al. J Clin Gastroenterol 2003;37:403-405
3) European Association for the Study of the Liver. Journal of Hepatology 2010；vol.53:397-417
4) Jalan R et al. Journal of Hepatology 2014;60:1310
5) Felisart J et al. Hepatology 1985;5:457-462
6) Runyon BA et al. Dig Dis Sci 1991;36:1782-1786
7) Borzio M et al. Digest Liver Dis 2001;33:41-48
8) Foreman MG et al. Chest 2003;124:1016-1020
9) Fernández J et al. Hepatology 2012;55(5):1551-1561
10) Fernández J et al. Hepatology 2002;35(1):140-148
11) Park YH et al. J Gastroenterol Hepatol 2003;18(8):927-933
12) Angeloni S et al. World J Gastroenterol 2008;14(17):2757-2762
13) Reuken PA et al. Aliment Pharmacol Ther 2012;35:1199-1208
14) Ariza X et al. Journal of Hepatology 2012;vol.56:825-832
15) Rimola A et al. J Hepatol 2000;32:142-153
16) Guarner C et al. Semin Liver Dis 1997;17:203-217

第10章

心内膜炎・心血管感染症

① 血培で黄色ブドウ球菌が検出された場合，
　どこまで感染性心内膜炎（IE）を検索すべきか？
　抗菌薬は GM を併用すべきか？ ……………………………………… 336
② 真菌性心内膜炎の治療は，アムビゾームでなければだめか？
　抗真菌薬を併用すべきか？ …………………………………………… 339
③ 感染性心内膜炎の手術適応とタイミングは？ ……………………… 342
④ 感染性心内膜炎で人工弁置換を行った場合，
　抗菌薬をどのくらい点滴投与すべきか？
　リファンピシン併用は必須か？ ……………………………………… 345
⑤ 感染性心内膜炎の治療開始後，血培採取のタイミングと頻度は？ ………… 348
⑥ 血液培養陰性感染性心内膜炎の抗菌薬選択と非感染症の鑑別は？ ………… 351
⑦ 感染性大動脈瘤（体幹部）の治療方針と抗菌薬投与期間は？ ……………… 355
⑧ 血液培養陰性感染性大動脈瘤の抗菌薬選択と鑑別診断は？ ………………… 358
⑨ ペースメーカーリード感染の治療方針と抗菌薬投与期間は？ ……………… 361
⑩ S. viridans や Enterococcus の感染性心内膜炎に GM や
　CTRX を併用選択する適応と根拠は？ ……………………………… 365

第10章 心内膜炎・心血管感染症

血培で黄色ブドウ球菌が検出された場合，どこまで感染性心内膜炎（IE）を検索すべきか？　抗菌薬はGMを併用すべきか？

現状のエビデンスと問題点

　黄色ブドウ球菌が血液培養で検出された場合，87％が起因菌であり，コンタミネーションは6.4％であるという報告[1]があり，血液培養より検出された場合には，真の菌血症として対応する方が無難である。また，黄色ブドウ球菌は，「膿瘍形成の達人」と比喩されるほど，様々な部位に膿瘍形成が認められる傾向にあり，黄色ブドウ球菌の菌血症では，遠隔感染症は約30％に認められる[2]。具体的に椎体炎を含む骨軟部組織感染症，感染性心内膜炎（IE），腎・脾塞栓，腸腰筋膿瘍，脳塞栓・頭蓋内膿瘍，硬膜外膿瘍などを併発することがあり，これらの感染症を考慮して診療を進める必要がある。

　米国感染症学会のMRSA感染症ガイドラインには，黄色ブドウ球菌菌血症患者，全例に経胸壁心臓超音波検査（TTE）が推奨されていた[3]。経食道超音波検査（TEE）に関しては，TTEよりも感度が高く，より勧められるという記載があるものの，どのような場合に行うべきか，明確な基準は示されていなかった。Cohort studyからの結論になるが，以下のようなケースにはTEEを行うべきとの記載がみられた[4,5]（表1）。

　CTやMRIなどの，その他の検査に関しても，それぞれの感染症が疑われる場合に施行を検討するという記載のみで，これらの検査を行うべき基準を示すような研

表1）TEEを考慮すべき状況

適切な抗菌薬を投与しても菌血症状態が解除できない
菌血症の持続期間，原因が不明である
心臓内に人工物が存在する　弁機能異常が認められる
IEの末梢サインを有する
脊椎，椎間板，硬膜に感染を有する
透析患者　薬物使用者

1 血培で黄色ブドウ球菌が検出された場合,どこまで感染性心内膜炎(IE)を検索すべきか? 抗菌薬はGMを併用すべきか？

究は見当たらないようであった。筆者は，頭痛，悪寒戦慄，寝汗，腰背部痛，腹痛，四肢の痛みなどを問診し，神経学的所見，腹部所見，CVA，脊柱の叩打痛，四肢や関節の所見をしっかりと評価し，疑われる病態に応じた検査を行うようにしている。しかし，それらの推奨の元となる研究はみられず，エキスパートオピニオンの域を脱していない。

黄色ブドウ球菌によるIEでは，以前はゲンタマイシン併用が推奨されていたが，近年，併用により予後は変わらず，腎障害が増えるという報告があり[6]，人工弁によるIEのみに推奨が限定されるようになっている[7]。日本循環器学会のガイドライン[8]では，自然弁にもゲンタマイシン併用が推奨されているが，その元となる研究は示されておらず，併用してもよいという弱い推奨のみであった。アミノグリコシド系抗菌薬の副作用を考慮して，ゲンタマイシン併用に関しては，人工弁IE以外には推奨されないようになってきている。

結論 黄色ブドウ球菌が血液培養より検出された場合，全例にTTEを施行し，疣贅がはっきりしない場合には，施行可能であればTEEを施行する。ゲンタマイシンは，人工弁IEで副作用に耐えうる場合に併用を考慮する。ただし，治療全期間ではなく，初めの2週間のみでよい。

《エキスパートオピニオン》
こういうときはこうする!

黄色ブドウ球菌は，基本的には皮膚に常在しており，血液培養より検出された場合には，直近の皮膚・軟部組織感染症や血管内カテーテルなどの人工物の挿入をチェックし，侵入門戸がどこであるかを考慮する。

上記のように遠隔感染巣が存在することがあるため，発熱，寝汗，頭痛，腰背部痛，腹痛，四肢の痛み，呼吸困難の有無などを確認し，神経学的所見，眼瞼結膜点状出血，心雑音の有無，腹部所見，CVAや脊柱叩打痛，肝脾叩打痛，関節所見，爪や指の末梢サインを注意深く繰り返し評価する。速やかにTTEを行い，所見がはっきりしない場合には，TEEを考慮する。

黄色ブドウ球菌が原因菌である場合，特に遠隔感染巣を形成しやすく，また中枢神経病変の有無によって，抗菌薬の選択が変わる（セファゾリンが使用可能か変わる）ため，筆者は全例に頭部 MRI，MRA もしくは頭部造影 CT，胸腹部造影 CT，眼底チェックを行っている。

　ゲンタマイシン併用に関しては，人工弁 IE，単剤での治療で血液培養が陰性化しない場合，腎機能が良好である場合に，初めの 2 週間のみ併用療法を行う。腎機能が悪い場合には腎機能障害のリスクを軽減するため，1 日 1 回の投与を考慮してもよい。

▶ 参考文献

1) Weinstein MP et al. Clin Infect Dis 1997;24:584-602
2) Ing MB, Baddour LM, Bayer AS. Bacteremia and infective endocarditis: Pathogenesis, diagnosis, and complications. In: The Staphylococci in Human Disease, Crossley KB, Archer GL (Eds). Churchill Livingstone, New York 1997. p.331.
3) Catherine Liu, Arnold Bayer et al. Clin Infect Dis 2011;52:e18-e55
4) Kaasch AJ, Fowler VG Jr et al. Clin Infect Dis 2011;53:1
5) Showler A, Burry L et al. JACC Cardiovasc Imaging 2015;8:924-931
6) Larry M. Baddour, Walter R. Wilson et al. Circulation 2015;132:1435-1486
7) Gilbert Habib, Patrizio Lancellotti et al. The Task Force for the Management of Infective Endocarditis of the European Society of Cardiology (ESC) European Heart Journal 2015;36:3075-3123
8) 宮武邦夫，赤石　誠　他：感染性心内膜炎の予防と治療に関するガイドライン（2008 年改訂版）．日本循環器学会，2008．http://www.j-circ.or.jp/guideline/pdf/JCS2008_miyatake_h.pdf

第10章 心内膜炎・心血管感染症

② 真菌性心内膜炎の治療は，アムビゾームでなければだめか？抗真菌薬を併用すべきか？

 現状のエビデンスと問題点

　真菌性心内膜炎は，比較的稀な感染症である．ほとんどがカンジダによる感染であり，稀にアスペルギルスが原因となる．本項ではカンジダを念頭に解説する．

　カンジダによる感染性心内膜炎は稀であるが，近年増加してきている．日本循環器学会のガイドラインには，真菌性心内膜炎の治療についてほとんど記載が認められず，ESC や AHA のガイドラインでも多くの記載は認められなかった．比較的，米国感染症学会のカンジダ感染症のガイドライン[1]には治療方針やエビデンスについてよくまとめられていた．

　真菌性心内膜炎の死亡率は 50% 以上と高く[2]，予後改善のためには外科的治療との併用および内科的治療終了後の長期抑制療法が強く勧められている[3,4]．これらの推奨は，ガイドラインの中ではエビデンスレベルが低いとされているが，メタアナリシスを元に推奨がなされている．

　そして，内科的初期治療としては，
　　① L-AmB, 3～5 mg/kg daily, with or without 5-FC, 25 mg/kg 4 times daily
　　② high-dose echinocandin (CSFG 150 mg daily, MCFG 150 mg daily)
　の両者が第一選択として勧められている[1]．

　L-AmB や echinocandin 系抗真菌薬は，カンジダのバイオフィルムにも強い効果が認められており[5]，病態生理学的に支持する根拠が認められている．L-Amb に関しては，ケースシリーズを中心とする研究からの推奨であり，5-FC の併用に関する臨床研究は見当たらなかった．しかし，in vitro での研究ではあるが，L-AmB と 5-FC 併用療法は，クリプトコッカスに対するシナジー効果を示す報告がなされている[6]．

　Echinocandin 系抗真菌薬に関しては，ケースシリーズや後ろ向き研究などを元に推奨されており，特に高用量での使用が必要となるが，これについてもカンジダ血症の観察研究を元に推奨されている[7]．これらの推奨については，強い推奨があるものの，いずれもエビデンスレベルは高くはなかった．これは，症例数が少ない

ため，質の高い前向きな比較試験が行いにくい現状を反映しているものと思われる。MCFG に関しては，in vitro での研究ではあるが，アゾール系抗真菌薬との併用でシナジー効果が得られたという報告がなされていた[8]。

結論 真菌性心内膜炎の治療は，アンビゾーム®よりも副作用が少ないファンガード®150 mg/day（高用量）を第一選択に使用する。硝子体病変のチェックのために眼科にコンサルトを行う。アンビゾーム®を使用する際には，アンコチル®の併用を行ってもよい。

《エキスパートオピニオン》
こういうときはこうする！

　感染性心内膜炎を診療し，血液培養よりカンジダが検出された場合には，必ず外科的治療を行えないか心臓・血管外科医に全例でコンサルテーションを行う。さらに，眼科医へコンサルトを行い，眼病変のチェックを必ず行う（眼内炎の治療は早期の手術が必要となるうえ，眼病変の有無によって，抗真菌薬の投与すべき期間が変わってくる）。

　真菌性心内膜炎の初期治療は，L-AmB＋5-FC でも MCFG（高用量）の単剤投与でもよいが，MCFG（高用量）は，硝子体移行性が不良であるため，硝子体病変が否定されている状況であれば，副作用の観点からは，MCFG（高用量）を優先して使用してもよいかと思われる。MCFG による治療で，効果が不十分な場合には，FLCZ などのアゾール系抗真菌薬との併用を考慮してもよいと思われる。

　L-AmB＋5-FC による治療を行っている際には，L-AmB による腎障害により，5-FC の血中濃度が上昇し，5-FC による骨髄抑制を生じる可能性があるので，腎機能と血球数のフォローを行う。このように副作用の観点からも併用治療は全例に行わなくてもよいと考えている。

　治療開始後は，血液培養をフォローし，陰性を確認してから6週間の抗真菌薬点滴投与を行い，その後は，アゾール系抗真菌薬の感受性があれば，フルコナゾールによる長期抑制療法を行う。この長期抑制療法の適切な期間は

2 真菌性心内膜炎の治療は，アムビゾームでなければだめか？ 抗真菌薬を併用すべきか？

不明であり，一般的には，終生投与されることが多い。個人的には，副作用が問題とならなければ，終生投与を行うべきであると考える。

▶ 参考文献
1) Peter G. Pappas, Carol A. Kauffman et al. Clin Infect Dis 2016;62(4):e1-50
2) Gould FK, Denning DW et al. J Antimicrob Chemother 2012;67:269-289
3) Ellis ME, Al-Abdely H et al. Clin Infect Dis 2001;32:50-62
4) Steinbach WJ, Perfect JR et al. J Infect 2005;51:230-247
5) Kuhn DM, George T et al. Antimicrob Agents Chemother 2002;46:1773-1780
6) Patrick Schwarz, Guilhem Janbon et al. Antimicrob Agents Chemother 2007;51:383-385
7) Cornely OA, Lasso M et al. J Antimicrob Chemother 2007;60:363-369
8) 二木芳人，吉田耕一郎 他：Micafungin と amphotericin B, itraconazole および fluconazole との併用効果．日化療会誌 50:S-1:58-67

第10章 心内膜炎・心血管感染症

感染性心内膜炎の手術適応とタイミングは？

現状のエビデンスと問題点

　感染性心内膜炎の外科的治療の適応に関しては，ESCのガイドライン[1]や日本循環器学会のガイドライン[2]に整理されてまとめられている。エビデンスレベルとしては，ESCのガイドラインを参照すると，エビデンスレベルBもしくはCであり，Aはひとつも認められなかった。これらの推奨は，single randomized clinical trialやlarge non-randomized studiesもしくはopinion of the expertsやsmall studyを元に作成されている（表1）。手術適応は整理されているものの，決して最高級のエビデンスを持って推奨されているわけではないので，これらを参考にしつつ，一例一例手術適応とタイミングを考慮していく必要がある。

表1）ESCによる感染性心内膜炎の外科的適応と推奨・エビデンスレベル

	手術適応	推奨度	エビデンスレベル
心不全	弁破壊による心不全	I	B
感染	膿瘍，巨大疣贅　偽動脈瘤など局所感染	I	B
	真菌，多剤耐性菌（真菌，VRE）による感染	I	C
	内科的治療に反応しない場合	IIa	B
	人工弁でブドウ球菌やHACEKではないGNRによる感染	IIa	C
塞栓	10 mm以上の疣贅があり，適切な抗菌薬投与にも関わらず，塞栓が存在	I	B
	10 mm以上の疣贅があり，重度の弁膜症が存在手術のリスクが低い	IIa	B
	30 mm以上の疣贅	IIa	B
	15 mm以上の疣贅があり他に手術適応となる事項がない	IIb	C

具体的には，弁破壊によるうっ血性心不全，内科的治療に抵抗性（適切な抗菌化学療法を行っても5〜7日以上発熱が持続する場合や血液培養が陰性化しない場合）や真菌・VREなどの耐性菌による感染，感染性塞栓が認められたもしくは予想された場合に外科的治療を考慮する．基本的にこれらが認められた場合には，早期（3日以内とされているが，可能な限り早い方がよいと筆者は考えている）の外科的治療が推奨されている．

しかし，感染性塞栓症による頭蓋内出血により重篤な神経学的所見や意識障害が生じているケースにおいては，術後に抗凝固療法が施行されるため，頭蓋内出血の悪化が予想されるため，現在は可能なら4週間以降の手術が勧められている[3]．逆に，出血を伴っていない感染性塞栓の場合は早期手術（72時間以内）が望ましいとされている[4]．

結論 心不全，内科的治療抵抗性や耐性菌による感染，感染性塞栓が予想される場合は，外科的治療を考慮して心臓血管外科に相談する。ただし，多臓器不全や頭蓋内出血による重篤な神経障害を認める場合，待機的手術を考慮する。

《エキスパートオピニオン》
こういうときはこうする！

　AHA，ESC，日本循環器学会のガイドラインにそれぞれまとめられているが，若干の差異があるため，エキスパートオピニオンとして，以下の表に手術適応とタイミングについて示す（表2）．

表2）感染性心内膜炎の手術適応とタイミング

手術適応	手術のタイミング
弁機能不全による心不全	可能な限り早期に考慮
弁輪周囲膿瘍，ブロック，仮性動脈瘤	可能な限り早期に考慮
真菌，VRE，多剤耐性グラム陰性桿菌による感染	72時間以内に考慮

（表次頁へつづく）

表2）つづき

手術適応	手術のタイミング
適切な抗菌薬を投与しても7日以上発熱や菌血症が持続	早期に考慮
適切な抗菌薬を投与しても塞栓症が増加	早期に考慮
可動性良好 or 10 mm以上の疣贅が増大傾向にある or 僧房弁前尖に疣贅が存在する	早期に考慮
無症候性塞栓，一過性脳虚血，脳膿瘍（著明な神経障害なし），頭蓋内出血や重篤な神経障害を伴わない脳塞栓	72時間以内に考慮
頭蓋内出血，著明な神経障害，仮性動脈瘤破裂	可能なら4週間以上遅らせる

▶ 参考文献

1) Gilbert H, Patrizio L et al. The Task Force for the Management of Infective Endocarditis of the European Society of Cardiology (ESC) European Heart Journal (2015) 36, 3075-3123
2) 宮武邦夫, 赤石 誠 他：感染性心内膜炎の予防と治療に関するガイドライン（2008年改訂版）．日本循環器学会，2008, http://www.j-circ.or.jp/guideline/pdf/JCS2008_miyatake_h.pdf
3) Eishi K, Kawazoe K et al. J Thorac Cardiovasc Surg 1995;110:1745-1755
4) Ruttmann E, Willeit J, Ulmer H et al. Stroke 2006;37:2094-2099

第10章 心内膜炎・心血管感染症

④ 感染性心内膜炎で人工弁置換を行った場合，抗菌薬をどのくらい点滴投与すべきか？リファンピシン併用は必須か？

現状のエビデンスと問題点

　感染性心内膜炎では，フィブリンや血小板からなる疣贅の中に細菌が存在しており，この疣贅内まで抗菌薬が十分にいきわたりにくいため，大量かつ長期の抗菌化学療法が必要となる。また，時に外科的治療が必要になることがあり，術後どのくらいの期間抗菌薬を投与すべきか，リファンピシン併用の必要性について考えることがあると思われる。

　人工弁置換術後の抗菌薬投与期間に関しては，American Heart association（2010年発刊）とBritish Society for Antimicrobial Chemotherapy（2015年発刊）のガイドラインでは十分な記載が見受けられず，本邦のガイドライン[1]で，「感染所見（炎症反応）が消退するまで抗菌薬投与を継続する。一般に術後約1ヵ月程度の抗菌薬投与が推奨されるが[2]，術前の感染巣の状況や手術の結果によって異なり，6～8週行うこともある」という記載がみられるのみであった。Up to date[3]には，術後もしくは血液培養陰性化後，最低2週間の投与が望ましいと記載されていたが，この根拠は明示されていなかった。この他，S.viridans や S. gallolyticus では，術後2週間の抗菌化学療法で十分であったという報告[4]や自施設の後ろ向き研究より，原因菌に限らず，術後2週間の抗菌化学療法で十分ではないかという報告[5]もみられた。

　このように，術後抗菌薬の投与期間に関しては，一定した見解は存在せず，一般的には4～6週間の治療が必要であるといわれているものの，今後，2週間へ短縮される可能性がありうる状況である。ただし，これらは遠隔感染巣などの合併症がないことが前提である。

　リファンピシンは，人工物感染の際にみられるバイオフィルムへ浸透する能力が高く，また黄色ブドウ球菌に対して抗菌活性を有する。単剤での使用は，速やかに耐性化されてしまうため勧められていないが，動物実験でMRSAによる人工関節感染に対する有効性を示す報告[6]やヒトでも人工関節感染症でシプロフロキサシンとの併用療法で治療成績が良好であったという報告[7]が存在している。しかし，感染性心内膜炎に関しては，各ガイドラインに明確な指針を示した記載は認められ

ず，優れた臨床研究もみられなかった．

> **結論**　感染性心内膜炎で人工弁置換術を施行した場合，抗菌薬の適切な治療期間は，合併症の有無や原因菌で異なると思われる．合併症が存在しない場合，血液培養陰性化後もしくは手術日から数えて，4～6週間である．ただし，臨床経過が良好で原因菌が S.viridans であれば，2週間に短縮できる可能性がある．
> 　感染性心内膜炎へのリファンピシンの併用療法に関しては，エビデンスが不足している．

《エキスパートオピニオン》
こういうときはこうする！

　感染性心内膜炎で人工弁置換術を施行した場合，経験的治療を行いつつ，術後早期に血液培養を採取する．原因菌が特定でき次第，特異的治療に移行し，血液培養の陰性化を確認する．血液培養が速やかに陰性化しない場合は，遠隔感染巣などの合併症を考慮し，頭部，胸腹部CT，TTE，椎体MRIなどを施行する．臨床経過が良好である場合は，S.viridans であれば，血液培養陰性化後2週間，それ以外であれば現段階では4～6週間の投与を考慮した方が無難であると考える．今後，短期治療によるエビデンスが蓄積してくれば，今後，2週間の抗菌化学療法が標準治療になるかもしれないため，一部の症例では，2週間の治療でも十分なこともあると思われる．現時点では，2週間の治療が標準治療に推奨できるほど，エビデンスは十分ではないが，短期治療が可能かもしれないと知っておくことは重要であると思われる．
　リファンピシンの併用に関しては，上記のように抗菌薬の投与期間が短縮化される可能性があり，またリファンピシン自体の副作用の起こりやすさからもルーチンに併用を行う必要はないと考える．ただし，原因菌が黄色ブドウ球菌で，初期治療に対しての反応が不良である場合，人工関節感染症の治療を応用して，本感染症の治療オプションとして考慮してもよいと考える．

4 感染性心内膜炎で人工弁置換を行った場合，抗菌薬をどのくらい点滴投与すべきか？ リファンピシン併用は必須か？

▶ 参考文献

1) 宮武邦夫, 赤石　誠　他：感染性心内膜炎の予防と治療に関するガイドライン（2008年改訂版）. 日本循環器学会2008, http://www.j-circ.or.jp/guideline/pdf/JCS2008_miyatake_h.pdf
2) Arbulu A, Asfaw I. Ann Thorac Surg 1987;43:144-149
3) Andrew Wang. Surgery for left-sided native valve infective endocarditis. This topic last updated: May 4, 2017.
4) P. Muñoz, M. Giannella et al. Clin Microbiol Infect 2012;18:293-299
5) Arthur J. Morris, DD et al. Clin Infect Dis 2005; 41:187-194
6) Thompson J, Saini V et al. J Bone Joint Surg Am 2017;99:656-665
7) Joshua P, Melissa K et al. Arch Intern Med 2008;168:805-819

第10章 心内膜炎・心血管感染症

感染性心内膜炎の治療開始後，血培採取のタイミングと頻度は？

◆ 現状のエビデンスと問題点

　　感染性心内膜炎の治療に関するガイドラインは，American Heart Association (AHA)，European Society of Cardiology (ESC) の他，本邦からも 2007 年に循環器病の診断と治療に関するガイドラインが作成され，広く使用されている。

　　その中で，治療の際には一定の抗菌薬の投与期間が定められているが，抗菌化学療法開始後に血液培養を採取し，血液培養陰性を確認できた日を第一病日として数えることとしている。また，血液培養は，感染性心内膜炎の治療効果判定に用いることができ，陰性化を確認することは重要である。よって，感染性心内膜炎の治療を行う際には，治療開始後に血液培養をフォローすることは必須である。

　　では，血液培養は治療開始後，何日目に取るべきか，複数回採取するようであれば，どの位の頻度でフォローすべきか，実はそれを明確に記載している書籍やガイドラインはほとんど皆無である。

　　上記 3 つのガイドラインを参照すると，AHA，ESC のガイドラインには，血液培養採取のタイミングや頻度に関する記載はみられなかった。本邦のガイドラインには，血液培養という具体的な方法の記載はないものの，治療効果判定を「治療開始後 48～72 時間，ついで 1 週間を目安に評価する」との記載がみられた[1]。しかし，この推奨の元となった文献の明示は認められなかった。感染性心内膜炎に関して，ガイドラインの他にも治療開始後に血液培養を採取するタイミングに関する文献は認められず，全くエビデンスがない現状であった。

　　感染性心内膜炎ではないが，黄色ブドウ球菌の菌血症において，Cumitec のガイドラインなどでは，治療開始後 48～96 時間後の血液培養持続陽性が合併症の有無と関連しやすい要素のひとつとされている[2]。この時期の血液培養が陽性であれば，転移感染巣の検索を行う必要が出てくるため，この時期の血液培養の結果は重要であると思われる。感染性心内膜炎の基本病態は，持続性菌血症であり，この知見は応用して考えてもよいのではないかと考える。

　　2 回目以降の血液培養採取のタイミングに関しても，エビデンスはもちろんのこと，具体的な推奨すら全く認められない現状であった。

5 感染性心内膜炎の治療開始後，血培採取のタイミングと頻度は？

> **結論**　感染性心内膜炎の治療開始後，48〜96時間以内に血液培養を採取する。その後は，採取した血液培養が陽性化した場合に再度フォローを行う。一度，血液培養の陰性化が認められ，臨床経過が良好であれば，その後の血液培養のフォローアップは不要である。

《エキスパートオピニオン》こういうときはこうする！

　感染性心内膜炎の治療開始後は，48時間後を目安に血液培養の採取を行う。治療開始翌日でもよいかもしれないが，疣贅という細菌の塊が心臓内（血管内）に存在しており，血中の細菌を減少させるためには，血液培養陰性化まで，ある程度時間がかかると思われる。また，Cumitecのガイドラインでも述べられていたように，治療開始後48時間後以降の持続菌血症は，合併症の存在と関連してくる。これらを総合的に勘案して，筆者は治療開始48時間後を目安に血液培養を採取している。

　2回目以降の血液培養の採取に関しては，合併症がなければ，血液培養は陰性化することの方が多いため[注]，2回目のフォローが必要な症例は限られてくると思われ，ルーチンに採取することは非効率である。よって，1回目に採取した血液培養が陽性となったタイミングに採取する方針でよいと考える。本邦のガイドラインでは，1週間後に評価するとの記載がみられているが，臨床経過が良好で，血液培養の陽性化の報告がなければ，治療開始1週間後に血液培養を採取する必要はないと考えている。

　一度，血液培養が陰性化したら，筆者はその後の血液培養のフォローは行っていない。この時点で，仮に発熱が持続していても，免疫反応による発熱の可能性も十分に考えられ，血液培養の陰性化が得られていれば，感染性心内膜炎の治療は成功していると考えてよい。

　ただし，治療中にカテーテル関連血流感染，カテーテル関連尿路感染などを生じることもありうるため，新たな発熱や悪寒戦慄，血圧低下，白血球増加などを示した場合には，感染性心内膜炎以外の感染症の診断目的として積極的に血液培養を採取する。

注）エビデンスではそうだが，原因菌にもよる。黄色ブドウ球菌ではより長期化する。

▶ 参考文献

1) 宮武邦夫，赤石　誠　他：感染性心内膜炎の予防と治療に関するガイドライン（2008年改訂版）．日本循環器学会2008．http://www.j-circ.or.jp/guideline/pdf/JCS2008_miyatake_h.pdf
2) Ellen Jo Baro, Melvin P. Weinstein et al. CUMITECH 血液培養検査ガイドライン．医菌薬出版，2007
3) 藤田直久，新井裕子　他．抗菌薬の適正使用と検体の適切な採取．診療と新薬 2014;51:9-19

第10章 心内膜炎・心血管感染症

6 血液培養陰性感染性心内膜炎の抗菌薬選択と非感染症の鑑別は？

現状のエビデンスと問題点

　血液培養が陰性であるにもかかわらず，疣贅などが認められ，修正Dukeクライテリアを満たしてしまうケースが稀に存在する。報告によって異なるが，感染性心内膜炎の5〜30%を血液培養陰性感染性心内膜炎が占めるといわれている[1]。
　このような場合，
　　①抗菌薬の先行投与によるもの（一般的な原因菌による）
　　②培養で検出できない，もしくは検出しにくい微生物によるもの
　　　（HACEK, *C. burnetti*, Bartonella, Burucella, 真菌, Mycoplasma, Legionella, *T. whipplei*）
　　③非感染性疾患
の可能性を考える必要がある。
　興味深いことに，AHA，ESC，日本循環器学会のガイドラインでは，これらの事項に関して，フォーカスされている点が異なっている。具体的には，日本循環器学会については，上記①を想定して，自然弁，人工弁さらに術後からの時期に分けて推奨がなされているのみで，上記②や③に関する事項は特に触れられてはいない。一方で，ESCのガイドラインでは，上記②や③を想定して，AHAは①〜③全てを網羅して記載がなされている。私見ではあるが，本邦では，欧米よりも相対的により②や③が少なく，①が多いという事情に合わせて作成されたのではないかと思われる。
　①に関して，AHAと日本循環器学会のガイドラインでは，推奨されている内容が異なっている。AHAでは，急性では，黄色ブドウ球菌，溶連菌，好気性グラム陰性桿菌を考慮してバンコマイシン＋セフェピムを，亜急性であれば，黄色ブドウ球菌，*S. viridans*, 腸球菌，HACEKを考慮してバンコマイシン＋アンピシリン／スルバクタム，人工弁で術後1年以内であれば，バンコマイシン＋ゲンタマイシン＋リファンピシン＋セフェピムの推奨になっている。ちなみに術後1年以降では自然弁と同様に考慮するとのことであった。これは，人工弁が術後6ヵ月以内には内皮化される[2]ため，術後1年以降では，通常の感染性心内膜炎に準ずるという考え

方によるものと思われる。日本循環器学会のガイドラインでは，自然弁であれば，アンピシリン／スルバクタム（MRSA 多い施設ではバンコマイシン）＋ゲンタマイシン±セフトリアキソンを，人工弁で 1 年以内であればバンコマイシン＋ゲンタマイシン±リファンピシンを推奨している。これらの推奨には，比較試験などが行われたわけではなく，それぞれの状況別に判明している原因菌を考慮して推奨されているものであり，エビデンスレベルとしては低い。

②，③に関しては，AHA も ESC も培養陰性感染性心内膜炎の後ろ向き研究[3]からの引用で記載されている。この点は，本邦と欧米とでは，疫学事情が異なるため，本邦由来の報告を根拠にガイドラインで示してほしいところではあるが，現段階ではそれらの項目は認められていない。

結論 血液培養陰性感染性心内膜炎の抗菌薬選択に関するエビデンスは不足しているため，一例一例適切に考えていく必要があり，判断に迷う場合には，感染症専門医にコンサルテーションを行う。

《エキスパートオピニオン》
こういうときはこうする！

　培養陰性感染性心内膜炎の診療を行う場合，血液培養を採取する前に抗菌薬が投与されてしまっているケースが多くを占めると思われる。患者の状態が落ち着いているケースでは抗菌薬を中止し，有熱時もしくは 3 日毎に血液培養を採取して，原因菌と特定する方法を取ることができるが，現実的にはそのような方法が難しいことも度々経験する。

　そのような場合，先行投与がなされている抗菌薬を特定し，この抗菌薬がカバーする細菌を考慮して抗菌薬の選択を行う。例えば，セフカペン ピボキシルが投与されていた場合，MRSA や腸球菌以外が原因菌であると考えて，アンピシリン／スルバクタムやセフトリアキソンで治療を考慮し，レボフロキサシンが投与されていた場合には，MRSA や *E. faecium* 以外を狙いアンピシリン／スルバクタムを考慮するという考え方である。人工弁置換後 1 年以内の場合にも同様の考え方でよい。

6 血液培養陰性感染性心内膜炎の抗菌薬選択と非感染症の鑑別は？

　これらの方法で改善が得られなかった場合や抗菌薬の先行投与がないにも関わらず，培養が陰性である場合には，動物接触歴や海外渡航歴などの臨床背景を丁寧に質問しつつ，検査を進めていく。各感染症を疑った際の検査方法と初期治療について示す（表1）。

※真菌に関しては，第10章❷で述べた通りである。

　非感染性疾患については，症状別に以下（表2）のように鑑別を考慮する必要があるが，疣贅が認められて血液培養が陰性であるという状況であれば，抗核抗体や凝固機能の測定，必要に応じて悪性腫瘍の検索を行うこととなる。

表1）血液培養で検出困難な微生物の診断方法と治療

感染微生物	診断方法	治　療
Coxilla burnetti	血清コクシエラ IgG phase 1 ＞ 1：800 組織培養　組織PCR	DOXY 100 mg q 12 h + hydroxychloroquine 200 mg q 8 h 18ヵ月以上（人工弁 24ヵ月）IgG phase 1 が 1/4 以上低下するまで
Bartonella spp	血液培養延長（感度低い）血清抗体価　組織PCR	CTRX 2 g q 24 h（6週間）+ DOXY 100 mg q 12（6週間）+ GM 1 mg/kg q 8 h（2週間）
Brucella spp	血液培養延長（感度低い）血清抗体価　組織PCR	DOXY 100 mg q 12（6週間）+ GM 5 mg/kg q 24 h（2週間）
Legionella spp	血清抗体価　組織PCR	LVFX 500 mg q 24 h + AZM 500 mg q 24 h 最低 3ヵ月（手術しない場合は 6ヵ月）
Mycoplasma spp	血清抗体価　組織PCR	LVFX 500 mg q 24 h 6ヵ月
Tropheryma whipplei	組織PCR	CTRX 2 g q 24 h（4週間），その後 ST 4 T/2 × 1年間
HACEK	血液培養	CTRX 2 g q 24 h（4週間）

表2) 培養陰性感染性心内膜炎の非感染性鑑別疾患

感染性心内膜炎との鑑別を有する状況	疾　患
塞栓症状として	抗リン脂質抗体症候群
	奇異性塞栓，コレステロール塞栓
	心房細動，心筋症や心不全に伴う壁在血栓
発熱，慢性炎症症状として	リウマチ熱，リウマチ性多発性筋痛症
	血管炎症候群
	ブタアレルギー（豚の弁を使用した場合）[4]
疣贅として	心房粘液腫，進行がん，過凝固状態
	SLE（Libman-Sachs endocarditis）
	Lambl's excrescences（加齢による構造物）
	Calcified Amorphous Tumor（透析患者に考慮）

▶ 参考文献

1）Werner M, Andersson R et al. Medicine (Baltimore) 2003;82:263-273
2）U Allen. Paediatr Child Health 2010;15:205-208
3）Fournier PE, Thuny F et al. Clin Infect Dis 2010;51:131-140
4）Fournier PE, Thuny F et al. Lancet 2011 Apr;377(9776):1542

第10章 心内膜炎・心血管感染症

 感染性大動脈瘤（体幹部）の
治療方針と抗菌薬投与期間は？

現状のエビデンスと問題点

　感染性大動脈瘤は，特異的な症状を呈しにくく，以前は剖検で診断されることが多かった．画像検査の進歩や感染性大動脈瘤に対する認知がなされてきたことにより，生前診断されることが多くなってきた．しかし現状では患者数は少なく，質の高い比較試験が行いにくい状況であり，洗練されたガイドラインは存在せず，このテーマに関するエビデンスとしては，学会誌の総説としてまとめられているのみであった．

　感染性大動脈瘤の治療方針として，瘤の大きさに関わらず破裂のリスクがあるため[1]，外科的治療と内科的治療の併用を行うことがどの文献にも推奨されている[2]．

　外科的治療に関しては，限られたデータではあるが，人工血管置換術が gold standard として考えられている[3]．Endovascular aortic repair（EVAR）に関しては，低侵襲という利点が存在するが，遅発性感染による死亡例が報告されており，一時的な治療もしくは人工血管置換術が施行不可能な患者のみに行うひとつの選択肢として考えられている[4]．

　外科的治療を行わず，内科的治療のみを施行する治療方針に関しては，11例中6例が大動脈瘤破裂による死亡が認められたという報告[5]があり，議論の余地が残るところであった．

　感染性大動脈瘤の原因菌に関しては，*Salmonella* spp が 29.5%，*Staphylococcus* spp が 15.9%，*S. pneumoniae* が 6.8%，*E. coli* が 6.8% との報告があり[6]，これらを勘案すると，グラム陽性菌と陰性菌を広くカバーする抗菌薬で治療を開始するように推奨されている．

　抗菌薬の経静脈的投与期間に関しては，4週間[7]，4〜6週間[8]，6週間以上[9]，6〜8週間[10]など，様々な報告がなされているが，どの推奨も根拠となる研究は示されておらず，エキスパートオピニオンの域を脱していない状況であった．

　抗菌薬の経静脈的投与による内科的治療が終了した後，置換された人工血管に感染が再燃しないように，ある一定期間の内服抗菌薬による長期抑制療法が考慮される．その期間に関しては，2ヵ月[7]や1年[11]という意見や不要[6,12]である可能性も

あるという報告もあり，この点に関してもエビデンスどころか一定した統一見解も存在していなかった。

感染性大動脈瘤の治療は，基本的には外科的治療と内科的治療を併用する。瘤の大きさに関わらず，心臓血管外科に全例コンサルトを行い，外科的治療について検討してもらう。初期治療は，バンコマイシンとセフトリアキソンを選択し，培養の結果に準じて適宜変更を行う。点滴治療は，血液培養陰性化後6週間とし，その後12ヵ月の内服治療を行う。

《エキスパートオピニオン》
こういうときはこうする！

　感染性大動脈瘤を疑った段階で，全例，心臓血管外科にコンサルトを行う。外科的治療に関しては，外科医の判断によると思われるが，基礎疾患や状態が許せば，積極的に人工血管置換術を施行した方がよいと考える。何らかの理由で人工血管置換術が施行できない場合，EVARを選択するか，抗菌薬のみで治療を行うかになると思われる。EVARは，人工血管置換術の代替療法になる可能性を示唆する報告がなされている[13]が，感染部位に人工物を留置することになり，感染の長期化・難治化を招き，結果的に予後を悪化させる可能性がある。よって破裂や穿通などがあり，留置せざるを得ない症例にのみ選択すべきと考える。この点に関しては，今後の研究が待たれる。

　抗菌薬による初期治療に関しては，*Salmonella* spp と *Staphylococcus* spp が二大原因菌であり，バンコマイシンとセフトリアキソンがよいと考える。ニューキノロン系やカルバペネム系，ピペラシリン／タゾバクタムも候補に考えられるが，緑膿菌が原因となることは一般的に少なく，内服薬への変更もできないことから，重症例や免疫不全例などやむを得ない例にのみ選択されるべきであると考える。血液培養や組織培養の結果が出た段階で，より特異的な抗菌薬へ必ず変更する。投与期間に関しては，基本的には血液培養陰性化後，最低6週間，経過が思わしくない場合は8週間まで延長する。そ

の後，長期抑制療法として，12ヵ月の抗菌薬経口投与を行う。例えば，原因菌がMSSAであればセファレキシン（250）2錠　分2やアモキシシリン／クラブラン酸（375）2錠　分2，MRSAならST合剤2錠　分1やミノマイシン（100）1錠　分1，サルモネラであれば，レボフロキサシン（250）1錠　分1やST合剤2錠　分1などの投与を考慮する（※腎機能が正常な場合）。感染の再発が認められた症例やEVAR施行例に限り，内服治療は終生継続を考慮する。

　稀に真菌や結核などの抗酸菌，非感染性疾患のこともあるため，初期治療に反応がみられない場合には，これらの稀な原因について再考する。このようなケースでは，感染症専門医にコンサルテーションをして欲しい。

▶ 参考文献

1) Fichelle JM, Tabet G et al. J Vasc Surg 1993;17:635
2) Reddy DJ, Shepard AD et al. Arch Surg 1991;126(7):873
3) C Lau, M Gaudino, AR de Biasi, M Munjal, LN Girardi. Outcomes of open repair of mycotic descending thoracic and thoracoabdominal aortic aneurysms, Ann Thorac Surg, Vol. 100, 2015, 1712-1717
4) H Oshima, K Yamamoto et al. Usefulness of bridging thoracic endovascular aortic repair and sac irrigation followed by open repair in patients with mycotic thoracic aortic aneurysms, J Thorac Cardiovasc Surg, Vol. 148, 2014, 2422-2424
5) Leseche G, Castier Y et al. J Vasc Surg 2001;34(4):616-622
6) M Duboisa, K Daenens et al. Euro J Vasc and Endovasc Surg 2011;41:570
7) YW Kim. Ann Vasc Dis 2010;3(1):7-15
8) WK Lee, P J. Mossop et al. RadioGraphics 2008;Vol28:Issue8. https://doi.org/10.1148/rg.287085054. Access:2016/06/16
9) D Spelman. Overview of infected (mycotic) arterial aneurysm. Up to date®. This topic last updated: Dec 22, 2016.
10) Deipolyi, Amy R, Rho, Jun et al. Philadelphia 40.2 (2016):256-262
11) Usman J, Richard G. Ann Cardiothorac Surg 2012;1(3):417-425
12) Cinà CS, Arena GO et al. J Vasc Surg 2001;33:861-867
13) Kan CD, Lee HL et al. J Vasc Surg 2007;46:906-912

第10章 心内膜炎・心血管感染症

8 血液培養陰性感染性大動脈瘤の抗菌薬選択と鑑別診断は？

現状のエビデンスと問題点

　感染性動脈瘤患者では，血液培養は50〜85％が陽性となり[1,2]，感染瘤の組織培養では，76％が陽性となる[3]。また，カリフォルニア大学病院からの報告では25％の症例で原因菌の特定ができなかったとされている[4]。このようにある一定の割合で，血液培養陰性の感染性大動脈瘤の患者は存在している。

　感染性大動脈瘤患者で血液培養が陰性であった場合の原因やマネジメントについて，ガイドラインはおろか，まとまった総説もみられなかった。感染性大動脈瘤自体が稀であり，質の高い研究が行いにくい現状を反映していると思われる。

　この現状を踏まえ，血液培養が陰性であった時には，まずは血液培養が陰性となった原因は何かを考え，その理由に応じて理論的に考えて，診療を進めていくことが重要となる。そのような場合では，感染性動脈瘤の原因菌（表1）と大動脈炎の鑑別疾患（表2）が重要となってくると思われる。

表1）感染性大動脈瘤で報告されている微生物[5]

三大原因菌	*Salmonella*, *Staphylococcus*, *Streptococcus pneumoniae*
非定型細菌	梅毒，結核，*Coxiella burnetii*
真　　菌	*Candida*, *Cryptococcus*, *Aspergillus*, *Pseudallescheria boydii*, *Scedosporium apiospermum*
グラム陽性菌	non-pneumococcal *Streptococcus*, *Clostridium*, *Corynebacterium*, *Rothia dentocariosa*, *Listeria*, *Lactococcus cremoris*
グラム陰性菌	*Pseudomonas*, *Klebsiella*, *E. coli*, *Campylobacter*, *Yersinia*, *Brucella*, *Haemophilus influenzae*, *Acinetobacter*, *Burkholderia pseudomallei*,
嫌気性菌	*Bacteroides*

8 血液培養陰性感染性大動脈瘤の抗菌薬選択と鑑別診断は？

表2） 大動脈炎の鑑別疾患（非感染性疾患）[6]

大血管炎	巨細胞性動脈炎，高安病，関節リウマチ，SLE
HLA-B27 関連脊椎関節症	強直性脊椎炎，反応性関節炎
ANCA 関連血管炎	多発血管炎性肉芽腫症，結節性多発動脈炎，顕微鏡的多発血管炎
その他	ベーチェット病，Cogan 症候群，再発性多発軟骨炎，サルコイドーシス，IgG 4 関連疾患

結論 血液培養陰性感染性大動脈瘤の抗菌薬選択に関するエビデンスは不足しているため，一例一例，個々に考えていく必要があり，判断に迷う場合には，感染症専門医にコンサルテーションを行う。

《エキスパートオピニオン》こういうときはこうする！

血液培養が陰性となる原因として，
①抗菌薬の先行投与があった場合
②原因微生物が培養しにくい，もしくはできない微生物である場合
③非感染性疾患
であるなどの可能性が考えられる。
それぞれの理由に応じて，マネジメントの方法は異なってくると思われる。
①抗菌薬の先行投与があった場合
　心臓血管外科にコンサルトを行い，感染瘤の切除が可能であるか相談する。
　手術が可能であれば，感染瘤の培養で原因菌を特定することに期待する。
　手術が行えない場合，可能であれば（患者と外科医が納得のうえで），抗菌薬を中止し，有熱時もしくは抗菌薬中止1週間後の血液培養を採取し，原因菌の特定を図る。

ショックなど重篤な状態で，培養結果が待てないような場合には，先行投与の薬剤によって，原因菌を推測して治療を行う。例えば，セフカペン ピボキシルが先行投与されていた場合には，MRSAや腸球菌以外を考慮して，セフトリアキソンを投与するなど，経験的治療を行って治療的診断を行わざるを得ないこともある。

　　この方法で培養が陰性であった場合，以下の②もしくは③を考慮する。

②原因微生物が培養しにくい，もしくはできない微生物である場合

　　表2に示した通り，報告されている微生物の種類は多彩であり，PCRや抗体などを測定して原因菌の特定を進めていく。真菌や非定型細菌がこのカテゴリに属すると思われるが，具体的にはβ-Dグルカンの測定，抗酸菌血液培養や梅毒の血清学的検査，Coxiella PCR，抗体の測定を考慮する。

③非感染性疾患

　　臨床経過にもよるが，抗菌薬使用にも関わらず，状況が改善されない場合に検討される状況が多いと思われる。表2に示した通り，膠原病や血管炎の鑑別を勧めることになるので，眼底，眼，耳，副鼻腔，顔面，口腔内，軟骨，皮膚，関節，脊椎，仙腸関節，陰部の身体所見を詳細かつ繰り返し評価したうえで，抗核抗体，抗CCP抗体，ANCA，HLA-B27，免疫グロブリン（必要に応じてIgG4）を測定し，大動脈以外の生検可能な部位が存在すれば，その部位の生検を積極的に行う（炎症のある大動脈は，侵襲が大きく，人工血管置換術を行うと仮性瘤などの合併症があるため，現実的には施行困難である）。

▶ 参考文献

1）Johnson JR, Ledgerwood AM et al. Arch Surg 1983;118(5):577
2）Maeda H, Umezawa H et al. Surg Today 2011;41(3):346
3）Ernst CB, Campbell HC Jr et al. Ann Surg 1977;185(6):626
4）Brown SL, Busuttil RW et al. J Vasc Surg 1984;1(4):541
5）Denis S. Overview of infected (mycotic) arterial aneurysm. Up to date®. This topic last updated: Dec 22, 2016
6）Heather L. Gornik and Mark A. Creager. Aortitis. Circulation 2008 ;117(23):3039-3051

第10章 心内膜炎・心血管感染症

ペースメーカーリード感染の治療方針と抗菌薬投与期間は？

現状のエビデンスと問題点

　cardiac electronic device 感染は，Generator pocket site の感染症と疣贅を伴う心臓内リードの感染症に分類され，これらの device 挿入者の 0.8〜5.7% に生じるといわれている[1]。頻度は決して高い感染症ではないため，RCT を行いにくく，質の高いエビデンスを構築することが困難な状況である。そのような限られた知見の範囲ではあるが，American Heart association（2010年発刊）[2] と British Society for Antimicrobial Chemotherapy（2015年発刊）[3] よりガイドラインが発刊されている。その他，2016 年に 2 件ほどの Review が報告されている[4,5]。

　上記ガイドラインの中で，エビデンスレベル A となっている事項は，cardiac electronic device 感染に対して，device 事態を除去するという項目のみであり，その他の推奨に関しては，質の高いエビデンスに基づく推奨ではなかった。

　ペースメーカーリード感染のマネジメントにおいて，重要な点は，リードの抜去方法，抗菌薬選択，治療期間，device 再挿入のタイミングであると思われ，これらの事項に関する内容について示す。

　リード抜去方法に関しては，以前は外科的抜去が選択されることが多かったが，近年経皮的抜去も安全に施行可能という報告が出ている[6]。この報告によると，疣贅が 2 cm 以下であれば，経皮的に抜去可能，それ以上の大きさの疣贅に関しては，ケースバイケースということになっているが，概ね経皮的抜去を行っても問題ないケースが多いということであった。ただし，外科的抜去との選択においては，単純に疣贅の大きさのみだけではなく，患者年齢，device の留置期間，種類，リードの数，前回抜去について困難であったか，合併症などの患者の状態についても考慮して決めるべきであるという意見もある[7]。AHA，ESC のガイドラインでは，疣贅の大きさ 2 cm をひとつの基準において，経皮的抜去を勧めている。経皮的抜去時には，三尖弁損傷，鎖骨下静脈裂創，血胸，リード先の損傷などの合併症のリスクがあるため，必ず心臓外科のバックアップ下で行い，可能であれば経験がある術者の下で行うことが望ましいとされている。

　抗菌薬の初期治療においては，ESC のガイドラインでは，バンコマイシンとメ

ロペネムが推奨され，AHA では，バンコマイシンは初期治療に含められるべきであるとの推奨がなされていた。バンコマイシンの代用薬として，ダプトマイシンも選択が可能であるとの記載もみられた。

　治療期間に関しては，感染性心内膜炎が合併していれば，その治療に準じて行う。リード感染のみの場合は，ESC ではリード抜去後 1 週間，リード抜去しない場合は 6 週間，AHA では黄色ブドウ球菌では 4 週間，それ以外の細菌では 2 週間という推奨になっているが，いずれも質の高いエビデンスを伴った推奨ではない。

　長期抑制療法に関しては，どちらのガイドラインでも比較試験はないが，リードを抜去できなかった症例に対して行うべきとの推奨がなされている。

　cardiac electronic device の再挿入に関しては，どちらのガイドラインでもエビデンスが不足していると前置きのうえ，AHA では，リード感染のみなら血液培養陰性化後 72 時間以降，感染性心内膜炎を合併した場合には，血液培養陰性化後 14 日以降，ESC では，症状が安定した場合や治療開始後 7 ～ 10 日後という弱い推奨がなされている。

結論　cardiac electronic device 感染の治療方針と抗菌薬投与期間に関するエビデンスは不足している。

《エキスパートオピニオン》
こういうときはこうする！

　ペースメーカーリード感染と診断または疑う場合，血液培養 3 セットと経胸壁（必要に応じて経食道）心臓超音波検査で必ず感染性心内膜炎の合併の有無を評価する。また，胸部 CT で敗血症性塞栓や肺化膿症の有無を評価，奇異性塞栓が疑われるようであれば，胸腹部造影 CT や頭部 MRI，MRA の追加も検討する。

　感染したリードは可能な限り抜去する。疣贅が 2 cm 以下であれば，心臓血管外科医バックアップの下，経皮的に抜去を行う。2 cm 以上は心臓血管外科医や患者と相談して外科的抜去について検討する。

9 ペースメーカーリード感染の治療方針と抗菌薬投与期間は？

　初期治療としての抗菌薬は，必ずバンコマイシンを選択し，ショック状態など重篤な状態であれば，ローカルファクターに準じてグラム陰性桿菌をカバーする抗菌薬も併用する（例：セフタジジム，セフェピム，メロペネム，ピペラシリン／タゾバクタム）。その後は，血液培養の結果次第で特異的治療へ変更する。経過が思わしくない場合は，血液培養をさらに採取し，真菌による感染の可能性も考慮する。血液培養が陰性の場合，リードの先端培養で原因菌を特定する努力を行う。

　抗菌薬の投与期間は，特に合併症がなく経過が良好であれば，血液培養陰性化後，経静脈的投与を黄色ブドウ球菌であれば4週間，それ以外の細菌では2週間行う。感染性心内膜炎や敗血症性塞栓，脳膿瘍などを合併した場合はそれぞれの治療期間に準じて治療期間の設定が必要となる。リードを抜去せずに治療する場合は，血液培養陰性化後，抗菌薬を経静脈的投与6週間行い，その後，終生にわたり抗菌薬の経口投与を行う。例えば，原因菌がMSSAであればセファレキシン（250）2錠　分2やアモキシシリン／クラブラン酸（375）2錠　分2，MRSAならST合剤2錠　分1やミノマイシン（100）1錠　分1，腸内細菌であれば，ケフラール（250）2錠　分2やST合剤2錠　分1，緑膿菌であれば，レボフロキサシン（250）1錠　分1，カンジダ／アルビカンスであれば，フルコナゾール（50）1錠　分1などの投与を考慮する。

　ペースメーカーの再挿入が必要な場合，治療中は一時的ペーシングで代用する。恒久的ペースメーカーの再挿入のタイミングは，リード感染のみであれば，血液培養陰性化後3日，感染性心内膜炎の合併があれば，血液培養陰性化14日後以降に再挿入を検討するが，どのような状況でも臨床症状が安定してから挿入を検討し，可能な限り血液培養陰性化14日後以降に再挿入を検討した方がよいと考える。

参考文献

1) Eggimann P, Waldvogel F. Pacemaker and defibrillator infections. In: Infections Associated with Indwelling Medical Devices, Waldvogel FA, Bisno AL (Eds), American Society for Microbiology Press, Washington, DC 2000. p.247.

2) LM. Baddour, AE. Epstein et al. Circulation 2010;121;458-477
3) Jonathan AT. Sandoe, G. Barlow et al. J Antimicrob Chemother (2015) 70(2): 325-359
4) Saliba É, Massie E et al. Browse Journals 2016;7;137-146
5) AS. Manolis and H. Melita. Continuing Cardiology Education 2016;2:182-191
6) Gandhi T, Crawford T et al. Infect Dis Clin North Am 2012;26:57-76
7) LM. Baddour, Y-M Cha et al. N Engl J Med 2012;367:842-849

第10章 心内膜炎・心血管感染症

S. viridans や Enterococcus の感染性心内膜炎に GM や CTRX を併用選択する適応と根拠は？

現状のエビデンスと問題点

❶ S. viridans の治療について

　S. viridans は，ペニシリンの MIC が 0.12 mg/L 以下であれば感受性良好，0.25〜2 mg/L であれば低感受性菌として区別される。この感受性と自然弁か人工弁かにより，治療の期間，抗菌薬の選択肢が若干変わってくる。このテーマに関しては，AHA，ESC，日本循環器学会のガイドラインにおいて，ほぼ同様の推奨がなされている（表1）。しかし，これらの推奨となった元の研究は認められず，エビデンスレベルとしては，BもしくはCとあまり高くはなかった。

　自然弁，ペニシリン感受性良好の場合でペニシリンG®（PCG）もしくはアンピシリン（ABPC）単剤4週間投与とPCGもしくはABPC＋ゲンタマイシン2週間投与では，治療成績は同様であったという報告がみつけられた[1]。このようにエビデンスレベルは決して高くはないが，現代の標準的な治療として用いられており，特に現状では大きな問題は生じてはいない。

❷ Enterococcus の治療について

　Enterococcus は分厚いペプチドグリカンを持ち，ペニシリン系抗菌薬やバンコ

表1）S. viridans による感染性心内膜炎の治療

◎ペニシリン感受性良好，自然弁の場合	PCG もしくは ABPC 4週間 orPCG もしくは ABPC＋ゲンタマイシン2週間
◎ペニシリン低感受性，自然弁の場合	PCG もしくは ABPC 4週間＋ゲンタマイシン2週間
◎ペニシリン感受性良好，人工弁の場合	PCG もしくは ABPC 6週間＋ゲンタマイシン2週間
◎ペニシリン低感受性，人工弁の場合	PCG もしくは ABPC 6週間＋ゲンタマイシン6週間

マイシンに対する感受性が他の連鎖球菌より低い傾向が認められており，基本的に，感染性心内膜炎などの重症，難治性感染症に対しては，アミノグリコシド系抗菌薬が併用される．このテーマに関しては，AHA，ESC，日本循環器学会のガイドラインにおいて，若干異なる推奨がなされている．それは，ゲンタマイシンの投与方法と投与期間である．日本循環器学会やAHAのガイドラインでは，ゲンタマイシンは治療全期間併用を推奨し，ESCのガイドラインでは，症状が認められた期間が3ヵ月以内で自然弁の場合に限り，2つの研究を示唆したうえで，2週間への短縮が可能としている[2,3]．日本循環器学会のガイドラインでは，ゲンタマイシン併用に関して2週間投与でも可能とのコメントが記載され，その根拠も明示されていた[4]．

投与方法に関しては，AHAと日本循環器学会のガイドラインでは，1日2～3回の分割投与を勧めているが，ESCのガイドラインでは1日1回投与の方がよいとの推奨であり，完全に見解が分かれていた．これについては，両者とも明らかな根拠となる研究は認められず，議論の余地があると思われる．

E. faecalis による感染性心内膜炎で，アンピシリンとセフトリアキソンの併用治療は，アンピシリンとゲンタマイシンの併用治療に比べて非劣勢であったという報告[5,6]があり，腎障害のリスクが低いセフトリアキソンの併用療法も同等に推奨されるようになった．

結論　ゲンタマイシンを併用すべきかに関しては，*S. viridans* ではペニシリンのMICが0.25 mg/L以上の症例に，Enterococcusでは全例に併用する．*E. faecalis* による感染性心内膜炎では，併用薬はゲンタマイシンではなく，セフトリアキソンでもよい．

10 S. viridans や Enterococcus の感染性心内膜炎に GM や CTRX を併用選択する適応と根拠は？

《エキスパートオピニオン》
こういうときはこうする！

❶ S. viridans

基本的には，ガイドラインの推奨通りの治療でよいと思われる。このような場合，ゲンタマイシンはシナジー効果を期待して併用されており，エビデンスがあるのは分割投与である。しかし，ゲンタマイシンは腎障害のリスクを有するので，腎機能が低い場合には，必要に応じて単回投与への変更を行ってもよいと思われる。

❷ Enterococcus

E. faecalis と E. faecium で若干，治療方法が異なると思われる。

★ E. faecium が原因菌である場合
- 自然弁，症状を有する期間が3ヵ月以内の場合
  バンコマイシン6週間＋ゲンタマイシン2週間（腎機能不良であれば単回投与）
- その他の症例の場合
  バンコマイシン6週間＋ゲンタマイシン6週間（腎機能不良であれば単回投与）と考える。
  ゲンタマイシンを併用する場合は，高濃度耐性（GM の MIC＞500μg/mL）をチェックする。
  バンコマイシンとゲンタマイシンの併用は腎障害のリスクを高めるため，腎障害が生じた段階で，ゲンタマイシンを中止する。そのような時，エビデンスは全くないが，ゲンタマイシンの代わりにセフトリアキソンの併用を考慮してもよいのではないかと考える。

★ E. faecalis が原因菌である場合
- 自然弁，症状を有する期間が3ヵ月以内の場合
  アンピシリン6週間＋ゲンタマイシン2週間（腎機能不良であれば単回投与）

- その他の症例の場合

 アンピシリン 6 週間＋ゲンタマイシン 6 週間（腎機能不良であれば単回投与）と考える。

 ゲンタマイシンを併用する場合は，高濃度耐性（GM の MIC＞500μg/mL）をチェックし，高濃度耐性であった場合や腎機能低下例では，ゲンタマイシンの代わりにセフトリアキソンを選択することも考慮してもよい。そのような場合には，注意深く臨床経過をフォローし，悪化が認められた場合には，感染症専門医へ相談することが望ましい。

▶ 参考文献
1) Wilson WR, Thompson RL et al. JAMA 1981;245:360-363
2) Olaison L, Schadewitz K. Clin Infect Dis 2002;34:159-166
3) Dahl A, Rasmussen RV et al. Circulation 2013;127:1810-1817
4) The Endocarditis Working Group of the International Society for Chemotherapy, Wilson WR. Clin Microbiol Infect 1998;4:3S17-26
5) Fernandez-Hidalgo N, Almirante B et al. Clin Infect Dis 2013;56:1261-1268
6) Pericas JM, Cervera C et al. Clin Microbiol Infect 2014;20:O1075-O1083

第11章
皮膚骨関節感染症

❶ 化膿性関節炎（特に人工関節）の診断に関節穿刺は推奨されるか？
治療目的の関節腔への抗菌薬投与は推奨されるか？ ……………………… 370
❷ 人工関節／インプラント感染症にリファンピシンの併用は必要か？ ………… 373
❸ 人工関節感染の治療において，抗菌薬含有セメントは有効か？ …………… 376
❹ 人工関節感染で人工関節の抜去後，再置換はいつ頃行うべきか？ ………… 379
❺ 人工関節感染症に対する内服抑制療法はいつまで続けるか？ ……………… 382
❻ 骨感染症に抗菌薬の骨移行性，組織移行性は強く要求されるか？ ………… 385
❼ 血液培養陰性の化膿性椎体炎はどうマネージメントするか？ ……………… 388
❽ 外傷での破傷風トキソイドの適応は？ ……………………………………… 391
❾ 繰り返す蜂窩織炎に予防内服は有効か？ …………………………………… 394
❿ 壊死性筋膜炎でクリンダマイシン併用やγグロブリン，
高圧酸素療法は必要か？ ……………………………………………………… 397

第11章 皮膚骨関節感染症

 化膿性関節炎（特に人工関節）の診断に関節穿刺は推奨されるか？　治療目的の関節腔への抗菌薬投与は推奨されるか？

現状のエビデンスと問題点

　化膿性関節炎は1年間に10万人あたり5.7人に発症し，膝関節が48%，股関節が21%である[1]。関節炎にはさまざまな原因があり，結晶性関節炎（痛風・偽痛風など），自己免疫性，反応性関節炎などの鑑別が必要である。化膿性関節炎の確定診断には関節液からの病原微生物検出が必要である[2]。また関節液の白血球数＞50,000/μLは急性・亜急性期の診断の基準に挙げられており，そのためにも関節穿刺は必要である。

　人工関節感染では症状に幅があり，標準的な診断法はない。ルーチンに採取可能なマーカー（CRP＞1 mg/dL，血沈1時間値＞30 mm）は感度・特異度とも低い[3]。末梢血白血球数11,000/μL以上の白血球増多も人工関節感染の28%にしかみられない[4]。起因菌は臨床経過からある程度は予測がつくという意見もある。急性の人工関節感染では *S. aureus* が多く，症状が激烈である。反面，慢性の人工関節感染では毒性の低いコアグラーゼ陰性ブドウ球菌（CNS）が多く，関節のゆるみなどの慢性症状で発見されることが多いといわれている。しかし，最多の起因菌であるブドウ球菌属でも全体の50%に過ぎない。他の起因菌はレンサ球菌属（*Streptococcus*），腸球菌（*Enterococcus* sp.），腸内細菌科（Enterobacteriaceae），緑膿菌，嫌気性菌など実に多彩であり[5]，抗菌薬選択が大きく異なるため，培養を採取せず「経験的な」抗菌薬選択をすることは避けなければならない。関節穿刺を躊躇させてしまう大きな理由のひとつが，穿刺による病原体検出の感度・特異度が低いことである。人工関節感染はバイオフィルムを形成する感染症であり，菌量は一般的に少ない[6]。人工関節のグラム染色塗抹で診断できる確率は0～23%，培養でも感度は45～100%である[7]。それでも化膿性関節炎の診断は病原微生物を分離することであり，古典的ながら術前に十分な検体を採取，可能であれば関節液から複数回，同じ病原体を検出することが診断，治療の近道である[8]。

　関節穿刺による細菌性関節炎の合併の頻度はおよそ2,600回に1回と推測されている[9]。あらゆる原因の化膿性関節炎186件を振り返ったところ，診断目的の関節鏡に起因したものは1件であった[10]。これらより2003年のレビュー記事では，関

節穿刺自体が感染の原因になることは稀である，としている[7]。なお，抗菌薬は全身投与するのが標準であり，経静脈的投与により関節滑膜の抗菌薬濃度は十分に上がる。関節内投与は必要ではなく，むしろ関節内投与は化学的刺激による二次炎症を起こすため避けるべきである[11,12]。

人工関節であっても，化膿性関節炎の診断は病原体の検出に基づいて行うべきである。関節穿刺による診断を行う。穿刺の際の抗菌薬関節内注入は避けるべきである。

《エキスパートオピニオン》
こういうときはこうする！

　人工関節感染は臨床症状からの診断が困難な疾患のひとつである。関節穿刺による診断が必要なことは理解できるものの，本来は無菌的な関節腔（特に感染しているかどうかわからない人工関節）に針を刺すことは二次感染の懸念を持たれることが多く，関節穿刺をせずに診断したい，というジレンマに陥りがちである。しかし，化膿性関節炎は長期治療が必要で，人工関節感染では抜去，再置換という数ヵ月にわたる侵襲的な処置が必要になる。より確実な起因菌同定，薬剤感受性試験に基づいて起因菌に特異的な治療で行うべきであり，検査前確率が高ければやはり関節穿刺は行うべきである。診断目的の人工関節穿刺がどの程度，医原性の感染を起こすか明確ではないが，関節穿刺による医原性の感染は2,600回に1回と低頻度である。治療としては抗菌薬の全身投与が推奨される。抗菌薬を直接関節腔に注射することは，薬液の刺激により炎症を惹起するため行うべきではない。

▶ 参考文献
1) Kaandorp CJ et al. Ann Rheum Dis 1997;56(8):470-475
2) Mathews CJ et al. Ann Rheum Dis 2007;66(4):440-445
3) Spangehl MJ et al. J Bone Joint Surg Am 1999;81(5):672-683
4) Morrey BF et al. Clin Orthop Relat Res 1989;(248):120-128
5) Atkins BL et al. J Clin Microbiol 1998;36(10):2932-2939

6) Tunney MM et al. Antimicrob Agents Chemother 1998;42(11):3002-3005
7) Trampuz A et al. Reviews in Medical Microbiology 2003;14:1-14
8) Zimmerli W et al. N Engl J Med 2004;351(16):1645-1654
9) Geirsson AJ et al. Ann Rheum Dis 2008;67(5):638-643
10) Kaandorp CJ et al. Ann Rheum Dis 1997;56(8):470-475
11) Shirtliff ME, Mader JT. Clin Microbiol Rev 2002;15(4):527-544
12) Goldenberg DL. Lancet 1998;351(9097):197-202

第11章 皮膚骨関節感染症

② 人工関節／インプラント感染症にリファンピシンの併用は必要か？

🔷 現状のエビデンスと問題点

　リファンピシンはブドウ球菌属に活性を持つ抗菌薬であり，バイオフィルムへの浸透に優れる。そのため広くガイドラインにおいても，ブドウ球菌属による人工関節感染症では静注抗菌薬にリファンピシンを併用することが推奨されている[1]。しかし，どの抗菌薬と併用するか，どの期間併用するか，などは依然議論が分かれるところである。リファンピシンは単独投与をすると容易に耐性を獲得されること，また肝障害などの副作用が多いという特性に配慮する必要がある。

❶ どのタイミングで併用するか？　本当に併用すべきなのか？

　in vitro の理論だが，黄色ブドウ球菌はその一部に slow growing type と呼ばれるβラクタム系やバンコマイシンが効きにくい一群があるという[2]。分裂速度が遅いため，細菌が分裂するタイミングに作用するこれらの抗菌薬は効果が出にくい。菌量の多い段階でβラクタム系（セフェム系など）やバンコマイシンとリファンピシンを同時に開始すると，slow growing type にはリファンピシンだけが単独で作用することになってしまい，リファンピシン単剤治療＝耐性化を誘導する。そのため，菌量を減らしてから，バンコマイシン使用開始48時間以降にリファンピシンを併用開始することを勧める文献もある[3]。臨床的にも MRSA による，人工弁心内膜炎[4]，自然弁[5]，慢性骨髄炎[6]では，バンコマイシンとリファンピシンを早期から併用すると，リファンピシンの耐性化（8.5～44％）を誘導し，十分な治療成績が得られなかったことが報告されている。

❷ どの抗菌薬と併用するか？

　メチシリン感受性黄色ブドウ球菌（MSSA）は多くの抗菌薬に感受性があり，βラクタム系（特にセフェム系）が第一選択として使用されるが，ニューキノロン系も有効なことが多い。MSSA による人工物感染においては，リファンピシンとニューキノロン系の併用が臨床的，微生物学的に有効であることが示されている[7]。ニューキノロン系は経口投与でも腸管利用率が高く，内服でも注射剤での治

療に近い効果が得られるのも特徴である．MSSA による人工物感染にオフロキサシンとリファンピシンを併用すると，オフロキサシン単剤よりも治療効果がよかったことが RCT で報告されている[8]．

本邦で標準的に使われるのはβラクタム系やバンコマイシンとリファンピシンの併用である．諸外国で頻用される黄色ブドウ球菌用ペニシリン（オキサシリンなど）はリファンピシンとは拮抗的であり，実臨床でも MSSA による感染症ではオキサシリン＋リファンピシン併用は，オキサシリン単独に比較して治療成績に明らかな差は認められなかった[9]．本邦でよく使われるセファゾリンは，やはりリファンピシンと拮抗的とされているが[10]，セファゾリン単独治療とリファンピシン併用を比較した RCT は報告がない．クリンダマイシン，ST 合剤は MRSA に有効なことがあり骨組織への移行性もよいが，効果が静菌的なため初期治療には用いられない．

結論 　黄色ブドウ球菌による人工関節／インプラント感染症の初期治療にリファンピシンの併用はまだデータが十分とはいえない．リファンピシンの副作用や耐性化に留意して，人工物が抜去できないような黄色ブドウ球菌の人工関節長期抑制療法で検討すべきである．

《エキスパートオピニオン》
こういうときはこうする！

ブドウ球菌属による人工物感染症において，バイオフィルムへの作用を期待してリファンピシンを併用すること自体は大きな議論はない．しかし，人工感染に初期治療から併用することには臨床的にあまりよいエビデンスが得られていない．セフェム系，バンコマイシンは組織移行性が低いと懸念を持たれることが多いが，組織へ移行しないのではなく，骨組織への浸透が遅いというのが実態である．バンコマイシンは非常に耐性を獲得されにくい（VRSA の報告が世界で１例しかない）．MSSA，MRSA による人工物感染の初期治療では，それぞれセファゾリン，バンコマイシンによる治療を行いつつ，リファンピシンの併用を検討すべきである．

2 人工関節／インプラント感染症にリファンピシンの併用は必要か？

　リファンピシンは，初期治療よりは，慢性感染や人工物が抜去できない場合の長期抑制療法として併用する。使用薬剤としてはニューキノロン系＋リファンピシンの併用のエビデンスが多い。しかし，ニューキノロン系は非常に広域な抗菌薬であり，AMRアクションプランでも適正使用が強く望まれている。本邦ではセフェム系＋リファンピシン，ST合剤＋リファンピシンの併用が多く使われており，起因菌の同定・感受性試験をしっかり行って，できるだけ狭域に治療することが必要である。リファンピシンは，黄色ブドウ球菌以外を標的とするとき以外は併用しない。

　リファンピシンは使用例の10％以上に肝障害，消化器症状などの副作用があり，副作用による中断が多い。しかし海外の研究ではリファンピシンの使用量が本邦の一般的な量よりも多い。例えばZimmerliらの試験[8]はリファンピシン450mg 1日2回投与であり，本邦での約2倍である。併用する場合には用量を調整することや薬剤相互作用に注意が必要である。

参考文献

1) Osmon DR et al. Clin Infect Dis 2013;56(1):e1-e25
2) Gilbert P et al. Antimicrob Agents Chemother 1990;34(10):1865-1868
3) Coiffier G et al. Joint Bone Spine 2013;80(1):11-17
4) Karchmer AW et al. Rev Infect Dis 1983;5 Suppl 3:S543-548
5) Riedel DJ et al. Antimicrob Agents Chemother 2008;52(7):2463-2467
6) Daver NG et al. J Infect 2007;54(6):539-544
7) Senneville E et al. Clin Infect Dis 2011;53(4):334-340
8) Zimmerli W et al. Foreign-Body Infection (FBI) Study Group. JAMA 1998;279(19):1537-1541
9) Van der Auwera P et al. Antimicrob Agents Chemother 1985;28(4):467-472
10) Brandt CM et al. Antimicrob Agents Chemother 1994;38(9):2191-2193

第11章 皮膚骨関節感染症

3 人工関節感染の治療において、抗菌薬含有セメントは有効か？

現状のエビデンスと問題点

　人工関節感染は難治性の感染症である。関節置換術後の0.5〜3.0%にみられ、股関節置換（THA）よりも膝関節置換（TKA）で多い。人工物表面のバイオフィルム内に発育した感染症であり、菌量が少ないわりにバイオフィルムに守られ抗菌薬が到達しにくく治療が困難である。そのため人工物の抜去が最大の治療選択である[1]。感染人工関節の再置換術には、主に入院期間の延長のため初回関節置換の4倍、感染以外の人工関節の劣化などによる無菌性人工関節再置換の2倍のコストがかかる[2]。そのため、人工関節感染は「起こさないこと」が重視される。

　初回の人工関節置換術での有効性を解析したメタアナリシスでは、抗菌薬含有セメントの使用は股関節、膝関節の合計で人工関節感染を0.41［95% CI, 0.17-0.97］に減らした[3]（しかし、引用されているRCTにランダム化の仕方や割り付けにバイアスが多く結論は付けられない）。多くの研究はセメントにゲンタマイシンもしくはセフロキシムを含有するスタディである。バンコマイシン含有セメントについては大腿骨頭置換術でのRCTが実施中のようである[4]。

　初回の人工関節術と比較して、2回目以降の再置換術（revision）は2倍から13倍の感染合併が多い[5]。この領域はエビデンスが少なく、RCTはひとつしかない。183例をランダム化して、バンコマイシン1gをゲンタマイシン含有のキット（後述のSimplex® P）に加えた群と、バンコマイシンを含まない群を比較したものである。バンコマイシン含有セメントを使った群は、深部感染がゼロ、非含有セメントで深部感染6例であった[2]。しかし品質の高いエビデンスはまだ十分でないのが現状である。

　予防ではなく、人工関節感染が起きた場合の治療としては、抗菌薬含有セメントは積極的に使用される。人工物埋込から4週間以上経過した時点で発症した晩期・慢性期（late chronic）の人工関節感染では、全人工物を抜去したうえで、4〜6週間以上の全身抗菌療法後に再度人工関節を留置する二期的人工関節置換術（two-stage exchange）が標準である[6]。感染した人工関節にはバイオフィルムが形成されているためである。一期的置換術（1回の手術で感染した人工関節を抜去し新

3 人工関節感染の治療において，抗菌薬含有セメントは有効か？

しい人工関節を留置する。成功率58%）よりも二期的置換術が，さらにスペーサーに抗菌薬含有セメントを使ったものは92%が治療成功した[7]。他の報告でも，抗菌薬含有セメントを使わない二期的置換術が治療成功率86%，抗菌薬含有セメント使用では治療成功率が93%に上昇する[8]。

人工関節感染で多い起因菌としてコアグラーゼ陰性ブドウ球菌（30〜43%）と S. aureus（12〜23%）がある[6]。これらをカバーする抗菌薬として，トブラマイシン，ゲンタマイシン，バンコマイシン，セフェム系があり，セメント含有キット化されているものもある。本邦ではシンプレックス P トブラマイシン，SmartSet GMV などが承認されている（トブラマイシン 1 g もしくはゲンタマイシン 1 g をセメント 40 g に含有）。しかし，これらでは用量が低いと考える意見もあり，術者が手元で抗菌薬を追加で調合することがある。セメントの材料であるポリメチルメタクリル酸（PMMA）はポリマー化するときに発熱するため，含有できる抗菌薬は水様性，かつ熱に耐えうるものでなければいけない[9]。その際，注意しなければならないのは，手で混ぜたものは抗菌薬の放出が悪いこと，セメント 40 g に 4.5 g 以上混ぜると強度が低下する，という報告があることである[2]。

結論　抗菌薬含有セメントの使用は，人工関節の初回置換，再置換術（revision）時の人工関節感染を減らす。人工関節感染の治療目的で広く使われる。埋入される抗菌薬としてゲンタマイシンが一般的である。

《エキスパートオピニオン》
こういうときはこうする！

総じて，抗菌薬含有セメントの使用は，人工関節感染の予防にも有効であり，人工関節感染の治療としてはほぼ標準化されているといえる。エビデンスの多くが支持するのはゲンタマイシン含有セメントである。それ以外の抗菌薬のデータは乏しい。本邦にはシンプレックス P トブラマイシンや，SmartSet GMV エンデュランス・ボーンセメントはキット製品として保険収

載されている。これらを用いることは推奨される。

　反面，静注抗菌薬（バンコマイシンなど）のセメント溶解は保険診療上，適用外使用である。日常診療では，手術室で術者がバンコマイシン含有セメントを作成していることが経験される。抗菌薬適正使用の視点で考えれば抗菌薬含有セメントの使用も評価すべきだが，使用している診療科以外のチェックが入りにくい。急に手術室からバンコマイシンやダプトマイシンの術野使用の請求がきて驚くこともある。適用外使用であること，術者が混ぜることで強度が低下する可能性があること等を考えると，院内の臨床倫理委員会などで承認を得る，薬剤部や感染対策チームと使用法について共通認識を持つ，など使用する医師は配慮をすべきである。

　米国CDCは2017年に術創感染予防抗菌薬のガイドラインを更新し，SSI予防の抗菌薬使用についてかなり抑制的な内容になった。その中で，創部感染症（SSI）予防のために創部への抗菌薬散布（抗菌薬含有軟膏，ローション，パウダーなど）を投与してはならないとしている[10]。稀に抗菌薬の術野散布を耳にすることがある。これは支持する海外エビデンスさえなく，行うべきではない。

▶ 参考文献
1）Trampuz A et al. Reviews in Medical Microbiology 2003;14:1-14
2）Cui Q et al. J Bone Joint Surg Am 2007;89(4):871-882
3）Wang J et al. PLoS One 2013;8(12):e82745
4）Sprowson AP et al. BMC Musculoskelet Disord 2013;14:356
5）Voigt J et al. BMC Infect Dis 2016;16(1):749
6）Zimmerli W et al. N Engl J Med 2004;351(16):1645-1654
7）Garvin KL, Hanssen AD. J Bone Joint Surg Am 1995;77(10):1576-1588
8）Langlais F. J Bone Joint Surg Br 2003;85(5):637-640
9）Koo KH et al. J Arthroplasty 2001;16(7):882-892
10）Berríos-Torres SI et al. JAMA Surg 2017;152(8):784-791

第11章 皮膚骨関節感染症

 人工関節感染で人工関節の抜去後，再置換はいつ頃行うべきか？

現状のエビデンスと問題点

　前項で記したように，晩期・慢性期の人工関節感染（late chronic, 人工物埋伏から4週間以上）では人工関節抜去が標準治療である。また早期（early onset, 人工物埋伏から4週間以内）や血行性播種による人工物感染においても，人工関節が不安定もしくは軟部組織が悪い状況であれば人工関節抜去が必要である[1,2]。ここで一期的置換術（関節抜去と再留置を同時に行う）か，二期的置換術（抜去後にスペーサーを留置して，一定期間後に再留置する）かが検討される。関節損傷が軽度であれば一期的再置換術が可能だが，排膿がある場合や，瘻孔（サイナストラクト）が形成されている場合には二期的再置換術が必要とされている。一般的には，欧州では一期的手術が，米国では二期的手術が好まれて行われている。

　二期的手術における人工関節再置換のタイミングは置換術の内容，原因微生物によって異なる。抜去されている間，関節欠損部にはスペーサーが留置されるが，非可動型のスペーサー（non-articulating spacers）では可動域制限による筋の拘縮，短縮の合併症が起きてしまう。また可動型のスペーサーであっても関節周囲の線維化など機能予後が低下するため，不必要に長期間を空けることは望ましくない[2]。2～4週間空けての再留置（抜去→抗菌療法→再留置）であれば，1回の入院で済ませることができるため，経験的にこの間隔での再留置が行われている。だが，人工物抜去後にある程度長期の抗菌療法が必要とされる場合がある。治療困難な病原微生物，具体的にはMRSA，薬剤耐性菌，腸球菌（筆者注：ESBL産生菌，カルバペネム耐性菌，VRE等だろうか？），真菌の場合である。これらによる人工関節感染では，人工物の抜去後はスペーサーも入れず，人工物は全くない状態で6～8週間抗菌療法を行うことが好まれる[3]。

　再置換前に関節内の培養陰性を確認した方がよいとする意見もある。4週間の抗菌薬投与を行って関節の培養陰性を確認してから再置換した群は，確認しなかった群と比較して再感染率が3％ vs. 14％に低かったという報告もあるが[4]，再置換前の培養陰性確認はまだ決着がついていない。IDSAガイドライン[5]では，再置換術に先立ってESRとCRPを評価することを推奨しているが，これらで単純に再置換

の成否を予測することはできず，あくまでひとつの参考値として捉えるべきである。

人工関節置換から4週間以上経過した晩期・慢性期（late chronic）発症の人工関節感染では抜去→全身抗菌療法→再置換の二期的置換術を行う。抜去から再置換までは2～4週間を空ける。ただし，MRSA・VRE，グラム陰性の耐性菌，真菌等が原因の場合には6～8週間空ける必要がある。

《エキスパートオピニオン》
こういうときはこうする！

　晩期・慢性期（late chronic）発症の人工関節感染では二期的置換術を行うことはコンセンサスが得られている。しかし抜去から再置換までの間隔については，明確なエビデンスがない。現実的に1回の入院で抜去から再置換まで済ませることができるように，2～4週間空けることが慣習的に決まっていると思われる。

　どのような場合でも全身感染症のコントロール，関節周囲の感染コントロールが重要である。血行性の人工関節感染では，原因の除去（血管カテーテル抜去など原因となった感染症の治療）と，血液培養の確認が必要である。人工関節周囲の汚染組織の切除が十分行えているかも重要である。汚染組織が取り切れたかどうか，術者に術中所見を聞くことや術中検体の培養なども参考になる。全身状態がよく，汚染組織がほぼ除去できた状態であれば2週間程度での再置換は可能と思われる。感染組織が取り切れていない可能性があれば，皮膚軟部組織感染症として治療期間を2～4週間延長し，抜去後4週間は人工物のない状態で全身抗菌療法を推奨することが多い。このあたりの判断は定型的ではなく，患者の状態をみながらの臨床判断になる。

　治療困難な病原微生物として，MRSA，腸球菌，真菌であれば6～8週間空けるのは妥当である。腸球菌（特にVRE）と真菌（カンジダなど）は特に難治性であり，少なくとも6～8週間と考えたい。グラム陰性の薬剤耐性

4 人工関節感染で人工関節の抜去後,再置換はいつ頃行うべきか？

菌（ESBL産生菌,カルバペネム耐性腸内細菌科など）は一般的には2〜4週間の間隔を空ければよいと考えられるが,クレブシエラ属や緑膿菌などムコイドを形成するタイプの細菌の場合もあるので,抗菌薬選択や培養結果の解釈は感染症専門医と相談して治療を進めるべきである。

▶ 参考文献

1) Hanssen AD, Spangehl MJ. Clin Orthop Relat Res 2004;(420):63-71
2) Zimmerli W et al. N Engl J Med 2004;351(16):1645-1654
3) Mittal Y et al. J Bone Joint Surg Am 2007;89(6):1227-1231
4) Mont MA et al. J Bone Joint Surg Am 2000;82-A(11):1552-1557
5) Osmon DR et al. Clin Infect Dis 2013;56(1):e1-e25

第11章 皮膚骨関節感染症

5 人工関節感染に対する内服抑制療法はいつまで続けるか？

現状のエビデンスと問題点

　晩期・慢性期（late-chronic）の人工関節感染では抜去，抗菌薬の全身投与，再留置が標準治療であることは他項で述べた。人工物が抜去できなかった場合，いわゆる長期抑制療法が選択肢として検討される。人工関節を温存する方法（デブリードマン，抗菌療法，人工関節温存による治療）を投与期間ごとに解析した研究では，経口抗菌薬による長期抑制療法を180日，180～360日，360日以上続けても感染症の再発率に差はなかった[1]。ただし，この論文で多く使われたのは，主にブドウ球菌属に対してニューキノロン系＋リファンピシンの併用であり，本邦の現状には直接反映できないが，2年強のフォロー期間で治療失敗は18％であった。反面，何らかの理由で3ヵ月以内に中止しなければならなかった症例では再発率が7倍高かった。近年の報告では，3～6ヵ月の長期抑制療法を行った症例を解析し，3ヵ月までであれば治療成功と関連したが，6ヵ月を超える投与の有効性は不明であった[2]。

　長期抑制療法を解析した論文の多くは，2年間程度の内服での再発率をエンドポイントとしているものが多い。さまざまな起因菌による人工関節感染にβラクタム系（ペニシリン系もしくは，セファレキシンなどセフェム系）の単剤治療，もしくはβラクタム系（ペニシリン系）かニューキノロン系にリファンピシンと併用した長期抑制療法の研究では，それぞれ治療2年後の治療成功率は60％，61％であった[3,4]。長期抑制療法を中断せざるを得ない副作用として，遅発性のアレルギー症状，下痢が多かった。また治療失敗と関連する要因としては，関節症状発症からデブリードマンまでの日数が8日以上，瘻孔（サイナストラクト）の存在が関与していた[3]。

　起因菌ごとに特定の抗菌薬を用いた長期抑制療法の効果を解析した論文では，MRSAを含む黄色ブドウ球菌による人工関節感染にドキシサイクリンを長期抑制療法として用いた場合，2年間継続では10例中5例が治療失敗，2年以上投与継続した場合には29例での治療失敗が5例あり[5]，筆者らは2年以上の長期治療で治療成功率が上がるのではないかと考察している。グラム陰性菌による人工関節感

5 人工関節感染に対する内服抑制療法はいつまで続けるか？

染に人工関節温存しつつシプロフロキサシンを長期抑制療法として用い，感受性が確認できれば 25 ヵ月間のフォローで 79％ の治療成功率（＝人工関節を抜去せず温存継続できた）であった[6]。カプラン・マイヤー曲線で抑制療法を継続した場合の治療成功率を報告している論文がいくつかある。フォロー後 3 年強で再燃例がほぼなくなった報告もあるし[4]，2 年間以降も徐々に治療成功率が低下していったという報告もある[6]。

結論　長期抑制療法は，何らかの理由で人工関節が抜去できない症例でのオプションとしてとらえる。明確な投与期間は明らかではないが，3 ヵ月以上は継続すべきである。6 ヵ月を超える投与の有効性には疑問も持たれているが，2 年間以上の投与が再発を予防する可能性も示唆されている。

《エキスパートオピニオン》こういうときはこうする！

　人工関節置換から 4 週間以上経過した晩期・慢性期の人工関節感染の治療の基本は，人工物の抜去である。とはいえ日常診療では何らかの理由でどうしても人工関節が抜去できない症例に遭遇することは多い。特に高齢者や，欠損部位が大きくなりすぎる場合，手術の同意を得られないなどさまざまなケースに遭遇する。その場合，人工関節の温存，長期抑制療法はひとつの選択肢である。

　人工関節感染では起因菌の半数は黄色ブドウ球菌であるため，海外のエビデンスでは，黄色ブドウ球菌を対象としてニューキノロン系＋リファンピシンの併用が報告されてきた。しかし，黄色ブドウ球菌のレボフロキサシン感受性率は 87.2％ にとどまり［厚生労働省院内感染対策サーベイランス事業［JANIS］検査部門 2015 年年報，https://janis.mhlw.go.jp/report/kensa.html］，昨今の薬剤耐性（AMR）アクションプラン，抗菌薬適正使用の観点から，ニューキノロン系は非常に広域（グラム陰性桿菌を広域にカバーする薬剤である）であり回避される傾向にある。本邦の現状を考えると β ラクタ

ム系（第 1 世代のセファレキシン）やテトラサイクリン系（ミノサイクリン，ドキシサイクリン等），ST 合剤に，必要に応じてリファンピシン（300～450 mg 1 日 1 回）を併用するのが標準的である。

　長期抑制療法の投与期間については明確なエビデンスがないが，3 ヵ月以内の治療中断は治療失敗が多いことが示唆されている。2 年以上の長期投与で有効性を示す報告もあるが，6 ヵ月を超えると副作用が増えることも報告される。これらの視点から 3～6 ヵ月を目安に抗菌療法を継続し，関節所見，全身副作用などを観察していくのが必要と思われる。なお，腸球菌（VRE を含む），真菌（カンジダなど）の人工関節感染は非常に難治性であり，患者の意向も踏まえたうえで，終生の抗菌薬，抗真菌薬投与を検討する必要がある。

▶ 参考文献

1）Byren I et al. J Antimicrob Chemother 2009;63(6):1264-1271
2）Keller SC et al. Open Forum Infect Dis 2016;3(4):ofw176
3）Marculescu CE et al. Clin Infect Dis 2006;42(4):471-478
4）Prendki V et al. Eur J Clin Microbiol Infect Dis 2017. doi: 10.1007/s10096-017-2971-2972
5）Pradier M et al. Int J Antimicrob Agents 2017;50(3):447-452
6）Rodríguez-Pardo D et al. Clin Microbiol Infect 2014;20(11):O911-919

第11章 皮膚骨関節感染症

6 骨感染症に抗菌薬の骨移行性，組織移行性は強く要求されるか？

現状のエビデンスと問題点

　抗菌薬の組織移行性については多くの動物実験モデル，ヒトでの観察研究があるが，ここではヒトでの観察研究を記す。抗菌薬の骨組織移行性は術前投与後，術中の組織での濃度を測定することで計算されている。

　骨組織への各抗菌薬の移行率をまとめたレビュー[1]では，各抗菌薬の骨組織中／血中濃度の比を表にしている（表1）。感染組織は壊死組織が多く，組織移行は悪いのが一般的である。他のレビューでも第1世代セフェム系（セファゾリン）の全身投与は骨への移行が7％を超えず，バンコマイシンは14.5％であり，ニューキノロン系も同様の血清：骨の比率は8：1程度である[2]。

　個別の抗菌薬については，バンコマイシンは開胸術前90分から15mg/kgを投与すると，術中の組織のバンコマイシン濃度は胸骨，脂肪織，胸壁組織ともにほぼ黄色ブドウ球菌，表皮ブドウ球菌のMIC 90を超える[3]。開胸術中バイパス時のバ

表1）抗菌薬の骨移行性

	抗菌薬	骨／血中比	投与後の時間
健常組織	アンピシリン	11〜71％	0.25〜4時間
	セファゾリン	18％	0.9時間
	バンコマイシン	5〜67％	0.7〜6時間
	リネゾリド	40〜51％	0.5〜1.5時間
	リファンピシン	8〜56％	2〜14時間
	クリンダマイシン	21〜45％	1〜2時間
感染組織	バンコマイシン	27％	1〜7時間
	リネゾリド	23％	0.9時間
	リファンピシン	57％	3.5〜4.5時間

ンコマイシン血中濃度はおよそ 20 μg/mL，心筋，心外膜での組織中濃度は 10 μg/mL である。他の論文でも開胸術前に 10 mg/kg のバンコマイシンを経静脈投与すると，術中 3 時間後の胸骨での濃度はおよそ 4.2 mg/mL であった[4]。この報告では血中の濃度の 30% であった。一般的な黄色ブドウ球菌，表皮ブドウ球菌の VCM に対する MIC は 1.0 μg/mL であり，これを十分上回る。

リネゾリドの骨移行性は早く，600 mg の静脈内投与の 10 分後には血清中の 51%，20 分後には 60% が移行した。血清の最高濃度は投与 10 分で得られ 19.2 μg/mL だったが，筋肉組織，脂肪組織中の濃度はそれぞれ投与 20 分後で 13.4 μg/mL，5.2 μg/mL であった[5]。レボフロキサシンでは術前 500 mg の単回投与を行うと投与後平均 95 分での各組織中で，多くの起因菌の MIC を十分に超えた[6]。

これらはいずれも骨組織での濃度を解析したものである。臨床効果を解析したものではないことに注意が必要である。

結論　抗菌薬の骨移行性は血液中の 10〜50% 程度と見積もる。組織移行の速度には抗菌薬によって差がある。

《エキスパートオピニオン》
こういうときはこうする！

　重要なのは抗菌薬の組織移行性ではなく，治療の有効性である。ヒトの観察研究はほとんどが組織濃度から組織移行性を解析したもので，多くは術前 1 回投与後の組織濃度解析である。ニューキノロン系は脂溶性であり組織移行性がよいこと，またリネゾリドの組織移行性が高いことは指摘されているが，より正確にいえば「組織移行が早い」。術前予防投与であれば重要な指標になるが，慢性骨髄炎のように継続的な投与をした場合のデブリードマン組織濃度の解析はほとんどないのが現状である。この領域の問題点は，比較試験が少ないことである。またアウトカムが cure, improvement, eradication, failure, recurrence など論文によって統一されていないことも問題である[7]。慢性骨髄炎の治療の根本は壊死組織のデブリードマンである[2]。組織移行性はあくまで二次的と考えるべきである。慢性骨髄炎は 4〜6 週間の経静脈的

6 骨感染症に抗菌薬の骨移行性，組織移行性は強く要求されるか？

抗菌療法が推奨されるため，起因菌に応じた標的治療が必要な領域であり，標準療法として確立しているメチシリン感受性黄色ブドウ球菌（MSSA）であればセファゾリン（内服ではセファレキシン），MRSAではバンコマイシンの使用を検討する。骨組織の移行性（の速さ）で抗菌薬を選択すべきではない。

▶ 参考文献
1) Landersdorfer CB et al. Clin Pharmacokinet 2009;48(2):89-124
2) Stengel D et al. Lancet Infect Dis 2001;1(3):175-188
3) Martin C et al. Antimicrob Agents Chemother 1994;38(2):396-399
4) Massias L et al. Antimicrob Agents Chemother 1992;36(11):2539-2541
5) Lovering AM et al. J Antimicrob Chemother 2002;50(1):73-77
6) von Baum H et al. Int J Antimicrob Agents 2001;18(4):335-340
7) Lazzarini L et al. Int J Infect Dis 2005;9(3):127-138

第11章 皮膚骨関節感染症

血液培養陰性の化膿性椎体炎はどうマネージメントするか？

現状のエビデンスと問題点

　化膿性椎体炎の起因菌は多様である。骨髄炎は成人では椎体に，小児では長管骨に多く，血行性に感染を発症する場合と，褥瘡や足壊疽などから直接性に発症する場合がある。感染性心内膜炎の合併も15％程度にみられ[1]，総じて半数の症例で血液培養が陽性になるため，化膿性椎体炎では血液培養の採取が必須である。起因菌はブドウ球菌属（15〜84％）が最多である。ついで，グラム陰性菌（4〜30％），レンサ球菌属（5〜30％）が続く[2]。診断・治療目的の医療処置後の椎体炎では単独菌でブドウ球菌属が原因のことが多いが[3]，それ以外の要因，血行性や接触性のものでは，2つ以上の起因菌による複数菌感染も24％程度にみられる（複数菌感染は2.5％程度とするものもあり報告により幅が大きい[4]）。そして，もうひとつの大きな起因菌は結核菌（脊椎カリエス）で，特にアフリカ，インド亜大陸，アジアでは重要な原因となっている。結核性椎体炎では他の部位の結核菌感染を認めないことが約半数あり，積極的な組織培養等を行わないと診断が困難である[5]。血液培養が陰性だった場合，CTガイド下生検が推奨される。CTガイド下生検での病原微生物同定の感度は60〜70％である。しかし抗菌薬の先行投与があった場合には感度が低下する[6]。もし最初の穿刺で病原微生物が検出できなかった場合，再度穿刺することで感度が上昇することが示されており[3]，血液培養とCTガイド下穿刺を併用することで，一般的には3/4の症例で菌名が判明すると推測される[2]。さらにこれでも培養が陰性であればオープンバイオプシーを行う。最終的に培養が陰性となった症例を解析したケースシリーズ報告では，培養陰性の原因として採取検体量が少ない，先行して抗菌薬が投与されていた，という他に，マイコプラズマなどの通常では培養されない菌や，淋菌や髄膜炎菌などの栄養要求性の高い菌の可能性等が想定され，ニューキノロン系＋ペニシリン等の複数剤治療が行われた[7]。

7 血液培養陰性の化膿性椎体炎はどうマネージメントするか？

> **結論**　化膿性椎体炎の起因菌は多岐にわたり，複数菌感染の場合もある。血液培養の陽性例は半数例であり，血液培養陰性であればCTガイド下生検を行う。

《エキスパートオピニオン》
こういうときはこうする !

　化膿性椎体炎は難治性の疾患である。椎体破壊を起こしにくいブルセラ症など本邦ではまず経験されない病原体を除けば[5]，外科的処置と生検による病原体の同定が必要になる。抗菌療法は4〜6週間以上が必要となること，また複数菌感染も多いことから正確な起因菌の同定は重要である。血行性の感染が多く血液培養陽性率も高いため，血液培養はまず行うべき検査である。ただ，それでも陽性率は50%程度である。血液培養以外の培養検査が必要になることが多い。血液培養陰性の場合には，組織培養としてCTガイド下生検を行う。組織培養が診断の鍵であり，75%近い症例で確定診断が得られるため，積極的に行うべきである。

　問題は，それでも培養陰性となる症例があることである。一般診療ではすでに抗菌薬が投与されてから紹介されることも多い。その場合，どの程度中止すれば培養が陽性になるか示したデータはない。また針生検はどうしても採取できる組織量に限界がある。古典的な培養よりもPCRなどの遺伝子検索の方が感度がよいという報告はあるが[8]，一般診療で行える施設は限られるだろう。状態が安定していれば抗菌薬を使わず経過観察し，可能であれば再度の生検術で菌同定を行う方針を検討すべきである。骨盤内感染症からの波及や，繰り返す静脈注射，糖尿病のある症例では嫌気性菌や緑膿菌などの起因菌も関与することが多く[2]，その点でも組織の培養検査は重要な情報になる。抗菌薬が先行投与され血液培養，組織培養が陰性の場合，まずは投与されていた抗菌薬が部分的に奏効している可能性を考える。セフェム系，ニューキノロン系などはMRSAをカバーしないため，これらが投与されていた場合には，ブドウ球菌属，レンサ球菌属，腸内細菌属を標的に第1世代セフェム系のセファゾリンは合理的な選択肢である。骨髄炎では培養採取が困

難であり，広域抗菌薬から治療を開始するのは得策ではない．バイタルサインが安定している限り，狭域抗菌薬から開始し，効果が十分でなければ再度，血液培養と組織培養を行って広域へエスカレーションしていくようにする（抗菌薬投与中でも状態が変化した場合には再度 fever workup するのが原則である）．化膿性椎体炎は脊椎カリエスとの鑑別が難しく，また本邦は結核菌の蔓延国である．脊椎カリエスの場合に診断がさらに困難になるため，抗結核作用を持つニューキノロン系やリネゾリドを初期治療に用いるのは避けるべきである．

▶ 参考文献

1) Le Moal G et al. Eur J Clin Microbiol Infect Dis 2002;21(9):671-675
2) Cottle L, Riordan T. J Infect 2008;56(6):401-412
3) Friedman JA et al. Surg Neurol 2002;57(2):81-86
4) Hadjipavlou AG et al. Spine（Phila Pa 1976）2000;25(13):1668-1679
5) Colmenero JD et al. Ann Rheum Dis 1997;56(12):709-715
6) Govender S. J Bone Joint Surg Br 2005;87(11):1454-1458
7) Gillard J et al. Joint Bone Spine 2005;72(2):156-162
8) Lecouvet F et al. Arthritis Rheum 2004;50(9):2985-2994

⑧ 外傷での破傷風トキソイドの適応は？

現状のエビデンスと問題点

　120年前，モルヒネの皮下注射から破傷風を発症し死に至った症例がBMJに報告されている。その後，病態の解明が進み，ワクチン（トキソイド）と抗毒素（TIG）が実臨床で使われるようになった[1]。外傷後，3回のトキソイド接種歴があれば破傷風トキソイドは投与不要，3回のトキソイド投与がなければ破傷風トキソイドを追加投与する[2]。すでに第二次世界大戦中には緊急のトキソイド投与がされていたようで，緊急のトキソイド投与は死亡率を下げなかった一方で[3]，破傷風トキソイドの接種によって第一次世界大戦では10万人あたり13.4人の破傷風発症が第二次世界大戦では0.44人に減少した[4]。

　アジュバントとしてアルミニウムが入ったトキソイドの有効性は高く，その効果はほぼ100％であり，破傷風の発症を100万分の4に減らすことが可能と推測されている。破傷風抗体価は年齢とともに低下することが知られており[5]，10年ごとにトキソイドを接種することが推奨されている[4]。混合ワクチンも有効で，破傷風トキソイド単独ワクチンと，ポリオ，ジフテリア，百日咳との混合ワクチン（Tdap-IPV）接種を比較したところ血中の抗体価の上昇には差がなかった[6]。高齢者でもワクチン接種により抗体価は上昇する。免疫抑制があっても抗体陽転率は有意には低下しない[7]。

> **結論** あらゆる外傷において3回の初回トキソイド接種と5～10年以内の明らかな追加接種（ブースト）があれば，トキソイドの追加接種は不要。この接種歴を満たさない，または不明な場合にはトキソイド投与を行う（表1）。

表1）外傷後の破傷風トキソイドおよびヒト破傷風グロブリン（TIG）投与の適応[8]

	清潔創		汚染創	
トキソイド接種歴	トキソイド投与	TIG投与	トキソイド投与	TIG投与
接種歴不明もしくは接種3回未満	要	不要	要	要
接種3回以上	不要†	不要	不要§	不要

† 10年以内に最終接種があれば不要
§ 5年以内に最終接種があれば不要

《エキスパートオピニオン》
こういうときはこうする！

　破傷風は現在でも発症すると50％の死亡率のある疾患である。ワクチンの有効性は高く，VPD（vaccine-preventable disease）である。基本的な考え方としては，予防して当然，トキソイド接種歴がなければ追加投与せよ，ということである。穿通外傷などの明らかな外傷がない破傷風も25％程度ある[1]。破傷風は環境中，普遍的に存在する細菌であり，汚染創かどうかの判断よりも予防が必要という考え方である。世界的には新生児破傷風が依然大きな問題になっている。1988年に年間787,000人の新生児が死亡していた新生児破傷風は，2013年には49,000人に減少した。WHOは破傷風根絶を目標としている[9]。

　本邦でも東北地方太平洋沖地震による東日本大震災では瓦礫撤去などによる破傷風の発症がみられた[10]。2006年のインドネシア，ヨギャカルタでの地震では26人の破傷風患者のうち，医療機関からの距離が死亡率と相関し

た[11]。同じく地震にみまわれたハイチではワクチンカバー率は50%程度しかなく，緊急接種が行われた[12]。

　破傷風抗体価は経時的に低下することは知られており，10年ごとに破傷風トキソイドを投与することが推奨されている．本邦では破傷風を日常診療で経験することは稀である．しかし，発症を予測しがたいのも破傷風の特徴でもある．地震国であり高齢化も進んでいる本邦の現状を考えると，3回のトキソイド接種歴が明確でない，もしくは最終接種から10年以上経過している症例では積極的に破傷風トキソイド接種（追加接種）をしていくことが必要だろう．

▶ 参考文献

1) Thwaites CL, Farrar JJ. BMJ 2003;326(7381):117-118
2) Centers for Disease Control and Prevention (CDC). MMWR Morb Mortal Wkly Rep 2011;60(1):13-15
3) Rhee P et al. J Trauma 2005;58(5):1082-1088
4) Centers for Disease Control and Prevention (CDC). Chapter 21:Tetanus. https://www.cdc.gov/vaccines/pubs/pinkbook/index.html
5) Gergen PJ et al. N Engl J Med 1995;332(12):761-766
6) Laurichesse H et al. Hum Vaccin Immunother 2012;8(12):1875-1881
7) Alagappan K et al. Ann Emerg Med 1997;30(4):459-462
8) Kretsinger K et al. MMWR Recomm Rep 2006;55 (RR-17):1-37
9) Tetanus. World Health Organization. http://www.who.int/immunization/diseases/tetanus/en/
10) Aoyagi T et al. Chest 2013;143(2):349-356
11) Sutiono AB et al. BMC Res Notes 2009;2:34
12) Afshar M et al. Ann Intern Med 2011;154(5):329-335

第11章 | 皮膚骨関節感染症

繰り返す蜂窩織炎に予防内服は有効か？

現状のエビデンスと問題点

蜂窩織炎の再発は22〜49%の症例にみられる。1年以内の再発が14%，3年以内が45%で，同じ場所に繰り返し起きるのが特徴である[1]。腋下や鼠径のリンパ節郭清・放射線療法後やフィラリア症に続発するリンパ浮腫，下肢のグラフト採取など解剖学的な異常が原因になる。内科的疾患としても心不全による慢性浮腫，動脈疾患，糖尿病も再発性蜂窩織炎の発症リスク因子である。これらのリスク因子を除外しても年に3〜4回の蜂窩織炎再発を経験する場合には再発予防抗菌薬としてペニシリン，penicillin bezathine（持続型のペニシリン筋注薬。本邦にはない），dicloxacillin（抗ブドウ球菌用ペニシリン。本邦にはない），クリンダマイシン，エリスロマイシンが選択される。

リンパ節郭清・放射線療法後や下肢のグラフト採取など静脈不全を背景とした再発性蜂窩織炎ではβ溶血連鎖球菌が原因になることが多い[2]。マクロライド系，クリンダマイシンはA群βレンサ球菌の耐性化が進行しており，ペニシリン系が主に使われる[3]。5つのRCTのメタアナリシスでは，予防的な抗菌薬投与は蜂窩織炎の再発を0.46（95% CI, 0.26–0.79），もしくは0.31（95% CI, 0.13–0.72）に減少させたが，投与終了後は抑制効果が消失した[3,4]。使用された抗菌薬は5つのRCTのうち4つでペニシリン系であったが，いずれも起因菌についての記載はない。そのうちひとつのRCTの報告では，2回以上蜂窩織炎を繰り返している症例にペニシリンを1年間投与したところ，再発を約半分に抑制したが[5]，BMI 33以上の高度肥満，下腿浮腫の残存，3回以上の頻回な蜂窩織炎を経験した症例では予防効果が乏しかった。

黄色ブドウ球菌（MRSA含む）による蜂窩織炎に対する予防的抗菌薬投与は十分研究されておらず，抗菌薬による予防よりも除菌が有効である。ムピロシンによる鼻腔除菌や4％クロルヘキシジンによる皮膚除菌が再発を予防する可能性が示唆されている[6]。他にも手指衛生，高頻度接触面（手がよく触れる場所）の丁寧な清掃も有効である[2]。

9 繰り返す蜂窩織炎に予防内服は有効か？

結論 繰り返す蜂窩織炎では原因の除去が必要だが，原因除去ができない場合，ペニシリン系の予防内服が蜂窩織炎の再発を抑制する。ブドウ球菌属による蜂窩織炎の予防内服の効果ははっきりしておらず，除菌が検討される。

《エキスパートオピニオン》
こういうときはこうする！

　繰り返す蜂窩織炎では背景となる疾患があることが多い。肥満，慢性的な下腿の浮腫，糖尿病があれば積極的に治療することが重要だ。これらの背景が除去できず，蜂窩織炎を繰り返す場合に予防内服が検討される。予防内服の適応は原因となる微生物により異なる。蜂窩織炎の起因菌はレンサ球菌属（主にβ溶血連鎖球菌）と黄色ブドウ球菌である。蜂窩織炎では起因菌が同定されることは少ない。潰瘍や排膿があれば培養検査は容易だが，蜂窩織炎の場合に皮膚の表面だけぬぐってもあまり意味はない。皮膚科では皮膚生検が検討できるが，開業医や一般内科などでは行いにくい。ASO（抗ストレプトリジンO）などレンサ球菌の検査は，蜂窩織炎においては感度・特異度とも十分ではなく，組織培養以外には十分な根拠が得られないとされている[7]。難治性の蜂窩織炎では，専門医に相談することも重要である。

　静脈不全を背景とした再発性蜂窩織炎など，レンサ球菌が原因であれば予防内服の効果がある。その場合選択さるのは狭域ペニシリンの少量投与[5]であり，本邦でもっとも一般的に使われるのはアモキシシリン(250) 2錠　分2〜3錠　分3と思われる。

　黄色ブドウ球菌が起因菌の場合，予防内服の効果は疑問が持たれている。本邦でもアトピー性皮膚炎などを背景にMSSA（メチシリン感受性黄色ブドウ球菌）や市中型MRSAによる蜂窩織炎を繰り返すことが経験される。ムピロシン投与による鼻腔除菌とクロルヘキシジン浴（実際はクロルヘキシジン液による皮膚清拭）の可能性が指摘されているものの，ムピロシン鼻腔投与は耐性化を比較的容易に誘導することが知られており[8]，クロルヘキシジンは本邦では粘膜面・創傷面への使用は禁忌である。あくまで，繰り返す

蜂窩織炎により日常生活が大きく損なわれるような場合のオプションとして限定的に選択すべきである。その場合はムピロシン鼻腔除菌（5日間）と，セファレキシン（第1世代セフェム系）もしくはST合剤が選択されるが，投与期間・用量などは定まっていないため患者の状態をみながら臨床的に判断する。

▶ 参考文献
1) Raff AB, Kroshinsky D. JAMA 2016;316(3):325-337
2) Enzler MJ et al. Mayo Clin Proc 2011;86(7):686-701
3) Oh CC et al. J Infect 2014;69(1):26-34
4) Dalal A et al. Cochrane Database Syst Rev 2017;6:CD009758
5) Thomas KS et al. N Engl J Med 2013;368(18):1695-1703
6) Fritz SA et al. Infect Control Hosp Epidemiol 2011;32(9):872-880
7) Bernard P et al. Arch Dermatol 1989;125(6):779-782
8) Miller MA et al. Infect Control Hosp Epidemiol 1996;17(12):811-813

第11章 皮膚骨関節感染症

 壊死性筋膜炎でクリンダマイシン併用や γグロブリン，高圧酸素療法は必要か？

現状のエビデンスと問題点

　壊死性皮膚軟部組織感染症（壊死性筋膜炎，ガス壊疽，フルニエ壊疽）は最大で70％近い致死率を持つ急速進行性の感染症である。真皮と筋肉の間にある皮下脂肪織は粗な組織で，ここに感染を起こし，急速に皮下を拡大する[1]。起因菌は壊死性筋膜炎ではβ溶レン菌（主にA群β溶血連鎖球菌：*S. pyogenes*），ガス壊疽では*Clostridium* 属（*Clostridium perfringens* が最多），もしくは腸内細菌科や嫌気性菌等の混合感染である。会陰部のガス壊疽は，フルニエ壊疽として別の名前がついている。A群β溶血連鎖球菌による壊死性筋膜炎（筆者注：近年本邦ではG群やB群によるものが増加しているがここではA群について，とする。筆者はこれらの群の間で臨床的な違いはそれほどないと考えている）に対してはペニシリンにクリンダマイシン（CLDM）が併用される。またガス壊疽，フルニエ壊疽では嫌気性菌の感染合併が多く，高圧酸素療法が検討される。

　壊死性筋膜炎でのγグロブリン療法併用の有効性についてはひとつの盲検ランダム化試験がある。A群β溶血連鎖球菌による壊死性皮膚軟部組織感染症にペニシリン＋CLDMを標準治療として，γグロブリン（初日は1g/kg，2・3日目に0.5g/kg）を併用すると，プラセボ（アルブミン製剤）群で死亡率が3.6倍高かった。また，γグロブリン併用群は経過中のSOFAスコアの低下も大きかった。しかし，この研究は合計21症例の小規模にとどまっている[2]。観察試験ではあるが，A群β溶血連鎖球菌によるtoxic shock syndrome（28％が壊死性筋膜炎症例）67例（CLDM併用は78％，γグロブリン療法併用は34％）を解析した研究では，CLDM併用は28日生存率のオッズ比が8.6（95％ CI, 1.8-40.4），γグロブリン併用は5.6（95％ CI, 1.2-26.9）と高く，いずれも有効性が認められた[3]。この報告でのγグロブリンの使用量はほとんどの症例が0.5 mg/kgで投与期間は1〜6日間であった。同様に84例のA群β溶血連鎖球菌関連の侵襲性感染症（35％が壊死性筋膜炎。CLDM併用は63％，γグロブリン療法併用は14％）の調査では，γグロブリン療法のみ併用，CLDMのみ併用，CLDM＋γグロブリン療法を併用すると死亡率がそれぞれオッズ比0.39（0.1-1.46），0.31（95％ CI, 0.09-1.12），0.12

(0.01-1.29) と有意差はないが減少する傾向がみられた[4]。

　高圧酸素療法は，壊死性皮膚軟部組織感染症において白血球による細菌の貪食を促進させ，一部の嫌気性菌には直接殺菌的な作用があるとされる。組織浮腫の抑制や，血管新生や線維芽細胞の活性化など副次的な作用も持つ[1]。2.5～3.0気圧のタンクに90分入るのが標準的な治療法である。後ろ向き観察研究での報告では，壊死性筋膜炎，ガス壊疽（フルニエ壊疽含む）において，高圧酸素療法を使用しなかった群の死亡率が33～67%に対して高圧酸素使用群では12.5～25.0%であった[5]。大規模スタディとしては，1,581件の壊死性皮膚軟部組織感染症（フルニエ壊疽69%，壊死性筋膜炎17%，ガス壊疽14%）および，シンガポールのサーベイランスデータを用いた45,913件の壊死性皮膚軟部組織感染症（22%がクロストリジウム属が起因菌）を解析した研究がある。高圧酸素療法併用を受けていない群は使用した群と比較して入院中死亡がオッズ比10.6（95% CI, 5.2-25.1。死亡率は高圧酸素療法群5% vs. 非使用群12%），後者の論文では高圧酸素療を使用すると死亡のオッズ比が0.49（95% CI, 0.290-0.83。死亡率は使用群4.5% vs. 非使用群9.4%）であった[6,7]。これらは後ろ向き観察研究のため，患者背景として各群の間にショック，臓器障害のある患者の比率などにバイアスがある。また，高圧酸素療法併用群は，入院期間が若干（2日ほど）長く，コストも有意に高かった。

結論　A群β溶血連鎖球菌による壊死性筋膜炎ではクリンダマイシン，γグロブリン療法の併用は死亡率を低下させる可能性がある。高圧酸素療法は壊死性皮膚軟部組織感染症において死亡率を低下させる可能性があるが，質の高いエビデンスは乏しい。

《エキスパートオピニオン》
こういうときはこうする！

　壊死性筋膜炎，ガス壊疽ともに盲検化ランダム化試験の行いにくい領域である。しかし，大規模な観察試験，小規模ながらランダム化試験の結果は，A群β溶血連鎖球菌による壊死性筋膜炎でのクリンダマイシンの併用，壊死性皮膚軟部組織感染症での高圧酸素療法の併用は死亡率を下げる可能性が高

10 壊死性筋膜炎でクリンダマイシン併用やγグロブリン，高圧酸素療法は必要か？

い。特にクリンダマイシンはアレルギーが少なく忍容性の高い薬剤でもあり，併用することで問題になることは少ない（A群だけでなくB群，G群を含む）。β溶血連鎖球菌による壊死性筋膜炎で標準的に併用すべきだと思われる。

　γグロブリン療法の併用も有効性が期待される。ただしγグロブリンは血液由来製剤であり，また非常に高価（1g/kg を3日間で12万円）である。重症感染症としての保険適用量よりもはるかに多く保健診療上は医療施設の持ち出し負担になる可能性もある。使用にあたって医療施設内でのコンセンサスを得ることも必要だろう。筆者自身は，γグロブリン療法併用は否定もしないが，推奨もしないという立場をとっている。

　高圧酸素療法はガス壊疽，フルニエ壊疽においては有効性が期待できる。しかしやはり患者を密室に入れるということ，ICUからの移動や，高圧酸素療法中の患者モニタリングなど現実には壁が大きい。そもそも大学病院でも設置していない施設は多い（米国では民間の地域施設に設置数が多いようである）。ICUに設置することもできるが，除圧時の圧力変化や密室に重症患者を入れなければいけないこと，引火の危険等から十分な施設条件と，扱いに慣れた職員の配置が必要である[8]。これらの条件が整っている施設であれば選択可能だが，対応できている施設は少ないのではないかと思われる。

謝辞

整形外科の用語の使い方について本学整形外科，針金健吾先生のご協力をいただいた。感謝いたします（内容は加藤が作成したものであり，針金先生のご意見は入っていません）。

▶ 参考文献
1）Green RJ et al. Chest 1996;110(1):219-229
2）Darenberg J et al. Clin Infect Dis 2003;37(3):333-340
3）Linnér A et al. Clin Infect Dis 2014;59(6):851-857
4）Carapetis JR et al. Clin Infect Dis 2014;59(3):358-365
5）Roth RN, Weiss LD. Clin Dermatol 1994;12(1):141-156
6）Shaw JJ et al. Surg Infect（Larchmt）2014;15(3):328-335
7）Soh CR et al. Intensive Care Med 2012;38(7):1143-1151
8）Weaver LK. Crit Care Med 2011;39(7):1784-1791

第12章

免疫不全感染症

1. 発熱性好中球減少症の初期治療には何を用いるか? ……………… 402
2. 好中球減少期には抗菌薬予防内服をするべきか? ………………… 405
3. 全身状態の良い発熱性好中球減少症では好中球数の
   回復なしに抗菌薬の中止は可能か? …………………………………… 408
4. 発熱性好中球減少症で熱が下がらないことは
   治療失敗を意味するか? ………………………………………………… 411
5. 好中球減少症に合併した呼吸器感染症はどう考え，
   どう対応するか? ………………………………………………………… 414
6. 好中球減少時に G-CSF はルーチンに用いるべきか? ……………… 419
7. ニューモシスチス肺炎の予防は HIV 感染以外には
   どんな患者に行うべきか? ……………………………………………… 423
8. 化学療法を行う悪性腫瘍患者ではルーチンで IGRA を
   測定すべきか? そして，陽性であった場合には治療対象となるか? ……… 426
9. CMV 感染症の治療法について ………………………………………… 429

第12章 免疫不全感染症

① 発熱性好中球減少症の初期治療には何を用いるか？

現状のエビデンスと問題点

　発熱性好中球減少症とは好中球減少時に発熱している状態である。発熱と好中球数の定義については各国のガイドラインで微妙に異なる。IDSAの定義では1回の口腔内温38.3℃以上または口腔内温38℃が1時間以上持続する状態と定義されているが，本邦のガイドラインでは腋窩温が用いられており1回の腋窩温37.5℃以上（口腔内温38℃以上）が発熱と定義されている。好中球減少については好中球数500/μL未満，あるいは48時間以内に500/μL未満に減少すると予測される状態とされている[1,2]。

　発熱性好中球減少症においては緑膿菌をはじめとするグラム陰性桿菌の感染は急速に進行し，死亡率も高いため，初期治療においてはグラム陰性桿菌，特に緑膿菌に対して有効な抗菌薬を初期治療に用いることが推奨されてきた。

　発熱性好中球減少症の治療としてMASCCスコアなどを用いて外来治療を行うこともあるが，米国臨床腫瘍学会のガイドラインでも入院管理がスタンダードとされており，本項では紙面の都合もあり，入院を前提としての治療薬について述べる。

　発熱性好中球減少症に対する治療としては主にβラクタム系抗菌薬の単剤使用が推奨されており，特にセフェピム，ピペラシリン／タゾバクタム，イミペネム／シラスタチン，メロペネムが国内外のガイドラインにおいても推奨されている[1-3]。

　セフェピムについては発熱性好中球減少時の使用で他の薬剤よりも死亡リスクが高いとする報告[4]や，その後，死亡リスクに差はなかったとする報告[5]があり，ガイドラインでもその問題自体には言及されているが，結論は出ておらず，使用を推奨しないだけの根拠には至っていない。

　一方で昨今の薬剤耐性菌の増加は国内外のみならず，国内の各施設間においても耐性傾向の差異をもたらしており，上記の抗菌薬のうちどれを用いるべきかについては施設のアンチバイオグラムを参考にすべきと考えられる。また，ECILのガイドライン[3]では初期治療においてカルバペネム系抗菌薬の使用を考慮する状況や併用療法についても言及している。

① 敗血症性ショックなどの重篤な状態
② 下記の耐性菌の定着，または過去の感染がある
　・ESBL 産生腸内細菌
　・より狭域なβラクタムに対する耐性のあるグラム陰性菌
③ 施設での ESBL 産生菌による FN の発症率が高い場合

発熱性好中球減少症の初期治療には施設のアンチバイオグラムを参考にセフェピム，またはピペラシリン／タゾバクタムを使用する。カルバペネムについては重症度だけでなく施設の耐性傾向やこれまでの既往を参考に，慎重に投与を検討する。

《エキスパートオピニオン》
こういうときはこうする！

　実際にカルバペネム系を使用する状況としては上記で示したものが指針となるが，ESBL 産生菌の頻度についてはガイドライン上でも明確な数字としては出せていない。実際に FN において大腸菌が検出される頻度は本邦の調査では 3％程度とするデータもあり[6]，少なくとも大腸菌での ESBL 産生菌の率が検出菌のおよそ 5 割を超えるような状況でない限りは ESBL 産生菌を懸念して当初からカルバペネムで開始する必要はないものと思われる。

　またピペラシリン／タゾバクタムとセフェピムの選択の根拠として施設のアンチバイオグラム以外に，*Bacteroides* 属などの偏性嫌気性菌のカバーの有無も問題となる。FN における嫌気性菌の血液培養からの検出頻度は高くないものの[6]，そもそも嫌気性菌であるため検出感度に問題があることを加味すると，実際にはもう少し頻度としては高そうであり，*Bacteroides* 属の関与が疑われるような腸管内の病変，例えば好中球減少性回盲部炎や化学療法による粘膜炎が強く，腹痛，下痢を伴っている場合では *C.dificile* 感染症を除外したうえでピペラシリン／タゾバクタムを使用することも検討する。

　ガイドライン上は通常時は推奨されないものの，発熱性好中球減少症でショックなどバイタルの異常を伴った場合にはアミノグリコシドなどの併用

を検討するとされている[1]。発熱性好中球減少症において恐ろしいのは時に時間単位で悪化する急激な経過をとることである。朝に診察して問題なかった患者が夕方にはICUで集中治療を受けているという状態が起こりうる。特に緑膿菌による感染ではこのような経過をとることが多く，そのためこれまで緑膿菌をカバーする抗菌薬を選択することが強調されてきた。

しかし，その影響か近年発熱性好中球減少症におけるグラム陽性菌の検出率は増加傾向である。内訳としては黄色ブドウ球菌やコアグラーゼ陰性ブドウ球菌が中心である[6]。しかし頻度としてはそこまで高くはないがViridans groupのレンサ球菌による感染症は時に緑膿菌感染症のように時間単位で悪化する急激な敗血症性ショックとなることが知られている[7]。そのため，特に時間単位で悪化する急激なショックを伴った発熱性好中球減少症の場合は緑膿菌だけでなく，MRSA，MRCNS，腸球菌，Viridans groupの連鎖球菌なども念頭にグラム陽性菌のカバーがよくできるバンコマイシンの併用も考慮する。

▶ 参考文献
1）Freifeld AG et al. Clin Infect Dis 2011;52:e56-e93
2）日本臨床腫瘍学会編：発熱性好中球減少症（FN）診療ガイドライン．南江堂，2012
3）Averbuch D et al. Haematologica 2013 Dec;98(12):1826-1835
4）Yahav D et al. Lancet Infect Dis 2007;7:338-348
5）Kim PW et al. Clin Infect Dis 2010 Aug 15;51(4):381-389
6）Yoshida M et al. Int J Hematol 2011 Jan;93(1):66-73
7）Radocha J et al. Folia Microbiol (Praha) 2017 Aug 3

第 12 章 免疫不全感染症

2 好中球減少期には抗菌薬予防内服をするべきか？

現状のエビデンスと問題点

　化学療法に伴う発熱性好中球減少症は重篤な合併症であり，時に致死的である。そのため好中球減少期に発熱する前から抗菌薬を投与することで発熱性好中球減少症を予防できないかと考えられてきた。現時点での IDSA や本邦および米国の臨床腫瘍学会のガイドラインでは 7 日間以上好中球数 100/mm³ の状態が続くような急性白血病や造血幹細胞移植時には予防投与をすべきとしている[1-3]。
　その根拠として，予防的に抗菌薬投与をすることでその発症率や死亡率などを下げることができないかこれまで様々な研究がなされてきた。
　2005 年にイタリアからの報告で 760 名の急性白血病，悪性リンパ腫，固形腫瘍患者で好中球数が 1,000/mm³ の状態が 1 週間以上持続することが予想される患者へのレボフロキサシンのプラセボ対象二重盲検の RCT では化学療法開始時から好中球回復までレボフロキサシン 500 mg/day の投与で発熱エピソード（65% vs. 85%　リスク差の 95% CI，-0.26--0.14），菌血症（18% vs. 34%　リスク差の 95% CI，-0.22--0.09）などは減らせるが死亡率に関しては差はなく，また腫瘍の種類によっても差は出なかった[4]。また，同時に発表された英国からの報告では 1,565 名の固形腫瘍，または悪性リンパ腫に対する化学療法により好中球数が 500/mm³ 以下へと低下すると予想される患者への好中球減少期のレボフロキサシンの予防投与は化学療法中の発熱エピソードは減らせる（10.8% vs. 15.2%　リスク比の 95% CI，0.52-0.92）ものの，死亡率に関しては有意差がみられなかった[5]。
　しかし，Chochrane datebase のメタ解析では 43 研究，5,777 名の解析で感染症関連の死亡率の低下がみられたとされており[6]，これらを根拠に上記のガイドラインで推奨されていると思われる。
　一方でニューキノロン系抗菌薬の予防投与による耐性化の問題がある。ニューキノロン系抗菌薬の使用が大腸菌や緑膿菌などの耐性率を上昇させる。ASCO のガイドラインでも耐性率が 20% 以上を超える場合には予防効果が落ちる可能性があるとされている。本邦の耐性率は 2015 年の時点で 30% 以上とされているため実際

には予防効果が得られていない可能性もある。その影響もあってか日本造血幹細胞移植学会のガイドライン[7]においても予防投与については原則として無条件には実施しないとしており，特にニューキノロン耐性率の高い施設においてはその適応を慎重に判断すべきとしている。

結論　抗菌薬の予防投与については好中球減少のリスク期間を考慮して症例を選んで行う。ルーチンでは予防しない。全体的な流れとして予防投与は行わない方向になってきている。

《エキスパートオピニオン》
こういうときはこうする！

　ニューキノロン系抗菌薬の予防投与の際に注意すべき点として，マグネシウムやカルシウムを含む製剤と同時に内服することで吸収が低下することがある。特に化学療法中の担癌患者では疼痛管理のため麻薬を併用することも多く，その副作用として便秘がある。その解消のために各種の緩下剤が使用され，その際に酸化マグネシウムなどが使用されることがあり注意が必要である。ニューキノロン耐性率が高い場合や稀ではあるがアレルギーなどで使えない場合の予防方法については議論の余地があるところではあるが，上記の通り予防自体の効果が微妙なものである以上，使えない状況では基本的には使用しなくてよいと考える。

　仮に予防する場合には上記のメタアナライシスなどではニューキノロン系との比較薬でST合剤を用いているため，ニューキノロン系よりも効果が落ちることを承知でST合剤を使用することになる。ただ至適投与量も不明であり，骨髄抑制などの影響も考慮するとニューモシスチス肺炎を同時に予防するセッティング以外では基本的には使用しないと思われる。

2 好中球減少期には抗菌薬予防内服をするべきか？

▶ 参考文献

1) Freifeld AG et al. Clin Infect Dis 2011;52:e56-e93
2) 日本臨床腫瘍学会編：発熱性好中球減少症（FN）診療ガイドライン．南江堂，2012
3) Flowers CR et al. J Clin Oncol 2013 Feb 20;31(6):794-810
4) Bucaneve G et al. N Engl J Med 2005 Sep 8;353(10):977-987
5) Cullen M et al. N Engl J Med 2005 Sep 8;353(10):988-998
6) Gafter-Gvili A et al. Cochrane Database Syst Rev 2012 Jan 18
7) 日本造血細胞移植学会：移植後早期の感染管理　第3版 2014
8) Maschmeyer G et al. Infections in hematology Springer-Verlag Berlin Heidelberg 2015
9) 中外医学社：J-IDEO 2017 vol1.4:562-567
10) Bilgrami S et al. Bone Marrow Transplantation 1998;21:591-595

第12章 免疫不全感染症

全身状態の良い発熱性好中球減少症では好中球数の回復なしに抗菌薬の中止は可能か？

現状のエビデンスと問題点

　発熱性好中球減少症において抗菌薬による治療期間およびその終了時期については いくつか推奨がある。現時点では2日以上解熱維持し，好中球数が500/μL以上に回復した場合は終了可能とされているが，あくまでフォーカス，起因菌が判明しないままに解熱した発熱性好中球減少症が対象であり，それ以外の治療期間が定まっているような感染症（例：MRSA菌血症など）についてはそれぞれの治療期間に準じて治療すべきであるとされる[1,2]。

　しかし，この好中球500/μL以上に回復するまでに解熱し，状態が安定しているまだ好中球に回復の兆しがみられない患者においていつまで抗菌薬治療が必要かを示す明確なエビデンスはない。各ガイドライン[1,2]においても好中球数回復までは高リスク患者であれば静注薬の継続，低リスク患者では経口薬への変更は推奨されているものの中止については言及されておらず，基本的には好中球の回復が得られるまでは何らかの形での抗菌薬治療が必要とされている。しかし，臨床的に安定しており，解熱して，明確な起因微生物も判明していない発熱性好中球減少症の患者において抗菌薬を一旦終了し，慎重に経過観察をしつつ異常がみられた際に再度治療介入を行うことがどの程度リスクを伴うのかについては小児において小規模な報告がある。発熱性好中球減少症の小児32例において，臨床的に安定し，24時間以上解熱しており，48時間血液培養も陽性となっていないことを前提に好中球数に関わらず抗菌薬を中止した報告がある。中止時の好中球数は中央値で160/μLであった。32例中4例が再度入院となったが重篤な合併症は認められなかった[3]。

　成人を対象とした各種ガイドラインでも状態が安定し低リスクの場合においては，中止とはいかないまでも例えば内服の抗菌薬へのde-escalationなどを推奨している。前項のテーマと若干重複になるが，例えばECIL（European Conference on Infections in Leukemia）のガイドライン[4]では，血行動態不安定例や好中球減少期間が長期にわたるなど，高リスクの患者に対してde-escalationを前提に初期にはカルバペネムや2剤併用などでの治療を開始し，他方リスクの低い場合には非カルバペネム系の抗菌薬単剤で治療開始，状態が思わし

3 全身状態の良い発熱性好中球減少症では好中球数の回復なしに抗菌薬の中止は可能か？

くない場合に escalation するリスクに応じて 2 つの方針を提唱している。詳細は割愛するが，このガイドラインから読み取れるのは，初期治療から de-escalation を前提とした治療方針を検討しているということである。昨今の耐性菌事情からは広域抗菌薬を長期間使うことがさらなる耐性を招き治療をさらに難しくするため，血行動態や全身状態が安定した際には起因菌が特定できていなくてもなるべく狭域への抗菌薬へと変更することを推奨している。さらに本ガイドラインでは起因菌不明の発熱性好中球減少で治療に反応し，臨床的に安定し解熱した場合，48 時間以上経過していた場合には抗菌薬中止も考慮するとしており，かなり踏み込んだ内容となっている。その後，追試も行われており，好中球の回復を待たずに抗菌薬投与を中止することで，死亡率や再発熱率を上昇させることなく，抗菌薬非投与期間を延長できたとされる[5]。

以上これらはあくまで起因菌およびフォーカスの不明な発熱性好中球減少症についての話であり，大腸菌が起因菌の尿路感染症や MRSA によるカテーテル関連血流感染症など起因菌およびフォーカスが確定している場合には基本的には de-escalation が可能と思われる。

結論　原則 2 日以上解熱維持し，好中球数が 500/μL 以上に回復した場合は中止可能である。
　　好中球数が回復していなくても，解熱し状態が安定している場合にはたとえ起因菌不明でも de-escalation は可能と思われる。

《エキスパートオピニオン》
こういうときはこうする！

下記に de-escalation についての考え方の一例を示す（図 1）。
例えば FN で重症度も高くメロペネムで開始したところ血液培養から感受性良好な大腸菌が検出された場合，感受性上アンピシリンで感受性がありそうな場合，全身状態や現時点での FN 発症のリスクを加味して①アンピシリンまたは②ピペラシリンやセフタジジムでの de-escalation になると思われる。
また，治療開始後全身状態も良好な状態な場合，初期治療でカルバペネム

を用いていた場合などはより狭域な抗菌薬へと変更可能と思われる③。

初期治療から重症例ではなく，起因菌が不明であっても経験的治療によって臨床的に安定し，かつ解熱が48時間以上維持されている状況であれば好中球回復が得られてなくても一度治療終了を検討する。

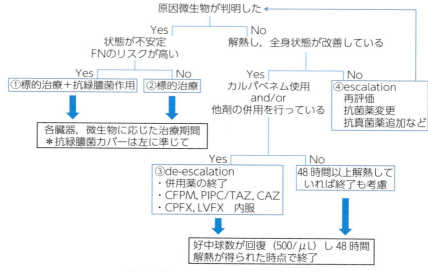

図1）FNでのde-escalationの考え方

CFPM：セフェピム，PIPC/TAZ: ピペラシリン／タゾバクタム，CAZ：セフタジジム
CPFX：シプロフロキサシン，LVFX：レボフロキサシン

▶ 参考文献
1）Freifeld AG et al. Clin Infect Dis 2011;52:e56-e93
2）日本臨床腫瘍学会編：発熱性好中球減少症（FN）診療ガイドライン．南江堂，2012
3）Cohen KJ et al. J Pediatr Hematol Oncol 1995 Nov;17(4):325-330
4）Averbuch D et al. Haematologica 2013 Dec;98(12):1826-1835
5）Aguilar-Guisado M et al. Lancet Haematol 2017 Dec;4(12)e573-e583

第 12 章 免疫不全感染症

④ 発熱性好中球減少症で熱が下がらないことは治療失敗を意味するか？

◆ 現状のエビデンスと問題点

　発熱性好中球減少症で初期治療を開始した後，解熱までの期間は 2〜5 日程度かかるとされているため，治療開始後 3〜4 日（72〜96 時間）を目安に治療効果の評価および治療内容の変更などを検討することが推奨されている[1-3]。その際には自覚症状や血液培養やその他の培養検査，画像検査などを再度検索し感染症のフォーカスを突き止める努力をすることが重要である。初期評価によって原因微生物や感染症のフォーカスが判明した場合はそれに応じた最適治療へと変更することが重要である他，想定される微生物に応じての抗菌薬の追加変更は有効であると思われる（グラム陽性菌感染症や皮膚軟部組織感染症に対するバンコマイシンの追加[4]）。一方でこれらの再検索でも明確なフォーカスが認められない場合も多く，熱のみでそれ以外の状態が安定している場合にはあえて抗菌薬を変更せずに経過をみることも推奨されている。これまで発熱が 72 時間以上持続した発熱性好中球減少症患者で，初期治療としてピペラシリン／タゾバクタムで初期治療を開始した患者で，48〜60 時間発熱が持続する場合に，バンコマイシンを追加した 86 名とプラセボ 79 名との比較試験[5]や，イミペネム／シラスタチンで初期治療を開始し，72〜96 時間発熱が持続している状態でのテイコプラニンを追加した 56 名と，プラセボ 58 名との比較試験[6]のいずれでも，解熱率や死亡率に差は認められなかった。また，他の β ラクタムへの変更やアミノグリコシド，ニューキノロン系抗菌薬の追加についても有効とされるエビデンスはみつけることができなかった。他方，血行動態が不安定な場合には当然，耐性傾向のグラム陰性桿菌やグラム陽性菌と嫌気性菌を十分カバーできるように抗菌薬の追加，変更を検討するべきである。この際にはカルバペネム系への変更やニューキノロン系，アミノグリコシド系の追加およびバンコマイシンなどのグラム陽性菌へのカバーを追加して，対応することが推奨される。

　また，抗菌薬治療開始後 4〜7 日経過しても解熱しない場合は抗真菌薬の追加も検討する必要がある。この場合には，特に糸状菌感染症を念頭に副鼻腔や胸部の CT，アスペルギルスガラクトマンナン抗原なども参考に抗真菌薬の追加も検討す

るとされる[1]。しかしながら，その根拠となる Study[7] では実際に（カンジダ属なども含めて）真菌症が証明できたのは 5％程度（54/1,095 例）であり，IDSA のガイドライン[1] でも熱の持続のみを根拠に抗真菌薬を追加することに関しては疑問を呈している。

> **結論**　発熱性好中球減少症では発熱の遷延のみで抗菌薬を変更するべきではなく，他のバイタルサインに注意して判断する。
> 熱以外の状態や好中球減少期間に応じて抗菌薬，抗真菌薬の適応を判断する。

《エキスパートオピニオン》こういうときはこうする！

　発熱性好中球減少症において初期治療に反応せず熱が遷延することはよくみられることではある。その際に慌てて抗菌薬を変更しても解熱せず，原因菌も不明なままで好中球の回復とともに解熱してくることも少なくない。安易な抗菌薬の変更，追加は薬剤副作用や相互作用，コストの増加，耐性菌の増加を招く。特に血液内科病棟など日常的に広域抗菌薬を使用せざるを得ない場所では耐性傾向は病院全体よりも進んでいることが多く，抗菌薬選択がさらに制限されることとなる。

　そのため通常よりも安全域が狭い好中球減少という状態でも待つとき，動くときの境目は常に意識することが重要である。好中球数が 100/μL 以下で 38℃以上の熱が出ているにもかかわらず元気で食事も十分に取れているような患者がいる中で，そういった患者でも前日や，時には当日の朝と比較して少し咳が出るとか，吸気時にわずかに背中に違和感があるといった非常に軽微な症状でも結果的にそれがアスペルギルス症や接合菌症といった重篤な真菌感染症の初期症状であったことも少なくない。月並みではあるが大事なことは日々時には時間単位で新規の症状が出ないか，何か変化はないかを慎重にみること，CT や培養検査の閾値は低く設定しておくことが重要である。

4 発熱性好中球減少症で熱が下がらないことは治療失敗を意味するか？

▶ 参考文献

1) Freifeld AG et al. Clin Infect Dis 2011;52:e56-e93
2) 日本臨床腫瘍学会編：発熱性好中球減少症（FN）診療ガイドライン．南江堂，2012
3) Flowers CR et al. J Clin Oncol 2013 Feb 20;31(6):794-810
4) Nováková IR et al. J Antimicrob Chemother 1990 Jun;25(6):985-993
5) Cometta A et al. Clin Infect Dis 2003 Aug 1;37(3):382-389
6) Erjavec Z et al. J Antimicrob Chemother 2000 Jun;45(6):843-849
7) Walsh TJ et al. N Engl J Med 2004 Sep 30;351(14):1391-1402

第 12 章 免疫不全感染症

5 好中球減少症に合併した呼吸器感染症はどう考え，どう対応するか？

現状のエビデンスと問題点

　好中球減少期には症状や所見が出にくく感染症のフォーカスが同定しにくいことが多い。好中球減少期のグラム陰性桿菌による肺炎では胸部X線写真で陰影がみられないことが半数近くであり，また痰の膿性化についても所見が得られにくいことも多い[1]。急性骨髄白血病治療中，好中球数 100/μL 以下の状態で発熱した患者の胸部X線およびグラム染色所見を示す。この症例では喀痰培養から *Stenotrophomonas maltophilia* が検出された（図1）。

　一方，発熱性好中球減少症において治療開始後 48 時間以上解熱しない場合，10％ 程度に胸部X線で異常がみられ，胸部 CT 上 50％ 程度で異常がみられるともいわれている[2,3]。下記にドイツのガイドラインでの発熱性好中球減少患者での下気道感染症の診断アルゴリズムを示す（図2）[4]。このアルゴリズムでは画像診断と気管支鏡による BAL が重要な位置を占めている。BAL での提出すべき項目についてもエビデンスレベルつきで記載がある。これらについては本邦で施行できない

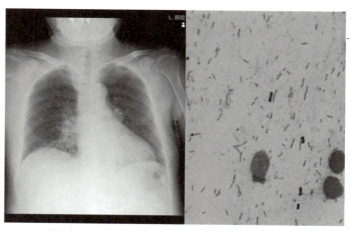

図1）左：胸部X線写真：明確な浸潤影はみられない
　　　右：喀痰グラム染色
わずかな好中球に比して単一のグラム陰性桿菌が多数認められる。

5 好中球減少症に合併した呼吸器感染症はどう考え，どう対応するか？

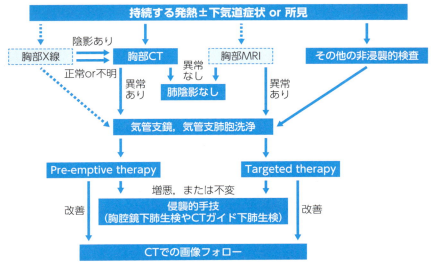

図2）発熱性好中球減少症において肺浸潤影がある，または疑われる際の診療アルゴリズム

ものもあるが，提出の際の参考となる（表1）。また本ガイドラインでは経気管支肺生検（TBLB）に関しては推奨されておらず，生検の際にはCTガイド下の経皮的な生検や胸腔鏡補助下での肺生検が推奨されている。

　特に遷延する好中球減少症において問題となるのは肺真菌症である。特に侵襲性肺アスペルギルス症や肺接合菌症は致死的であり，その診断および治療は好中球減少期の呼吸器感染症において重要な位置を占める。図3は30代の男性でALLの地固め療法中に発熱性好中球減少症となり7日目の患者の胸部X線写真である。右の上肺野に腫瘤状の浸潤影が認められる。同日のCTでは右上葉に内部が淡いすりガラス影で抜けた腫瘤影が認められる。俗にいうreversed halo sign（RHS）である。
　この所見は当初は器質化肺炎での報告が多かったが，肺真菌症，特に侵襲性肺アスペルギルス症や肺接合菌症などでもみられるとされる[5]。画像上の特徴として，結節の数が多い（10個以上），胸水の存在，RHSは肺接合菌症で多いとされている[6]。
　抗真菌薬は副作用や相互作用も多く，接合菌症で有効なアムホテリシンBは腎機能障害や低カリウム血症などが問題となることが多く，肺アスペルギルス症で主に用いられるボリコナゾールも点滴製剤では腎機能障害をきたすほか，造血幹細胞移

表1）肺浸潤影を伴った発熱性好中球減少症患者の気管支肺胞洗浄液での検査項目

推奨される検査法	標的	エビデンスレベル
細胞診	各種微生物および原疾患	B
グラム染色	各種細菌	B
ギムザ染色	細胞数，分画	B
TB-PCR	結核菌	A
PCP-PCR	P. jirovecii	A
Calcofluor white 染色	真菌および P. jirovecii	A
免疫蛍光染色（直接法）	P. jirovecii	A
ガラクトマンナン抗原（ELISA）	Asperguillus 属	A
細菌培養	各種細菌	A
集積培養	各種細菌	C
Legionella PCR	Legionella 属	B
各種ウイルス PCR	CMV, RSV influenza, parainfluenza, metapneumovirus, adenovirus	B
VZV-PCR 定量	Varicella Zoster Virus	B
Asperguillus PCR	Asperguillus 属	B

※参考文献5）より一部改変

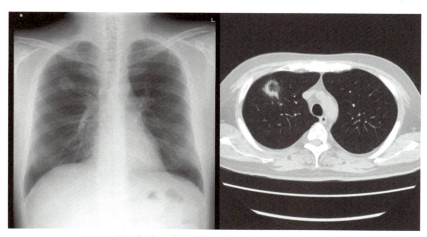

図3）左：胸部X線　右：同日の胸部CT

5 好中球減少症に合併した呼吸器感染症はどう考え，どう対応するか？　*417*

植時に用いるタクロリムスなどのカルシニューリン阻害剤の血中濃度を低下させるため，結果的に GVHD（Graft versus host disease）などのリスクとなるため，その鑑別を進めることは重要である。

> **結論**　発熱性好中球減少症において初期治療に反応しないときは積極的に CT 検査を施行し，CT 画像にて疑わしい所見があれば，可能な限り気管支鏡検査を行う。
> 　同時に，抗真菌薬（liposomal amphotericinB, voriconazole）の開始を検討する。

《エキスパートオピニオン》
こういうときはこうする！

　気管支鏡検査がやむを得ず様々な理由で行えない場合，見切りでの治療とならざるを得ない。その際にはこれまでの抗菌薬，抗真菌薬の使用経過，βグルカンやガラクトマンナン抗原など血清検査所見，接合菌を示唆するリスクや画像所見，好中球数回復の目処や免疫抑制の状態を加味し，アムホテリシン B（リポソーマル）かボリコナゾールかを選択することになる。

　また，好中球減少患者での真菌による呼吸器感染症は適切な抗真菌薬使用でも改善がみられず，治療に難渋することが多い。そのため抗真菌薬の併用[7]や鉄キレート剤との併用[8]，顆粒球輸注[9]など様々な方法がとられている。有効であるとする報告もあれば逆に死亡率が上がったとする報告もあり，まだ結論は出ておらず，少なくとも初期治療から併用するエビデンスはないが，例えばキャンディン系やボリコナゾールやリポソームアムホテリンシン B による抗真菌薬併用については真菌症が確定されておりかつ治療反応性が悪い場合などは試みてもよいかもしれない。疑診例では併用前に心不全，肺胞出血，器質化肺炎，薬剤性肺炎，ARDS など非感染症の肺病変の可能性について診断を見直すことも重要と思われる。

▶ 参考文献

1） 大曲貴夫　編：免疫不全者の呼吸器感染症．南山堂，2011
2） Sickles EA et al. Arch Intern Med 1975 May;135(5):715-719
3） Heussel CP et al. Am J Roentgenol 1997;169:1347-1353
4） Heussel CP et al. J Clin Oncol 1999;17:796-805
5） Maschmeyer G et al. Ann Oncol 2015 Jan;26(1):21-33
6） Godoy MC et al. Br J Radiol 2012 Sep;85（1017）:1226-1235
7） Chamilos G et al. Clin Infect Dis 2005 Jul 1;41(1):60-66
8） Reed C et al. Clin Infect Dis 2008;47:364-371
9） Spellberg B et al. J Antimicrob Chemother 2012; 67:715-722
10） West KA et al. Br J Haematol. 2017 May;177(3):357-374

第12章 免疫不全感染症

6 好中球減少時にG-CSFはルーチンに用いるべきか？

現状のエビデンスと問題点

　癌患者において感染症はもっとも頻度の高い治療関連死（therapy related cause of death）の原因である。特に抗癌化学療法に伴う好中球減少期において、発熱性好中球減少症（Febrile neutropenia：FN）はもっとも重要な感染症の兆候であり、その発見および早期治療は感染症としての治療のみならず、その先の化学療法の継続、ひいては悪性腫瘍の治療において重要な意味をもつ[1]。顆粒球コロニー刺激因子（granulocyte-colony stimulating factor：G-CSF）は、骨髄中の好中球前駆細胞に存在するG-CSF受容体に結合し、好中球前駆細胞から好中球への分化を促進することで、末梢血中の好中球数を増加させる[2]。そのため好中球減少期にG-CSFを投与することで発熱性好中球減少症の予防や治療の補助とならないか様々な研究がなされてきた。

　G-CSF使用のアウトカムについては直接生存の改善が得られるとする報告は稀で、一部には感染症関連死亡を低下させるとするものはあるものの無増悪生存期間（progression-free survival：PFS）、全生存期間（overall survival：OS）に有意な影響を与えるものはないとする結果が大半であった。そのため、G-CSF使用のアウトカムとしてはFN発症率の低下、QOLに置くことが多く、そのため、好中球減少時のルーチンでの使用は各国のガイドラインでも推奨されていない[1,3,4]。

　化学療法の初回よりFN発症前からG-CSFをあらかじめ投与する1次予防については、①行う化学療法自体のFN発症リスクと、②患者側の発症リスクとの組み合わせでその使用について考慮される。端的にはFN発症リスクが高値（20％以上）とされる場合、中等度リスクでも患者側のリスク因子が存在する場合などは投与が推奨されている（表1）。

　次に過去にFNを発症したり、遷延性の好中球減少で次回化学療法の延期が必要となったりした場合における2次予防については、前回G-CSF使用していればそのままの使用を、未使用であった場合は治療強度、投与間隔など化学療法の調整や治療目的（curative or palliative）、上記で述べたリスク因子の再評価を行い、化学療法の減量やスケジュール変更が望ましくない症例においては使用が検討される

表1） 発熱性好中球減少症の発症リスク

リスク因子
高齢者（65歳以上）で通常doseの化学療法
PS不良または栄養状態不良
化学療法または放射線療法施行歴
治療前の好中球減少または腫瘍の骨髄浸潤
感染や開放創
最近の手術歴
腎障害（CCr＜50 mL/min）
肝障害（ビリルビン＞2.0 mg/dL）
HIV感染（特にCD4細胞数の少ない患者）
心血管疾患
複数の合併症
他レジメンでのFNの既往

※参考文献1）を元に改訂

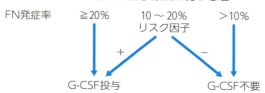

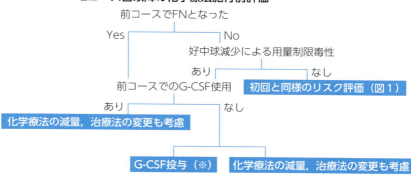

※参考文献1, 3）を元に改訂
※化学療法により"治癒"を含む十分な効果が期待でき、治療強度を下げない方がいいと考えられる疾患の患者
　ホジキンリンパ腫、非ホジキンリンパ腫（中、高悪性度）、乳がん（術後化学療法）、胚細胞腫瘍、絨毛がん、肺小細胞がん、急性白血病など

図1） 2次予防としてのG-CSF

6 好中球減少時にG-CSFはルーチンに用いるべきか？

とされる（図1）。

　最後にFNを発症した際のG-CSFについてであるが，すでに投与中であれば継続することが勧められ，投与されていない場合にはルーチンで投与する必要はなく，FNの重症化，予後不良因子などがある場合に投与を検討することが望ましい。具体的なリスクについてはNCCNのガイドライン[3]やMASCCスコア[5]などが参考となる。

結論　好中球減少時の盲目的なG-CSF使用は行わない。
リスク因子を把握してG-CSF投与を行う。

《エキスパートオピニオン》
こういうときはこうする！

　実際にG-CSF製剤を使用する場合，投与経路としては重篤な血小板減少や出血傾向がない限りは皮下投与を行う。基本的にはフィルグラスチムやレノグラスチムのような1日1回の製剤を使用し，好中球が5,000/μL以上となるようであれば投与を終了する。長時間作用型の製剤もあるが血球のコントロールが一度使用すると止めようがないことからは頻回の通院が困難かつ，好中球減少期間がそれなりに長くなる可能性がある状況以外では積極的には使用しない。

　また抗癌剤以外では敗血症性ショックなどの重症感染症において好中球減少がみられることがある。この際のG-CSFの可否については少数のRCTやレビュー，メタアナリシス[6-8]が存在しているが，いずれも化学療法後のFNと同じく死亡率の低下は証明されていないため，ルーチンでの使用は行わない。

▶ 参考文献

1）日本がん治療学会：G-CSF適正使用ガイドライン 2013年版 ver4, 2017
2）Infections in hematology Springer-Verlag Berlin Heidelberg 2015
3）NCCN guideline Version 1 2017 Myeloid Growth Factors

4) Smith TJ et al. J Clin Oncol 2015 Oct 1;33(28):3199-3212
5) Klastersky J et al. J Clin Oncol 2000;18:3038-3051
6) Meisel C et al. Am J Respir Crit Care Med 2009 Oct 1;180(7):640-648
7) Mathias B et al. Medicine (Baltimore) 2015 Dec;94(50):e2044
8) Bo L et al. Crit Care 2011;15(1):R58

第12章 免疫不全感染症

 ニューモシスチス肺炎の予防は HIV 感染以外にはどんな患者に行うべきか？

現状のエビデンスと問題点

　ニューモシスチス肺炎は細胞性免疫不全の患者で肺炎を起こす。その発症様式は HIV 患者と非 HIV 患者で異なり，HIV 患者においては一般的に CD 4 値が 200/μL 以下の場合に発症し，その進行は緩徐で乾性咳嗽を伴いやすい。一方非 HIV 患者では急激な発症であり，呼吸困難や低酸素血症を伴うことが多い。死亡率についても HIV 患者においては 10〜20％ 程度とされるのに対して，非 HIV 患者では 30〜60％ 程度と高く，その中でも背景疾患としては悪性腫瘍が臓器移植や膠原病に比べると高い死亡率とされている[1-3]。これまで HIV の有無にかかわらずその予防方法や対象について様々な研究がされてきた。HIV 患者については一般的に CD 4 値が 200/μL 以下がリスクとなるため，予防投与が必要とされている[4]。一方で非 HIV 患者ではその発症リスクが 6％ を超える場合に予防投与をすべきとされており[5]，そのリスク因子として治療薬も含め大きく分けると悪性腫瘍，臓器移植後，膠原病などの自己免疫疾患に分けられる。

　悪性腫瘍については予防の対象となる状況として原病自体によるものやその治療薬で特異的にリスクが高いものがある。具体的には急性リンパ性白血病ではその治療期間中は予防が必要とされている他，治療として造血幹細胞移植後，抗 CD 52 抗体である alemtuzumab や悪性リンパ腫への化学療法 (bi-weekly の R-CHOP 療法，ABVD 療法，FCR (fludarabine, cyclophosphamide, rituximab) 療法，high dose methotrexate 療法) や脳腫瘍に対する temozolomide 併用の放射線療法，などでは予防が必要とされている。また悪性腫瘍の治療においてはステロイドも併用されることが多く，プレドニゾロン 16〜25 mg，あるいはそれに相当する量のステロイドが 4 週間以上投与される場合にも同様に予防が必要とされる[6]。固形臓器移植後では移植後 6〜12 ヵ月まではルーチンでの予防投与が推奨されており，肺および小腸移植後，または過去の PCP の既往や慢性的にサイトメガロウイルス感染症が併存している場合は生涯予防も推奨されている[7]。

　膠原病などの自己免疫疾患では上記 2 つと比較すると明確なガイドラインは存在しないが，主にステロイドの投与量が 20 mg を超えるような場合で他の免疫抑制

剤（Cyclophosphamide など）を併用する場合は一般的にリスクが上がるとされており予防を考慮する[8]。また，皮膚筋炎／多発性筋炎では発症率が高く，全身性エリテマトーデスでは低かったとする報告[9]やリウマチ性疾患では1〜2％程度の発症率であったとする報告[10]もあるが，いずれも症例数としては少なく，疾患別で予防の可否を決めることは難しいと思われる。近年使用されている生物学的製剤については単独でのPCP発症リスクは0.4％程度とする報告もあり[11]，生物学的製剤の使用のみでは予防を行う意義は少ないと思われるが，3つの危険因子（既存肺病変，65歳以上，ステロイド併用）がある場合には予防投与を行うべきとする報告もある[12]。

使用薬剤としてはST合剤がもっとも信頼できる。非HIV感染でのST合剤を用いた予防効果については2014年のコクラン・レビュー[4]で85％のリスク減をもたらし，NNT（number needed to treat）が19であったとされ，予防の第一選択薬となる。

結論　非HIV感染におけるニューモシスチス肺炎予防はリスク（表1）のある状況で考慮する。

《エキスパートオピニオン》
こういうときはこうする！

　ST合剤が使用できない場合にはアトバコン，ダプソン，ペンタミジン吸入などが使用されるが，いずれも非HIV感染でのPCPへの予防に対するエビデンスは限定的であり，結論は出ていない。脱感作がアレルギーなどで使用できない場合の考え方として，筆者はまず，アトバコンの内服をトライの後，また，可能であれば脱感作を行うこともある。アトバコンはコストが高いという問題はあるが，ペンタミジン吸入は刺激性も強く，吸入手技，設備の面からも確実性に欠けるため，選択肢の上位には上がらない。ダプソンは保険適用外使用となることと，メトヘモグロビン血症が副作用としてそれなりにみられるため，アトバコンよりは費用面でメリットは大きいが，率先して使うまでには至っていない。

7 ニューモシスチス肺炎の予防は HIV 感染以外にはどんな患者に行うべきか？

予防投与の中止タイミングについては原疾患にもよるため，一概には規定できないが，治療終了と同時に予防も中止してよい場合と，そうではない場合があることは注意が必要である（表1）。

表1）ニューモシスチス肺炎の予防投与を考慮する疾患，治療および投与期間

リスクとなる疾患，治療	投与期間
急性リンパ性白血病	白血病治療期間中
同種造血幹細胞移植後	6ヵ月，または免疫抑制剤使用中
自家末梢血幹細胞移植後	移植後3〜6ヵ月
Alemtuzumab 使用	治療後2ヵ月，かつCD4が200/μL以上
フルダラビンやその他のプリンアナログ	CD4が200/μLとなるまで
悪性リンパ腫での化学療法※	基本的には治療期間中
テモゾロミド併用放射線療法	全リンパ球数が正常化するまで
全ての臓器移植後	6〜12ヵ月。肺，小腸では生涯内服も検討
プレドニゾロン20 mg 程度もしくはそれと同用量のステロイドが4週以上＋α	ステロイド中止もしくは20 mg 以下になるまで〜減量または中止後6週間程度

※ bi-weekly のR-CHOP療法，ABVD療法，FCR（fludarabine, cyclophosphamide, rituximab）療法，high dose methotrexate療法＋α：生物学的製剤，免疫抑制剤などの薬剤，担癌患者，皮膚筋炎／多発性筋炎など

▶ 参考文献
1) 大曲貴夫　編：免疫不全者の呼吸器感染症，南山堂，2011
2) Pranatharthi H. Infections in the Immunosupressed Patient Oxford University Press 2016
3) Thomas CF Jr et al. N Engl J Med 2004 Jun 10;350(24):2487-2489
4) Stern A et al. Cochrane Database Syst Rev 2014;10:CD005590
5) Stansell JD et al. Am J Respir Crit Care Med 1997 Jan;155(1):60-66
6) Cooley L et al. Intern Med J 2014 Dec;44(12b):1350-1363
7) Martin SI et al. Am J Transplant 2013 Mar;13 Suppl 4:272-279
8) UpToDate® Treatment and prevention of Pneumocystis pneumonia in non-HIV-infected patients.
9) Kadoya A et al. J Rheumatol 1996 Jul;23(7):1186-1188
10) Sepkowitz KA. Clin Infect Dis 2002 Apr 15;34(8):1098-1107
11) Takeuchi T et al. Ann Rheum Dis 2008;67:189-194
12) Komano Y et al. Arthritis Rheum 2009;61:305-312

第12章 免疫不全感染症

8 化学療法を行う悪性腫瘍患者ではルーチンでIGRAを測定すべきか？ そして，陽性であった場合には治療対象となるか？

◆ 現状のエビデンスと問題点

　結核は結核菌（Mycobacterium tuberculosis）による感染であり結核菌を吸引することで気道内から肺胞へと到達し，増殖し，それを貪食した肺胞マクロファージが結核菌を処理しきれないため，局所リンパ節を経て血行性，リンパ行性に全身へと広がっていく。しかし通常の免疫状態であれば9割が発症せずに抑え込めるとされており，その場合は何十年も潜伏状態になるとされている（潜在結核：LTBI)[1]。そして免疫状態が正常であれば抑え込めていた結核が，加齢により免疫力が低下することで活動性の結核へと進展していくことが一般的な高齢者での結核のひとつの発症経過である（二次結核）[2]。

　結核感染の診断方法として，従来行われてきたツベルクリン反応は過去のBCG接種の影響を受けるため，本邦のようにBCG接種率の高い地域では特異度に問題があった。これに対して結核特異抗原の刺激によってリンパ球から遊離されるインターフェロンγを測定するインターフェロンγ遊離試験（interferongamma release assay：IGRA）はより特異度が高く結核感染の診断に有用であるが活動性の有無については判定できないため，陽性であった場合でも活動性結核，すなわち排菌の有無や臓器病変の有無については個別に検討していく必要がある。

　近年，免疫抑制剤や生物学的製剤などの進歩に伴い，結核の再活性化が問題となり，潜在結核の診断および治療の重要性が高まってきている。潜在結核の診断自体には上記のIGRAを用いることが多く，潜在結核の治療については国内では結核病学会からの提言[3]が存在する。そこでは積極的にLTBI治療を検討するのは，"HIV/AIDS，臓器移植（免疫抑制剤使用），珪肺，慢性腎不全／透析，最近の結核感染（2年以内），胸部X線画像で線維結節影（未治療の陳旧性結核），生物学的製剤の使用，多量の副腎皮質ステロイドなど，相対危険度が4以上と考えられる状態である"とされている。逆に上記のリスクのある患者についてはIGRA測定がLTBI診断のために必要である。

　一方提言の本文中には代表的な免疫抑制者であり，実際にはハイリスクと思われる悪性腫瘍で化学療法を受ける患者については言及されていない。悪性腫瘍に対す

8 化学療法を行う悪性腫瘍患者ではルーチンでIGRAを測定すべきか？ そして，陽性であった場合には治療対象となるか？

る化学療法は結核発症・再燃のリスク（IRR 4.32, 95% CI, 1.10–16.89）とする報告がある[4]。その一方で化学療法中における結核の発症・再燃に関しては一般的な結核患者と比較して差は認めず，化学療法は結核治療の妨げとはならないという報告もあり[5] 英国の National Institute for Health and Care Excellence（NICE）のガイドライン[6]では血液悪性腫瘍，化学療法を受ける患者，胃癌または他の理由による胃切除後については結核の発症のハイリスクとしているが，IGRA などのスクリーニングや治療適応については特に推奨はされていない。IDSA/ATS のステートメント[7]では血液悪性腫瘍や頭頸部癌，肺癌については結核発症のハイリスクであり，治療については考慮するとされている。ただ，これらのガイドラインの根拠となる論文はいずれも古く，ツベルクリン反応での潜在結核診断であるため，診断精度に問題が残るが，そのためその推奨も決して強いものではなかった。最近の研究では胃癌において，化学療法単独では一般人口と比べて差がなかったとされる（リスク比1.06, 95% CI, 0.25–4.5）[8]。

近年の悪性腫瘍と結核の発生に関する研究を集めたシステマティック・レビューが2017年に ERJ 誌に掲載された。それによれば成人の悪性腫瘍患者での結核の発症リスクは悪性腫瘍全体で 2.61（95% CI, 2.12–3.22; $I^2=91\%$），血液悪性腫瘍では 3.53（95% CI, 1.63–7.64; $I^2=96\%$），固形腫瘍では 2.25（95% CI, 1.96–2.58; $I^2=91\%$）であったとされる。発症リスク自体は高いものの，程度としては決して高くないこと，生命予後と結核発病までの期間を加味すると他のリスクがない場合に積極的なスクリーニングおよび治療については不要とされている[9]。ただ，この論文で解析対象となった元文献の多くでは化学療法を含めた治療内容については記載されておらず，化学療法を行った際にも同程度のリスクであるかは疑問が残る。

> **結論**
> 担癌患者でのルーチンでの IGRA 測定や LTBI 治療については不要と思われる。
> 化学療法を行う場合に測定する意義についてはまだはっきりしていない。

《エキスパートオピニオン》
こういうときはこうする！

　実際に悪性腫瘍の治療前に何らかの形でLTBIが判明した場合でかつ，他の要因として発症リスクが高い場合には治療すべきであるが，その場合の治療としてはイソニアジドを9ヵ月またはリファンピシンを併用することで4ヵ月程度の治療期間が必要とされる[3]。

　そのため，何らかの形でIGRA陽性と判明した担癌患者では，まず活動性結核の有無を確認し（胸部画像や3連痰など），そのうえでイソニアジドの使用を検討する。少なくとも潜在結核治療においては化学療法を遅らせるべきとするエビデンスはなく，現実的には並行して治療を行うしかない。ただ，消化器症状や肝障害などで抗結核薬の内服が難しくなることも多く，その際には耐性化の懸念もあるため断続的に内服するよりは一旦抗結核薬を中断し，慎重に経過を観察することが望ましいと思われる。

　一方，LTBIの治療が必要な高リスク群で，何らかの理由（副作用，薬剤耐性）でイソニアジドやリファンピシンが使用できない場合については，減感作療法，またはピラジナミド＋エタンブトールやピラジナミド＋レボフロキサシンでの治療を勧める専門家もいるが，活動性結核を発症した際の耐性の面を考慮すると可能であれば減感作療法を行う。抗結核薬が耐性で使用できない場合には多剤耐性結核およびLTBI治療の経験が多い医師のもとで判断をあおぐべきである。

▶ 参考文献
1 ）青木　眞：レジデントのための感染症診療マニュアル 第3版　医学書院，2015
2 ）岡　秀昭：レジデントノート Vol.18 No.15　羊土社，2017
3 ）日本結核病学会予防委員会・治療委員会. Kekkaku 2013;88(5):497-512
4 ）Kim HR et al. Respirology 2008;13:413-419
5 ）Kim DK et al. Chest 2005;128:2218-2222
6 ）Tuberculosis NICE guideline［NG33］www.nice.org.uk/guidance/ng33/chapter/Recommendations#latent-tb
7 ）ATS statement. Am J Respir Crit Care Med 2000; 161:S221-S247
8 ）Huang SF et al. Gastric Cancer 2011 Aug;14(3):257-265
9 ）Dobler CC et al. Eur Respir J 2017 Aug 24;50(2)

第12章 免疫不全感染症

⑨ CMV感染症の治療法について

現状のエビデンスと問題点

　サイトメガロウイルス（CMV）はヘルペスウイルス目のサイトメガロウイルス属 Human herpesvirus 5 というのが正式名称である。一般的には幼少期に感染し，その後は基本的には生涯にわたって潜伏感染している状態である。そのため，宿主が高度の細胞性免疫不全を生じた場合に再活性化し問題となる。特にHIV感染症，造血幹細胞移植や固形臓器移植の他，免疫抑制剤，アレムツズマブなどの分子標的薬や大量ステロイド療法リスクである[1]。固形臓器および造血幹細胞移植患者ではドナーおよびレシピエントの感染状況が重要である。感染臓器としては種々にわたり，またそれとは別個にウイルス血症が存在しているため，CMV感染と感染症を区別する必要がある。CMV感染（CMV infection）とは，血液やその他の検体から体内にCMVが同定される状態を意味し，臓器障害など臨床症状を伴うものがCMV感染症（CMV disease）である。

　CMV感染は，CMV感染症の前段階にあるが，CMV感染が全てCMV感染症に移行するわけではない[2]。CMVが血中に存在することと，各臓器で感染症を起こすこととは関連はあるが同一ではない。詳細は成書に譲るが，CMV肺炎では血中のCMV抗原陰性であることは比較的稀であるが，網膜炎では抗原陽性となるのは50％以下，腸炎では20％程度とされている[3]。

　治療方法として既にCMV感染症を発症している場合はもちろん治療となるが，特に移植患者においてはCMV感染症が致命的となることが多く，そのため移植患者においては抗ウイルス薬による予防投与（prophylactic therapy）やCMV pp65抗原の測定やPCR法によってウイルス血症（CMV感染）が判明した時点で治療を開始する先制攻撃的治療（preemptive therapy）が行われている[3,4]。

　実際に初期治療薬としては国内ではガンシクロビルおよび内服薬としてガンシクロビルのプロドラッグであるバルガンシクロビル，ホスカルネットが使用可能である。固形臓器移植やその他免疫抑制剤の使用中の場合などは基本的にガンシクロビルを用い，ガンシクロビルへの耐性化が疑われる症例ではホスカルネットを使用するとされている[4]。一方で，ガンシクロビルによる有害事象としての骨髄抑制が時

に致命的となる造血幹細胞移植領域においてはガンシクロビルとホスカルネットについてはそれぞれの有害事象を鑑みて選択すべきとしており，アルファベット順の都合とは思われるがホスカルネットが先に記載されているガイドラインもある[5]。

予防投与や先制攻撃的治療の選択に関しては臓器移植の種類により異なる。

造血幹細胞移植においては先制攻撃的治療が用いられる。予防投与については，明確なエビデンスがあるのはガンシクロビルのみであるが，骨髄抑制のある抗ウイルス薬を長期にわたり投与することになることや先制攻撃的治療のエビデンスの集積から現時点では先制攻撃的治療が好んで行われている[2, 6]。一方で固形臓器移植においては予防投与，先制攻撃的治療ともに用いられているが特に心臓や肺移植においては，予防投与を用いることも弱く推奨されている[4]。他方，ステロイド使用者やその他の免疫抑制患者においての予防投与や定期的なウイルス抗原のモニタリングについては有効性がはっきりしていない。

結論 造血幹細胞または固形臓器移植患者のCMV感染においては先制攻撃的治療または予防投与を行う。
ステロイドなどの免疫抑制患者ではこれらの戦略の有効性は不明である。

《エキスパートオピニオン》
こういうときはこうする！

特に造血幹細胞移植患者で先制攻撃的治療を行った際に治療開始後1～2週後の抗原量が増加することがあるが，これは患者の免疫抑制の影響であり，治療の失敗や不応を意味するわけではないため，慌てて抗ウイルス薬を変更する必要はない。

ウイルスの耐性は主にウイルスのゲノム上のU97遺伝子（チミジンキナーゼをコードし，主にガンシクロビルの耐性に関与する），UL54遺伝子（DNAポリメラーゼをコードし，主にガンシクロビルおよびホスカルネットの耐性に関与する）の変異からなるが，実際には耐性化が起こることは比較的稀であり，特に長期間の免疫抑制状態で抗ウイルス薬が恒常的に入っている状態

などでみられるとされ，例えば造血幹細胞移植のガイドライン[2]上ではガンシクロビルが十分投与されている状況で，2週間以上持続してウイルス量に増加がみられる場合には，ガンシクロビル治療抵抗性のCMV感染を考慮する，とされている．また，予防投与を受けている中で発症したCMV感染症では予防に用いた薬剤以外の抗ウイルス薬を用いるべきと思われる．耐性CMVの治療についてはホスカルネットや，ガンシクロビルにホスカルネットの追加，ガンシクロビルの増量（15 mg/kg/day），欧米ではcidofovirなどが用いられる[7]．併用療法についてはCMVの中枢神経感染症で，移行性の問題から用いられることもある[8]．

最後に移植以外のステロイドや免疫抑制剤使用者では血中のCMV抗原陽性のみでの治療開始は行わず，可能な限り組織生検での確定診断を念頭に感染臓器の特定を行う．例えばCMV肺炎では可能な限り気管支鏡検査による肺生検を行うが，仮に施行できない場合は他の鑑別診断（ニューモシスチス肺炎や薬剤性肺炎，その他の非定型肺炎など）や状況（HIV感染症では肺のCMV感染症は稀であったり，アレムツズマブ使用中であればCMV感染症のリスクは高いなど）を加味したうえで治療開始を検討するが，少なくとも1回のCMV抗原陽性でもって反射的に治療開始とはしないことを記しておく．

▶ 参考文献

1) 大曲貴夫　編：免疫不全者の呼吸器感染症，南山堂，2011
2) 竹中克斗：日本造血細胞移植学会ガイドライン　サイトメガロウイルス感染症　第3版
3) Mori T et al. Bone Marrow Transplant 2004;33(4):431-434
4) Kotton CN et al. Transplantation. 2013 Aug 27;96(4):333-360
5) Ljungman P. J Infect Dis 2002 Oct 15;186 Suppl 1:S99-S109
6) Tomblyn M et al. Bone Marrow Transplant 2009 Oct;44(8):453-455
7) Boeckh M et al. Blood 2009;113(23):5711-5719
8) Anduze-Faris BM et al. AIDS 2000 Mar 31;14(5):517-524

第13章

輸入感染症・人畜共通感染症

1. 海外渡航帰りの敗血症に対する経験的治療は？ ……………………… 434
2. 腸チフスに対する治療は？　セフトリアキソン？
   ニューキノロン系？　アジスロマイシン？ ……………………………… 438
3. 赤痢アメーバに対してパロモマイシンは使用すべき？
   膿瘍をドレナージすべき？ ………………………………………………… 441
4. 本邦でのマラリア治療はどうする？ ……………………………………… 444
5. 本邦でのマラリア予防はどうする？ ……………………………………… 448
6. デング熱の血小板減少に対する血小板輸血の適応は？ ……………… 452
7. 日本紅斑熱ではテトラサイクリン系にニューキノロン系を
   併用する方がよいか？ ……………………………………………………… 455
8. ネコひっかき病に抗菌薬を使用するか？ ……………………………… 458
9. 本邦でのトキソプラズマ脳炎の治療はどうする？ …………………… 461
10. 旅行者下痢症には抗菌薬は必要か？　使うなら何がよいか？ ……… 465

第13章 輸入感染症・人畜共通感染症

① 海外渡航帰りの敗血症に対する経験的治療は？

◆ 現状のエビデンスと問題点

　敗血症は2016年に国際的な定義が改定され，1991年の国際会議で決定された「感染症による全身性炎症反応症候群（Systemic Inflammatory Response Syndrome：SIRS）」の基準から，Spsis-3での「感染症に対する宿主の異常反応により生命を脅かす臓器障害」を基準としたSOFAスコアに変更され，呼吸器（PaO_2/FIO_2），凝固（血小板数），肝臓（ビリルビン値），心血管（平均血圧，昇圧薬の使用量），中枢神経系（GCS），腎臓（血清クレアチニン，尿量）で判断することになった。特に，呼吸数≧22/min，意識レベルの変化（GCS＜15），収縮期血圧≦100 mmHgの2項目以上に該当する場合を敗血症疑いとするqSOFAスコアで初期評価を行うこととなった[1]。「海外渡航帰り」であってもこの基準は変わらないが，想定する微生物が違えば治療も変わるため，まずは①国内であまりみることのない輸入感染症，②国内でも罹患する一般的な感染症を意識する。

　輸入感染症の所見は非特異的なことが多いため，渡航地，潜伏期（表1），病原体の暴露歴から鑑別疾患を考える。渡航地から病原体を推定する場合には，厚生労働省検疫によるFORTH（http://www.forth.go.jp/），CDCによるTraveler's Health（https://wwwnc.cdc.gov/travel/），英国National Services Scotlandによるfitfortravel（http://www.fitfortravel.nhs.uk/home.aspx）などが参考になる。

　最初は感染伝播の観点からもウイルス性出血熱の可能性がないかを検討する必要がある。そのうえで見逃せない疾患は熱帯熱マラリアであり，特に重症熱帯熱マラリアは敗血症の基準に当てはまることがある。

　渡航帰りの発熱患者を検討した報告からも，渡航地がサハラ以南のアフリカであればマラリアの頻度は高く，積極的に疑う必要がある[2]。マラリアを疑った際には，ギムザ染色末梢血塗抹標本でマラリア原虫を確認することが基本となるが，熱帯熱マラリア原虫に含まれるhistidine rich protein 2（HRP 2）とマラリア原虫のlactate dehydrogenase（pLDH）を検出するイムノクロマトグラフィ法による迅速診断キットもあり，マラリア全体に対して感度97％，陰性的中率99.6％と

1 海外渡航帰りの敗血症に対する経験的治療は？

末梢血スメアの感度85％，陰性的中率98.2％と比べても良好な成績であり，熱帯熱マラリアに限れば感度100％と報告されている[3]。しかし，三日熱マラリアでは感度69％と低く，非熱帯熱マラリアの場合は迅速診断キットで除外はできない。熱帯熱マラリア以外にも重症化しうるサルマラリア原虫（*Plasmodium knowlesi*）によるヒトへの感染も本邦で報告されている[4]。

マラリア以外にもリケッチア，レプトスピラ，髄膜炎菌などは，特に渡航帰りでも敗血症の基準を満たしやすい疾患であり，山林，淡水での活動，ダニ，げっ歯類の暴露歴などは確認しておく。カンピロバクター腸炎の初期で消化器症状が目立たず，フォーカス不明の敗血症として対応することもあるため，摂食歴の確認も重要となるが，海外渡航後の場合は国内例よりも摂食歴がはっきりしないことが多い。デング熱も初期に紅斑が目立たなければフォーカスがはっきりしない発熱として受診することもあるが，デング熱の迅速診断キットや，アフリカ以外の地域での渡航後の場合にCRPが1.0 mg/dL未満の所見がマラリアなどと比べて特異的であったという報告もある[5]。デング熱の場合は対症療法が中心となるため，その他の敗血症や，紅斑が目立つ場合にはトキシックショック症候群やリケッチア症の可能性を考慮した対応も必要となる。

また，腎盂腎炎や胆管炎など一見輸入感染症と関係ない病態の場合にも，その起炎菌としてESBL産生菌，AmpC過剰産生菌などの耐性菌の関与，特にカルバペネム耐性菌の関与も考慮する。2015年のEuropean Antimicrobial Resistance

表1）輸入感染症としての代表的な疾患の潜伏期間

潜伏期間	疾患
10日以内	アルボウイルス感染症，ウイルス性出血熱，デング熱，細菌性腸炎ウイルス性髄膜炎，リケッチア症，ペスト，インフルエンザ，炭疽
11～21日間	マラリア（特に熱帯熱マラリア），レプトスピラ症，腸チフス，パラチフス，リケッチア症，アフリカトリパノソーマ症，ブルセラ症，腸管原虫感染症，ウイルス性肝炎（A型，E型），糞線虫症，ライム病，皮膚ハエ症／スナノミ症／疥癬
30日以上	マラリア，結核，ウイルス性肝炎，腸管寄生虫感染症，HIV感染症，住血吸虫症，フィラリア症，アメーバ性肝膿瘍，リーシュマニア症，アメリカトリパノソーマ症

文献8）より引用

Surveillance network (EARS-Net) の年報によると血液・髄液から検出された *Klebsiella pneumoniae* の耐性率は欧州でもギリシャで61.9％，イタリアで33.5％である[6]。インドなどのアジア諸国での渡航歴や現地での医療機関受診歴などがある場合にNDM型メタロβラクタマーゼ産生菌などの検出も報告されている[7]。

また，渡航後の感染症はしばしば複数の病原体が同時に感染することもあり，ひとつの病態で説明しづらい場合には2つ以上の病原体を考えて対応していくことも必要である。

> **結論** 渡航地，潜伏期，病原体の暴露歴で鑑別を考え，まずはウイルス性出血熱の除外，熱帯熱マラリアの検査として迅速診断キット検査やギムザ染色末梢血塗抹標本の顕微鏡検査を行う。そのうえで血液培養などの培養検査を行い，渡航地の耐性菌の頻度を加味した経験的治療を行うことになる。

《エキスパートオピニオン》
こういうときはこうする！

渡航地がアフリカや南米などであれば出血熱の可能性をまずは検討し，エボラ出血熱などのウイルス性出血熱の可能性が高ければ一類感染症に対応できる施設への転送を相談する。渡航地がアフリカ（特に西アフリカ），次いで東南アジアや中南米で，潜伏期が7日以上28日以内であれば，熱帯熱マラリアの迅速診断キット検査を行う。これで陽性となり，重症熱帯熱マラリアの定義を満たす状態であれば熱帯病治療薬研究班薬剤使用機関への転送を検討する。陰性であればギムザ染色末梢血塗抹標本の顕微鏡検査を12時間毎に3回繰り返してマラリア原虫の存在を確認していくが，それと同時に血液培養，尿培養などの必要な培養検査は提出しておく。潜伏期が7日以内の場合や，リンパ節腫脹，皮疹，関節炎の所見が明らかであった場合にはマラリア以外の関与も積極的に考慮する。また，マラリアでショックになることは少ないため，マラリア検査が陽性の場合でもショックであれば細菌感染

の合併を考慮した抗菌薬投与を行う。

　特に医療機関受診歴がなく，グラム染色などの迅速検査で病原体が絞れない場合はセフトリアキソンで治療開始する．海外（特にインドなどの東南アジア，ギリシャ，イタリアなど）の医療機関受診歴が濃厚であれば，ESBL産生菌，AmpC過剰産生菌などの多剤耐性菌の関与も疑い，カルバペネムなどの広域抗菌薬投与，さらにショックであればカルバペネムにアミノグリコシドの併用などを行うことを検討する．また，ダニ咬傷の可能性が高い場合，痂皮や皮疹の存在などでリケッチア症を想定した場合にはテトラサイクリンの投与を検討する．

参考文献

1) Singer M et al. JAMA 2016;315(8):801-810
2) Freedman DO et al. N Engl J Med 2016;354(2):119-130
3) Stauffer WM et al. Clin Infect Dis 2009;49(6):908-913
4) Tanizaki R et al. Malar J 2013;12:128
5) Kutsuna S et al. J Infect Chemother 2015;21(4):272-276
6) European Antimicrobial Resistance Surveillance Network (EARS-Net). https://ecdc.europa.eu/sites/portal/files/documents/antibiotics-EARS-Net-summary-2016_0.pdf（Accessed 2017/9/20）
7) 鈴木里和　他：外来型カルバペネマーゼ産生腸内細菌科細菌の検出状況．IASR，2014;35:287-288
8) Spira AM. Assessment of travelers who return home ill. Lancet 2003;361:1459-1469

第13章 | 輸入感染症・人畜共通感染症

腸チフスに対する治療は？　セフトリアキソン？　ニューキノロン系？　アジスロマイシン？

現状のエビデンスと問題点

　腸チフスは Salmonella enterica serovar Typhi（S. Typhi）の経口摂取によって起こる菌血症を伴う病態である。特にインド，バングラディッシュ，パキスタンなどの南アジアの渡航で罹患することが多く，時に不明熱の病態を辿ることもある。治療に関して，WHO の推奨では第3世代セフェム系薬，ニューキノロン系薬，クロラムフェニコール，アンピシリン，ST合剤が挙げられている[1]。

　もともとクロラムフェニコールが腸チフスに対して優れた効果を示し，治療選択肢の主軸であった。アンピシリン，ST合剤も代表的な治療選択肢であったが，1980年代後半までに S. Typhi のクロラムフェニコール，アンピシリン，ST合剤への耐性がインドなど東南アジアを中心に増加してきた[2]。また，クロラムフェニコールには不可逆的な再生不良性貧血の副作用が報告されたこともあり，治療選択肢があまりない発展途上国を除き，あまり使用されなくなった。

　そのためニューキノロン系薬の使用頻度が増えたが，クロラムフェニコールと同等以上の効果とされ，当時の報告では再発率も2％未満であった[3]。しかし，そのニューキノロン系薬に対して世界的に低感受性株，耐性株の S. Typhi が増加し，国内でも2008年の段階で約75％がナリジクス酸に耐性[*]と報告された[4]。このようなニューキノロン系薬の耐性傾向を鑑みて，米国のCLSI（Clinical & Laboratory Standards Institute）では S. Typhi に対するニューキノロン系薬の感受性を，シプロフロキサシンでは MIC≦0.06，レボフロキサシンでは MIC≦0.12と変更した（表1）。現状では S. Typhi に対してのニューキノロン系薬の使用はこの感受性結果を確認してからが無難といえる。

　セフトリアキソン，セフォタキシムは S. Typhi に対して良好な活性を有しており，現在，広く世界で使用されている。ニューキノロン系薬に感受性がある株でのニューキノロン系薬とセフトリアキソンの比較では，解熱までの時間はセフトリアキソンで長くかかる傾向があり，臨床効果が劣ることが指摘されているが，血液から菌がクリアランスされた状況でもサイトカインの影響で発熱が持続することも考えられるため，解熱までの時間は治療効果の指標として適切ではないとする指摘も

2 腸チフスに対する治療は？　セフトリアキソン？　ニューキノロン系？　アジスロマイシン？

表1）*Salmonella* spp. の感受性を行うべき薬剤と判定基準

薬　剤	MIC（μg/mL）		
	S	I	R
アンピシリン	≦ 8	16	≧ 32
シプロフロキサシン	≦ 0.06	0.12〜0.5	≧ 1
レボフロキサシン	≦ 0.12	0.25〜1	≧ 2
スルファメトキサゾール・トリメトプリム	≦ 2/38		≧ 4/76
※ Optional			
セフォタキシム，セフトリアキソン（便以外）	≦ 1	2	≧ 4
クロラムフェニコール（要望時）			
ナリジクス酸（他に方法がない時）	≦ 16		≧ 32
アジスロマイシン（*S.*Typhi のみ）	≦ 16		≧ 32

CLSI M100-S26より引用
※注釈：*S.* Typhi の感受性試験でナリジクス酸が耐性であった場合，シプロフロキサシンやレボフロキサシンなどのニューキノロン系薬に対して低感受性株の可能性が示唆される。

ある[5]。また，妊婦であっても安全に使用できることはβラクタム薬の利点といえる[1]。ただし，本邦の第3世代セフェム系薬の内服薬に関しては，そのバイオアベイラビリティの低さからは腸チフスの治療薬として使用しづらい。

　アジスロマイシンは組織内移行性が良好な抗菌薬であり，理論的には細胞内寄生菌に対して効果が高いといえる。ナリジクス酸耐性の *S. typhi* に対してアジスロマイシンとオフロキサシンを比較した報告でもアジスロマイシン投与群で有意に解熱が早く，再発率も低いとされ[6]，WHOのガイドラインでもニューキノロン系薬耐性の際の選択肢として挙げられている[1]。また，*S.* Typhi の ESBL 産生菌も話題になっており，東南アジア以外にもグアテマラの渡航帰りとしてスペインで検出された例なども報告されている[7]。現時点では少数の報告にとどまるが，治療選択肢を考えるうえで今後の動向に注目していく必要がある。

結論 腸チフスと考えた場合，血液培養などの培養検査を提出してからセフトリアキソンで治療開始し，症状改善に乏しければアジスロマイシンなどの選択肢を検討する。

《エキスパートオピニオン》
こういうときはこうする！

　腸チフスを疑った場合には，特にペニシリン系，セフェム系のアレルギー歴がなければセフトリアキソンで投与を開始する。セフトリアキソン開始から5〜6日以内で解熱傾向が得られないようであれば，アジスロマイシン投与へ切り替える。その際に培養での感受性結果が得られていれば，多剤耐性株でないかどうか確認する。セフトリアキソンでの治療が奏効して内服へスイッチする場合には第3世代セフェム系の経口薬は使用せず，アジスロマイシンを選択することが多いが，感受性が保たれていればアモキシシリン，ST合剤なども検討する。クロラムフェニコールに関しては，現在本邦でこれを使用するメリットはないと考える。

▶ 参考文献
1) World Health Organization: Background document; The diagnosis, treatment and prevention of typhoid fever (updated 2003)〈http://www.who.int/rpc/TFGuideWHO.pdf〉(2017/9)
2) Crump JA et al. Clin Micobiol Rev 2015;28(4): 901-937
3) Parry CM et al. N Engl J Med 2002;347(22):1770-1782
4) 国立感染症研究所 感染症情報センター：腸チフス・パラチフス 2005〜2008年. IASR 2009; 30: 91-92 (2017/9)
5) Thaver D et al. BMJ 2009;3:338:b1865
6) Parry CM et al. Antimicrob Agents Chemother 2007;51(3):819-825
7) González-López JJ et al. Emerg Infect Dis 2014;20(11):1918-1920

第13章 輸入感染症・人畜共通感染症

③ 赤痢アメーバに対してパロモマイシンは使用すべき？ 膿瘍をドレナージすべき？

現状のエビデンスと問題点

　赤痢アメーバ原虫（Entamoeba histolytica）は単細胞の寄生虫で，栄養型と嚢子（シスト）の形態があり，そのシストを経口摂取し，それが腸管内で脱嚢して栄養型となる。大腸にびらん，潰瘍を形成し，そこから血行性に肝，肺，脳へ膿瘍を形成することが知られており，アメーバ腸炎と腸管外アメーバ症としての肝膿瘍が多い。腸炎の多くは不顕性とされるが，時に劇症型のアメーバ腸炎を起こすことが知られており，血便，発熱以外に高率に腸管穿孔を伴い，そのリスクファクターとしてステロイド投与などの免疫不全，妊婦が挙げられている[1]。

　治療薬にはメトロニダゾール，チニダゾールがあり，これらは腸炎や肝膿瘍などの組織病変に効果を有するが，シストには無効であり，これらの治療のみでは残存しているシストによって無症候性キャリアとなる場合がある。赤痢アメーバ症の90％は症状を示さずにシストのみを排出している無症候性シスト保有者といわれ，その大部分は病原性のない Entamoeba dispar 感染と考えられてきたが，本邦の複数の知的障害者施設のシスト保有者を調べたところ，全て E. histolytica であったという報告がある[2]。

　シストに対する治療としてはパロモマイシンがあり，本邦でも2012年12月に経口のパロモマイシンとしてアメパロモ®が承認されている。Luminal agent と呼ばれ，消化管でほとんど吸収されずに腸管内に残存しているシストを駆除できる。この投与の目的としては治療の失敗や再発の予防，周囲へのシスト伝播の防止が挙げられるが，システマティック・レビューや RCT でその効果を検討したものはない[3]。ただし，赤痢アメーバ原虫の無症候性シスト保有者の4～10％は1年で症状が顕在化するという報告もあり[1]，一般的に赤痢アメーバ感染症としてメトロニダゾールなどの治療終了後にシストの除去としてのパロモマイシン投与が推奨されている[4]。

　一方で，36例の E. histolytica による肝膿瘍のうちメトロニダゾール治療を行った後に20例でシストが残存し，そのシストを駆除しなかった20例のうち3例で侵襲性病変を再発したという報告があるが[5]，シストを駆除した群での再発率に関し

ては不明であり，その有効性を疑問視する見方もある。また，赤痢アメーバ症に罹患したMSM（men who have sex with men）のHIV陽性患者170名について検討した報告では，シストを駆除した群としなかった群で分けたところ，両群ともに再発率は5年間で15%程度であり，特に有意な差は認めなかったとされている[6]。これらの報告からは，無症候性にシストを保有していることが多いことを考慮すると，赤痢アメーバ症の患者のみを対象にしたシスト除去が周囲への伝播の抑制にどれほどのインパクトがあるのかは現時点では不明である。

しかし，上記はMSMを対象にした群であり，それ以外のヘテロセクシャルな集団の場合に同様の結果であるかは不明でもあり，現時点では赤痢アメーバ症の後療法としてパロモマイシン投与を行うことは一般的なプラクティスではある。パロモマイシンもアミノグリコシド系薬として腎機能障害，聴力障害の副作用はあり得るが，腸管からの吸収はほとんどないためにあまり問題にはならない。ただし，高度な腎機能障害がある場合には注意を要する。

アメーバ性肝膿瘍の治療では，2009年のコクラン・レビューで，メトロニダゾール単剤治療群とメトロニダゾール投与とドレナージ併用を行った群では有意な差がみられなかった[7]として，原則ドレナージは不要とされており，メトロニダゾール単剤治療でその90%は72～96時間以内に症状が軽快したとされる[8]。アメーバ性肝膿瘍では血清アメーバ抗体は陽性となる例が多く（70～90%）[9]，陽性と出れば診断的である。しばしば細菌感染症との区別がつかない例はあり，アメーバ抗体陰性例では穿刺の検討が必要となる。また，ドレナージをしないと心嚢内に穿破する可能性がある例や膿瘍のサイズが大きく，破裂のリスクが高い例もある。

ただし，2017年9月の時点で，赤痢アメーバ抗体の検査受託が中止となり，今後の赤痢アメーバの診断は虫体の検出，PCR検査などが主流となる可能性がある。

結論
赤痢アメーバ症に対するパロモマイシン投与での再発予防，周囲への伝播予防の有効性に関しての強いエビデンスはないが，基本的には投与が推奨されている。
アメーバ性肝膿瘍の治療には原則ドレナージは不要である。

3 赤痢アメーバに対してパロモマイシンは使用すべき？ 膿瘍をドレナージすべき？

《エキスパートオピニオン》
こういうときはこうする！

　赤痢アメーバ症としてメトロニダゾールの治療が終了した時点で，シスト予防としてのパロモマイシン投与を行うが，腎機能障害のある場合には慎重に腎機能障害の増悪がないかをモニタリングし，聴力障害の出現に関しても注意していく。

　アメーバ性肝膿瘍の治療として，血清アメーバ抗体検査が陽性であれば，まずメトロニダゾール単剤の治療を行う。治療反応性が悪く，3～4日で軽快傾向がない場合や抗体陰性例では細菌性肝膿瘍なども鑑別に挙げ，ドレナージの必要性を検討する。また，膿瘍の穿破，破裂のリスクがあるようなサイズ（8～10 cm以上など）であれば，やはりドレナージを検討する。ただし，今後は血清アメーバ抗体がコマーシャルベースで利用できないとなると便や膿瘍検体からのシスト，虫体検出やPCR検査が診断の主流となりえるため，今後は診断目的の穿刺ドレナージの必要性が増すかもしれない。

▶ 参考文献
1）Stanley SL Jr et al. Lancet 2003;361（9362）:1025-1034
2）Tachibana H et al. Parasitol Int 2000;49(1):31-35
3）Marie C, Petri WA Jr. BMJ Clin Evid 2013 Aug 30;2013
4）寄生虫症薬物治療の手引き，改定第（9.2版）2017，〈https://www.nettai.org/%E8%B3%87%E6%96%99%E9%9B%86/〉（2017/9）
5）Irusen EM et al. Clin Infect Dis 1992;14(4):889-893
6）Watanabe K et al. PLoS Negl Trop Dis 2011;5(9):e1318
7）Chavez-Tapia NC et al. Cochrane Database Syst Rev. 2009 Jan 21;(1):CD004886. doi: 10.1002/14651858
8）Wuerz T et al. Can J Gastroenterol 2012;26(10):729-733
9）Haque R et al. N Engl J Med 2003;348(16):1565-1573

第13章 | 輸入感染症・人畜共通感染症

本邦でのマラリア治療はどうする？

現状のエビデンスと問題点

　ヒトに感染するマラリア原虫として，熱帯熱マラリア（*Plasmodium falciparum*），三日熱マラリア（*P. vivax*），四日熱マラリア（*P. malariae*），卵形マラリア（*P. ovale*）の4種類と，サルマラリア（*P. knowlesi*）が知られており，予防，治療を行うに際して，マラリア原虫の生活環（図1）を理解する必要がある。

　マラリアはハマダラカの刺咬によって感染するが，蚊の唾液腺からスポロゾイト（肝内型）としてヒトの体内に侵入し，肝細胞に取り込まれる。その後1〜2週間でメロゾイト（赤内型，分裂小体）が血中に放出され，赤血球内に侵入する。赤血球内でリングフォーム（輪状体），トロフォゾイト（成熟栄養体），シゾント（分裂型，分裂体）と推移し，放出されたメロゾイトが新たな赤血球内に侵入し，このサイクルを繰り返して原虫数が増加してくるが，原虫の種類によってサイクルに要す

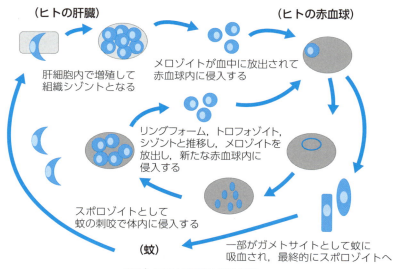

図1）マラリア原虫の生活環

る時間は異なり，P. knowlesi は 24 時間，P. falciparum，P. vivax，P. ovale は 48 時間，P. malariae は 72 時間となっている。これが周期的な発熱の症状に関連している。また，P. vivax，P. ovale ではヒプノゾイト（休眠体）として肝細胞内にとどまり，月単位，年単位で再発を生じることがある。

抗マラリア薬として本邦で承認されているものとして，メフロキン塩酸塩（メファキン®），アトバコン・プログアニル合剤（マラロン®），アーテメター・ルメファントリン合剤（リアメット®），キニーネ塩酸塩水和物（塩酸キニーネ®），プリマキンリン酸塩（プリマキン®）の5種類と，熱帯病治療薬研究班が管理しているグルコン酸キニーネ静注（キニマックス®）がある。

治療選択としては，①合併症のない熱帯熱マラリア，②重症マラリア（表1），③非熱帯熱マラリア，④三日熱・卵形マラリアのヒプノゾイトに分けて考えることが一般的であり，「寄生虫症薬物治療の手引き」[1]を参照すると，①に対してはアーテメター・ルメファントリン合剤（通常量はリアメット® 4錠を1日2回3日間），アトバコン・プログアニル合剤（通常量はマラロン® 4錠を1日1回3日間），メフロキン（通常量はメファキン® 初回750 mg，6〜24時間後に500 mg），キニーネ内服（通常量は500 mgを1日3回7日間）とドキシサイクリン（通常量は100 mg 1日2回7日間）またはクリンダマイシン（通常量は600 mg 1日3回7日間）のどちらかの併用，②に対してはグルコン酸キニーネの静注投与，③に対しては，アーテメター・ルメファントリン合剤（通常量はリアメット® 4錠を1日2回3日間），

表1）重症マラリアの基準（マラリア患者が以下の1項目以上を満たす場合）

臨床的特徴	検査所見
・意識障害，昏睡 ・疲憊（脱力） ・哺乳不良 ・痙攣 ・頻呼吸 ・ショック ・黄疸（他の臓器不全兆候を伴う） ・ヘモグロビン尿 ・出血傾向 ・肺水腫（胸部X線所見による）	・低血糖 ・代謝性アシドーシス（重炭酸<15 mmol/L） ・重症貧血（Hb<5 g/dL） ・ヘモグロビン尿 ・高原虫血症（>2%≒100,000/μL） ・高乳酸血症（>5 mEq/L） ・腎障害（血清クレアチニン>3.0 mg/dL）

文献1）より引用

アトバコン・プログアニル合剤（通常量はマラロン®4錠を1日1回3日間），メフロキン（通常量はメファキン®初回750 mg，6～24時間後に500 mg，または熱帯熱マラリアの治療より少ない15 mg/kgの投与量），④に対してはプリマキン（通常量はプリマキン®30 mg塩基を1日1回食後，14日間）とされている。

　タイ・ミャンマー国境，タイ・カンボジア国境，ベトナム・カンボジア国境でメフロキン耐性の *P. falciparum* が報告されているため[2]，①でこの地域が関連するならメフロキンは使用しづらい。また，重症マラリアに対するメフロキンの使用がpost-malaria neurological syndromeの発症に関連するという報告もある[3]。

　世界各国でマラリアに対してartemisinin-based combination therapies（ACTs）の治療が推奨されるようになっているが[4]，現在（2017年9月執筆時点）本邦で使用できるのはアーテメター・ルメファントリン合剤のみである。高原虫血症（>2％）または黄疸のみを伴う熱帯熱マラリアは重症マラリアに移行する懸念もあり，アーテメター・ルメファントリン合剤で原虫寄生率を早期に減少する必要があるという意見もある。ただ，動物実験ではあるが，器官形成期にアーテメター・ルメファントリンを投与することで重篤な先天性欠損が起こることが確認されており，妊娠14週未満の妊婦には禁忌とされている。また，食事（特に脂肪分を含んだもの）または乳製品とともに服用しないと吸収が低下する。重症マラリアに対して推奨されているグルコン酸キニーネ注射薬は，本邦では熱帯病治療薬研究班薬剤使用機関に限った使用となる。アーテスネート注射薬がキニーネ注射薬よりも効果が高いとされているが，本邦では承認されておらず，一般的に入手困難である。アトバコン・プログアニル合剤は目立った副作用もなく，比較的使用しやすいが，食事（特に脂肪分を含んだもの）または乳製品とともに服用しないと吸収が低下する点，リファンピシン，リファブチン，テトラサイクリン，メトクロプラミドなどとの併用で濃度が低下する点に注意する。プリマキンは非熱帯熱マラリアの中で，三日熱マラリア，卵形マラリアのヒプノゾイトに対して効果があり，再発を防ぐ目的で投与される。オセアニア，東南アジア，南米などでプリマキンに感受性が低下している *P. vivax* の報告もあり，三日熱マラリアでは通常より増量した1日30 mg（0.5 mg/kg）塩基の使用が推奨されるが，*P. ovale* プリマキン感受性低下は稀であり，卵形マラリアには通常量の1日15 mg（0.25 mg/kg）塩基の使用も推奨される。G6PD欠損患者にプリマキンを投与すると溶血発作を誘発するため，投与前にはG6PD活性を確認する必要があるが，日本人ではG6PD欠損

症の患者の割合は約 0.1% と低いとされる[1]。

合併症を伴わない熱帯熱マラリア，重症マラリア，非熱帯熱マラリアを区別し，耐性マラリアの可能性を考慮して抗マラリア薬を選択する。三日熱マラリア，卵形マラリアに関しては急性期治療が終了した後にプリマキンの投与を検討する。

《エキスパートオピニオン》
こういうときはこうする！

　合併症を伴わない熱帯熱マラリアで，アフリカ地域由来であればメファキンかアトバコン・プログアニル合剤，タイの国境付近であればアトバコン・プログアニル合剤を選択するが一部重症化が危惧される状態があれば，アーテメター・ルメファントリン合剤を選択する。重症マラリアと判断した場合には熱帯病治療薬研究班薬剤使用機関への転送を考慮する。非熱帯熱マラリアであった場合にはメファキン，アトバコン・プログアニル合剤から選択するが，三日熱マラリア，卵形マラリアの場合には，ヒプノゾイトに対する治療としてプリマキンの使用をその後に行う。G6PD 欠損は日本人では少ないが，治療自体を早急に行うわけではない点，溶血発作をきたした場合のデメリットを考えると，日本人でもG6PD 活性を測定してからの投与が無難と考える。
　抗マラリア薬の治療開始後48時間以内に解熱，原虫消失が得られない場合には薬剤耐性マラリアを想定して対応する。

▶ 参考文献
1) 寄生虫症薬物治療の手引き，改定第（9.2版）2017,〈https://www.nettai.org/%E8%B3%87%E6%96%99%E9%9B%86/〉（2017/9）
2) Brunette GW et al (eds): Malaria. CDC Health Information for International Travel 2018: the yellow book, , Oxford University Press, Oxford, 2017
3) Nguyen TH et al. Lancet 1996;348(9032):917-921
4) World Health Organization: Guidelines for the treatment of malaria, 3rd ed. 2015〈http://apps.who.int/iris/bitstream/10665/162441/1/9789241549127_eng.pdf?ua=1&ua=1〉（2017/9）

第13章 | 輸入感染症・人畜共通感染症

 本邦でのマラリア予防はどうする？

現状のエビデンスと問題点

　マラリアの予防としては、①防蚊対策、②抗マラリア薬の予防内服、③スタンバイ治療がある。

　防蚊対策にはDEET（*N, N*-ジエチル-3-メチルベンズアミド）を含有する防虫剤の使用が推奨されている。留意したいのはDEETの含有量であり、20〜30%程度あれば4〜5時間効果が持続するが、10%程度だと1〜2時間しか持続しないため、こまめに塗布する必要があり、日焼け止めを使用するならその上から塗布する。最近は本邦でもDEET 30%台の製剤が市販されている。小児でも生後2ヵ月以上なら30%までのDEETは安全に使用できるとされている。また、ハマダラカは夜間吸血性のため、日没後の外出をなるべく控えるようにし、外出の際に肌をなるべく露出しない服装を意識することが重要となる。

　抗マラリア薬の予防内服に関しては、予防内服をしなかった渡航者が1ヵ月滞在した場合の熱帯熱マラリアの罹患率は西アフリカで2.4%、東アフリカで1.5%と報告されている[1]。マラリアの罹患リスクとして、アジア地域よりもアフリカ地域、都市部よりも郊外、昼間の行動より夜間の行動、ホテルでの宿泊よりもキャンプでの宿泊、短期間の滞在より長期間の滞在、乾季よりも雨季、2,000m以上の高地よりも平地などのリスクが高いといえる。予防内服の適応としては、上記を考慮するとともに、滞在地での優位なマラリア原虫種、薬剤耐性マラリアの存在、早急に対応できる医療施設の有無、抗マラリア薬の禁忌事項などを加味する必要がある。

　マラリア予防内服の国内の選択肢としては、メフロキン、アトバコン・プログアニル合剤、ドキシサイクリンの3種類がある（表1）。薬効として赤血球内に寄生する原虫（赤内期）に対するものと肝細胞内で増殖を繰り返す原虫（肝内期）に対する2つに分けられ、赤内期の予防は赤血球内に寄生する原虫に効果を有するため、2〜4週間の肝内期の潜伏期を考慮し、流行地を離れても4週間継続する必要がある。つまり、赤内期の予防は肝内期、休眠体には効果がないため、三日熱マラリア、卵形マラリアの再発予防はできない。肝内期の予防は赤内期に移行する前の

表1) 日本で処方可能なマラリア予防内服

	メフロキン (メファキン®)	アトバコン-プログアニル 合剤 (マラロン®)	ドキシサイクリン (ビブラマイシン®)
服薬方法	1週に1回1錠	1日1回1錠	1日1回1錠
服薬開始時期	渡航の1〜2週間前から	渡航の1〜2日前から	渡航の1〜2日前から
服薬終了時期	帰国後4週間まで	帰国後1週間まで	帰国後4週間まで
主な副作用	嘔気, 下痢, めまい, 除脈, 悪夢, 頭痛, 不眠	嘔気, 腹痛, 下痢, 肝酵素上昇, 皮疹	消化器症状, 日光過敏, 膣カンジダ症
使用禁忌	精神疾患, 痙攣, 過敏症	重度の腎障害, 過敏症	過敏症
妊婦の適応	なし (要相談)	なし	なし
授乳婦の対応	投与中は授乳中止	投与中は授乳中止	投与中は授乳中止
小児の適応	なし (要相談)	体重40 kg以上 (要相談)	なし
薬価 (2017.9)	851.6円/錠	498.1円/錠	21.6円/錠
国内での承認	あり	あり	なし

原虫に対して効果を有するため, 流行地を離れて1週間で終了可能となる。前記の3種類の中で肝内期にも効果を有するのはアトバコン・プログアニルのみである。

メフロキンの血中半減期は14〜28日 (平均18.1日) と長く, 週単位での効果が期待できる殺シゾント薬であり, 有効性は90%以上とされている[2]。ただ, 近年はタイ・カンボジアやタイ・ミャンマー国境周辺におけるメフロキン耐性が多く, この地域での使用は推奨されない[3]。また, 精神疾患の既往, 心伝導障害の既往などを有する人にも推奨されない。

アトバコン・プログアニル合剤はクロロキン耐性の *P. falciparum*, *P. vivax* に対しての有効性は95〜100%とされる[4]。肝内型の原虫に対しても効果的であり, 流行地を離れた後の服用期間の短縮が可能となる[5]。ただ, 絶食下では吸収が低下するため, 食事 (特に脂肪分を含んだもの) または乳製品と一緒に服用する必要が

あり[6]，リファンピシン，リファブチン，メトクロプラミド，テトラサイクリンとの相互作用によってアトバコン・プログアニル合剤の血中濃度が低下する。また，予防薬の3種類の中では安全性が高く，副作用も少ないが，長期滞在者では費用が高くなる。

　ドキシサイクリンは比較的緩徐に作用する殺シゾント薬であり，クロロキン耐性の *P. falciparum*，*P. vivax* に対しての予防効果は 92〜100％で，メフロキン，アトバコン・プログアニル合剤と同等とされる[7]。テトラサイクリン系薬として一般細菌以外にリケッチアやレプトスピラにも効果を有する。ただ，光線過敏症がある人，膣カンジダ症がある人には使用しづらく，8歳以下の小児や妊婦，授乳婦への使用で小児に対する歯牙の永久的な色素沈着が残るため使用は避けるべきとされている。また，本邦でマラリア予防薬として認可はされていない点には注意が必要となる。

　スタンバイ治療では，マラリアの罹患リスクが比較的低く，予防内服の副作用リスクが上回り，医療アクセスが悪い地域へ渡航する際に，抗マラリア薬を持参し，発熱などの症状があった場合にマラリアと自己判断して治療を開始することになる。しかし，ほとんどの渡航者は 24 時間以内に医療機関を受診可能であるため，適応となる例は少ないとされる[8]。

結論 マラリア流行地へ渡航する際には防蚊対策，抗マラリア薬による予防内服の検討が必要となる。本邦で使用できる抗マラリア薬として，メフロキン，アトバコン・プログアニル，ドキシサイクリンの3つがあり，渡航期間，コスト，使用禁忌などを勘案し，投与の必要性を検討する。

《エキスパートオピニオン》
こういうときはこうする！

　DEET 20〜30％を含有した防虫剤で4〜5時間ごとに塗布することを指導し，特にハマダラカの活動する夜間の服装などに注意を促す。マラリア流行地の中でメフロキン耐性が流行しているタイの国境付近ではドキシサイク

リンやアトバコン・プログアニル合剤のどちらかを選択する。それ以外の地域ではコスト，使用禁忌例などを考慮するが，比較的短期の渡航であればアトバコン・プログアニル合剤が適していると考える。ドキシサイクリンは光線過敏症であれば避けるのが無難ではあるが，適切な日焼け止め（SPF>15）の使用である程度リスクを避けることができる。

　特に熱帯熱マラリアの高度流行地域として，サハラ以南のアフリカ，パプアニューギニア，ソロモン諸島，南米アマゾン河川域などに渡航する際（特に1ヵ月以上）には抗マラリア薬の予防内服を検討する。渡航期間が7日以内であれば渡航先でマラリアを発症するリスクは低いと判断して予防内服は積極的には行わず，発熱した時点で相談するように伝える。

▶ 参考文献

1) Steffen R et al. Lancet 1993;341(8856):1299-1303
2) Schlangehauf P. Mefloquine. In Schlangehauf- Lawlor P (ed): Traveler's malaria 2nd edition. pp.316-322 BC Decker, London, Hamilton, 2008
3) Brunette GW et al (eds). Malaria. CDC Health Information for International Travel 2018: the yellow book, Oxford University Press, Oxford, 2017
4) Ling J et al. Clin Infect Dis 2002;35(7):825-833
5) Berman JD et al. Trans R Soc Trop Med Hyg 2001;95(4):429-432
6) Shanks GD. Atovaquone- Proguanil. In Schlangehauf- Lawlor P (ed): Traveler's malaria 2nd edition. pp.160-170 BC Decker, London, Hamilton, 2008
7) Hawkes M, Kain KC. Doxycycline. In Schlangehauf- Lawlor P (ed): Traveler's malaria 2nd edition. pp148-154 BC Decker, London, Hamilton, 2008
8) Schlagenhauf P, Petersen E. Expert Rev Anti Infect Ther 2012;10(5):537-546

第13章 | 輸入感染症・人畜共通感染症

デング熱の血小板減少に対する血小板輸血の適応は？

現状のエビデンスと問題点

　デング熱は東南アジア，中南米を中心に流行している疾患で，フラビウイルス科に属するデングウイルス（Ⅰ～Ⅳ型の血清型に分かれる）をネッタイシマカやヒトスジシマカが吸血して媒介することで起こる。潜伏期間は短く，発熱，頭痛，関節痛，筋肉痛などの非特異的な症状以外に全身の紅斑や点状出血斑などの皮疹や，白血球減少，血小板減少，肝機能障害を伴うことも多い。特に血小板数10万/μL未満，ヘマトクリット20％以上の脱水を伴う状態はデング出血熱であり，デング出血熱のGrade Ⅲ，Ⅳはデングショック症候群と判断される[1]。デング出血熱はサイトカイン，ケモカイン，Ｔ細胞の活性化などの異常な免疫反応により引き起こされる病態と考えられており，これらによって内皮細胞障害をきたし，血漿漏出をきたして循環不全が起こる[2]。このような状況下で血小板減少が起こり，出血傾向が助長されると循環不全の増悪をきたすために血小板輸血を考慮することがしばしばあるが，出血による循環動態への影響がなければ，デング熱の血小板減少に対して予防的な血小板輸血は不要とされている。

　予防的な血小板輸血とは，出血の症状がない状況下での血小板輸血と定義されるが[3]，循環動態が安定しているデング熱の血小板減少に対して予防的に血小板輸血を行っても有意なアウトカムの差が得られなかったという報告もある[4]。出血傾向を伴っていない血小板数２万/μL未満での血小板輸血を推奨する意見もあるが，急性白血病患者で血小板数１万/μL未満での血小板輸血の実施に変更しても特に出血のリスクは変わらず，これにより輸血を受ける人数を減少させたとする報告もある[3,5]。British Committee for Standards in Haematologyのガイドラインでは，他の出血傾向をきたすリスクがなければ，血小板数１万/μL未満での血小板輸血を基準としている[6]。Directorate of national vector borne disease control programによって発行された同様のガイドラインがあり，血小板数１万/μL未満を輸血の推奨基準とし，状態が安定している血小板数２万/μL未満での予防的な血小板輸血は不要としている[7]（表１）。

　小児のデングショック症候群においても予防的な血小板輸血や新鮮凍結血漿投与

6 デング熱の血小板減少に対する血小板輸血の適応は？

表1）デング熱の輸血基準

輸血の種類	適応基準
赤血球輸血	・循環血液量の10％以上の明らかな出血 ・適切な量の輸液を行い，ヘマトクリットが減少しても遷延するショック ・一度に投与する量は10 mL/kgで，凝固能の評価を行う ・輸液負荷となるようなら赤血球輸血を投与する
血小板輸血	・血小板数2万/μL未満での予防的な血小板輸血は不要 ・明らかな出血傾向がなければ，予防的な血小板輸血は1万/μL未満で行う ・凝固障害を伴う遷延するショック ・大量出血の場合は赤血球輸血に追加して血小板輸血を投与する
新鮮凍結血漿クレオプレシピテート	・出血を伴う凝固異常

文献7）より引用

の有用性は示されず，むしろ輸血が体液過剰や入院期間の延長の原因となったという報告もあり[8]，そのデメリットも考える必要がある。

デング出血熱，デングショック症候群では，ショックとなっている時期が重篤な出血のリスクとされているため[9,10]，ショックを早期に認識して対処していくことが治療の鍵となり，ヘマトクリットを定期的にモニタリングし，輸液を適切に調整することで輸血の使用を減らし，入院期間の短縮につながったとする報告もある[4]。

また，デング出血熱，デングショック症候群の約37％で凝固異常を伴い，これらの患者に対する血小板輸血の21.5％が不適切な使用であったとされており[11]，その他の報告でも13〜56.2％と幅はあるが[12]，不適切な輸血使用が多いと判断されている。

輸血の副作用として非溶血性発熱反応，アレルギー反応，輸血関連急性肺障害，同種免疫抗体による血小板輸血無効状態も挙げられるため，不必要な投与は避けたい。

結論 デング熱に特異的な治療法はなく，血小板減少に対しても対症療法が基本にはなるが，血小板1万/μL未満となるような血小板減少でなければ，出血傾向を伴わない血小板減少に対してルーチンでの血小板輸血投与を積極的に肯定するエビデンスは乏しい。

《エキスパートオピニオン》
こういうときはこうする！

　デング熱は急性期の症状よりも免疫複合体などが関与するとされる回復期において血小板減少をきたしやすいため，解熱して症状が改善してからも採血で血小板数が回復してくるかどうか確認していく必要がある。基本的には出血傾向がなければ，血小板1万/μL程度までは血小板輸血が不要という報告が多いが，これらの報告されている国とのデング熱の罹患頻度や医療経済の違いを抜きに，そのまま基準を適応していくべきかどうかは正直疑問が残ると考える。出血リスクとして血小板数以外にその他の要素（ショックなど）も示唆されているため，輸血の適応は総合的に判断すべきであり，2万/μL未満となった場合にその減少傾向から予防的に血小板輸血を行うことも個別に考えていく必要がある。また外傷には特に注意を促す。

▶ 参考文献

1) World Health Organization：Comprehensive Guidelined fo Prevention and Control of Dengue and Dengue Haemorrhagic Fever. Revised and Expanded ed. 2011 〈http://apps.searo.who.int/pds_docs/B4751.pdf?ua=1〉（2017/9）
2) Yacoub S et al. Curr Opin Infect Dis 2013;26: 284-289
3) Lye DC et al. Clin Infect Dis 2009;48(9):1262-1265
4) Lum L et al. Journal of Pediatrics 2003;143:682-684
5) Wandt H et al. Blood 1998;91(10):3601-3606
6) British Committee for Standards in Haematology, Blood Transfusion Task Force. Br J Haematol 2003;122(1):10-23
7) Dutta AK et al. J Indian Med Assoc 2011;109(1):30-35
8) Lum LC et al. J Pediatr 2003;143(5):682-684
9) Lum LC et al. J Pediatr 2002;140(5):629-631
10) Chuansumrit A et al. Southeast Asian J Trop Med Public Health 2000;31(1):10-14
11) Chaudhary R et al. Transfus Apher Sci 2006;35(3):239-244
12) Kaur P Kaur G. Int J Appl Basic Med Res 2014;4(Suppl 1):S8-S12

第13章 輸入感染症・人畜共通感染症

 日本紅斑熱ではテトラサイクリン系にニューキノロン系を併用する方がよいか？

現状のエビデンスと問題点

　日本紅斑熱はマダニ類によって媒介されるリケッチア（*Rickettsia japonica*）が引き起こす感染症である。リケッチアを保有したマダニが皮膚を刺咬して2～10日の潜伏期を経て発熱，手掌・足底を含む手足，顔面に米粒大から小豆大で辺縁不整形の紅斑が出現し，全身に拡がっていく。刺し口も小さく，同じリケッチア感染症であるツツガムシ病（*Orientia tsutsugamushi*）では比較的明瞭な刺し口を伴い，体幹部に皮疹が多く，やや皮疹の性状が異なる。ただ，重症化する例も報告されており，治療が遅れることによって播種性血管内凝固症候群（DIC），多臓器不全（MOF）を引き起こし，致死的となることもある。

　治療としてはペニシリン系薬，セフェム系薬，アミノグリコシド系薬は無効であり，一般的にテトラサイクリン系薬としてドキシサイクリン，ミノサイクリンが第一選択薬として推奨されているが，テトラサイクリン系薬の単剤での投与で治療が奏効しない例も報告されている[1]。ツツガムシ病の原因菌である *O. tsutsugamushi* はニューキノロン系薬に感受性がないが，*R. japonica* の分離株である片山株，阿部株が，in vitro でテトラサイクリン系薬とともにニューキノロン系薬に感受性を有していたことが報告されており[2]，重症例ではニューキノロン系薬の併用が行われることも多い。

　日本紅斑熱を発見した馬原らは，2005年末までに報告された4例の死亡例について検討し，発症から治療開始までの期間は5～7日間，入院数時間後から第4病日までに感染症に伴うショック，腎不全，DIC，MOFで死亡しており，早期からの併用療法を行った症例がいないことを指摘している[3]。また，1日の最高体温が39℃を超える患者に対しては早期からのニューキノロン系薬の併用を推奨している[4,5]。

　坂部らは，日本紅斑熱患者14例に対して臨床診断直後からミノサイクリンにニューキノロン系薬（シプロフロキサシンもしくはレボフロキサシン）を併用し，ショックで来院した1例を除き，ほぼ全ての例で2～3日以内に解熱，回復したことを報告している[6]。

日本紅斑熱の重症化の機序に関しては，微生物による病原性の違いやテトラサイクリン系薬に対する耐性化などの報告は特にされておらず，宿主側の因子としてサイトカインの異常活性化による病態が示唆されており，同じリケッチア感染症であるツツガムシ病の患者9例に対して血中サイトカイン濃度を測定したところ，macrophage colony-stimulating factor（M-CSF），tumor necrosis factor alpha（TNF-α）が活性化されており，Tリンパ球やマクロファージがリケッチア感染症の重症化に関与していることが示されている[7]。ミノサイクリンはリポポリサッカライドに誘導されたサイトカイン，ケモカインを抑制する効果が報告されており，微生物に対する効果以外に免疫を抑制する効果が特定の感染症の臨床症状の改善に関与している可能性が報告されている[8]。

　また，ミノサイクリン投与が無効であった日本紅斑熱に対してシプロフロキサシンを追加投与して第10病日に速やかな改善が得られた症例を通して，シプロフロキサシンの細胞内移行性がミノサイクリンよりも優れているためと考察している報告もある[9]。

　ニューキノロン系薬としてレボフロキサシンはシプロフロキサシンよりもバイオアベイラビリティが優れており，ミノサイクリンとレボフロキサシンの静注投与の併用で奏効した例も報告されている[10]。

結論　日本紅斑熱と臨床的に判断した時点でテトラサイクリン系薬を選択するが，重症例ではエビデンスレベルは高くないものの，ニューキノロン系の併用を考慮してよい。

《エキスパートオピニオン》
こういうときはこうする！

　日本紅斑熱の診断において，抗体検査，遺伝子検査ではすぐに確定診断ができないため，経過所見などから臨床的に診断して抗菌薬を投与せざるを得ない。

　抗菌薬投与の有用性の高さと治療が遅れたときの重篤化のリスクを考えると，まず疑ったら（特に禁忌がなければ）テトラサイクリン系薬を投与す

7 日本紅斑熱ではテトラサイクリン系にニューキノロン系を併用する方がよいか？

る。本邦ではドキシサイクリンは内服薬のみの使用であるため，内服困難な例や腸管機能低下が疑われる例などであればミノサイクリンの静注投与を検討する。そのうえで，DIC や MOF が疑われる重症例にはニューキノロン系薬の併用を考慮する。シプロフロキサシンの投与で有効性を示したものが多いが，レボフロキサシンも有効である可能性が高く，状況によってニューキノロン系薬も静注投与を検討する。

▶ 参考文献
1) Iwasaki H et al. J Clin Microbiol 2001;39(6):2341-2343
2) 宮村定男，太田達夫：本邦で分離された紅斑熱リケッチアの化学療法剤，特にキノロンおよびペニシリンに対する感受性について．日化療会誌　1991;39:258-260
3) 馬原文彦：日本紅斑熱の現況および治療に関する臨床的考察-治療薬の保険診療が認められた．日本医事新報　2012;4607:80-86
4) Mahara F. Ann N Y Acad Sci 2006;1078:60-73
5) 馬原文彦：日本紅斑熱の治療-重症例，死亡例の検討と併用療法の有効性．病原微生物検出情報，2006;27(2):37-38
6) 坂部茂樹　他：日本紅斑熱14例の臨床経過．日内誌　2009;98:383-387
7) Iwasaki H et al. J Clin Microbiol 1997;35(12):3320-3322
8) Tai K et al. Transl Res 2013;161(2):99-109
9) Seki M et al. Intern Med 2006;45(22):1323-1326
10) 佐藤昭裕　他：ミノサイクリン・レボフロキサシン注射薬併用が著効した日本紅斑熱の2例．感染症学雑誌，2015;89(5):597-600

第13章 | 輸入感染症・人畜共通感染症

ネコひっかき病に抗菌薬を使用するか？

現状のエビデンスと問題点

　ネコひっかき病は主に Bartonella henselae が起炎菌となる感染症であり，病型は亜急性経過の局所リンパ節腫脹が典型的であり，非典型的な病型としてリンパ節以外の症状をきたすものもある。病原菌に汚染されたノミの糞を介し，仔猫との接触後に発生することが多く，ひっかき傷，咬傷以外に粘膜，結膜などから感染することもある。ネコひっかき病の 85～90％ は典型的な壊死性肉芽腫性リンパ節炎の病態をきたす。受傷数日から 2 週間以内に菌が侵入した部分に無痛性の紅色丘疹，膿疱が出現し，所属リンパ節腫脹をきたす[1]。

　また，残りの 10～15％ で非典型的な病態であるリンパ節以外の臓器症状として，Parinaud 眼腺症候群（肉芽腫性結膜炎と同側の耳介前リンパ節炎），肉芽腫性肝炎／脾炎，視神経網膜炎，その他にも脳炎，脊髄炎，心筋炎なども報告されている[1]。

　免疫不全者では抗菌薬治療が必要とされているが，典型例であれ非典型例であれ，免疫正常者であれば無治療で軽快することが知られており，免疫正常者の典型的なネコひっかき病であればルーチンの抗菌薬投与は必要はないとされている（表1）。特に小児では，2～8 週間で自然軽快するリンパ節腫脹の症状であり，やはり抗菌薬は必要ないとされている[2, 3]。ただ，軽症から中等症の典型的なネコひっかき病でのアジスロマイシン（体重 45.5 kg 以上なら初日 500 mg，その後 250 mg を 1 日 1 回 4 日間，体重 45.5 kg 未満なら初日 10 mg/kg，その後 5 mg/kg を 4 日間投与する）の有効性を評価した無作為割り付け二重盲検による前向き試験では，30 日間の観察中にアジスロマイシン群ではプラセボ群と比べて，14 名中 8 名で有意にリンパ節のサイズが縮小した[4]。ただ，30 日を超えると特に両群に有意差は認めなかった。

　また，肝臓，脾臓，眼，中枢神経などへ播種をきたす例が 14％ 程度あるとされ，少数ながら非典型的なネコひっかき病の場合では抗菌薬投与が必要となり[5]，肝臓，脾臓に播種をきたし発熱が持続する例ではリファンピシンを含む治療を推奨している報告もある[6]。

8 ネコひっかき病に抗菌薬を使用するか？

表1）成人における *Bartonella* 属による疾患（ネコひっかき病）の抗菌薬治療

疾　　患	抗菌薬加療
典型的ネコひっかき病	ルーチンには必要ない。著明なリンパ節腫脹がある患者ではアジスロマイシンを考慮（初日に 500 mg 経口，その後 250 mg 経口1日1回4日間）
ネコひっかき病網膜炎	ドキシサイクリン 100 mg 経口1日2回＋リファンピシン 300 mg 経口1日2回を4〜6週間
その他の非典型的なネコひっかき病	網膜炎と同じ。治療期間はそれぞれの症例で検討すべき

文献1）より引用

　免疫不全者での *Bartonella* 属の感染症としては，HIV 患者，固形臓器移植患者でしばしば起こる細菌性血管腫症が代表的であり，紫斑病や肝炎，脾炎を伴うこともある。HIV 患者で報告が多く，CD 4 数が低い状態での感染報告がある[7]。固形臓器移植後での報告で，29 名の *B. henselae* 感染者のうち 21 名が播種病変を伴い，残り 8 名は限局したネコひっかき病であった。播種病変を伴った人で，2 名は心内膜炎を合併して死亡したが，全ての人で抗菌薬が投与され，アジスロマイシン，ドキシサイクリン，レボフロキサシン，アミノグリコシド，もしくはこれらの併用が行われていた[8]。

結論　免疫正常者の典型的なネコひっかき病であれば抗菌薬はルーチンには必要ないが，症状が強ければ早期にアジスロマイシン投与をすることで改善が早まる可能性がある。

《エキスパートオピニオン》
こういうときはこうする！

　免疫正常者で局所的なリンパ節腫脹だけの典型的ネコひっかき病を疑う際に，仔猫との接触歴がはっきりしない場合には CMV や EBV などの伝染性単核症，急性 HIV 感染症，抗酸菌，A 群 β 溶連菌や黄色ブドウ球菌などに

よる細菌性，トキソプラズマ症，菊池病，悪性リンパ腫，白血病などの鑑別を進めつつ，対症療法で経過観察をしていく．その間に血清抗体価の測定をし，ネコひっかき病が確定的（他が除外的）で症状が持続すれば，アジスロマイシンの投与を試す．免疫不全者として，HIV感染者，臓器移植後などの免疫不全者であれば播種病変の可能性も考慮し，病型に合わせた抗菌薬投与を検討する．

参考文献

1) 栃谷健太郎：ネコひっかき病を含むBartonella感染症．福井次矢，黒川清（監修）：ハリソン内科学第5版．pp.1112-1115．メディカルサイエンスインターナショナル，2017
2) Klotz SA et al. Am Fam Physician 2011;83(2):152-155
3) Angelakis E, Raoult D. Int J Antimicrob Agents 2014;44(1):16-25
4) Bass JW et al. Pediatr Infect Dis J 1998;17(6):447-452
5) Rolain JM et al. Antimicrob Agents Chemother 2004;48(6):1921-1933
6) Arisoy ES et al. Clin Infect Dis 1999;28(4):778-784
7) Regnery RL et al. Clin Infect Dis 1995;21 Suppl 1:S94-98
8) Psarros G et al. Medicine (Baltimore) 2012;91(2):111-121

第13章 輸入感染症・人畜共通感染症

本邦でのトキソプラズマ脳炎の治療はどうする？

現状のエビデンスと問題点

　トキソプラズマ症は胞子虫類に属する細胞内寄生性の病原性原虫である Toxoplasma gondii により引き起こされる人畜共通感染症で，感染経路としては，ネコ科動物の排便中のオーシストを直接経口摂取，あるいは中間宿主（ブタ，ヒツジ，ウマ，ウシなど）の筋肉中にシストが存在し，十分に加熱されていない肉類を経口摂取することで感染する。その他に妊婦から胎児に経胎盤性の感染や，ドナーからの臓器移植での感染もある。病型としては先天性，後天性に分けられるが，後天性には免疫正常者にも起こる伝染性単核球症様の急性感染と免疫不全者に起こるトキソプラズマ脳炎がある。特に脳炎はHIV感染者で多く報告されており，CD4数が100/mm[3]以下に低下し，予防投与を受けていない場合には，潜伏していたトキソプラズマが再活性化して脳内に腫瘤を形成して意識障害，痙攣，神経巣症状などをきたす。

　治療としては，葉酸拮抗剤としてDNA合成阻害を行うピリメタミンがもっとも重要な位置づけにある。前向き無作為割り付け試験でピリメタミン，クリンダマイシン併用群とピリメタミン，スルファジアジン併用群は急性期のトキソプラズマ脳炎に対して同様の効果があるとされているため，ピリメタミンにスルファジアジンやクリンダマイシンを併用することが標準治療となっている[1,2]（表1）。ピリメタミン使用時には，これによる骨髄障害を予防するためにフォリン酸であるロイコボリンを併用する。

　本邦ではピリメタミン，スルファジアジンはエイズ治療薬研究班が所有・保管しているため，使用に際しては連絡して治療薬の取り寄せを行う必要がある。

　代替治療として挙げられているST合剤に関しては，HIV陽性者のトキソプラズマ脳炎に対してピリメタミン，スルファジアジン併用群と比べた多施設の前向き無作為化割り付け試験では，臨床効果としては両群で有意差がなく，同様の効果が示され，むしろピリメタミン，スルファジアジン併用群の方で皮疹などの副作用が多かったとする報告がある[3]。その他にもトキソプラズマ脳炎に対するST合剤の有効性を示唆する報告がある[4,5]。ひとつの後ろ向きコホート研究では，HIV関連のト

表1）トキソプラズマ脳炎の治療

薬　剤	投与量	治療期間
標準治療			
ピリメタミン	初回 200 mg/day（分2），その後 50 mg（＜60 kg）〜75 mg（≧60 kg）を1日1回	症状軽快後から4〜6週間
ロイコボリン	10〜20 mg/day（分1）（最大 50 mg/day）	ピリメタミン中止後から1週間
スルファジアジン または	4〜6 g/day（分4）	
クリンダマイシン	2,400 mg/day（分4）	
代替治療			
ST合剤	トリメトプリム換算で 10 mg/kg/day（分2）	症状軽快後から4〜6週間
ピリメタミン，ロイコボリンに加えて以下の1つ	標準治療同様	ロイコボリンはピリメタミン中止後から1週間
（1）クラリスロマイシン	2 g/day（分2）	
（2）アトバコン	3,000 mg/day（分4）	
（3）アジスロマイシン	1,200〜1,500 mg/day	
（4）ダプソン	100 mg/day	

文献1）より引用

キソプラズマ脳炎に対して ST 合剤の奏効率は 85.5％ と有効性が示された[6]。

　トキソプラズマ脳炎の代替治療としてアトバコンの使用も検討されており，アトバコンにピリメタミンまたはスルファジアジンを併用した群の奏効率はそれぞれ 75％，82％ という報告もあり[7]，アトバコンとの併用はスルファジアジン，ピリメタミンがそれぞれ使用しづらいときの選択肢となりうる。しかし，アトバコンの吸収は個人差が大きいことが指摘されており，その血中濃度は一般的に測定できず，治療目標の濃度に到達しない可能性も指摘されている[8]。トキソプラズマ脳炎がHIV 感染症の合併で多いため，抗レトロウイルス治療（ART）を開始した後に起こりうる免疫再構築症候群（IRIS）に関しても留意しておく必要があるが，一般的にはトキソプラズマ脳炎治療後の IRIS の出現頻度は 5％ 弱とされ[9]，そこまで高くはない。

9 本邦でのトキソプラズマ脳炎の治療はどうする？

また，トキソプラズマ脳炎の mass effect による脳圧亢進時には，デキサメタゾンなどのステロイド投与も検討されるが，ステロイド投与を受けた群と受けていない群で特に臨床症状改善の有意な差は認めなかったとする報告もあり[10]，たいていは悪性リンパ腫と鑑別を要することから，現時点ではそれをマスクするステロイドの使用は，避けた方がよい。

結論 ピリメタミンと予防的なロイコボリンの投与に，スルファジアジンかクリンダマイシンを併用するのが標準治療である。標準治療が行えない場合に ST 合剤は標準治療同様の奏効率が期待できる。

《エキスパートオピニオン》
こういうときはこうする！

トキソプラズマ脳炎の治療に際して，まずは標準治療を行うためにエイズ治療薬研究班に問い合わせ，ピリメタミンを含むレジメンを行うが，意識障害などがある場合は静注薬の用意があるクリンダマイシンとの併用も検討する。ピリメタミンが速かに導入，入手できない場合や，それらの併用療法が選択しづらい場合には ST 合剤の治療も標準治療と同様の奏効率が示されており，特に HIV の合併症として頻度が高いニューモシスチス肺炎も合併している場合には選択肢に入ると考える。上記の薬剤にアレルギーなどが出現し，継続が困難な状況となった場合にはその他の代替療法としてアトバコンも検討されるが，本邦でトキソプラズマ脳炎に対して承認されていないことは留意しておく。また，脳圧亢進時のステロイドの使用は，HIV 関連のトキソプラズマ脳炎と鑑別になる中枢神経原発リンパ腫に対して一時的に効果を示し，経過の解釈が複雑になる可能性があるため，投与の際は留意する必要がある。

▶ 参考文献
1）Montoya JG, Liesenfeld O. Lancet 2004;363(9425):1965-1976
2）Dannemann B et al. Ann Intern Med 1992;116(1):33-43
3）Torre D et al. Antimicrob Agents Chemother 1998;42(6):1346-1349

4) Canessa A et al. Eur J Clin Microbiol Infect Dis 1992;11(2):125-130
5) Arens J et al. S Afr Med J 2007;97(10):956-958
6) Béraud G et al. Am J Trop Med Hyg 2009;80(4):583-587
7) Chirgwin K et al. Clin Infect Dis 2002;34(9):1243-1250
8) Kovacs JA. Lancet 1992;340(8820):637-638
9) Martin-Blondel G et al. J Neurol Neurosurg Psychiatry 2011;82(6):691-693
10) Luft BJ et al. N Engl J Med 1993;329(14):995-1000

第13章 輸入感染症・人畜共通感染症

 旅行者下痢症には抗菌薬は必要か？
使うなら何がよいか？

現状のエビデンスと問題点

　旅行者下痢症は，24時間に3回以上の軟便があり，嘔気，腹痛，発熱，テネスムス，血性便，粘液便などの症状のひとつを伴う病態と定義されており[1]，多彩な病原体による腸管感染症である一方，下痢がマラリア，レプトスピラ症，腸チフスなどの全身性疾患の一症状のこともあり，慎重な対応を要する症候群でもある。

　原因微生物として，熱帯地域の渡航者を対象に下痢の有無で便培養の結果を分けた研究[2]では，下痢がある旅行者の便培養からは病原性大腸菌，カンピロバクターなどの細菌性やランブル鞭毛虫やクリプトスポリジウム，サイクロスポーラなどの寄生虫が多く検出され，複数の病原体が検出されることが多いとされている。その他の報告でも，旅行者の急性下痢症は通常の感染性腸炎と比して細菌性腸炎の頻度が40～50％程度と高く[3]，培養の検出頻度が高いため，特に炎症性の症状を伴っている場合には便培養で起炎菌が判明しやすいといえる。

　治療に関して，旅行者下痢症は自然治癒することが多いものの，合併症のリスクや旅行の予定変更などを強いられることもある。抗菌薬加療により症状を1～2日程度短縮することがいわれているため，症状が中等度以上の旅行者下痢症に関しては，非旅行者下痢症と比べて抗菌薬投与が適応となる例が多いとされる[4]。また，コクラン・レビューでは，抗菌薬投与を受けた旅行者は受けていない旅行者と比べて約6倍速く下痢症状から回復したことが示されている[5]。

　ネパールの旅行者の研究では，14日未満の消化器症状が続いた旅行者の10％，14日以上症状が持続した旅行者の27％に寄生虫が検出されたと報告があり[5,6]，数週間以上の持続性，慢性であれば寄生虫の割合が高くなることが示されている。また，慢性に消化器症状が持続する感染症後過敏性腸症候群（PI-IBS）の存在も指摘されているが[7]，抗菌薬投与が慢性下痢症の発生や感染後過敏性腸症候群の発症リスクを下げるというはっきりしたエビデンスは示されてはいない。

　抗菌薬投与期間に関しては，3日以上の長期投与と比べて，単回投与，3日間投与で効果に差はないとされているものもあるが，重症な下痢であった場合に単回投与よりも3日間投与が妥当という意見もあり，強い根拠はないが，3日間の治療が

推奨されている[4]。旅行者下痢症の抗菌薬投与の選択肢として，ニューキノロン系薬（シプロフロキサシン，レボフロキサシンなど），アジスロマイシン，リファキシミンが挙げられている（表1）。

　ニューキノロン系は消化管からの吸収がよく，以前から旅行者下痢症の治療の中心であったが，最近はカンピロバクターを中心にニューキノロン耐性菌が増加しており，特に旅行者下痢症の起炎菌としてカンピロバクターの頻度が高いとされる東南アジア，南アジアではニューキノロン系薬は選択しづらい。また，妊婦には禁忌である点も注意する必要がある。ただ，東南アジア，南アジア以外の地域由来の旅行者下痢症であれば選択肢には残る。

　アジスロマイシンはニューキノロン系薬同様に抗菌活性が高く，特にニューキノロン耐性のカンピロバクターでは治療効果が高いことが報告されており[8,9]，これらの地域由来の旅行者下痢症に選択しやすい。

　リファキシミン※は非吸収性の抗菌薬であり，旅行者下痢症の起炎菌である腸管毒素性大腸菌，腸管凝集性大腸菌の治療薬のひとつとして挙げられている。ただし，赤痢菌やカンピロバクターなどのように腸管侵襲性の病原体に対してはシプロフロキサシンと比べて治療効果が劣ることが示されており[10]，全身症状が強い場合には経験的には使用しづらい。

※注記　2017年10月の時点で，本邦での適応疾患は肝性脳症における高アンモニア血症のみである。

表1）急性旅行者下痢症に対する抗菌薬投与（成人の推奨量）

抗菌薬	投与量，投与期間
ニューキノロン系薬 　ノルフロキサシン 　シプロフロキサシン 　オフロキサシン 　レボフロキサシン	 400 mg，1日2回内服を3日間 500 mg，1日2回内服を3日間 200 mg，1日2回内服を3日間 500 mg，1日1回内服を3日間
アジスロマイシン	1,000 mg，1日1回内服を単回 （500 mg，1日1回内服を3日間）
リファキシミン	200 mg，1日3回内服を3日間 （400 mg，1日2回内服を1〜3日間）

文献4）とキーストンのトラベル・メディシン．第1版，p.223，メディカル・サイエンス・インターナショナルより引用

10 旅行者下痢症には抗菌薬は必要か？ 使うなら何がよいか？

結論 旅行者下痢症の起炎菌は非旅行者下痢症と比べて細菌性の可能性が高く，抗菌薬投与により症状が1～2日短縮する効果が得られるため，特に中等度以上の症状であれば抗菌薬投与の有益性がある。

《エキスパートオピニオン》
こういうときはこうする！

　旅行者の下痢症を診る際に短絡的に旅行者下痢症と診断せずに，下痢以外の症状，渡航地，潜伏期，病原体の暴露の可能性からマラリア，レプトスピラ症，腸チフスなどの全身性疾患の可能性も考慮することが重要となる。

　そのうえで旅行者下痢症と判断すれば，軽症なら対症療法で経過観察し，中等度以上であれば便培養を提出して抗菌薬投与を検討する。ニューキノロン耐性菌が多い東南アジア，南アジア由来であればアジスロマイシンを選択する。それ以外の地域由来ではニューキノロン系薬も選択肢に挙げる。赤痢，カンピロバクターなどの腸管侵襲性病原体の可能性が低い場合には現時点（2017年10月原稿執筆時点）で本邦では適応外使用となるが，リファキシミンも海外で使用されている。

　抗菌薬の投与は基本的に3日間で終了する。持続性，慢性の下痢症となるようなら寄生虫，非感染性の可能性も考慮して精査を行っていく。

▶ 参考文献
1）Hill DR, Beeching NJ. Curr Opin Infect Dis 2010;23(5):481-487
2）Paschke C et al. Clin Microbiol Infect 2011;17(8):1194-1200
3）Shah N et al. Am J Trop Med Hyg 2009;80(4):609-614
4）Hill DR et al. Clin Infect Dis 2006;43(12):1499-1539
5）Hoge CW et al. JAMA 1996;275(7):533-538
6）Taylor DN et al. JAMA 1988;260(9):1245-1248
7）Spiller RC. Gastroenterology 2003;124(6):1662-1671
8）Kuschner RA et al. Clin Infect Dis 1995;21(3):536-541
9）Adachi JA et al. Clin Infect Dis 2003;37(9):1165-1171
10）Taylor DN et al. Am J Trop Med Hyg 2006;74(6):1060-1066

第14章

不明熱

1. 不明熱で抗菌薬・抗ウイルス薬が必要なときは? ……………………… 470
2. 不明熱で抗結核薬を投与するときは? ………………………………… 474
3. 不明熱でステロイド投与が必要なときは? …………………………… 476
4. 不明熱にコルヒチン投与を考えるときは? …………………………… 479
5. 腫瘍熱の鑑別にナプロキセン(ナイキサン)テストは有用か? ……… 482
6. 不明熱で薬剤熱を疑うときは? ………………………………………… 485
7. HIV不明熱で多いニューモシスチス肺炎の治療について …………… 487

第14章｜不明熱

1 不明熱で抗菌薬・抗ウイルス薬が必要なときは？

現状のエビデンスと問題点

　不明熱は Petersdorf と Beeson により「38.3℃（101°F）以上の発熱が何度か認められることが3週間を超えて続き，1週間の入院精査によっても原因が不明のもの」と定義され[1]，また近年 Durack らによって古典的不明熱，院内不明熱，好中球減少に伴う不明熱，HIV 感染における不明熱として整理，再定義された症候群である（表1）[2]。多種多様な疾患を含み，いくつかの診断アルゴリズムは提唱されているが[3-6]，確立していない。また経験的治療について十分な研究はされていない[7,9,10]。

　古典的に感染症による不明熱として腹腔内膿瘍，感染性心内膜炎，前立腺炎などが挙げられるが，培養や画像診断技術の進歩に伴い，不明熱の中で感染症が占める割合は減少してきている[8,9,11-16]。今なお不明熱を呈することがある感染症として，①培養可能な微生物による特定の解剖学的部位の感染だが臓器特異的症状が出づらいもの（感染性心内膜炎，膿瘍，骨髄炎など），②一般的な条件で培養ができない病原体によるもの（リケッチア，コクシエラ，バルトネラなど），③慢性的に潜在感染するもの（結核，ブルセラ，エルシニアなど），ほか④ウイルス感染（伝染性単核球症など），⑤寄生虫感染（リーシュマニア，マラリアなど），⑥流行性真菌症を含む真菌感染（ヒストプラズマ，コクシジオイデスなど）が挙げられる[14]。また通常は培養で同定される菌であっても，抗菌薬の先行投与で検出されないこともある。

　原則的に不明熱に対し診断がつかないまま経験的治療を行うことは，診断の不明瞭化・混乱[9,10,12]，薬剤の有害事象[17]，不十分な抗菌薬投与による耐性菌発生や治療不良を生むこととなり，医師・患者双方に不利益をもたらしうる。精査しても原因のわからない不明熱は全体の30〜50％を占めるが，患者の予後は一般によく，自然軽快する例も多い[8,9,15,18,19]。Bryan，Cunha らの報告には経験的治療が許容されるのは，培養陰性心内膜炎に対する抗菌薬投与，側頭動脈炎（特に視力障害合併）を疑う際のステロイド投与，粟粒結核が疑われる場合（特に高齢者，HIV/AIDS 患者，関節リウマチに対しステロイド・メトトレキサート・インフリキシマブ投与中

の患者，固形臓器移植患者）に対する抗結核薬投与に限ると記されている[10,12]。発熱性好中球減少症の高リスク患者はその限りではなく，経験的に抗MRSA薬，抗真菌薬などの投与を推奨するガイドラインも存在する[20,21]。

しかし実際の臨床では，診断がつかないままに抗菌薬等が投与されているのを多く見聞きするし，それは海外でも同様のようである[7]。

表1）新しい不明熱の定義と分類[2]

古典的不明熱	・38.3℃（101°F）以上の発熱が数回出現する ・発熱が3週間以上続く ・外来であれば3回，入院であれば3日間適切な検査をしても原因不明
院内における不明熱	・急性期治療中の入院患者で，38.3℃（101°F）以上の発熱が数回出現する ・入院時に感染症を示す所見がなく，潜伏期でもないと思われる ・3日間適切な検査をしても原因不明（2日間の培養検査を含む）
好中球減少に伴う不明熱	・38.3℃（101°F）以上の発熱が数回出現する ・末梢血好中球数が500/μL未満か，1～2日以内で500/μL未満となることが予想される ・3日間適切な検査をしても原因不明（2日間の培養検査を含む）
HIV感染における不明熱	・38.3℃（101°F）以上の発熱が数回出現する ・血清診断によってHIV感染が確認されている ・発熱が外来で4週間以上，または入院で3日以上持続している ・3日間適切な検査をしても原因不明（2日間の培養検査を含む）

結論　患者の発熱が本当に古典的不明熱であれば，培養陰性心内膜炎，結核を強く疑う場合を除き，抗菌薬・抗結核薬・抗真菌薬の投与は控える。

《エキスパートオピニオン》
こういうときはこうする！

熱源不明の発熱に対し慌てて抗菌薬などを投与する必要はなく，まずは落ち着いて考えることが大切である．結果的に自然解熱する場合も少なくない．患者が免疫抑制状態（高齢者，HIV/AIDS患者，ステロイド・免疫抑制剤投与中，臓器移植など）である場合や，機会を逸すると予後不良となる感染症が疑われる場合には迅速に検査を進め，暫定診断と抗菌薬の投与期間を予め設定してから治療を開始する．

抗菌薬を投与して感染を除外するという考えをみかけるが，全ての感染症に有効な抗菌薬は存在せず，例えばカルバペネムを投与して解熱しなくても，抗酸菌症や真菌症，細胞内寄生菌などの感染は否定のしようがない．また仮にそれで炎症が下がっても，診断がない抗菌薬投与はいつまで投与するかなど今後の見通しがつかないため避けるべきである．心エコーで培養陰性心内膜炎が示唆されたときには，抗菌薬開始は妥当である（詳細は別項参照）．

結核を疑うが証明ができない際には，可能な限りの抗酸菌培養検体を採取後に抗結核薬3〜4剤を開始してもよいが，投与前に感染症専門医への相談をした方がよい（詳細は後述）．

▶ 参考文献

1) Petersdorf RG, Beeson PB. Medicine (Baltimore) 1961 Feb;40:1-30
2) Durack DT, Street AC. Curr Clin Top Infect Dis 1991;11:35-51
3) Hersch EC, Oh RC. Am Fam Physician 2014 Jul 15;90(2):91-96
4) Mulders-Manders CM, Simon A et al. Best Pract Res Clin Rheumatol 2016 Oct;30(5):789-801
5) Bleeker-Rovers CP, Vos FJ et al. Medicine (Baltimore) 2007 Jan;86(1):26-38
6) de Kleijn EM, van Lier HJ et al. Medicine (Baltimore) 1997 Nov;76(6):401-414
7) Mourad O, Palda V et al. Arch Intern Med 2003 Mar 10;163(5):545-551
8) Vanderschueren S, Knockaert D et al. Arch Intern Med 2003 May 12;163(9):1033-1041
9) Hayakawa K, Ramasamy B et al. Am J Med Sci 2012 Oct;344(4):307-316
10) Bryan CS, Ahuja D. Infect Dis Clin North Am 2007 Dec;21(4):1213-1220, xi
11) Cunha BA. Infect Dis Clin North Am 2007 Dec;21(4):867-915, vii
12) Cunha BA. Infect Dis Clin North Am 1996 Mar;10(1):111-127

13) Beresford RW, Gosbell IB. Intern Med J 2016 Sep;46(9):1011-1016
14) McGregor AC, Moore DA. Clin Med (Lond) 2015 Jun;15(3):285-287
15) Knockaert DC, Vanderschueren S et al. J Intern Med 2003 Mar;253(3):263-275
16) Iikuni Y, Okada J et al. Intern Med 1994 Feb;33(2):67-73
17) Johnson JR, Burke MS et al. Ann Pharmacother 1999 Oct;33(10):1043-1045
18) Knockaert DC, Dujardin KS et al. Arch Intern Med 1996 Mar 25;156(6):618-620
19) de Kleijn EM, Vandenbroucke JP et al. Medicine (Baltimore) 1997 Nov;76(6):392-400
20) Heinz WJ, Buchheidt D et al. Ann Hematol 2017 Aug 30
21) Freifeld AG, Bow EJ et al. Clin Infect Dis 2011 Feb 15;52(4):427-431

第14章 | 不明熱

② 不明熱で抗結核薬を投与するときは？

◆ 現状のエビデンスと問題点

　本邦での 2016 年の結核罹患率は 13.9/10 万であり，特に 60 歳以上の高齢者で罹患率が高い[1]。1990 年代の本邦の文献では不明熱に占める結核の割合は 8 %[2]，最近の大病院入院患者を対象とした研究でも不明熱 40 例のうち 8 例（約 12%）が肺外結核だったという報告もある[3]。抗酸菌感染は発熱，倦怠感など非特異的な症状を呈し，疑わなければ診断がつきにくい[4]。特に粟粒結核，肺外結核は診断に難渋し，非可逆的，致命的となることもある。一方，診断のゴールドスタンダードは培養だが，結果が出るのに週単位を要し，また喀痰以外の尿，脳脊髄液，胸水，骨髄穿刺液の塗抹，培養陽性率は文献によって幅はあるものの低い[4,5]。特に髄膜炎では髄液検査の感度は，塗抹・培養だけでなく PCR，ADA 上昇も含めていずれも低く[6-8]，診断が難しい。組織診は有用であり，特に肝生検は粟粒結核の生検診断ではもっとも感度が高い[4,9]。

　結核が不明熱の原因となるリスクファクターとして，高齢，糖尿病，慢性腎臓病・透析，流行国（本邦を含む）からの移民・旅行者，HIV/AIDS，ステロイド使用（15 mg/day　2 週間以上でリスク上昇），TNFα阻害薬使用，臓器移植患者，ホームレス，刑務所などハイリスク環境での居住・労働，悪性腫瘍，栄養失調，アルコール中毒，胃切除，珪肺症が挙げられる[10]。

　抗結核薬の経験的投与に関する質の高い研究はないが，先述した通り Cunha らは，粟粒結核が疑われる高齢者，HIV/AIDS，ステロイド・MTX・インフリキシマブで治療中の関節リウマチ，固形臓器移植患者には投与してよいとしている[11,12]。

> **結論**　結核は不明熱の原因の一定数を占める。非特異的症状を示すが，特に高齢者，免疫抑制状態の患者（糖尿病，透析，ステロイド使用者など）でリスクが高く，積極的に疑う。

《エキスパートオピニオン》
こういうときはこうする！

結核は必ず不明熱の鑑別に挙げ，まず疑うことが重要である。

結核性髄膜炎は致死率14～28％・後遺症率20～30％[13]といわれ，早期治療が極めて重要である。リンパ球優位で糖低下がある原因不明の慢性進行性髄膜炎では，IGRAやADA，胸部画像所見，髄液抗酸菌塗抹や核酸検査の結果が陰性でも抗結核薬3～4剤併用療法を開始してよい。

その他の肺外結核についても必ずしも肺病変は伴わず，抗酸菌塗抹検査や核酸検査，IGRAの感度は高くないため，結核が考慮されれば抗結核薬を開始する。例えば，画像所見で結核を疑うが塗抹・核酸検査陰性の不明熱や，各種生検で肉芽腫が見える場合，リンパ球優位の原因不明の胸水・腹水・心嚢水を伴う不明熱，透析患者や臓器移植患者の不明熱などが考えられる。

▶ **参考文献**

1) 厚生労働省　平成28年　結核登録者情報調査年報集計結果（http://www.mhlw.go.jp/stf/seisakunitsuite/bunya/0000175095.html）
2) Iikuni Y, Okada J, Kondo H, Kashiwazaki S. Intern Med 1994 Feb;33(2):67-73
3) Goto M, Koyama H, Takahashi O, Fukui T. Intern Med 2007;46(1):17-22
4) Kim JH, Langston AA, Gallis HA. Rev Infect Dis 1990 Jul-Aug;12(4):583-590
5) Maartens G, Willcox PA, Benatar SR. Am J Med 1990 Sep;89(3):291-296
6) Pai M, Flores LL, Pai N, Hubbard A, Riley LW, Colford JM,Jr. Lancet Infect Dis 2003 Oct;3(10):633-643
7) Tuon FF, Higashino HR, Lopes MI, Litvoc MN, Atomiya AN, Antonangelo L, et al. Scand J Infect Dis 2010 Mar;42(3):198-207
8) Extrapulmonary Tuberculosis. Mandell, Douglas and Bennett'sprinciples and Practice of Infectious Diseases. 8th ed. Saunders, 2015
9) Mert A, Arslan F, Kuyucu T, Koc EN, Ylmaz M, Turan D et al. Medicine (Baltimore) 2017 Feb;96(5):e5875
10) Hayakawa K, Ramasamy B et al. Am J Med Sci 2012 Oct;344(4):307-316
11) Bryan CS, Ahuja D. Infect Dis Clin North Am 2007 Dec;21(4):1213-1220, xi
12) Cunha BA. Infect Dis Clin North Am 1996 Mar;10(1):111-127
13) 日本神経治療学会治療指針作成委員会：標準的神経治療，結核性髄膜炎．神経治療，2015;32(4):513-532

第14章 | 不明熱

不明熱でステロイド投与が必要なときは？

現状のエビデンスと問題点

　不明熱の20〜30%程度は非感染性炎症性疾患といわれる。血清学的診断が進歩した現在でも，抗体による診断が困難なリウマチ性疾患（例：リウマチ性多発筋痛症，ベーチェット病），血管炎，炎症性疾患（例：成人Still病，菊池病），よく知られた膠原病が非典型的なプレゼンテーションを呈した場合（例：抗核抗体陰性の全身性エリテマトーデス）には診断に難渋することがある[1-3]。

　しかし，不明熱や非感染性炎症性疾患全般に対する経験的なステロイド投与の妥当性を検討した研究は本項執筆時点ではみつからない。いくつかのレビューや教科書では，上述の通り視野障害を伴う側頭動脈炎にはステロイド投与が許容されるとしているが，基本的に診断のつかない状況では投与すべきでないといわれている[1,4-6]。原因が感染症であれば病勢の悪化，また悪性リンパ腫などであれば診断の遅れ，不十分な治療につながるためである[7]。

 非感染性炎症性疾患に対する治療も，感染症と同様，原則的には診断がつかないままステロイド投与に踏み切るべきではない。

《エキスパートオピニオン》
こういうときはこうする！

　経験的なステロイド投与は避けるのが基本だが，致命的・不可逆的病態が疑われる際にはその限りではない。例として，

- 巨細胞性動脈炎（側頭動脈炎）に虚血性視神経炎や脳神経麻痺を合併
- （成人Still病，EBウイルス感染などに）二次性に血球貪食症候群を併発
- EBウイルス感染に著明な溶血性貧血，神経症状（脳症）を併発
- 高度の溶血性貧血，血栓性血小板減少性紫斑病などの血球異常を併発
- 急速進行性糸球体腎炎を併発し，心不全など循環動態の破綻がある

- 高安動脈炎で大動脈解離や心筋梗塞を合併
- 全身性エリテマトーデス（SLE）を疑うが所見が揃わずに経過をみていたところ，劇症型心筋炎やNPSLE（neuropsychiatric SLE）と思われる横断性脊髄炎・痙攣重積といった重症病態を発症
- ANCA関連血管炎を考えるが臓器所見に乏しく経過をみていたところ，突然下垂足をきたした
- 結節性多発動脈炎で末梢動脈虚血から四肢末梢の虚血性壊死，腸管の血流不全から消化管穿孔・下血，冠動脈の虚血から虚血性心疾患を生じた
- 菊池病や伝染性単核球症で著明なリンパ節腫大のため気道閉塞の恐れがある

といった場合が考えられる。特に不可逆的な病態を疑う際には，上記のように膠原病の分類基準を必ずしも満たしていなくとも，メチルプレドニゾロンパルスに踏み切る（診断が確かでないからと治療を躊躇してはいけない）。

そのほか，除外診断を十分行ったうえで最終的にリウマチ性多発筋痛症以外の鑑別診断が残らない場合や，臨床的にIgA血管炎（Henoch-Schönlein紫斑病）を疑うも生検施行不可・所見が揃わないが，腹部疝痛や関節炎症状が重く自然軽快が望めない場合にも，臨床診断を重視してステロイド投与を行う。

ステロイド投与を要する病態であってもそれぞれの疾患によって必要な投与量が異なるため，常にどの病態・診断を想定してステロイド投与を行うのか予め明確にしておく。専門家によっては，確定診断に至らなくとも病態を推測し，ある診断に準じたステロイド治療を試すこともあるが，感染症や悪性腫瘍の除外が大前提で，可能ならば膠原病に通じた医師が診療し，せめて暫定診断をつけてから治療を考慮すべきである。

▶ 参考文献

1) Cunha BA. Infect Dis Clin North Am 2007 Dec;21(4):867-915, vii
2) Ozturk MA, Kiraz S, Ertenli I, Uzun O, Calguneri M, Unal S. Clin Rheumatol 2004 Feb;23(1):90-91
3) Mulders-Manders CM, Simon A, Bleeker-Rovers CP. Best Pract Res Clin Rheumatol 2016 Oct;30(5):789-801

4) Mourad O, Palda V et al. Arch Intern Med 2003 Mar 10;163(5):545-551
5) Hayakawa K, Ramasamy B et al. Am J Med Sci 2012 Oct;344(4):307-316
6) Bryan CS, Ahuja D. Infect Dis Clin North Am 2007 Dec;21(4):1213-1220, xi
7) Bleeker-Rovers CP, van der Meer JWM: Fever of Unknown origin. In: Kasper DL, Fauci AS et al. Harrison's Principles of Internal Medicine. 19th ed. pp.135-142, McGraw-Hill, 2015

第14章 不明熱

④ 不明熱にコルヒチン投与を考えるときは？

現状のエビデンスと問題点

　コルヒチンは，細胞骨格を構成する微小管の形成を妨げ，インフラマソーム（炎症性サイトカインの産生・活性化に関与するタンパク複合体）と自然免疫応答を抑制する。さらに VEGF などの増殖因子を抑制し血管内皮細胞の増殖抑制，線維化抑制，心血管保護作用も有する[1,2]。

　痛風，偽痛風の原因物質はインフラマソームを刺激し，炎症性サイトカイン産生を介し好中球が動員され結晶性関節炎が発生する。コルヒチンは上記の通り発症機序に負の方向に作用し，結晶性関節炎の急性発作治療薬，発作予防薬となる。家族性地中海熱（Familial Mediterranian Fever：FMF）の原因遺伝子がコードしている物質 pyrin はインフラマソームの活性を調節し好中球遊走にも関与しているが，pyrin が抑制されると炎症の制御がきかなくなり発熱，漿膜炎，関節炎などを生じると考えられている。コルヒチンは FMF の発作抑制・緩和，アミロイドーシスの予防に有効であり，その理由は十分に解明されていないが，インフラマソームの抑制が一因と思われる。

　本邦で保険適用となっているのは痛風発作の予防・緩解，家族性地中海熱のみだが，ほかベーチェット病（陰部潰瘍や結節性紅斑，関節炎），心膜炎，Sweet 症候群をはじめとする好中球性皮膚症にも効果があるといわれている。

> **結論**　コルヒチンは特に自然免疫系（マクロファージ，好中球）を抑えることで炎症をコントロールする。痛風・偽痛風の急性発作・発作抑制，家族性地中海熱の発作抑制・緩和やアミロイドーシス予防，ベーチェット病の皮膚・関節症状緩和，好中球性皮膚症に有効である。

《エキスパートオピニオン》こういうときはこうする！

　コルヒチン，コルチコステロイドはいずれも「炎症を抑える」薬として知られるが，コルヒチンは特に自然免疫（マクロファージ，好中球，樹状細胞），コルチコステロイドは自然免疫および獲得（細胞性・液性）免疫（リンパ球；T細胞，B細胞）に対し抑制的に作用するという点が大きな違いである。SLEのような"自己免疫"疾患は獲得免疫（リンパ球）の異常が原因となるが，対照的にFMFをはじめとする"自己炎症"疾患は自然免疫の異常によって生じ，間欠的に発作を繰り返し，発作と発作の間には症状が完全に消失するのが特徴である。

　FMFの分類基準（表1）[3]の小項目1つを満たす場合，コルヒチン投与を3〜6ヵ月程度試し，反応をみてもよい。コルヒチンに反応した場合，小項目2つを満たすことになりFMFと分類される（ただしコルヒチンに反応しFMFと分類されるものの内訳はかなり不均一であり，いかにもFMFらしいものとそうではないものが存在する）。コルヒチンの副作用でもっとも大きなものは下痢だが，1週程度で忍容できることも多く，それ以外の副作用である肝機能障害，CK上昇，血球減少などをきたすことは比較的少ない。効果がないのに漫然と続けることは避けるべきだが，どちらかといえば副作用の懸念が少ない薬であり，筆者の属する施設（国立国際医療研究センター総合診療科）では，疑わしい症例には積極的に投与を試している。

表1）FMFの分類基準[3]

大基準	以下1〜4における典型的発作 ① 腹膜炎（びまん性） ② 胸膜炎（片側性）または心膜炎 ③ 単関節炎（股，膝，足関節） ④ 発熱のみ（38℃以上）
小基準	以下1〜3の1ヵ所以上における不完全な発作は下記の部位の1つ以上を含む ① 腹部 ② 胸部 ③ 関節 ④ 労作時の下肢痛 ⑤ コルヒチンに対する良好な反応

支持基準	① FMF の家族歴 ② FMF にふさわしい出身地（FMF の浸淫地域） ③ 発症時 20 歳未満 ④〜⑦は発作の特徴 ④ 発作が重篤でベッド上安静を要する ⑤ 自然軽快する ⑥ 症状のない間欠期がある ⑦ 一過性の炎症反応が次の 1 項目以上でみられる：白血球数，血沈，SAA，フィブリノゲン ⑧ 一過性のタンパク尿／血尿 ⑨ 成果のない開腹歴，正常虫垂切除歴 ⑩ 両親が近親婚

注：Tel-Hashomer 基準（1967[4]）が有名だが，現状に合わせて改訂された。

　大基準の 1 項目以上，または小基準の 2 項目以上，もしくは小基準 1 項目＋支持基準 5 項目以上か，小基準 1 項目＋支持基準の最初の 5 項目のうち 4 項目以上を満たすことで診断される。典型発作は反復性（同じ型を 3 回以上），有熱性（直腸温38℃以上），短期間（12時間〜3 日間持続）である。非典型発作とは①発熱がないか38℃未満，②発作期間が短い（6 時間〜1 週間），③腹部発作の間に腹膜炎の徴候がない，④腹部発作が限局，⑤上記の関節以外に関節炎を認める，のうち 1〜2 項目があり，典型発作と異なるもの。典型発作，非典型発作のいずれの定義にもあわない発作はカウントしない。

謝辞

　本項3. 4. の執筆にあたり，ご協力およびご助言をいただいた国立国際医療研究センター病院総合診療科　國松淳和先生に深謝致します。

▶ 参考文献

1) Leung YY, Yao Hui LL, Kraus VB. Semin Arthritis Rheum 2015 Dec;45(3):341-350
2) Slobodnick A, Shah B, Pillinger MH, Krasnokutsky S. Am J Med 2015 May;128(5):461-470
3) Livneh A, Langevitz P, Zemer D, Zaks N, Kees S, Lidar T et al. Arthritis Rheum 1997 Oct;40(10):1879-1885
4) Sohar E, Gafni J, Pras M et al. Am J Med 1967;43(2):227-253

第14章 不明熱

5 腫瘍熱の鑑別にナプロキセン（ナイキサン）テストは有用か？

現状のエビデンスと問題点

　腫瘍熱は，宿主マクロファージもしくは腫瘍自体から産生される TNF，IL-1，IL-6，IFN などのサイトカインがプロスタグランジン産生を促し，視床下部が体温のセットポイントを変化させて発生すると考えられている[1]。特にリンパ腫・白血病，骨肉腫，心房粘液腫，腎細胞がん，転移性肝がんで生じることが多いが，様々な腫瘍が原因となる。腫瘍熱に対しナプロキセン（ナイキサン）が有効であるという報告に基づき，Chang により診断基準案（表1）[2] が提唱されている。

　Chang らは，7日間のうち1回以上 38.3℃を超える発熱を認め，診察や経験的な抗菌薬投与を行ったうえで感染症が除外されたが熱源不明であったがん患者を対象とした研究で，最終的に腫瘍熱であった患者 15 名中 14 名はナプロキセンに反応し 24 時間以内に解熱したが，感染症の患者 5 名では反応がなく，膠原病の患者 2 名は部分的に反応したと報告した[3]。別の報告で，感染症を除外したうえで腫瘍熱の可能性が高い進行がんの患者 50 名にナプロキセン 250 mg 1日2回を投与したところ 46 名が完全に解熱したが，感染症の 13 名，膠原病の 4 名では完全な解熱はみられなかったと述べており，この結果を踏まえると[4]，ナプロキセンテストの感度 92％，特異度 100％ といえる。しかしこれらの研究では不明熱の診断基準を満

表1）腫瘍熱の診断基準案[2]

①	37.8℃以上の発熱が少なくとも1日1回ある
②	発熱の期間が2週間以上にわたる
③	身体所見，検査結果（痰・血液・尿・便・骨髄・髄液・胸水・局所の病変からの浸出液の塗抹・培養），画像所見（胸部X線，頭部・腹部・骨盤部CT）で感染症を示す所見がない
④	薬物，輸血反応，放射線・化学療法による反応ではない
⑤	適切なエンピリック抗菌薬投与によっても少なくとも7日間は反応がみられない
⑥	ナプロキセンによりすぐに完全に解熱し，使用中は平熱を保っている

たしていない点，経験的な抗菌薬投与に反応がなかった例など腫瘍熱の事前確率が高い患者にナプロキセン投与を行っている点に留意する必要がある。Vanderschueren らは，市中発症で 2 週間以上，38.3℃を超える発熱が複数回認められた熱源不明のがん患者 77 名に対し（感染症の除外を行わず）ナプロキセン等の NSAIDs を 2 日以上連続して投与したところ，結果的に腫瘍熱であった患者のうちナプロキセンで完全に解熱したのは 11 名中 6 名（50％），非腫瘍熱の患者では 66 名中 25 名（38％）であり，ナプロキセンテストの腫瘍熱に対する感度は 55％，特異度 62％ と結論付けている[5]。

結論 腫瘍熱の可能性が高い患者はナプロキセン投与で解熱することが多いが，予め感染症などの除外診断を十分に行う必要がある。

《エキスパートオピニオン》
こういうときはこうする！

腫瘍熱の診断は除外診断に尽き，ナプロキセンテストを行う前に十分検査前確率を高めておく必要がある。担がん患者の発熱の原因としてもっとも多いのは感染症である。一般的な肺炎，尿路感染症といったものに加え，手術部位感染，デバイス関連の感染（中心静脈カテーテル，ドレーン，人工関節など），粘膜障害に伴う感染（歯肉炎・膿瘍，肛門周囲感染，腸管からの bacterial translocation），腫瘍の閉塞による感染（閉塞性肺炎，胆管炎など），穿孔や瘻孔形成に伴い膿瘍・瘻孔感染を生じる例などがある。非感染症としては輸血・薬剤熱，放射線肺臓炎，副腎不全，深部静脈血栓症などが挙げられる。特に好中球の減少している患者，鎮痛薬・ステロイドを使用している患者では症状や所見が乏しいこともあり，小さな所見であっても軽んじない。十分な身体診察，血液培養 2 セット以上を含む検査ワークアップを行い，疑わしい感染巣があれば抗菌薬投与，薬剤熱の可能性があれば不要な薬剤の整理，被疑薬の中止といった対応をとる。これらの対応をとっても発熱の原因が不明である場合，腫瘍熱の検査前確率が高くなり，ナプロキセンテストを行う。解熱すれば腫瘍熱である可能性が高い。

▶ 参考文献

1) Johnson M. Palliat Med 1996 Jul;10(3):217-224
2) Chang JC. Arch Intern Med 1989 Aug;149(8):1728-1730
3) Chang JC, Gross HM. Am J Med 1984 Apr;76(4):597-603
4) Chang JC. Heart Lung 1987 Mar;16(2):122-127
5) Vanderschueren S, Knockaert DC, Peetermans WE, Bobbaers HJ. Am J Med 2003 Nov;115(7):572-575

第14章 不明熱

6 不明熱で薬剤熱を疑うときは？

現状のエビデンスと問題点

　薬剤熱は入院患者の約10％でみられるといわれ[1]，不明熱の4％を占めるとする報告もある[2]。発症メカニズムは，①体温調節機能障害，②薬物投与に対する（反応性の）発熱，③薬理作用による発熱，④特異体質反応，⑤過敏反応（最多）に分けられる[1]（表1）。

　薬剤熱は除外診断であり，感度や特異度の高い所見や検査は存在しない。臨床症状にも幅があり，処方開始から発症までの中央値は8日[3]だが，投与開始から数時間以内に発症したり，数ヵ月〜数年後に発症することもある[4]。熱の割に全身状態がよいことや比較的徐脈が有名だが，比較的徐脈はわずか11％しか認められなかったという報告もあり[3]，典型的な症状でなくても否定はできない。熱のパターンは患者本人も気づかない微熱から悪寒戦慄，低血圧を伴うものまで様々である[4]。皮疹があれば薬剤熱を想起しやすいが，頻度は少なく（ある報告では全体の18％[3]），紅斑・丘疹のほか紫斑様であったり，手掌足底を含む場合もあるなど多彩なパターンがある[1]。血液検査では，白血球上昇（左方移動を伴う），好酸球増多（稀，20％以下）をみることもある。ESR（＞60〜100 mL/h）・CRP上昇，軽度の肝障害（90％以上）を伴う例もある[1]。しかしこれらがなくとも除外はできない。

　被偽薬を中止すると多くは72時間以内に解熱する[1]が，半減期の長い薬剤では遷延することがある。薬剤を再投与して再度発熱すれば診断でき，再投与試験の安

表1）薬剤熱のメカニズム[1]

①	体温調節機能障害　甲状腺ホルモン，抗コリン薬，覚醒剤など
②	薬物投与に対する反応性の発熱　ワクチン接種後の発熱，静脈炎など
③	薬理作用による発熱　Jarisch-Herxheimer反応，化学療法による腫瘍崩壊など
④	特異体質反応　悪性症候群など
⑤	過敏反応　抗原抗体複合体，T細胞を介した免疫反応等による。抗てんかん薬，抗菌薬（特にβラクタム系）の頻度が高い。DRESS症候群を含む。

全性は高いという報告がある[3]が，重症薬疹を引き起こすリスク等もあり，あえて実際に行われることは少ない。

 薬剤熱は様々なプレゼンテーションをとる。常に疑い，不要な薬剤は中止する。

《エキスパートオピニオン》
こういうときはこうする！

以前から内服し続けていた薬だから薬剤熱を起こさないという保証はない。全ての薬が原因となりうる（ときには解熱鎮痛薬も薬剤熱を生じる）。左方移動を伴う白血球・CRP上昇や悪寒戦慄を伴う発熱は感染症らしくみえるが，薬剤熱でも起こりうる。また，比較的徐脈はβ遮断薬・カルシウム拮抗薬内服，ペースメーカー装着中の症例には適用できない。典型的な症状，所見を認めない薬剤熱も多数存在する。

熱源不明の発熱の際，薬剤投与中の患者であれば常に疑い，必要のない薬剤は早期に中止するに尽きる。

▶ 参考文献
1) Johnson DH, Cunha BA. Infect Dis Clin North Am 1996 Mar;10(1):85-91
2) Vanderschueren S, Knockaert D et al. Arch Intern Med 2003 May 12;163(9):1033-1041
3) Mackowiak PA. Am J Med Sci 1987 Oct;294(4):275-286
4) Lipsky BA, Hirschmann JV. JAMA 1981 Feb 27;245(8):851-854

第14章 不明熱

HIV不明熱で多いニューモシスチス肺炎の治療について

現状のエビデンスと問題点

　HIV感染における不明熱で多いものとして，ニューモシスチス肺炎（Pneumocystis pneumonia, PCP），悪性リンパ腫，抗酸菌感染，サイトメガロウイルス感染が挙げられる。現在，PCPの多くはHIV感染に気づいていないか適切な治療を受けていない場合や，CD4数<100/μLの重度免疫抑制状態で起こる[1]。

　治療の第1選択薬は，トリメトプリム／スルファメトキサゾール（ST合剤）である。HIV患者の場合，中等症〜重症（PO_2<70 mmHgかつ$AaDO_2$≧35 mmHg）では，可及的速やか（PCP特異治療開始後72時間以内）にステロイド併用が推奨される。ステロイド投与により呼吸不全，死亡リスク，人工呼吸器装着リスクの改善が報告されている[2,3]。

　一方，ST合剤は発熱，皮疹などの過敏反応を生じたり，高カリウム血症，血球減少などの様々な副作用を起こす。ST合剤に過敏反応を呈した際には減感作療法を行うと高率に内服が可能となるといわれ，いくつかのレジメンが提唱されている[4-6]。

　ST合剤を使用できない際の代替薬は，米国のガイドライン[1]に従うと，軽症（PO_2≧70 mmHgかつ$AaDO_2$<35 mmHg）から中等症（35≦$AaDO_2$<45 mmHg，60<PaO_2<70）の場合はダプソン＋トリメトプリム，プリマキン＋クリンダマイシンまたはアトバコン懸濁液である。ダプソン＋トリメトプリムはST合剤と同等の治療効果があり，副作用も少ないが，アトバコンはST合剤より治療効果が劣るといわれている。中等症から重症のときはプリマキン＋クリンダマイシンまたはペンタミジン静注が代替となる。この二者では副作用が少なく忍容性が高いためプリマキン＋クリンダマイシンが好まれるが，プリマキンは内服のみという投与経路の制限がある。ペンタミジンの副作用は70％程度に発生し，嘔気，味覚異常，不整脈，腎毒性，耐糖能異常，膵炎などがあり，特に血圧低下や低血糖は重篤な転帰をきたしうる。

　米国のガイドラインでは上記が推奨されているが，本邦ではトリメトプリム単剤が未承認である。また現実的にはアトバコン懸濁液（サムチレール）は1包

（750 mg/5 mL）あたり約1,700円と高価であること，プリマキン錠は2016年に発売されたが現在の保険適用はマラリアのみであり，採用医療機関が少ないこと，やはり薬価が高いこと（1錠 15 mg＝約2,200円）が問題となる。現実的には①ST合剤，②ST合剤が使用不可の場合，軽症かつ経済的に余裕があればアトバコン懸濁液，入手可能・経済事情が許すならプリマキン＋クリンダマイシン，中等症以上ならば腎機能，耐糖能異常などに注意しつつペンタミジン静注が選択肢となる。ペンタミジン吸入は効果不十分かつ再発のリスクとなるため，PCP治療の目的では使用しない。

治療期間は21日間である。また治療後はCD4＞200/μLとなるまで維持療法（2次予防）として，ST合剤，ペンタミジン吸入，ダプソン内服，アトバコン懸濁液内服のいずれかが必要である[1]。

PCP発症時は抗HIV療法（Antiretroviral therapy：ART）を受けていないことが多い。ART開始のタイミングは，海外では2週以内のART開始がAIDSの進行・死亡リスクを軽減し有害事象や免疫再構築症候群（Immune reconstitution syndrome：IRIS）も増加しないという報告[7,8]に基づき早期開始が好まれている。しかし本邦の報告ではPCP診断と同時〜14日以内にART導入した群では有意に死亡リスクが高かったが，30日を区切りにした場合には有意差がみられなかった。本邦では診断から15〜60日経過してからARTを開始することが多い[9]。

結論 PCP治療の第1選択薬はST合剤である。$PO_2 < 70\ mmHg$ かつ $AaDO_2 \geq 35\ mmHg$ の中等症以上では，速やかにステロイドを併用する。代替薬は，本邦では軽症ならばアトバコン懸濁液，プリマキン＋クリンダマイシン（ただしいずれも高価），中等症〜重症ではペンタミジン静注（副作用に注意）がある。

《エキスパートオピニオン》
こういうときはこうする！

治療開始後5〜7日経過しても呼吸数，低酸素血症，LDH上昇などに改善が認められない場合には治療失敗を考える。経口剤で治療していた場合は

静注に変更，ST合剤静注で治療していた場合にはペンタミジン静注に変更する。

　ART導入のタイミングは本邦と海外でエビデンスが異なり専門家でも意見が分かれるが，ARTの副作用によりPCP治療が妨げられることは好ましくない。筆者らはPCP治療終了した3週後を目安にARTを導入することが多いが，一般的にはHIV専門家への相談が望ましい。

▶ 参考文献

1）Panel on Opportunistic Infections in HIV-Infected Adults and Adolescents. Guidelines for the prevention and treatment of opportunistic infections in HIV-infected adults and adolescents: Recommendations from the Centers for Disease Control and Prevention, the National Institutes of Health, and the HIV Medicine Association of the Infectious Diseases Society of America.（http://aidsinfo.nih.gov/contentfiles/lvguidelines/adult_oi.pdf）
2）Briel M, Bucher HC, Boscacci R, Furrer H. Cochrane Database Syst Rev 2006 Jul 19;(3)(3):CD006150
3）Bozzette SA, Sattler FR, Chiu J, Wu AW, Gluckstein D, Kemper C et al. N Engl J Med 1990 Nov 22;323(21):1451-1457
4）Caumes E, Guermonprez G, Lecomte C, Katlama C, Bricaire F. Arch Dermatol 1997 Apr;133(4):465-469
5）Gluckstein D, Ruskin J. Clin Infect Dis 1995 Apr;20(4):849-853
6）Yoshizawa S, Yasuoka A, Kikuchi Y, Honda M, Gatanaga H, Tachikawa N et al. Ann Allergy Asthma Immunol 2000 Sep;85(3):241-244
7）Croda J, Croda MG, Neves A, De Sousa dos Santos S. Crit Care Med 2009 May;37(5):1605-1611
8）Zolopa A, Andersen J, Powderly W, Sanchez A, Sanne I, Suckow C et al. PLoS One 2009;4(5):e5575
9）日本医療研究開発機構エイズ対策実用化研究事業「ART早期化と長期化に伴う日和見感染症への対処に関する研究班」．HIV感染症に伴う日和見合併症の全国実態調査－全国HIV診療拠点アンケート調査　2015年（http://after-art.umin.jp/enq_hiyorimi.html）

[付記：利益相反表明]（五十音順）

平成28年度分（金額：円）

荒川　悠
利益相反なし

岡　秀昭

・講演料
帝人ファーマ株式会社	講演料	77,959円
大正富山医薬品株式会社	講演料	111,370円
株式会社 Meijiseika ファルマ	講演料	111,370円
第一三共株式会社	講演料	55,685円
杏林製薬株式会社	講演料	111,370円

・原稿料
株式会社鳥居薬品	原稿料	55,220円

小野　大輔

・講演料
アステラス製薬株式会社	講演料	33,411円

加藤　英明

・講演料
鳥居薬品株式会社	講演料	132,528円
大日本住友製薬株式会社	講演料	111,370円
株式会社ツムラ	講演料	111,370円

鎌田　啓佑
利益相反なし

軽米　寿之
利益相反なし

駒井　翔太
利益相反なし

付記：利益相反表明

平成28年度分（金額：円）

渋江　寧
　利益相反なし

滝本　浩平
　利益相反なし

藤内まゆ子
　利益相反なし

中久保　祥
　利益相反なし

根本　隆章
　利益相反なし

林　良典
　利益相反なし

原　弘士
　利益相反なし

松尾　裕央
・講演料

科研製薬株式会社	講演料　55,685円
アリーアメディカル株式会社	講演料　111,370円

三村　一行
　利益相反なし

森島　雅世
　利益相反なし

日本語索引

あ行

アーテメター・ルメファントリン　445
悪性外耳道炎　222
悪性腫瘍　426
悪性リンパ腫　476
アシクロビル　14, 184, 283
アジスロマイシン　2, 3, 14, 18, 20, 34, 49, 50, 52, 225, 233〜235, 237, 239, 240, 254, 256, 274, 276〜278, 280〜282, 295, 298, 299, 438〜440, 458〜460, 462, 466, 467
アシネトバクター　124
アジュバント　391
アズトレオナム　31, 180, 181
アスペルギルスガラクトマンナン抗原　411
アスペルギルス症　412
アデノウイルス　201
アトバコン　424, 445, 448, 462, 488
アドヒアランス　35
アトルバスタチン　255
アナフィラキシー　31, 180, 182
アミカシン　108, 124, 244
アミノグリコシド（系）　2〜5, 7, 8, 17, 19, 25〜27, 32, 34〜37, 39, 41〜43, 45, 61, 73, 74, 76, 77, 83, 84, 103〜109, 112, 114, 115, 117〜119, 121, 124, 193, 194, 239, 262, 271, 337, 366, 403, 411, 437, 442, 455, 459
アミノ酸製剤　14
アミロイドーシス　479
アムホテリシンB　14, 81, 193, 195, 415
アメーバ抗体　442
アメーバ腸炎　441
アモキシシリン　30, 70, 71, 112, 231, 234, 251, 252, 260, 285〜287, 319, 329, 357, 363, 395, 440
アルコール　10
アルテプラーゼ　248
アルブミン　133
アルベカシン　109
アルミニウム　48
アレムツズマブ　429
アレルギー　30, 180
　——反応　453
アロプリノール　30
アンタビュース　10

アンチトロンビン　157, 158
アンチバイオグラム　402
安定性　24
アンピシリン　5, 31, 40, 64, 65, 67, 68, 70, 102〜105, 113, 124〜126, 173, 175, 178, 180, 188, 244, 251, 252, 260, 292, 301, 305, 307, 308, 316, 323, 327, 330, 332, 351, 352, 365〜368, 385, 409, 438, 439

移行性　64, 267, 271
イソニアジド　86, 428
一類感染症　436
一期的置換術　376, 379
一期的再置換術　379
遺伝子多型　27
糸状菌感染症　411
イトラコナゾール　49
　——カプセル　48
胃内容排泄速度　10
イブプロフェン　260
イミペネム　3, 24, 31, 59, 74, 108, 114, 117, 124, 125, 188, 402, 411
イムノクロマトグラフィ法　434
医療・介護関連肺炎　242
医療関連　303
医療関連肺炎　242
インスリン　161
インターフェロンγ遊離試験　426
咽頭炎　199, 276
院内肺炎　242, 245
インフラマソーム　479
インフルエンザ　209
　——桿菌　70
　——菌　202
　——ワクチン　255

ウイルス　201
　——性出血熱　434
　——性脳炎　184
ウロキナーゼ　248

エイズ治療薬研究班　461
栄養型　441
エキノキャンディン　39

壊死性筋膜炎	61, 397
壊死性膵炎	290
エスカレーション	390
エタンブトール	428
エチオナミド	88
エリスロマイシン	204, 207, 256
塩酸バンコマイシン散	20
エンテロバクター属菌	114
エンドトキシン吸着療法	154
エンビオマイシン	88
黄色ブドウ球菌	64, 201, 246, 269, 394, 404
黄色ブドウ球菌用ペニシリン	64
黄斑変性症	39
オーグメンチン	308
オーシスト	461
オープンバイオプシー	388
オキサゾリジノン系	93
オセルタミビル	209
温存	191

か行

ガードネレラ・バギナリス	280
開胸術	385
外耳	221
開窓術	248
外来点滴治療	24
ガス壊疽	397
風邪	198
家族性地中海熱	479
過大腎クリアランス	12
カチオン	10, 48
カナマイシン	88
化膿性関節炎	370
化膿性椎体炎	262
カフェイン	10
顆粒球コロニー刺激因子	419
顆粒球輸注	417
カルシウム	406
——イオン	14
カルシトニン	166
カルシニューリン阻害剤	417
カルバペネマーゼ	117
カルバペネム（系）	2〜4, 14, 15, 17, 21, 25, 31, 32, 35, 42, 58, 59, 65, 67, 68, 73, 76, 77, 108, 109〜117, 121, 124, 125, 172〜174, 180, 188, 189, 251, 252, 292, 301, 307, 308, 314, 316, 356, 379, 381, 402, 403, 408, 409, 411, 435, 437, 472
カルボシステイン	255
簡易懸濁法	52
肝移植後	326
間欠投与	23
肝硬変診療ガイドライン2015	329
ガンシクロビル	429
カンジダ	79, 269
間質性腎炎	180
間質性肺炎	231
眼脂培養	202
肝生検	474
関節穿刺	370
感染症後過敏性腸症候群	465
感染症治療の手引き	294
感染性心内膜炎	18, 81, 99, 269, 388, 470
感染性膵嚢胞	292
感染性大動脈瘤	355, 358
感染性腸炎	297
肝代謝	331
眼内炎	38
肝膿瘍	441
カンピロバクター	297, 465
——腸炎	435
漢方薬	256
気管胸腔瘻	249
気管支炎	204
気管支拡張症	254
気管支拡張薬	219
菊池病	476
基質特異性拡張型βラクタマーゼ	111
寄生虫	465, 470
偽痛風	479
気道閉塞	477
キニーネ	445
キヌプリスチン・ダルホプリスチン	101
ギムザ染色末梢血塗抹標本	434
キャンディン系薬	79
急性咽頭炎	205
急性冠症候群	148
急性気管支炎	216
急性憩室炎	317
急性糸球体腎炎	213
急性腎盂腎炎	269
急性膵炎診療ガイドライン2015年第4版	290
急性前立腺炎	271
急性増悪	218

日本語索引

急性非複雑性虫垂炎	320
急性閉塞性化膿性胆管炎	291
急速進行性糸球体腎炎	476
吸入ステロイド	255
吸入投与	45
強化インスリン療法	161
胸腔鏡下手術	248
胸腔鏡下肺生検	415
胸腔内線維素溶解療法	248
胸骨	385
胸部CT	414
胸部X線	414
莢膜	70
巨細胞性動脈炎	359
キレート	48
菌血症	269
空洞形成	251
空洞性	88
クラブラン酸	112, 124, 251, 319
クラミジア	202, 273, 276, 280
グラム陰性	3, 4, 32, 41, 42, 45, 46, 65～67, 70, 73, 74, 108, 121, 124, 154, 181, 194, 242, 245, 271, 277, 280, 281, 298, 299, 304, 316, 327, 332, 343, 351, 358, 363, 380, 382, 383, 388, 402, 403, 411, 414
グラム染色	65, 217, 219, 220, 225, 234, 242～244, 270, 272, 276, 277, 279, 290, 298, 299, 370, 414, 416, 437
グラム陽性	3, 58, 61, 64, 67, 92, 101, 108, 180, 181, 194, 244, 272, 280, 315, 355, 358, 404, 411
クラリスロマイシン	49, 298
クランベリージュース	265, 266
グリコペプチド（系）	17～19, 36, 92, 93
クリプトコッカス髄膜炎	195
クリプトスポリジウム	465
クリンダマイシン	2, 3, 18, 32, 36, 41, 42, 52, 61, 62, 67, 68, 92, 251, 252, 280, 374, 385, 394, 397～399, 445, 461～463, 487, 488
グルコン酸キニーネ静注	445
クレアチニンクリアランス	51
クレブシエラ・ニューモニエ	111
グローバル・アクション・プラン	198
クロストリジウム属	397
クロラムフェニコール	18, 438
クロルヘキシジン浴	395
経気管支肺生検	415
経験的 de-escalation	301
経食道超音波検査	336
経腸	312
――栄養剤	11
珪肺	426
経鼻	45
外科治療	83, 274
外科的治療	300
血液製剤の使用指針	148
血液・前立腺関門	271
血液透析	53
血液培養	305
――陰性	358
――陰性感染性心内膜炎	351
――陽性率	307
結核	42, 86, 235, 251, 470, 474
――菌	388, 426
――性髄膜炎	186, 475
血管炎	476
血球貪食症候群	476
血行性	189
血腫	301
結晶化	14
結晶性関節炎	370, 479
血小板減少	452
――症	52
血小板輸血	452
血清クレアチン	52
結節性多発動脈炎	477
血栓	301
――性血小板減少性紫斑病	476
血中濃度測定	195
血糖値	162
結膜炎	201
ケトコナゾール	49
解熱	411
ケモカイン	456
減感作	428
嫌気性菌	67, 280, 304, 325
ゲンタマイシン	18, 42, 46, 61, 62, 93, 98, 99, 100, 102, 104～106, 109, 118, 193, 255, 263, 272, 280, 337, 338, 351, 352, 365～368, 376, 377
――併用	98, 99, 337, 338, 366
コアグラーゼ陰性ブドウ球菌	99, 404
抗HIV療法	488

日本語索引

高圧酸素療法	397
抗インフルエンザ薬	209
抗炎症作用	227
高カリウム血症	147
抗凝固薬	50
抗菌薬含有セメント	376
抗菌薬スチュワードシップ	168
抗菌薬単独療法	322
抗菌薬治療期間	301
抗菌薬投与期間	245
抗菌薬ロック療法	15, 46
抗けいれん薬	50
抗結核薬	187
好酸球増多	485
抗酸菌塗抹	186
甲状腺	166
抗真菌薬	303, 411
光線過敏症	450
好中球減少性回盲部炎	403
好中球数	408
高度耐性	104
高濃度耐性	367
抗ヒスタミン薬	202
抗百日咳抗体価	207
誤嚥性肺炎	242
コーティング	10
呼吸理学療法	255
骨関節結核	88
骨髄炎	100, 116
骨髄抑制	195, 196, 429
古典的不明熱	470
コリスチン	3, 36, 43, 52, 73, 108〜110, 117〜119, 193, 194, 255
コルヒチン	479, 480
コンタクトレンズ	202

さ行

再活性化	429
細菌性咽頭炎	212
細菌性肝膿瘍	306
細菌性血管腫	459
細菌性髄膜炎	175, 178, 180, 183, 193
サイクロスポーラ	465
サイクロセリン	88
再検査	183
最小殺菌濃度	104
最小発育阻止濃度	104
最適治療	411
サイトカイン	456
サイトメガロウイルス	423, 429
サイナストラクト	379, 382
再発	273, 394
——性尿路感染症	265
——抑制療法	283
細胞性免疫不全	423, 429
細胞内寄生菌	239
刺し口	455
殺菌的	17
ザナミビル	209, 210
サルマラリア原虫	435
サワシリン	308
酸化マグネシウム	21
サンフォードガイド	20, 330
ジアルジア	297
耳介牽引痛	221
時間依存性抗菌薬	2
色素沈着	450
シクロデキストリン	52
自己炎症疾患	480
自己免疫性関節炎	370
視神経網膜炎	458
シスト	441, 461
自然弁	99
自然免疫応答	479
持続性菌血症	348
持続的血液濾過透析法	53
持続投与	6, 23
——ポンプ	24
シゾント	444
シタフロキサシン	83, 279
市中型 MRSA	395
市中肺炎	233
市中発症	303
実体重	8
シトロバクター属菌	114
シナジー	41
——効果	17, 109
紫斑病	459
シプロフロキサシン	4, 10, 20, 34, 35, 46, 48, 49, 74, 108, 122, 124, 181, 182, 244, 262, 263, 267, 272, 273, 274, 314, 323, 331, 345, 383, 410, 438, 439, 455〜457, 466
脂肪織	385
シャント・カテーテル由来髄膜炎	45
シャント髄膜炎	194

日本語索引

重症 CAP	230
重症低血糖	162
重症敗血症	154
終末期	242
手術適応	342
出血	148
腫瘍熱	483
昇圧薬	137
消化管出血	329
上気道炎	198
晶質液	133
脂溶性	36, 38, 271
蒸留水	14
食道静脈瘤破裂	330
食歴	298
ショック	137
シラスタチン	402
腎盂腎炎	262, 267
腎機能低下	51
鍼灸	274
真菌	303
――感染症	291
――性心内膜炎	339
神経学会	172
神経梅毒	286
人工関節感染	382
――症	373
人工血管置換術	355
人工呼吸器関連肺炎	242, 245
人工物感染	100
人工弁	99
腎周囲膿瘍	262, 267
侵襲性肺アスペルギルス症	415
腎障害	196
心臓超音波検査	336
迅速抗原検査	212
進達性	189
浸透圧	14
心内膜炎	104, 459
腎嚢胞感染	267
腎膿瘍	262, 267
腎排泄	51
深部静脈血栓症	231
髄液 ADA	186
髄液移行性	180, 195
髄液検査	183
髄注	193, 194

推定式	51
髄膜炎	18, 38
――菌	435
水溶性	36
スティーブンス・ジョンソン	32
ステノトロフォモナス・マルトフィリア	121
ステロイド	32, 88, 142, 143, 145, 161, 178, 179, 187, 218, 219, 230, 255, 423〜426, 429〜431, 441, 463, 470, 472, 474, 476, 477, 480, 483, 487, 488
ストレプトグラミン系	102
ストレプトマイシン	86, 104〜106
スペクチノマイシン	276
スポロゾイト	444
スルバクタム	5, 65, 67, 68, 70, 105, 124〜126, 188, 244, 251, 252, 292, 301, 305, 307, 308, 314, 316, 323, 327, 332, 351, 352
スルファジアジン	461
生活環	444
静菌的	17
成人 Still 病	476
成人用3種混合ワクチン	207
生物学的製剤	424, 426
生物学的利用能	20
生理食塩水	133
脊椎カリエス	388, 390
赤痢	297
――アメーバ	441
接合菌症	412, 415
赤血球輸血	128
セファゾリン	8, 188, 323
セファマイシン（系）	42, 76, 77, 111, 112, 114
セファレキシン	10, 20, 38, 260, 261, 265, 266, 319, 357, 363, 382, 384, 387, 396
セフェピム	6, 65, 66, 114〜116, 173, 174, 180, 188, 189, 244, 332, 351, 363, 402, 403, 410
セフォタキシム	65, 66, 188, 189, 323, 329〜332, 438, 439
セフォペラゾン	314
セフタジジム	31, 39, 46, 74, 109, 122, 125, 173, 174, 180, 181, 188, 363, 409, 410
セフトリアキソン	14, 23, 34, 35, 52, 54, 65, 66, 70, 71, 77, 105, 107, 113, 172, 173, 175〜177, 188, 189, 220, 225, 234, 244, 262, 263, 272, 276〜281, 285〜287, 298, 299, 314, 323, 329, 330〜332, 352, 356, 360, 366〜368, 437〜440

日本語索引

セフメタゾール	10, 11, 112, 113, 117, 281, 292, 301, 305, 316, 323, 327, 332
セフメノキシム	202
セラチア属菌	114
潜在結核：LTBI	426
染色体性	114
全身性エリテマトーデス	424, 476
先制攻撃的治療	429
先天性	461
前立腺炎	38
前立腺マッサージ	273
造血幹細胞移植	423, 429
相互作用	50
相乗作用	62
相対的副腎不全	142
ソースコントロール	300
阻害剤	49
側頭動脈炎	470, 476
側頭葉病変	184
粟粒結核	474
組織移行性	36
蘇生	133

● た行 ●

第1世代セフェム系	65
第3世代セフェム系	188, 329, 438
第4世代セファロスポリン系	114
第5世代セフェム系	92
耐性	278
──菌リスク	5
大腸菌	111, 262
大動脈炎	358
高安動脈炎	477
高安病	359
多剤耐性菌	242
多剤耐性結核	87
多剤耐性緑膿菌	108
タゾバクタム	5, 23, 42, 67, 68, 71, 76, 77, 112, 113, 124, 244, 252, 272, 301, 305, 307, 327, 332, 356, 363, 402, 403, 410, 411
脱感作	31
脱抑制	114
多発性筋炎	424
ダプソン	424, 487, 488
ダプトマイシン	2, 3, 7, 14, 17〜19, 39, 40, 92〜94, 98, 101, 103, 188, 189, 362, 378
胆管炎	314

胆管空腸吻合	325
胆管ドレナージ	315, 316
胆汁の色	326
単純性膀胱炎	260
単純ヘルペス脳炎	184
胆道感染症	115
胆嚢炎	314
胆嚢摘出術	315
タンパク結合	7
──率	38, 53
タンパク合成阻害薬	17
タンパク分解酵素阻害薬	157
チェッカーボードプレート	110, 123
チェッカーボード法	123
チゲサイクリン	2, 36, 52, 102, 115, 118, 119
膣剤	265
膣内	45
チニダゾール	279, 441
中心静脈圧	128
虫垂炎	320
中枢神経結核	88
中枢神経原発リンパ腫	463
注腸投与	45
中毒性巨大結腸症	310
中毒性表皮壊死症	32
腸管出血性大腸菌	294
腸球菌	17, 18, 34, 35, 41, 61, 62, 92, 101, 104〜107, 262, 272, 303〜305, 316, 325〜327, 332, 351, 352, 360, 370, 379, 380, 384, 404
長期作用型β-アゴニスト療法	255
長期抑制療法	357, 362, 382
腸チフス	467
直接服薬確認化学療法	87
チラミン	10, 11
治療期間	306
追加投与	9
椎体炎	388
痛風	479
ツツガムシ病	455
ツベルクリン	426, 427
低カルシウム血症	147
テイコプラニン	26, 28, 93, 411
停留浣腸	312
デキサメタゾン	173, 178, 179, 463
鉄	10, 48

日本語索引

鉄キレート剤	417
テトラサイクリン（系）	3, 10, 11, 15, 32, 48, 122, 124, 224, 225, 233, 234, 236, 237, 239, 252, 274, 276, 384, 437, 446, 450, 455〜457
デラマニド	88
点眼抗菌薬	201
点眼剤	45
デング出血熱	452
デングショック症候群	452
デング熱	435, 452
点耳抗菌薬	221
点耳薬	45
伝染性単核球症	30, 461
透析患者	52
透析膜	53
頭部 MRI	184, 338
頭部 CT	184
頭部外傷	249
投与期間	166
ドキシサイクリン	2, 38, 52, 225, 233〜235, 237〜239, 280, 281, 285, 382, 384, 445, 448〜451, 455, 457, 459
トキシックショック	435
トキシン抑制	295
トキソイド	391〜393
トキソプラズマ症	461
特発性細菌性腹膜炎	329
ドパミン	137〜139, 141
塗布	45
ドブタミン	128〜132, 138〜141
トブラマイシン吸入	254
トラフ値	3, 27, 94
トランスポーター	38
ドレナージ	64, 77, 94, 113, 115, 116, 119, 188, 189, 191, 246, 248, 249, 251, 252, 267, 268, 271, 280, 281, 305〜308, 315, 316, 320, 327, 441〜443
トレランス	104
トロフォゾイト	444

● な行 ●

内視鏡的あるいは経皮的胆管ドレナージ	316
内服抗菌薬	233
ナプロキセン	482, 483
ナリジクス酸に耐性	438
二期的再置換術	379
二期的置換術	377
肉芽腫性肝炎	458
二次結核	426
二次性腹膜炎	300, 303, 332
ニトロフラントイン	260
二峰性	199
日本紅斑熱	455
日本循環器学会	351
日本消化管学会	317
日本消化器病学会	329
日本性感染症ガイドライン 2016	283, 286
日本版敗血症ガイドライン 2016	140, 143, 150, 158, 162
日本版敗血症診療ガイドライン 2016	135, 148, 155
ニューキノロン（系）	2〜5, 10, 11, 17, 20, 21, 32, 34〜36, 38, 40, 41, 43, 48, 67, 71, 73〜77, 83, 84, 108, 112〜117, 121, 122, 124, 180, 181, 183, 188, 198, 203, 219, 224, 226, 227, 233, 234, 236, 237〜240, 251, 252, 260〜263, 268, 271〜274, 276, 294, 295, 297, 299, 314, 332, 356, 373, 375, 382, 383, 385, 386, 388〜390, 405, 406, 411, 438, 439, 455〜457, 466, 467
──系点眼薬	203
乳酸クリアランス	131
乳酸値	131, 139, 141
ニューモシスチス肺炎	406, 423〜425, 431, 463, 487
ネコひっかき病	458〜460
ネッタイシマカ	452
熱帯熱マラリア	434
熱帯病治療薬研究班	446
ノイラミニダーゼ阻害薬	209
脳炎	461
膿胸	246, 248
脳血管関門	39
囊子	441
脳室シャント	191
脳室内投与	45
脳出血	249
濃度依存性抗菌薬	2
脳膿瘍	64, 188
脳波	184
囊胞性線維症	254
膿瘍	116, 317, 470

日本語索引

ノルアドレナリン　131, 137〜141, 145

は行

パートナー　278
肺炎　199
肺炎球菌　58, 175, 178, 201
　——感受性　172
　——ワクチン　255
バイオアベイラビリティ　20, 36, 260
バイオフィルム　39, 98, 191, 345, 374, 376
　——形成菌　81
肺外結核　474
敗血症　12, 128, 133, 137
　——性ショック　142, 154
肺サーファクタント　39, 93
肺接合菌症　415
バイタルサイン　216
肺膿瘍　246, 251
肺分画症　251
培養　186
破傷風　391
バソプレシン　138〜141, 145
抜去　191, 269
発熱性好中球減少症　18, 402, 405, 419
パニペネムベタミプロン　172
ハマダラカ　444, 448
パラアミノサリチル酸　86, 88
バラシクロビル　283, 284
バルガンシクロビル　429
パロモマイシン　441〜443
半減期　34
バンコマイシン　2〜4, 7〜9, 12, 13, 19, 20, 24, 26〜28, 30, 32, 34, 39, 41〜43, 46, 53, 54, 59, 60, 62, 65, 66, 68, 92〜99, 101, 104〜106, 172〜183, 188, 189, 193, 194, 244, 272, 304, 310〜313, 316, 325, 327, 351, 352, 356, 361〜363, 367, 373, 374, 376〜378, 385〜387, 404, 411
　——散　310
反応性関節炎　370

ピーク値　27
比較的徐脈　486
非可動型のスペーサー　379
皮下投与　421
非結核性抗酸菌　82, 256
皮疹　30, 31, 436, 437, 449, 452, 455, 461, 485, 487

ヒスチジン　11
非チフスサルモネラ　297
非定型肺炎　224, 236
ヒトスジシマカ　452
ヒドロコルチゾン　142, 143, 145
皮内反応テスト　31
非囊胞性線維症気管支拡張症　254
皮膚筋炎　424
皮膚上投与　45
ヒプノゾイト　445〜447
非βラクタム　60, 114, 180
ピペラシリン　7, 23, 42, 67, 68, 71, 76, 77, 112, 113, 244, 252, 301, 305, 307, 327, 332, 356, 363, 402, 403, 409〜411
ピペラシン　272
百日咳　207
日焼け止め　451
非溶血性発熱反応　453
病原性大腸菌　465
ピラジナミド　86, 428
ピリメタミン　461〜463
非淋菌性尿道炎　276
貧血　147
頻脈性不整脈　137, 141

ファムシクロビル　283, 284
ファロペネム　77
フィルグラスチム　421
負荷投与　12
腹腔内感染症　154
腹腔内膿瘍　301
複雑性MRSA感染症　19
複雑性虫垂炎　320
複雑性尿路感染症　265
複雑性肺炎随伴性胸水　248
副腎機能低下　142
副腎皮質ステロイド薬　230
腹水穿刺　332
腹水培養　305
副鼻腔炎　199
フソバクテリウム　212, 214
豚連鎖球菌　178
プラスミド　76, 111
　——性　114
プリマキン　488
プリマキンリン酸塩　445
フルコナゾール　49, 79, 80, 269, 340, 363
フルシトシン　195

ブルセラ	389, 435, 470
フルニエ壊疽	397
プロカルシトニン	166, 218
プログアニル	445, 448
プロトンポンプインヒビター	48
プロベネシド	49, 285
分子量	53
分布容積	6, 36, 53
——の拡大	12
——の増大	7
閉塞性黄疸	325
併用	98, 403, 417
——療法	42, 61, 62, 73〜75, 82, 84, 86, 98, 99, 102〜105, 108, 109, 118, 119, 122, 123, 152, 195, 227, 235, 240, 285, 338, 339, 345, 346, 366, 402, 431, 455, 457, 463, 475
ベーチェット病	359, 476, 479
ベストロン® 点眼	203
ヘテロ VISA	95
ペニシリン	30, 31〜33, 42, 49, 58, 59, 64〜66, 68, 70, 105, 106, 172, 193, 285, 365, 366, 374, 388, 394, 395, 397, 457
——G®	23〜25, 58, 66, 68, 175, 188, 189, 251, 285, 287, 365
——アレルギー	30〜32, 59, 234, 251, 285, 287
——系	2〜4, 17, 30, 32, 39, 49, 59〜61, 65, 68, 71, 76, 99, 101, 106, 108, 115, 124, 212, 233, 272, 276, 304, 365, 382, 394, 395, 440, 455
——結合タンパク	70, 92, 106
——耐性肺炎球菌	183
ヘパリン	157
ヘマトクリット値	147
ペラミビル	209
ベンジルペニシリン	49, 104, 105, 285〜287
偏性嫌気性菌	403
ペンタミジン	488
——吸入	424
蜂窩織炎	394
縫合不全	301
放線菌	251
ホスカルネット	429
ホスホマイシン	14, 17, 21, 77, 112, 117〜119, 260, 294, 295
——カルシウム	260
補正体重	8
骨組織移行性	385
ボリコナゾール	7, 27, 39, 52, 415, 417
ポリメチルメタクリル酸	377

········· 🔵 ま行 🔵 ·········

マイコプラズマ	204, 205, 224, 234, 236〜238, 273, 276, 278, 279, 388
マイコプラズマ・ジェニタリウム	273, 278
マグネシウム	10, 48, 406
マクロライド（系）	2, 3, 17, 36, 38, 49, 50, 52, 58, 59, 71, 82〜84, 198, 224, 225, 227, 228, 233, 234, 236, 237, 239, 254, 256, 274, 276, 394
——耐性	58, 82〜84, 224, 227, 233, 236, 237, 254, 278, 279
——長期投与	254
——併用	224, 227, 228
マダニ	455
マラリア	467
慢性細菌性前立腺炎	273
マンニトール	255
ミノサイクリン	38, 52, 77, 92, 233, 237, 241, 278, 281, 285, 455〜457
無菌性髄膜炎	184
無症候性カンジダ尿	269
無症候性キャリア	313
無症候梅毒	286
ムピロシン	45, 395
メタロβラクタマーゼ	109
メトロニダゾール	2, 3, 10, 11, 32, 34, 42, 65, 67, 68, 188, 189, 251〜253, 279〜281, 310〜313, 319, 323, 441〜443
——静注薬	310
メフロキン	445, 448
——耐性	446, 449
メロゾイト	444
メロペネム	7, 15, 24, 35, 65, 66, 71, 117〜119, 172〜174, 180, 188, 189, 272, 305, 327, 332, 363, 402, 409
免疫グロブリン製剤	150
免疫再構築症候群	462, 489
免疫不全	326
免疫抑制剤	50, 431
網膜炎	81
モキシフロキサシン	67, 83, 251

日本語索引

モノバクタム（系） 3, 76, 108〜111, 114, 117, 121
モラクセラ・カタラーリス 202

や行

ヤギ音 204, 216
薬剤熱 486
薬疹 180
薬物クリアランス 12
薬物動態 2
薬力学 2
誘導 114
　──剤 49
誘発喀痰 217
輸液 133
　──チャレンジテスト 129
輸血関連感染症 147
輸血関連急性肺傷害 147, 453
輸血関連循環過負荷 147
輸入感染症 434
輸入ワクチン 208
抑制療法 274
予防 143, 405
　──投与 429
予防的抗菌薬 207, 290

ら行

ラニナビル 209
ランブル鞭毛虫 465
リード 361
リウマチ性疾患 425, 476
リウマチ性多発筋痛症 354, 476, 477
リウマチ熱 212, 213, 354
リケッチア 435, 450
リコンビナント・トロンボモジュリン 157
リステリア菌 173
リトナビル 11, 21
リネゾリド 2〜4, 7, 10, 17〜20, 52〜54, 92〜94, 101〜103, 188, 189, 244, 385, 386, 390
リファキシミン 466, 467
リファンピシン 17, 39, 42, 43, 49, 50, 82, 83, 86, 98〜100, 109, 180〜183, 188, 189, 191, 240, 345, 346, 351, 352, 373〜375, 382〜385, 428, 446, 450, 459
リポソーマル 81
リポペプチド（系） 92
流行性真菌 470
緑色レンサ球菌 61
緑膿菌 43, 46, 59, 66, 73〜75, 108, 117, 123, 124, 173, 174, 176, 180, 181, 189, 203, 218, 221, 235, 242〜246, 252, 254〜256, 260〜262, 272, 356, 363, 370, 381, 389, 402, 404, 405, 410
旅行者下痢症 297, 465
淋菌 202, 280
　──性尿道炎 276
リングフォーム 444
リンゲル液 134
レジオネラ肺炎 239
レスピラトリーキノロン 59, 60, 180, 233〜235
レッドマン症候群 92
レノグラスチム 421
レプトスピラ 435, 450, 465, 467
レボフロキサシン 5, 7, 21, 34, 35, 48, 74, 83, 87, 121, 180〜182, 234, 239, 240, 260, 263, 272〜274, 278, 280, 281, 352, 357, 363, 383, 386, 405, 410, 428, 438, 439, 455〜457, 459, 466
レミエール症候群 214
レンサ球菌 61, 404
ロイコボリン 461
瘻孔 317, 379, 382
老衰 242
ローディングドーズ 26

わ行

ワクチン 70, 207, 208, 255, 256, 391〜393, 485

外国語索引

● A ●

A群レンサ球菌 61
A群βレンサ球菌 394
A群β溶血連鎖球菌 397
A群β溶連菌 212
——性 199
AASLD 329
ABVD 423
ACG guideline 290
ACP 212
ADA 474
AGA 317
AHA 348, 351, 362, 365
Airway clearance techniques 255
albicans（*c.albicans*） 79
alemtuzumab 423
all blood no stool 299
Ambler 分類：A 111
Ambler 分類：D 111
AmpC 437
AmpC 型βラクタマーゼ 114
AMPC/CVA 217
AMR 198
ANCA 関連血管炎 359, 477
antibiotics first strategy 323
ART 489
APACHE Ⅱ 151
artemisinin-based combination therapies 446
ASCO 405
ASO 395
AT 157〜159
AUC 10, 21, 34
AUC/MIC 4, 26, 95
avibactam 117

● B ●

B群レンサ球菌 61
bacterial translocation 325
Bacteroides 67, 403
Bartonella henselae 458
Bartonella spp 353
BCG 426
benzathine penicillin 285

BLNAR 70
Brucella 353

● C ●

C. auris 79
cardiac electronic device 361
CCr 51
CD 4 286, 420, 423, 425, 459, 461, 487, 488
CD52 423
CDC 280, 283, 434
CDI 310
Ceftazidime 117
Cefotetan 280
centor criteria 212
CEX 265
C, G 群溶連菌 212
CHDF 53
cidofovir 431
ciprofloxacin 254
Clostridium 67, 68, 358
Clostridium difficile 21, 68, 168, 251, 302, 310, 313
CLSI 58, 95, 438
Cmax 34
Cmax/MIC 4, 34
CMV disease 429
CMV infection 429
Cockcroft-Gault 式 7, 51
Cogan 症候群 359
Combination therapy 41
COPD 218
Coxilla burnetti 353
CPE 117
CPFX 262
CRE 117, 173, 194
CRP 218
CT 318
——ガイド下生検 389
——ガイド下肺生検 415
C. tropicalis 79
CTRX 262
CTX-M 型 111
CVP 128
CYP450 49

外国語索引

◆ D ◆

D-マンノース	265, 266
de-escalation	6, 66, 125, 173, 175, 177, 189, 242, 244, 291, 301, 408, 409, 410
DEET	448
desacetylcefotaxime	330
DIC	157
Do no harm	256
DTaP	208

◆ E ◆

EAES	322
Eagle 効果	61
EAU	271, 273
EB	187
echinocandin	339
E. faecalis	101, 303, 304, 366
E. faecium	101
EGDT	128, 147
eGFR	9, 51
EHEC	297
Entamoeba dispar	441
Entamoeba histolytica	441
Enterococcus	365
ESBL 生産菌	21, 59, 76, 77, 111〜113, 174, 295, 316, 332, 379, 381, 403, 435, 437, 439
ESBLs	76, 111, 114, 117, 181, 272
ESC	342, 351, 362, 365
escalation	242
ESCMID	212, 310
ETEC	297
E test	95
EUCAST	95
ECIL	408
ESC	348
EVAR	355

◆ F ◆

falciparum	444
FCR	423
fitfortravel	434
FORTH	434
Fosfomycin tromethamine	260
free air	317
Fusobacterium	67

◆ G ◆

G 6 PD 欠損	446
GOLD	218
GM	263
GVHD	417
G-CSF	419

◆ H ◆

HACEK	353
HAP	242, 245
Hb	148
HCAP	242
HES	133
──投与	134
Hib	70
HIV	42, 88, 426, 429
──感染	487
HRP 2	434
HSV	283
HSV-PCR	185
HUS	294, 297
hVISA	26

◆ I ◆

IDSA（ガイドライン）	5, 24, 26, 45, 46, 88, 92, 96, 98, 195, 205, 212, 213, 224, 233, 242, 243, 245, 246, 260, 262, 294, 297, 300, 303, 310, 312, 325, 326, 379, 402, 405, 412, 427
IgA 血管炎	477
IGRA	186, 426, 475
IIT	161
IMP 型	109, 117
INH	187
IRIS	462
IVIG	150

◆ J ◆

JAID/JSC 感染症治療ガイドライン 2015	294
JAMA	320
JANIS	172, 383

◆ K ◆

Klebsiella pnuemoniae	111
knowlesi	444
KPC 型	110, 117
krusei	79

◆ L ◆

L-AmB	339
Legionella	353

local factor	244

M

MAC	82
malariae	444
MAO 阻害作用	10
MASCC スコア	402
MBC	17
MDR	242
MDRA	124
MDRP	73, 108
MIC	2〜6, 17, 21, 23, 24, 26, 34, 46, 66, 79, 82, 93, 95〜97, 102, 104, 112, 117, 118, 172, 175, 176, 178, 189, 193, 330, 365〜368, 385, 386, 438, 439
MIC≧2	94
MSSA	18, 30, 42, 64〜66, 99, 188, 189, 357, 363, 373, 374, 387, 395
MSM	442
MRSA	4, 18, 19, 26, 28, 29, 41, 45, 47, 65, 92〜96, 98, 99, 174, 188, 189, 202, 203, 242〜244, 252, 269, 292, 303, 336, 345, 352, 357, 360, 363, 373, 374, 379, 380, 382, 387, 389, 394, 395, 404, 408, 409, 471
Multidrug therapy	41

N

NDM 型	117
NHCAP	242
NICE	427
Nitrocefin 法	66
NNT	198
NPPV	219
NS	133

O

O157感染症	294
ovale	444
OXA 型	110, 117

P

P-糖タンパク阻害薬	21
PAE	2, 3, 20, 34
parapsilosis	79
Parinaud 眼腺症候群	458
PAS	86, 88
PBP	92
PCG zone edge test	66
PCP	488
PCR	184, 185, 186, 187, 204, 353, 360, 389, 416, 429, 442, 443, 474
PCT ガイダンス	166
Peptostreptococcus	67
perfringens	68
Pivmecillinam	260
PK/PD	2, 35
Plasmodium knowlesi	435
pLDH	434
PLR	129
PMMA	377
pocket site	361
PPI	48
pp65	429
preemptive therapy	429
Prevorella	67
prophylactic therapy	429
Propionibacterium	67
pyrin	479
PZA	187

Q

qSOFA	434

R

R-CHOP	423
red neck（red man）	30
RFP	187
RHS	415
RPR	286
rTM	157

S

Salmonella	355
$ScvO_2$	128
sepsis スコア	151
septic cardiomyopathy	149
Septic Shock	116
Serofast	286
SHEA/IDSA	310
SHV 型	111
SIRS	434
slow growing type	373
SOFA スコア	166, 434
SSCG	41, 44, 128, 131, 135, 137, 139, 140, 143, 148, 150, 155, 157〜159, 162, 168
ST 合剤	77, 92, 112, 116, 121, 180, 181, 188,

外国語・その他索引

	260, 263, 265, 267, 272, 273, 299, 319, 330, 406, 424, 438, 461, 488
STI	273
STS	286
STSS	61
S. Typhi	438
swimmer's ear	221
S. viridans	345, 346, 351, 365〜367

◆ T ◆

T>MIC	4
TBLB	415
TDaP	207
Tdap-IPV	391
TDM	13, 26, 27, 29, 50, 52〜55
TEE	336
TEM 型	111
temozolomide	423
TEN	182
THA	376
Time above MIC	34
TKA	376
TNF-α	456
Tokyo Guideline	314, 325
Toxoplasma gondii	461
t-PA	248
Tropheryma whipplei	353
TTE	336

◆ U ◆

U97遺伝子	430
UL54遺伝子	430

◆ V ◆

VAP	242
VATS	248
VDRL	286
VEGF	479
VIM 型	117
VISA	92
vivax	444
Viridans	404
VRE	93, 94, 101〜103, 172, 173, 310, 342, 343, 379, 380, 384
VRSA	92

◆ W ◆

WHO	198, 294
WSES	322

その他索引

1次予防	330, 419
2次予防	330, 331, 419, 420, 488
2 a	92
2 μg/mL	95
5 -FC 併用療法	339
5 類感染症	117, 124
50S リボソーム	93
I型アレルギー	31
IV型アレルギー	31
βラクタマーゼ	70
──阻害剤	111
──阻害薬	67
──配合剤	233
──非産生株	66
βラクタム（系）	3〜9, 11〜13, 15, 19, 23, 24, 30〜32, 34〜36, 38, 41〜43, 45, 54, 60〜62, 71, 73, 74, 92, 98, 99, 106, 109, 111, 112, 114, 121, 180, 181, 193, 224, 225〜228, 239, 244, 271, 272, 329, 332, 373, 374, 382, 402, 403, 411, 439, 485
γグロブリン療法併用	397

[編者略歴]

*岡　秀昭

埼玉医大総合医療センター総合診療内科感染症科 部長，准教授
東京都新宿区出身
2000年日本大学医学部，2009年横浜市立大学大学院卒

日本大学板橋病院で初期研修，血液内科研修を経て，横浜市立大学病院呼吸器内科，神戸大学病院感染症内科，JCHO東京高輪病院感染症内科部長などを経て，2017年より現職。白金高輪台駅，最寄りの東京高輪病院時代の院内配布マニュアルを基にした，感染症プラチナマニュアルは毎年改訂されベストセラー書となっている。

こういうときはこうする！　感染症クリスタルエビデンス　治療編

2018年4月20日　第1版第1刷 ©
2018年6月1日　第1版第2刷

編　著	岡　秀昭　Oka, Hideaki	
発行者	宇山閑文	
発行所	株式会社金芳堂	
	〒606-8425 京都市左京区鹿ヶ谷西寺ノ前町34番地	
	振替　01030-1-15605	
	電話　075-751-1111（代）	
	http://www.kinpodo-pub.co.jp/	
組版・印刷	亜細亜印刷株式会社	
製　本	藤原製本株式会社	

落丁・乱丁本は直接小社へお送りください．お取替え致します．

Printed in Japan
ISBN978-4-7653-1752-8

JCOPY ＜(社)出版社著作権管理機構　委託出版物＞

本書の無断複写は著作権法上での例外を除き禁じられています．複写される場合は，そのつど事前に，(社)出版者著作権管理機構（電話 03-3513-6969，FAX 03-3513-6979, e-mail: info@jcopy.or.jp）の許諾を得てください．

●本書のコピー，スキャン，デジタル化等の無断複製は著作権法上での例外を除き禁じられています．本書を代行業者等の第三者に依頼してスキャンやデジタル化することは，たとえ個人や家庭内の利用でも著作権法違反です．